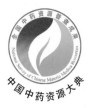

国家出版基金项目
NATIONAL PUBLICATION FOUNDATION

全国中药资源普查成果
National Survey of Chinese Materia Medica Resources
中国中药资源大典

"十三五"国家重点图书出版规划项目
国家新闻出版改革发展项目
国家出版基金项目
中央本级重大增减支项目
科技基础性工作专项

全国中药资源普查项目
国家科技支撑计划专项
国家重点研发计划政府间/港澳台重点专项
内蒙古自治区科学技术协会科普图书专项
科技基础资源调查专项

阴山
中蒙药资源图志

第三卷

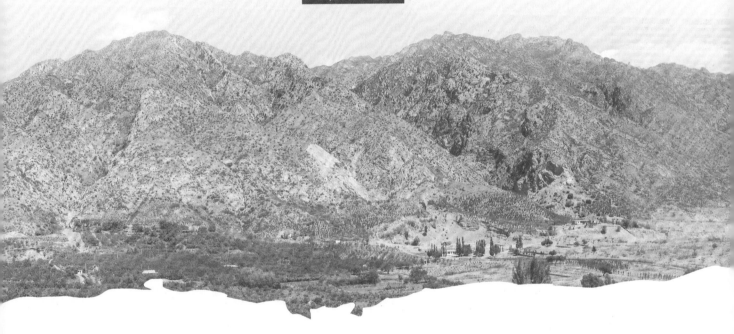

| 主 | 编 |

黄璐琦　李旻辉　阿古拉　张春红

海峡出版发行集团
THE STRAITS PUBLISHING & DISTRIBUTING GROUP
福建科学技术出版社
FUJIAN SCIENCE & TECHNOLOGY PUBLISHING HOUSE

目录

第三卷

第二章 阴山地区药用动物资源 1713

第三章　阴山地区药用矿物资源　　　　　　1759

败酱科

败 酱

黄花龙牙、野黄花、野芹、色日和立格 – 其其格

Patrinia scabiosaefolia Fisch. ex Trev.

【标本采集号】150221140714430LY

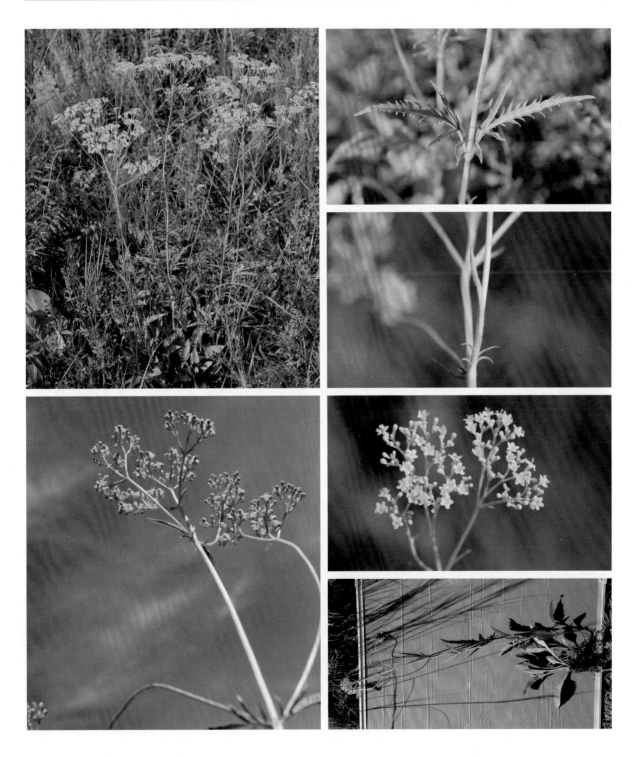

【形态特征】多年生草本，高 30~100cm。根状茎横卧或斜生，节处生多数细根；茎直立，黄绿色至黄棕色。基生叶丛生，花时枯落，卵形、椭圆形或椭圆状披针形；茎生叶对生，宽卵形至披针形，常羽状深裂或全裂。花序为聚伞花序组成的大型伞房花序，顶生；花序梗上方一侧被开展白色粗糙毛；花冠钟形，黄色；雄蕊 4 枚，稍超出或几不超出花冠，花丝不等长；子房椭圆状长圆形，柱头盾状或截头状。瘦果长圆形，内含 1 枚椭圆形、扁平种子。花期 7~8 月，果期 9 月。

【适宜生境】旱中生植物。生于森林草原带及山地的草甸草原、杂类草草甸及林缘，在草甸草原群落中常有较高的多度，并可形成华丽的季相，在群落外貌上十分醒目。

【资源状况】分布于乌兰察布市（察哈尔右翼后旗）、包头市（土默特右旗）。常见。

【入药部位】■中药：全草（败酱草）。

【采收加工】野生者夏、秋二季采挖，栽培者可在当年开花前采收，洗净，晒干。

【功能主治】■中药：败酱草清热解毒，利湿排脓，活血行瘀；用于肠痈，肺痈，肠炎，痢疾，疮痈肿毒，实热瘀滞所致的胸腹疼痛，产后瘀滞腹痛。

【用法用量】■中药：败酱草 10~15g；外用鲜品适量，捣敷患处。

墓头回
异叶败酱、敖温道 – 色日和立格 – 其其格
Patrinia heterophylla Bunge

【标本采集号】150921150825028LY

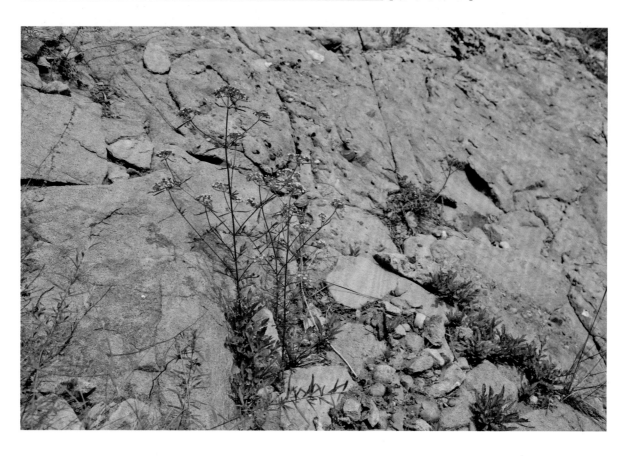

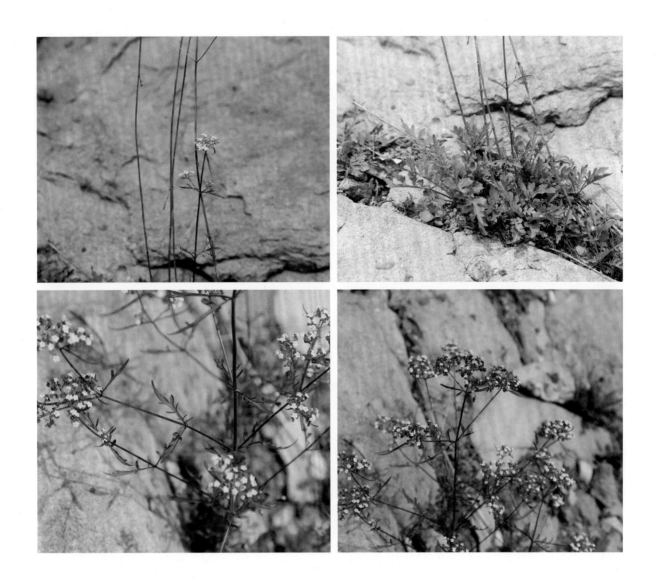

【形态特征】多年生草本。基生叶丛生，具圆齿状或糙齿状缺刻，具长柄；茎生叶对生，疏被短糙毛，叶柄长 1cm，上部叶较窄，近无柄。伞房状聚伞花序被短糙毛或微糙毛；总花梗下苞叶常具 1~2 对（稀 3~4 对）线形裂片，分枝下者线形，常与花序近等长或稍长；花冠钟形，基部一侧具浅囊肿，裂片卵形或卵状椭圆形；雄蕊 4 枚，伸出。瘦果长圆形或倒卵圆形，顶端平截，翅状果苞干膜质，先端钝圆。花期 7~9 月，果期 8~10 月。

【适宜生境】中旱生植物。生于山地岩缝中、草丛中、路边、沙质坡或土坡上。

【资源状况】分布于乌兰察布市（凉城县、四子王旗、卓资县）、呼和浩特市（土默特左旗、武川县）。常见。

【入药部位】■中药：根（墓头回）。

【采收加工】秋季采挖，除去枝叶、杂质，洗净，鲜用或晒干。

【功能主治】■中药：墓头回燥湿止带，收敛止血，清热解毒；用于赤白带下，崩漏，泄泻痢疾，黄疸，疟疾，肠痈，疮疡肿毒，跌打损伤，子宫颈癌，胃癌。

【用法用量】■中药：墓头回 9~15g；外用适量，捣敷。

缬 草

拔地麻、毛节缬草、巴木柏－额布斯

Valeriana officinalis Linn.

【标本采集号】150921150828004LY

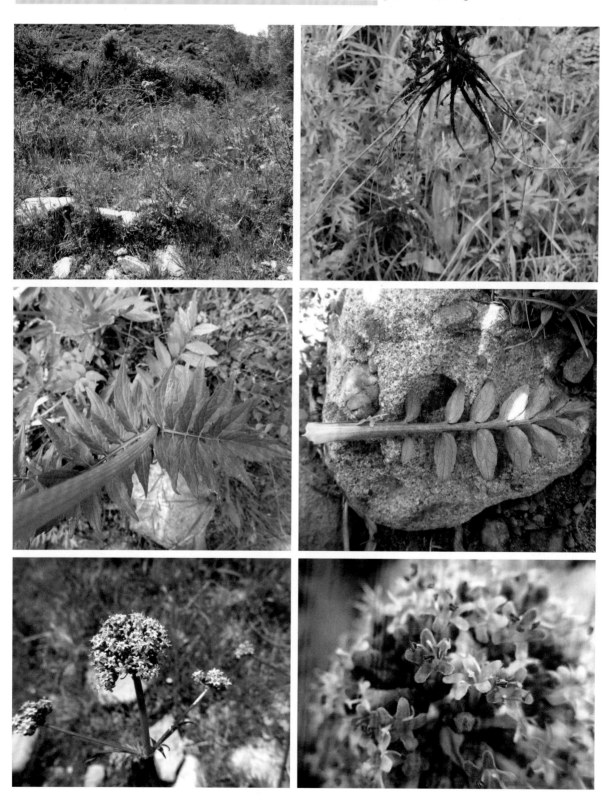

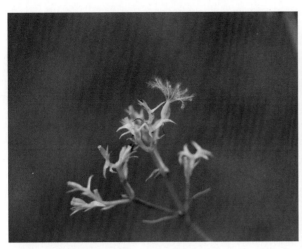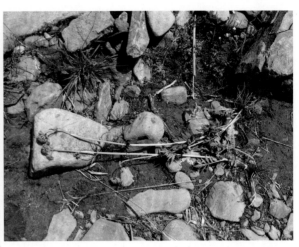

【形态特征】多年生草本。根状茎头状，须根簇生。匍枝叶、基出叶和基部叶花期常凋萎；茎生叶卵形或宽卵形，羽状深裂，裂片披针形或线形，基部下延，全缘或有疏锯齿。伞房状三出聚伞圆锥花序顶生，花冠淡紫红色或白色，裂片椭圆形；雌、雄蕊约与花冠等长。瘦果长卵圆形，基部近平截。花期6~8月，果期7~9月。

【适宜生境】中生植物。生于山地落叶松林下、白桦林下、林缘、灌丛、山地草甸及草甸草原中。

【资源状况】分布于乌兰察布市（兴和县、卓资县）、包头市（土默特右旗）、巴彦淖尔市（乌拉特前旗）。少见。

【入药部位】■中药：根及根茎（缬草）。

　　　　　　■蒙药：根及根茎（珠勒根－呼吉）。

【采收加工】9~10月间采挖，去掉茎叶及泥土，晒干。

【功能主治】■中药：缬草安神，理气，止痛；用于神经衰弱，失眠，癔病，癫痫，胃腹胀痛，腰腿痛，跌打损伤。

　　　　　　■蒙药：珠勒根－呼吉清热，消炎，消肿，镇痛；用于瘟疫，毒热，陈热，心跳，失眠，炭疽，白喉。

【用法用量】■中药：缬草3~9g，或研末服，或浸酒服；外用适量，研末调敷。

　　　　　　■蒙药：珠勒根－呼吉多入丸、散服。

川续断科

窄叶蓝盆花

蓝盆花、细叶山萝卜、套存－套日麻

Scabiosa comosa Fisch. ex Roem. et Schult.

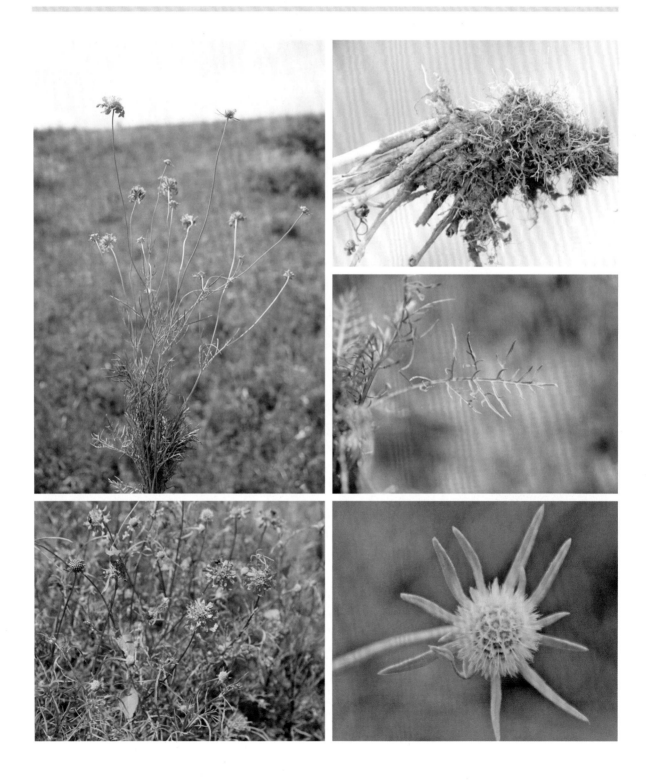

【形态特征】多年生草本。茎被短毛。基生叶丛生，羽状全裂，具长柄；茎生叶对生，一至二回羽状深裂，叶柄短。头状花序顶生，基部有钻状条形总苞片；花萼 5 裂，裂片细长刺芒状；花冠浅蓝色，边缘花花冠唇形，外被密毛，上唇 3 裂，中裂较长，倒卵形，下唇短，2 全裂；中央花冠较小，5 裂，上片较大；雄蕊 4 枚；子房包于杯状小总苞内，小总苞具 4 棱，顶端有 8 凹穴，其檐部膜质。果序椭圆形，果实圆柱形，顶端具萼刺 5 枚，超出小苞。花期 6~8 月，果期 8~10 月。

【适宜生境】中生植物。生于草原带及森林草原带的沙地与沙质草原中。

【资源状况】分布于乌兰察布市（察哈尔右翼后旗、凉城县、卓资县）、巴彦淖尔市（乌拉特前旗）。少见。

【入药部位】■ 中药：花序（蓝盆花）。
　　　　　　■ 蒙药：花序（乌和日 – 西鲁苏）。

【采收加工】夏、秋二季采摘花序，除去杂质，阴干。

【功能主治】■ 中药：蓝盆花清热泻火；用于肝火头痛，发热，肺热咳嗽，黄疸。
　　　　　　■ 蒙药：乌和日 – 西鲁苏清热，清协日，泻火；用于肝火头痛，发热，肺热，咳嗽，黄疸。

【用法用量】■ 中药：蓝盆花 1.5~3g，研末冲服。
　　　　　　■ 蒙药：乌和日 – 西鲁苏多入丸、散服。

华北蓝盆花
山萝卜、蓝盆花、奥木日阿图音 – 套存 – 套日麻
Scabiosa tschiliensis Grün.

【标本采集号】150921130729005LY

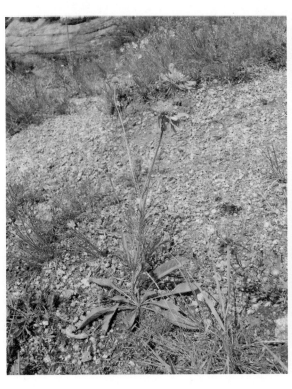
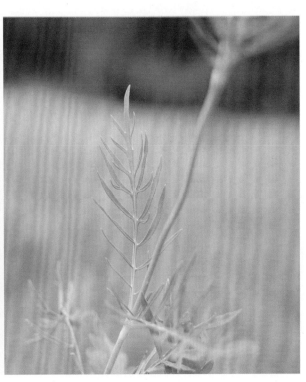

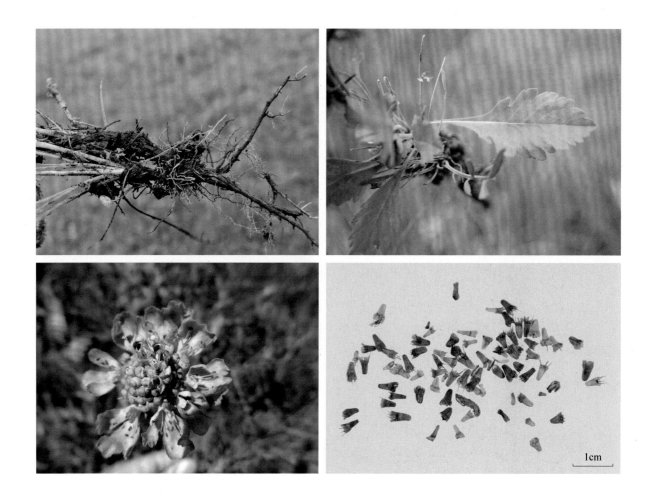

1cm

【形态特征】多年生草本。根粗壮，木质。茎斜升。基生叶椭圆形、矩圆形、卵状披针形至窄卵形；茎生叶羽状分裂，裂片2~3裂或再羽裂，最上部叶羽裂片呈条状披针形，先端急尖。头状花序在茎顶呈三出聚伞状排列，条状披针形；边缘花较大而呈放射状；花萼5齿裂，刺毛状；花冠蓝紫色，筒状；子房包于杯状小总苞内。果序椭圆形或近圆形，小总苞略呈四面方柱状；瘦果包藏于小总苞内，其顶端具宿存的刺毛状萼针。花期6~8月，果期8~10月。

【适宜生境】沙生中旱生植物。生于沙质草原、典型草原及草甸草原群落中，为常见伴生植物。

【资源状况】分布于乌兰察布市、呼和浩特市（和林格尔县、土默特左旗、武川县）、包头市（固阳县）。常见。

【入药部位】■中药：花序（蓝盆花）。
　　　　　　■蒙药：花序（乌和日－西鲁苏）。

【采收加工】夏、秋二季采摘，除去杂质，阴干。

【功能主治】■中药：蓝盆花清热泻火；用于肝火头痛，发热，肺热咳嗽，黄疸。
　　　　　　■蒙药：乌和日－西鲁苏清热，清协日，泻火；用于肝热头痛，发热，肺热，咳嗽，黄疸。

【用法用量】■中药：蓝盆花1.5~3g，研末冲服。
　　　　　　■蒙药：乌和日－西鲁苏多入丸、散服。

葫芦科

假贝母 土贝母、胡伦－尼娃
Bolbostemma paniculatum (Maxim.) Franquet

【标本采集号】150203190525031LY

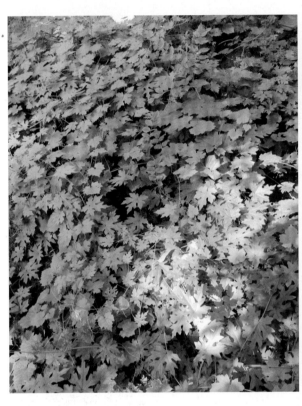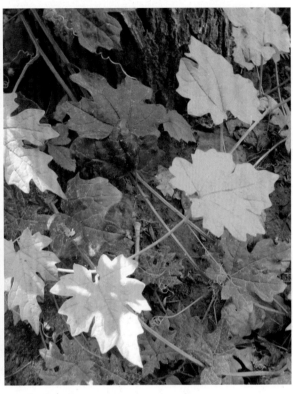

【形态特征】多年生攀缘草本。鳞茎肥厚肉质，白色，扁球形或不规则球形；茎细弱，无毛。叶片心形或卵圆形，掌状5深裂，裂片再3~5浅裂，两面被极短硬毛。花单性，雌雄异株，形成腋生疏散的圆锥花序或有时单生，花序轴及花梗均丝状；花冠与花萼相似，淡绿色，其裂片较萼裂片宽；雄蕊5枚，分生；子房卵形或近球形，3室，每室2枚胚珠，花柱3个，下部合生。蒴果矩圆形。种子斜方形，棕黑色。花期6~8月，果期8~9月。

【适宜生境】中生攀缘草本。生于阴山坡。

【资源状况】作为园林绿化植物，包头市有少量栽培。

【入药部位】■中药：块茎（土贝母）。

【采收加工】秋、冬二季采挖，把鳞茎洗净，置蒸笼上蒸透，晒干。

【功能主治】■中药：土贝母散结，消肿，解毒；用于乳痈，骨结核，疮痈肿毒；外用于蛇虫咬伤，外伤出血。

【用法用量】■中药：土贝母9~30g，或入丸、散服；外用适量，研末调敷，或熬膏贴敷。

赤　爮

气包、山屎瓜、赤雹
Thladiantha dubia Bunge

【标本采集号】150125150827035LY

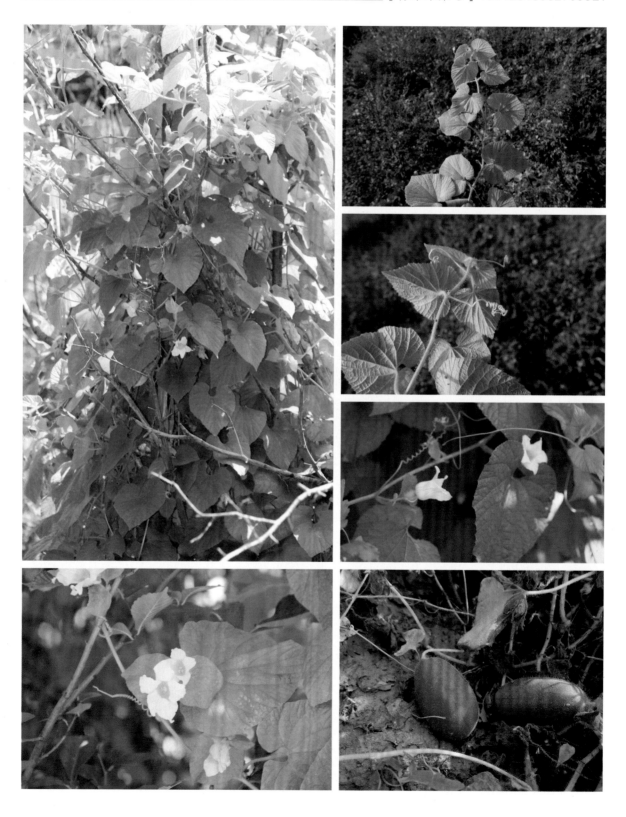

【形态特征】攀缘草质藤本，全株被黄白色长柔毛状硬毛。茎稍粗。叶宽卵状心形；卷须单一。雄
花单生或聚生于短枝上端，呈假总状花序，花萼裂片披针形，外折，花冠黄色，裂片
长圆形，上部外折；雌花单生，子房密被淡黄色长柔毛。果具 10 条纵纹。种子卵形，
黑色，无毛。花期 6~8 月，果期 8~10 月。

【适宜生境】中生攀缘草本。常生于海拔 300~1800m 的山坡、河谷及林缘湿处。

【资源状况】作为药材，阴山地区有少量栽培。

【入药部位】■中药：果实（赤瓟）。

　　　　　　■蒙药：果实（奥勒木瑟）。

【采收加工】果实成熟后连柄摘下，用线将果柄串起，挂于日光下或通风处晒干。

【功能主治】■中药：赤瓟理气，活血，祛痰，利湿；用于反胃吐酸，肺痨咯血，黄疸，痢疾，胸胁疼痛，
跌打扭伤，筋骨疼痛，闭经。

　　　　　　■蒙药：奥勒木瑟破痞，调经，增强宫缩；用于妇女血脉病，血痞，闭经，阴道疾病，
胎盘滞留，死胎。

【用法用量】■中药：赤瓟 5~10g，或研末服。

　　　　　　■蒙药：奥勒木瑟多入丸、散服。

苦 瓜
癞葡萄、凉瓜、锦荔枝、癞瓜
Momordica charantia Linn.

【标本采集号】150822190717009LY

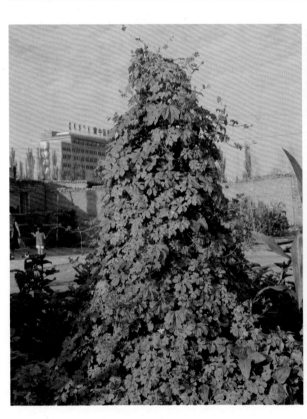
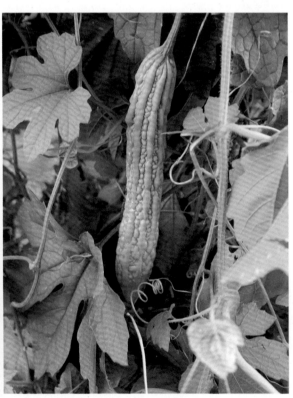

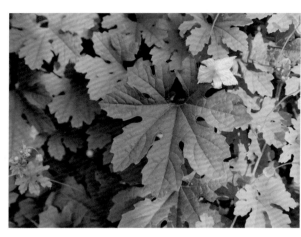
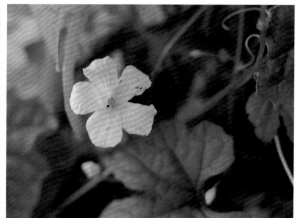

【形态特征】一年生攀缘草质藤本；茎、枝被柔毛；卷须不分歧。叶卵状肾形或近圆形，5~7深裂，裂片卵状长圆形，具粗齿或有不规则小裂片。雌雄同株；雄花单生于叶腋，花冠黄色，裂片倒卵形，雄蕊3枚，离生，药室2回折曲；雌花单生，花梗基部常具1枚苞片，子房密生瘤状突起。果纺锤形或圆柱形，多瘤皱，成熟后橙黄色，顶端3瓣裂。种子多数，具红色假种皮，两端各具3小齿，两面有刻纹。花、果期5~10月。

【适宜生境】中生植物。常见蔬菜，适生于肥沃疏松、保土保肥力强的土壤上。

【资源状况】作为蔬菜，阴山地区有少量栽培。

【入药部位】■中药：果实（苦瓜）。

【采收加工】秋季采收，鲜用或切片晒干。

【功能主治】■中药：苦瓜清热解毒，明目；用于中暑，发热，牙痛，泄泻，痢疾，便血。

【用法用量】■中药：苦瓜6~15g，鲜品30~60g，或煅存性，研末服；外用适量，鲜品捣敷，或取汁涂。

丝 瓜 水瓜、阿拉坦－曼吉拉干那
Luffa cylindrica (Linn.) Roem.

【标本采集号】150824180822040LY

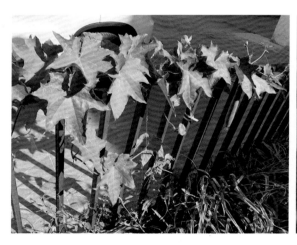
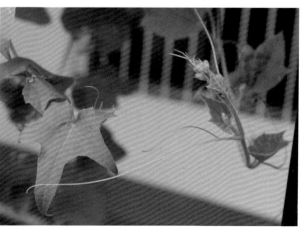

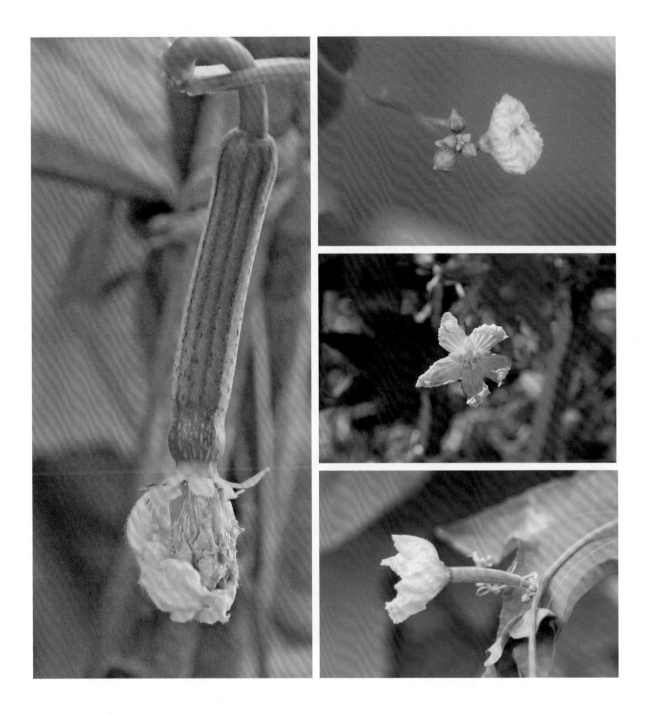

【形态特征】一年生攀缘草质藤本。茎、枝粗糙，有棱沟，被微柔毛；卷须稍粗壮，被短柔毛，通常 2~4 歧。叶片三角形或近圆形，通常掌状 5~7 裂。雌雄同株；雄花通常 15~20 朵花，生于总状花序上部，花冠黄色，辐状，雄蕊通常 5 枚，花丝基部有白色短柔毛；雌花单生，子房有柔毛，柱头 3 个，膨大。果实圆柱状，表面平滑，通常有深色纵条纹，未熟时肉质，成熟后干燥，里面呈网状纤维，由顶端盖裂。种子多数，黑色，扁，平滑，边缘狭翼状。花、果期夏、秋二季。

【适宜生境】中生植物。对土壤要求不严格，选择土层厚、有机质含量高、透气性良好、保水保肥能力强的壤土、沙壤土为好。

【资源状况】作为蔬菜和庭院观赏植物，阴山地区有少量栽培。

【入药部位】■中药：果实（丝瓜）、成熟果实的维管束（丝瓜络）、种子（丝瓜子）。

　　　　　　■蒙药：种子（阿拉坦－曼吉拉干努－乌日）。

【采收加工】夏、秋二季采摘未成熟果实，切片，晒干；秋季采摘成熟果实，搓去外皮及果肉，或用水浸泡至果皮及果肉腐烂，取出洗净，分别收集果实的维管束及种子，晒干。

【功能主治】■中药：丝瓜清热，化痰，凉血；用于热病烦渴，痰热咳嗽，痔漏下血，血淋，疮痈肿毒，乳汁不通。丝瓜络祛风，通络，活血，下乳；用于痹痛拘挛，胸胁胀痛，乳汁不通，乳痈肿痛。丝瓜子清热化痰，润肠通便，驱虫；用于咳嗽痰多，蛔虫病，便秘。

　　　　　　■蒙药：阿拉坦－曼吉拉干努－乌日催吐协日，解毒；用于消化协日疾病，黄疸，中毒性肝病。

【用法用量】■中药：丝瓜 10~15g，鲜品加倍，或煅炭，研末冲服；外用适量，研末调敷患处。丝瓜络 5~12g，或烧存性，研末冲服；外用适量，烧存性，研末调敷患处。丝瓜子 10~15g；外用适量，研末调敷患处。

　　　　　　■蒙药：阿拉坦－曼吉拉干努－乌日多入丸、散服。

冬 瓜 瓤子瓜、蒲瓜、葫芦瓜

Benincasa hispida (Thunb.) Cogn.

【标本采集号】150203200729001LY

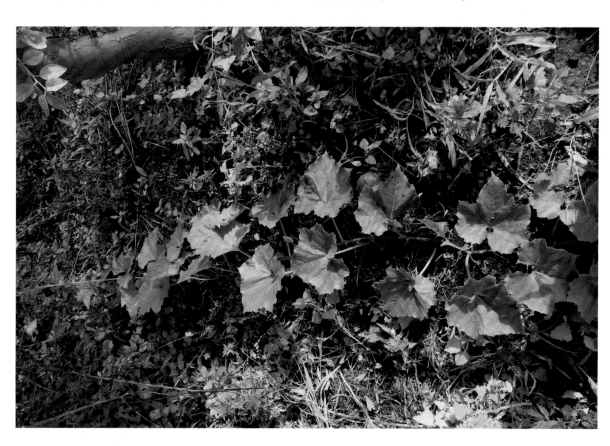

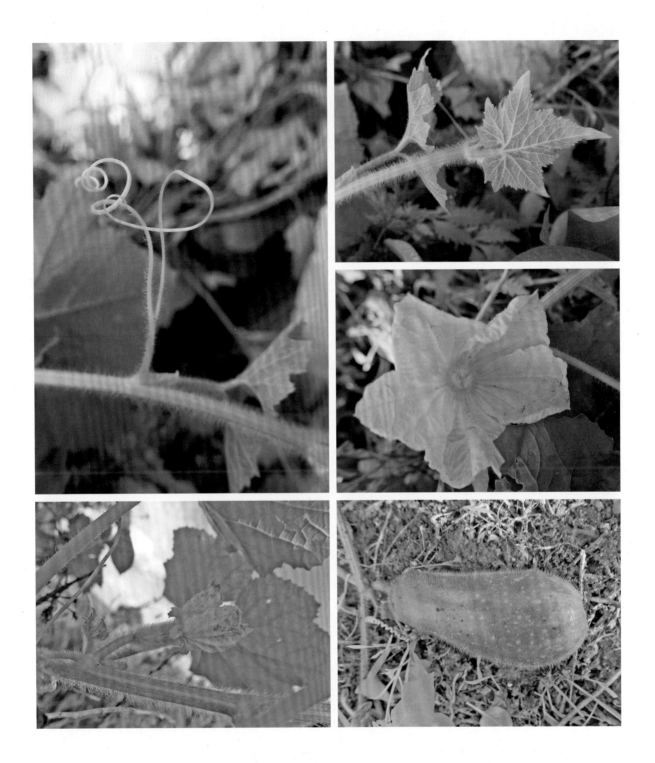

【形态特征】一年生蔓生草本。茎被黄褐色毛，有棱沟。叶柄粗壮，被黄褐色毛，叶片肾状近圆形，
　　　5~7浅裂或有时中裂。卷须2~3歧，被粗硬毛和长柔毛。雌雄同株，花单生。雄花梗
　　　密被黄褐色短刚毛和长柔毛，常在花梗的基部具1枚苞片，花萼筒密生刚毛状长柔毛，
　　　花冠黄色，辐状雄蕊3枚，离生；雌花梗密生黄褐色硬毛和长柔毛，子房密生黄褐色
　　　茸毛状硬毛，柱头3个，2裂。果实长圆柱状，有硬毛和白霜。种子白色或淡黄色，压扁，
　　　有边缘。花期6~8月，果期8~10月。

【适宜生境】中生植物。喜温、耐热，沙壤土或枯壤土均可栽培，但需避免连作。

【资源状况】作为蔬菜，阴山地区有少量栽培。

【入药部位】■中药：外层果皮（冬瓜皮）。

【采收加工】食用冬瓜时，洗净，削取外层果皮，晒干。

【功能主治】■中药：冬瓜皮利尿消肿；用于水肿胀满，小便不利，暑热口渴，小便短赤。

【用法用量】■中药：冬瓜皮 9~30g。

西 瓜

寒瓜、西瓜翠衣、西瓜青、塔日布斯
Citrullus lanatus (Thunb.) Matsum. et Nakai

【标本采集号】150824180717015LY

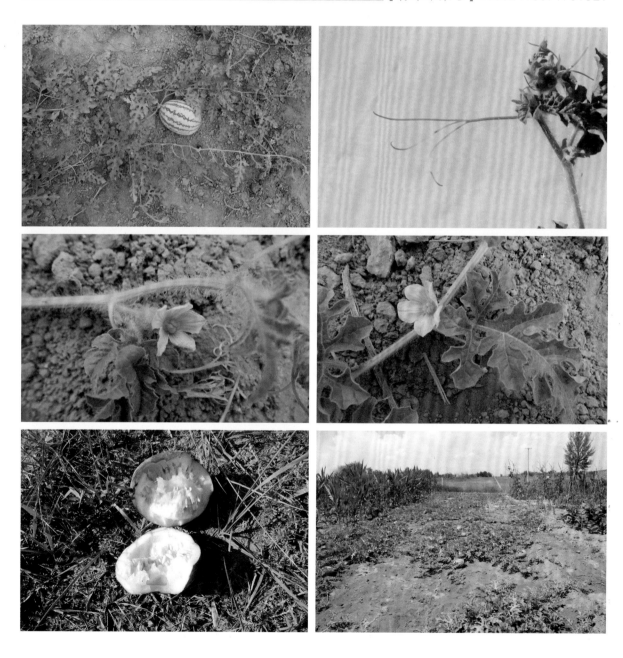

【形态特征】一年生攀缘草质藤本。茎、枝密被白色或淡黄褐色长柔毛；卷须 2 歧。叶三角状卵形，3 深裂。雌、雄花均单生于叶腋；雄花萼筒宽钟形，花萼裂片窄披针形，花冠淡黄色，裂片卵状长圆形，雄蕊 3 枚，近离生，药室折曲；雌花花萼和花冠与雄花同，子房密被长柔毛。果近球形或椭圆形，肉质，果皮光滑，色泽及纹饰各式。种子卵形，黑色、红色、白色、黄色、淡绿色或有斑纹。花期 6~7 月，果期 8~9 月。

【适宜生境】中生植物。生于土质疏松、土层深厚、排水良好的沙质土壤。

【资源状况】作为水果，阴山地区大规模栽培。

【入药部位】■中药：果皮（西瓜皮）。

【采收加工】夏季采收，削去内层果肉部分，洗净，晒干。

【功能主治】■中药：西瓜皮清热解暑，除烦止渴，利尿；用于暑热烦渴，浮肿，小便不利，口舌生疮。

【用法用量】■中药：西瓜皮 10~30g；外用适量，烧灰存性，研末敷患处。

甜 瓜

甘瓜、果瓜、香瓜、阿木他图－和木和
Cucumis melo Linn.

【标本采集号】150824180718018LY

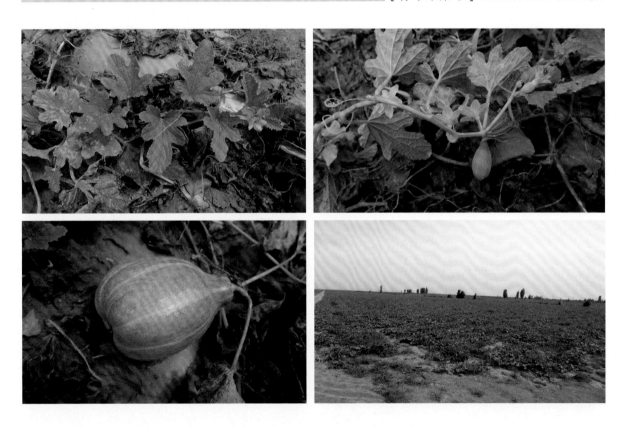

【形态特征】一年生蔓生草本。茎细长，有棱和槽，被短刚毛；卷须不分枝。叶近圆形或肾形，边缘有微波状齿状锯齿，两面有短硬毛，下面沿脉有短刚毛。花单性，雌雄同株；雄花簇生于叶腋；雌花单生于叶腋；花萼狭钟形，被长柔毛，裂片钻形；花冠黄色；子房卵圆形或长椭圆形，柱头 3 个，靠合。果实通常卵圆形、球形，稍有纵沟和各种形态的斑纹，初具柔毛，后变光滑，果肉黄色或带绿色，有香味和甜味。种子灰白色，扁平，两端尖。花期 6~7 月，果期 8~9 月。

【适宜生境】中生植物。全国各地及全世界温带和热带地区广泛栽培。

【资源状况】作为水果，阴山地区广泛栽培，面积较大。

【入药部位】■中药：果蒂（瓜蒂）、果实（甜瓜）、种子（甜瓜子）。

【采收加工】夏、秋二季果实未成熟时，切取果蒂，洗净泥土，晒干；果实成熟时采摘，洗净泥土，鲜用或切片晒干；夏、秋二季采收种子，洗净，晒干。

【功能主治】■中药：瓜蒂催吐，消食，退黄；用于食物中毒，食积不化，癫痫痰盛；外用于急、慢性肝炎，肝硬化。甜瓜清热解暑，除烦止渴，利小便；用于暑热烦渴，小便不利。甜瓜子清肺化痰，化瘀散结，排脓，润肠；用于肺热咳嗽，肺痈，肠痈，跌打损伤，大便不畅。

【用法用量】■中药：瓜蒂 3~6g，或入丸、散服，0.3~1.5g；外用研末搐鼻。甜瓜适量，生食，或煎汤，或研末服。甜瓜子 15~25g。

菜 瓜

越瓜、稍瓜、少瓜

Cucumis melo Linn. var. *conomon* (Thunb.) Makino

【标本采集号】150202200714005LY

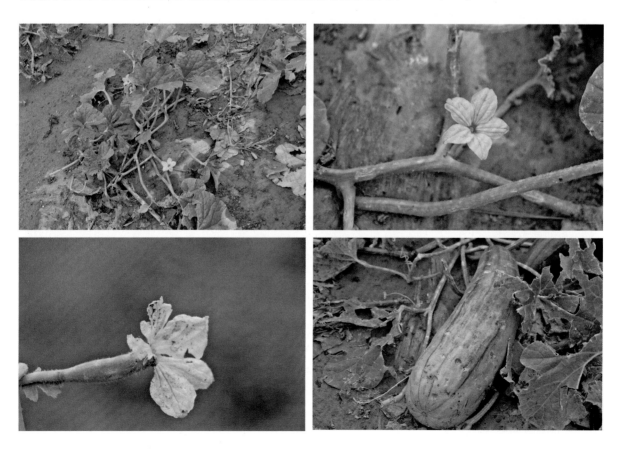

【形态特征】一年生匍匐或攀缘草本。茎、枝有棱，有黄褐色或白色的糙硬毛和疣状突起。卷须纤细，单一，被微柔毛。叶柄具槽沟及短刚毛；叶片厚纸质，上面被白色糙硬毛，背面沿脉密被糙硬毛，具掌状脉。花单性，雌雄同株。雄花数朵簇生于叶腋，花萼筒密被白色长柔毛，花冠黄色，雄蕊 3 枚；雌花单生，花梗被柔毛。果实长圆状圆柱形或近棒状，上部比下部略粗，两端圆或稍呈截形，平滑无毛，淡绿色，有纵线条，果肉白色或淡绿色，无香甜味。花、果期夏季。

【适宜生境】中生植物。适应性强，可在春、秋二季栽培，以春季为主。

【资源状况】作为蔬菜和水果，阴山地区有少量栽培。

【入药部位】■中药：果实（越瓜）。

【采收加工】夏、秋二季果实成熟时采收，多鲜用。

【功能主治】■中药：越瓜除烦热，生津液，利小便；用于烦热口渴，小便不利，口疮。

【用法用量】■中药：越瓜内服适量，生食或煮熟；外用适量，烧灰存性，研末调敷。

黄 瓜 胡瓜、刺瓜、王瓜、乌日格斯图－和木和
Cucumis sativus Linn.

【标本采集号】150222180831038LY

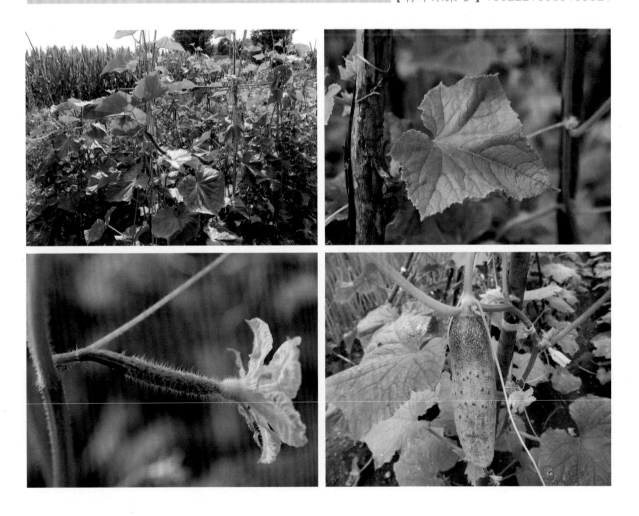

【形态特征】一年生攀缘草质藤本。卷须不分歧。叶宽卵状心形，长、宽均7~20cm，两面被糙硬毛，具3~5个角或浅裂，裂片三角形。雌雄同株；雄花常数朵簇生于叶腋，萼筒窄钟状或近圆筒状，密被白色长柔毛，花冠黄白色，花冠裂片长圆状披针形，雄蕊3枚，花丝近无，药隔伸出；雌花单生，稀簇生，子房有小刺状突起。果长圆形或圆柱形，有具刺尖的瘤状突起，极稀近平滑。种子小，窄卵形，白色。花期5~7月，果期6~8月。

【适宜生境】中生攀缘草本。全国各地及全世界温带和热带地区广泛栽培。

【资源状况】作为蔬菜，阴山地区广泛栽培。

【入药部位】■中药：果实（黄瓜）、藤（黄瓜藤）、叶（黄瓜叶）、根（黄瓜根）。

【采收加工】夏、秋二季采收果实、藤、叶及根，果实鲜用；藤、叶及根分别洗净泥土，鲜用或晒干。

【功能主治】■中药：黄瓜清热解毒，利小便；用于烦渴，小便不利，咽喉肿痛，风火眼；外用于烫火伤。黄瓜藤解毒，利水；用于痢疾，淋病，黄水疮。黄瓜叶清湿热，消肿毒；用于湿热泻痢，无名肿毒，湿脚气。黄瓜根清热利湿，止痢；用于腹泻，痢疾。

【用法用量】■中药：黄瓜30~60g，或鲜品捣汁服；外用鲜品适量，捣汁涂搽患处。黄瓜藤30~60g；外用适量，煎汤洗，或研末调敷患处。黄瓜叶10~15g，鲜品加倍。黄瓜根30~60g。

葫 芦
匏瓜、胡乐、瓢壶芦、嘎布得
Lagenaria siceraria (Molina) Standl.

【标本采集号】150824180822043LY

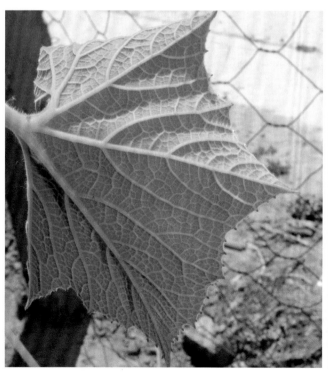
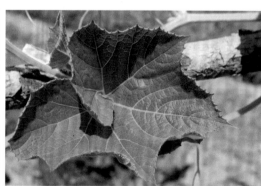
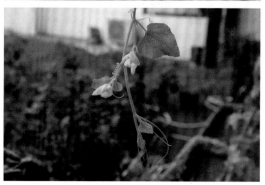

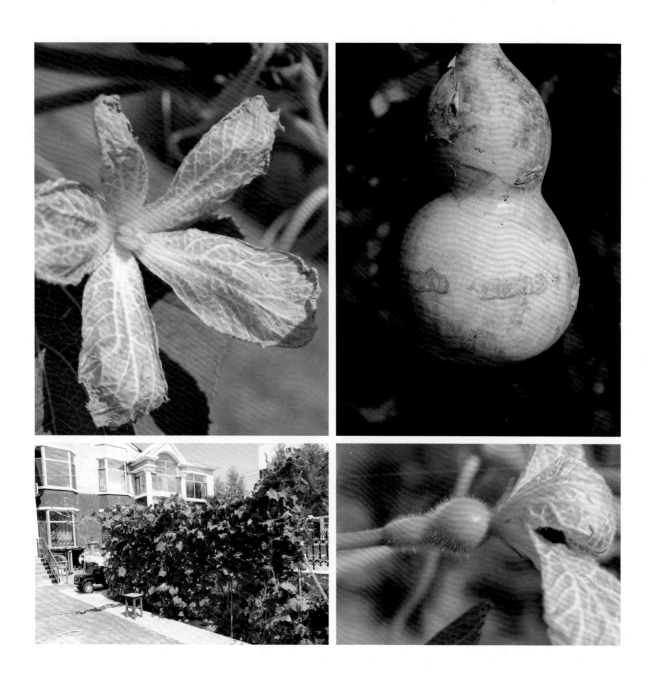

【形态特征】一年生攀缘草质藤本。茎较粗壮，密生长软毛；卷须分2叉，有黏质软毛。单叶互生，叶片心状卵形或肾状圆形，不分裂或稍浅裂或多少五角形，两面均被柔毛。花白色，单生于叶腋；雄花的花梗较叶柄长，花托漏斗状；雌花的花梗与叶柄等长或稍短；花冠5全裂，皱波状，被柔毛或黏毛；子房中间缢细，密生软毛或黏毛。瓠果，中间缢细，上下部膨大，顶部大于基部，成熟后果皮变木质，光滑，浅黄色。种子多数，白色，倒卵状长椭圆形。花期夏季，果期秋季。

【适宜生境】中生植物。世界热带和温带地区广泛分布。

【资源状况】作为庭院观赏植物，阴山地区有少量栽培。

【入药部位】■中药：果实（葫芦）、果皮（葫芦皮）、种子（葫芦子）。

■蒙药：种子（胡鲁）。

【采收加工】秋季果实成熟时采摘未老果实，去外皮，切片，晒干；秋末或冬初采摘老熟果实，剖开，取果皮及种子，分别晒干。

【功能主治】■中药：葫芦、葫芦皮利水，消肿，通淋，散结；用于水肿，腹水，黄疸，消渴，淋病，痈肿。葫芦子清热解毒，消肿止痛；用于肺炎，肠痈，牙痛。

■蒙药：胡鲁止泻，愈伤，润肺；用于寒热性腹泻，肠刺痛，消化不良。

【用法用量】■中药：葫芦皮、葫芦 15~30g，或入丸、散服；外用适量，煎汤熏洗，或研末调敷患处，或煮汁滴鼻。葫芦子外用适量，煎汤含漱。

■蒙药：胡鲁入汤或入丸、散服。

瓠 瓜 匏瓜、大葫芦

Lagenaria siceraria (Molina) Standl. var. *depresses* (Ser.) Hara

【标本采集号】150822190717061LY

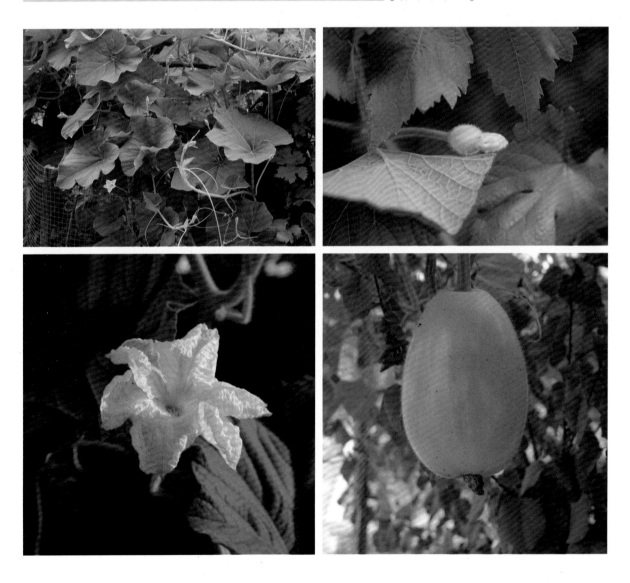

【形态特征】一年生攀缘草本。叶柄纤细；叶片卵状心形或肾状卵形，不分裂或 3~5 裂，具 5~7 掌状脉，两面均被微柔毛，下面及脉上较密。卷须纤细，上部分 2 歧。雌雄同株。雄花花梗细，比叶柄稍长，花梗、花萼、花冠均被微柔毛；花萼筒漏斗状；花冠黄色，裂片皱波状，5 脉。雌花花梗比叶柄稍短或近等长；花萼和花冠似雄花。瓠果扁球形，直径约 30cm。花期夏季，果期秋季。

【适宜生境】中生植物。排水良好、土壤肥沃的平川及低洼地和有灌溉条件的岗地。

【资源状况】阴山地区有少量栽培。

【入药部位】■中药：果实、果皮及种子（葫芦）。

　　　　　　■蒙药：果皮及种子（胡鲁）。

【采收加工】秋季果实成熟时采摘未老果实，去外皮，切片，晒干；秋末或冬初采摘老熟果实，剖开，取果皮及种子，分别晒干。

【功能主治】■中药：葫芦利水通淋，消肿散结；果实、果皮用于水肿，臌胀，黄疸，淋病，痈疮；种子外用于牙痛。

　　　　　　■蒙药：胡鲁止泻；用于寒热性腹泻。

【用法用量】■中药：葫芦 15~30g，或入丸、散服；外用适量，煎汤熏洗，或研末调敷患处，或煮汁滴鼻；种子外用适量，煎汤含漱。

　　　　　　■蒙药：胡鲁入汤或入丸、散服。

栝　楼　瓜蒌
Trichosanthes kirilowii Maxim.

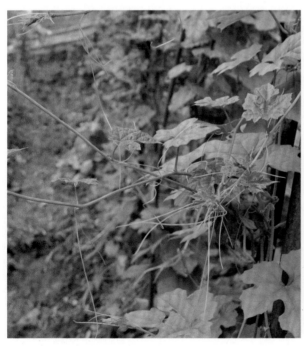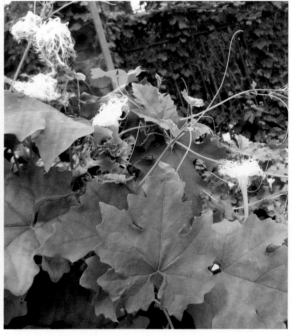

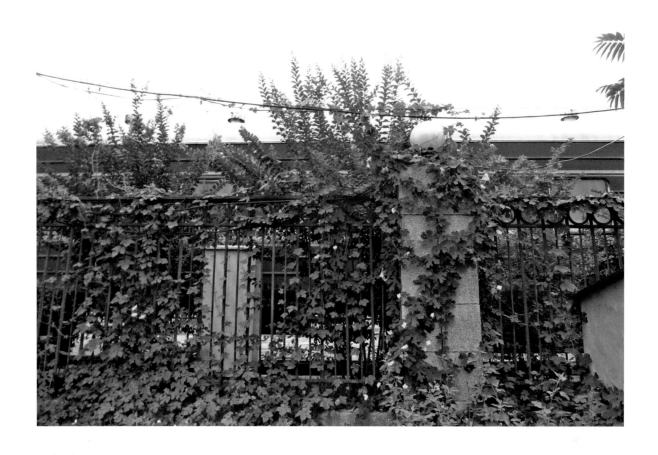

【形态特征】攀缘藤本，长达1m。块根圆柱状，淡黄褐色。茎多分枝，被伸展柔毛。叶纸质，近圆形，常3~5（~7）浅至中裂，裂片菱状倒卵形、长圆形，常再浅裂；叶柄被长柔毛；卷须被柔毛，3~7歧。雌雄异株；雄总状花序单生，小苞片倒卵形或宽卵形，具粗齿，被柔毛，花冠白色，裂片倒卵形，具丝状流苏，花丝被柔毛；雌花单生，被柔毛。果椭圆形或圆形，黄褐色或橙黄色。种子卵状椭圆形，棱线近边缘。花期5~8月，果期8~10月。

【适宜生境】中生攀缘草本。生于海拔200~1800m的山坡林下、灌丛中、草地和村旁田边。

【资源状况】阴山地区有少量栽培。

【入药部位】■中药：根（天花粉）、果实（瓜蒌）、种子（瓜蒌子）、果皮（瓜蒌皮）。

【采收加工】秋、冬二季采挖根，洗净泥土，刮去粗皮，晒干；秋季采摘成熟果实，置通风处阴干；将果实纵剖取出种子，去瓤洗净，晒干；秋季采摘成熟果实，剖开，除去果瓤及种子，阴干。

【功能主治】■中药：天花粉清热泻火，生津止渴，消肿排脓；用于热病烦渴，肺热燥咳，内热消渴，疮疡肿毒。瓜蒌清热涤痰，宽胸散结，润燥滑肠；用于肺热咳嗽，痰浊黄稠，胸痹心痛，结胸痞满，乳痈，肺痈，肠痈，大便秘结。瓜蒌子润肺化痰，滑肠通便；用于燥咳痰黏，肠燥便秘。瓜蒌皮清热化痰，利气宽胸；用于痰热咳嗽，胸闷胁痛。

【用法用量】■中药：天花粉10~15g。瓜蒌9~15g，或入丸、散服；外用适量，捣敷。瓜蒌子9~15g。瓜蒌皮6~10g，或入散剂服；外用适量，烧存性，研末调敷。

西葫芦

搅瓜、美洲南瓜、皎瓜
Cucurbita pepo Linn.

【标本采集号】150824180717030LY

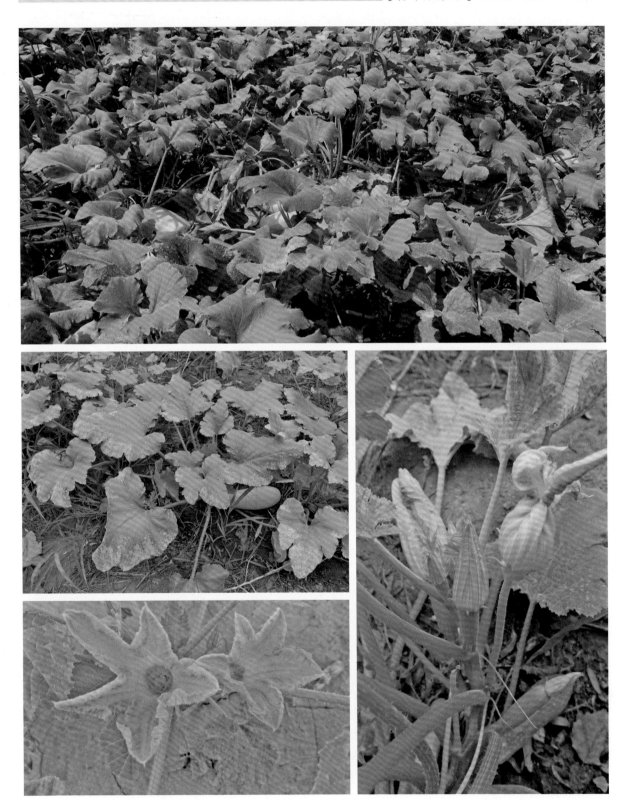

【形态特征】一年生攀缘草质藤本。茎有短刚毛和半透明糙毛。叶柄被短刚毛；叶质硬，挺立，三角形或卵状三角形，先端锐尖，不规则 5~7 浅裂，有不规则锐齿，两面有糙毛；卷须分多歧。雌雄同株；雄花单生，花梗粗，有棱角，被黄褐色刚毛，花冠黄色，基部渐窄呈钟状，分裂近中部，雄蕊 3 枚，花药靠合；雌花单生，子房 1 室。果柄粗，有棱沟，果蒂粗或稍扩大，非喇叭状。种子多数，卵形，白色，边缘拱起而钝。花期 5~7 月，果期 7~9 月。

【适宜生境】中生植物。光照强度要求适中，较能耐弱光，但光照不足时易引起徒长。

【资源状况】作为经济作物，阴山地区有大面积栽培。

【入药部位】■中药：种子（西葫芦子）。

【采收加工】秋季果实老熟时采收种子，洗净，晒干。

【功能主治】■中药：西葫芦子驱虫；用于绦虫病，蛔虫病。

【用法用量】■中药：西葫芦子 30~60g，捣碎，或取仁生食，或研末冲服。

笋 瓜　葫瓜、印度南瓜、大瓜、套旧格－朗瓜
Cucurbita maxima Duch. ex Lam.

【标本采集号】150221150813277LY

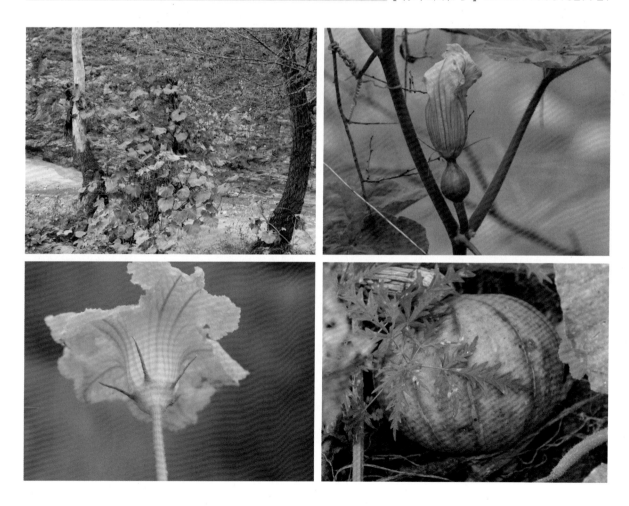

【形态特征】一年生蔓生草本。茎粗壮，圆柱形，节部易生根，被短刚毛；卷须分叉。单叶互生，叶片无裂；叶柄粗壮有短毛。花萼 5 裂，裂片细而较短，条状披针形，顶端不呈叶状，渐尖；花冠钟状，橙黄色或淡橙黄色，5 中裂，裂片小，宽；雄蕊 5 枚，花药靠合成圆锥状，橙黄色或黄色；子房圆形或卵圆形，柱头 3 个，膨大，2 裂，橙黄色或黄色。瓠果扁球形、壶形、葫芦形，果柄圆柱形，无棱沟，较软。种子椭圆形或矩圆形，扁平。花期 7~8 月，果期 8~9 月。

【适宜生境】中生植物。喜温的短日照植物，耐旱性强，对土壤要求不严格，但以肥沃、中性或微酸性沙壤土为好。

【资源状况】作为蔬菜，阴山地区有较广泛栽培。

【入药部位】■中药：果实（南瓜）、种子（南瓜子）、果蒂、根、花。

【采收加工】夏、秋二季采收成熟果实，鲜用；秋季采收种子，洗净，晒干；秋季果实老熟时切取瓜蒂，洗净泥土，晒干；秋季采挖根，洗净泥土，晒干；夏季花开时采收花，阴干。

【功能主治】■中药：南瓜补中益气，消炎止痛，解毒杀虫；用于肺痈，烫火伤，火药伤，肋间神经痛等。南瓜子驱虫；用于绦虫病，蛔虫病，血吸虫病。果蒂清热解毒，安胎；用于疮痈肿毒，烫伤，先兆早产，乳头破裂或糜烂。根清热利湿，解毒，通乳；用于淋病，黄疸，痢疾，乳汁不通，牙痛。花清湿热，消肿毒；用于黄疸，痢疾，疮痈肿毒。

【用法用量】■中药：南瓜适量，蒸煮，或生捣汁服。南瓜子 30~60g，捣碎，或取仁生服，或研末冲服。果蒂 15~30g，或研末冲服；外用适量，研末调敷患处。根 10~20g。花 10~15g；外用适量，捣敷，或研末调敷患处。

南 瓜

倭瓜、番瓜、中国南瓜
Cucurbita moschata (Duch. ex Lam.) Duch. ex Poiret

【标本采集号】150221150813277LY

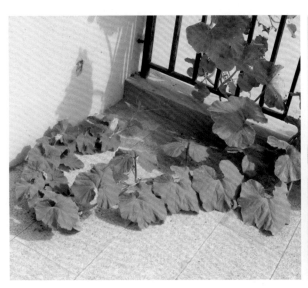
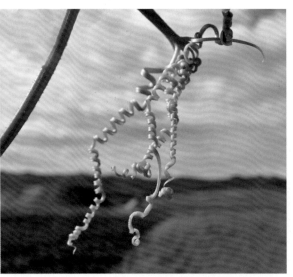

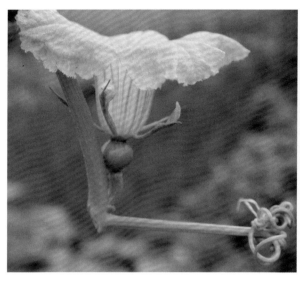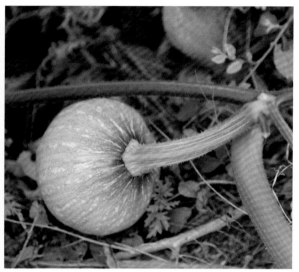

【形态特征】一年生攀缘草质藤本。茎常节部生根，密被白色刚毛。叶柄被刚毛；叶宽卵形或卵圆形，质稍软，有 5 角或 5 浅裂，稀钝，密生细齿；卷须 3~5 歧。雌雄同株；雄花单生，萼筒钟形，被柔毛，花冠黄色，钟状，5 中裂，裂片边缘反卷，具皱褶，先端尖，雄蕊 3 枚，花药靠合，药室折曲；雌花单生，子房 1 室。果柄粗，有棱和槽，瓜蒂扩大成喇叭状；瓠果形状多样，常有数条纵沟或无。种子长卵形或长圆形，灰白色，边缘薄。花期 5~7 月，果期 7~9 月。

【适宜生境】中生植物。喜温的短日照植物，耐旱性强，对土壤要求不严格，但以肥沃、中性或微酸性沙壤土为好。

【资源状况】作为蔬菜，阴山地区广泛栽培。

【入药部位】■中药：果实（南瓜）、种子（南瓜子）、果蒂（南瓜蒂）、根（南瓜根）、花（南瓜花）。
■蒙药：种子（囊瓜）。

【采收加工】夏、秋二季采收成熟果实，鲜用；秋季采收种子，洗净，晒干；秋季果实老熟时，切取瓜蒂，洗净泥土，晒干；秋季采挖根，洗净，晒干或鲜用；夏季花开时采收花，阴干。

【功能主治】■中药：南瓜补中益气，消炎止痛，解毒杀虫；用于肺痈，烫火伤，火药伤，肋间神经痛等。南瓜子驱虫；用于绦虫病，蛔虫病，血吸虫病。南瓜蒂清热解毒，安胎；用于疮痈肿毒，烫伤，先兆流产，乳头破裂或糜烂。南瓜根清热利湿，解毒，通乳；用于淋病，黄疸，痢疾，乳汁不通，牙痛。南瓜花清湿热，消肿毒；用于黄疸，痢疾，疮痈肿毒。
■蒙药：囊瓜杀虫；用于绦虫病，蛔虫病，蛲虫病。

【用法用量】■中药：南瓜适量，蒸煮，或生捣汁服。南瓜子 30~60g，捣碎，或取仁生服，或研末冲服。南瓜蒂 15~30g，或烧存性，研末冲服；外用适量，研末调敷患处。南瓜根 10~20g。南瓜花 10~15g；外用适量，捣敷，或研末调敷患处。
■蒙药：囊瓜 100~250g。

桔梗科

党　参

黄参、狮头参、中灵草、存－奥日呼代

Codonopsis pilosula (Franch.) Nannf.

【标本采集号】150921150827022LY

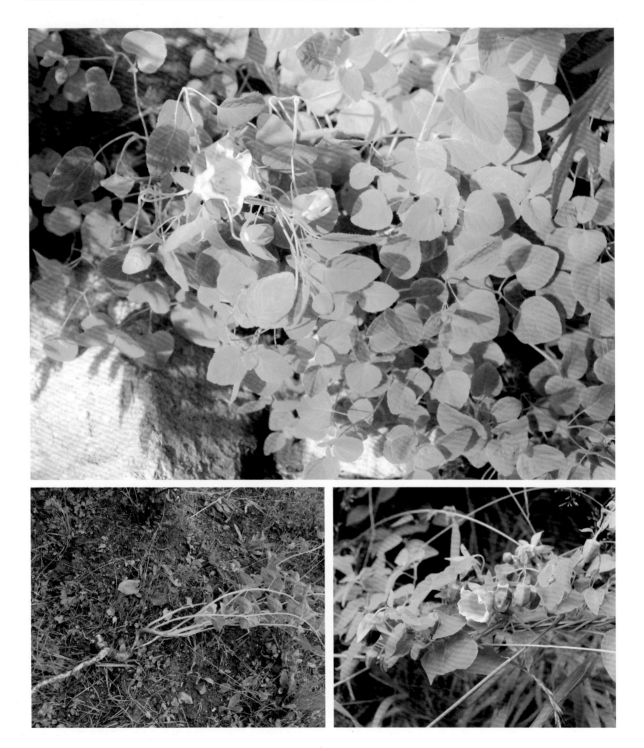

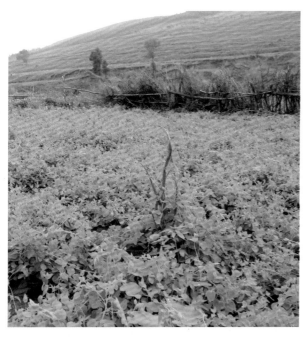
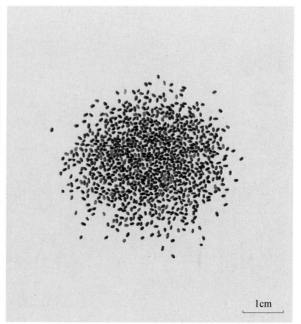

1cm

【形态特征】多年生草本。根常肥大呈纺锤状或纺锤状圆柱形，肉质，较少分枝或中下部稍有分枝，表面灰黄色。茎缠绕，无毛。叶在主茎及侧枝上的互生，在小枝上的近对生，卵形或窄卵形，两面疏或密地被贴伏长硬毛或柔毛，稀无毛；叶柄有疏短刺毛。花单生于枝端，与叶柄互生或近对生；花冠上位，宽钟状，黄绿色，内面有明显紫斑；花丝基部微扩大；柱头有白色刺毛。蒴果下部半球状，上部短圆锥状。种子卵圆形，无翼。花期7~8月，果期8~9月。

【适宜生境】中生植物。生于山地林缘及灌丛中。

【资源状况】分布于乌兰察布市（凉城县、卓资县）、呼和浩特市（和林格尔县、土默特左旗）、包头市（土默特右旗）。常见。作为药材，阴山地区有少量栽培。

【入药部位】■中药：根（党参）。

　　　　　　■蒙药：根（存－奥日呼代）。

【采收加工】秋季采挖，洗净，晒干。

【功能主治】■中药：党参健脾益气，养血生津；用于脾肺气虚，食少倦怠，咳嗽虚喘，气血不足，面色萎黄，心悸气短，津伤口渴，内热消渴。

　　　　　　■蒙药：存－奥日呼代消肿，燥协日乌素；用于红肿，协日乌素病，牛皮癣，关节炎，痛风，游痛症，巴木病，麻风病。

【用法用量】■中药：党参9~30g。

　　　　　　■蒙药：存－奥日呼代多配方用。

桔 梗

铃当花、狐日盾－查干

Platycodon grandiflorus (Jacq.) A. DC.

【标本采集号】150924180619013LY

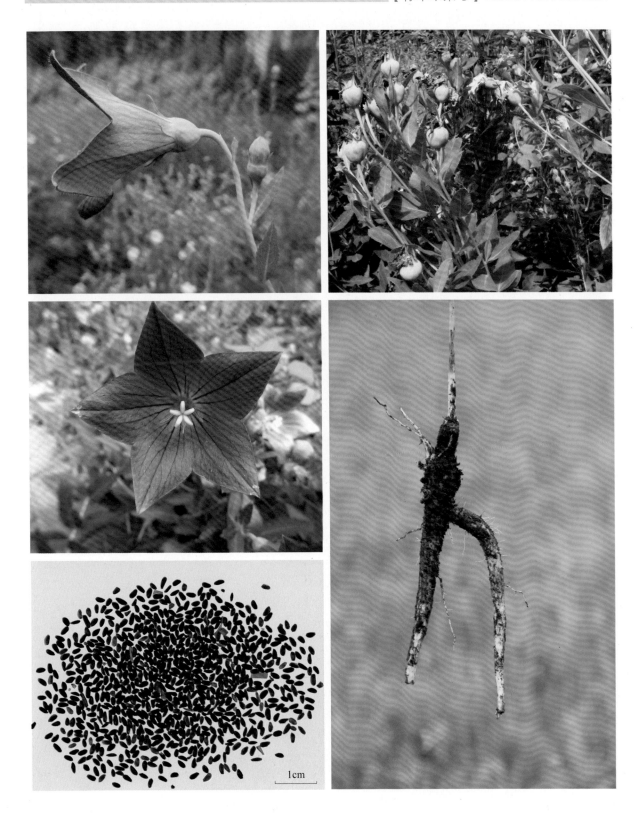

1cm

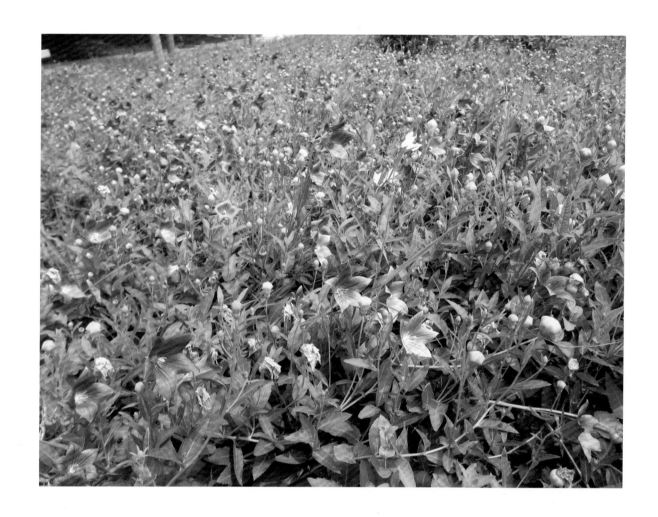

【形态特征】多年生草本，有白色乳汁。根胡萝卜状。茎直立，不分枝，极少上部分枝。叶轮生、
部分轮生至全部互生，卵形、卵状椭圆形或披针形，下面常无毛而有白粉。花单朵顶
生，或数朵集成假总状花序，或有花序分枝而集成圆锥花序；花冠漏斗状钟形，蓝色
或紫色，5裂；雄蕊5枚，离生，花丝基部扩大成片状；无花盘；子房半下位，5室，
柱头5裂，裂片狭窄。蒴果球状，带着隔膜。种子多数，熟后黑色。花期7~9月，果
期8~10月。

【适宜生境】中生植物。生于山地林缘草甸及沟谷草甸。

【资源状况】分布于乌兰察布市（兴和县）。少见。作为园林绿化植物，阴山地区有少量栽培。

【入药部位】■中药：根（桔梗）。

【采收加工】春、季二季采挖，洗净，除去须根，趁鲜剥去外皮或不去外皮，干燥。

【功能主治】■中药：桔梗宣肺，利咽，祛痰，排脓；用于咳嗽痰多，胸闷不畅，咽痛音哑，肺痈吐脓。

【用法用量】■中药：桔梗3~10g。

聚花风铃草

灯笼花、巴和－哄古斤那

Campanula glomerata L.

【标本采集号】150921150825004LY

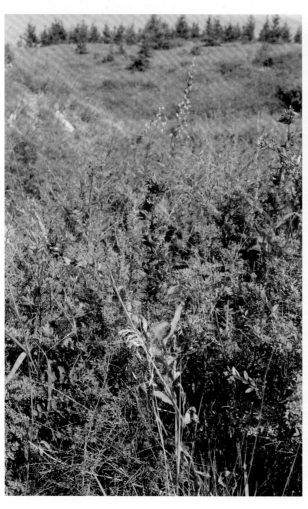
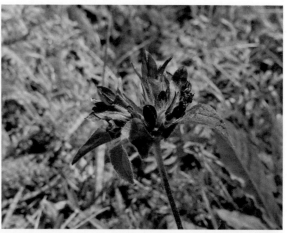
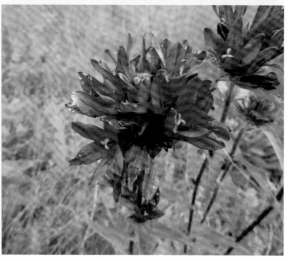

【形态特征】多年生草本。茎直立，高大。茎生叶具长柄，长卵形至心状卵形。花数朵集成头状花序，生于茎中上部叶腋间，无总梗，亦无花梗；花萼裂片钻形；花冠紫色、蓝紫色或蓝色，管状钟形，分裂至中部。蒴果倒卵状圆锥形。种子长矩圆状。花期 7~8 月，果期 9 月。

【适宜生境】中生植物。生于山地草甸及灌丛中。

【资源状况】分布于乌兰察布市（丰镇市、凉城县、卓资县）、呼和浩特市（和林格尔县、武川县）、包头市（固阳县）。常见。

【入药部位】■中药：全草（聚花风铃草）。

【采收加工】7~9 月采收，洗净，晒干。

【功能主治】■中药：聚花风铃草清热解毒，止痛；用于咽喉肿痛，头痛。

【用法用量】■中药：聚花风铃草 6~10g。

狭叶沙参

柳叶沙参、厚叶沙参、那日汗 – 哄呼 – 其其格
Adenophora gmelinii (Spreng.) Fisch.

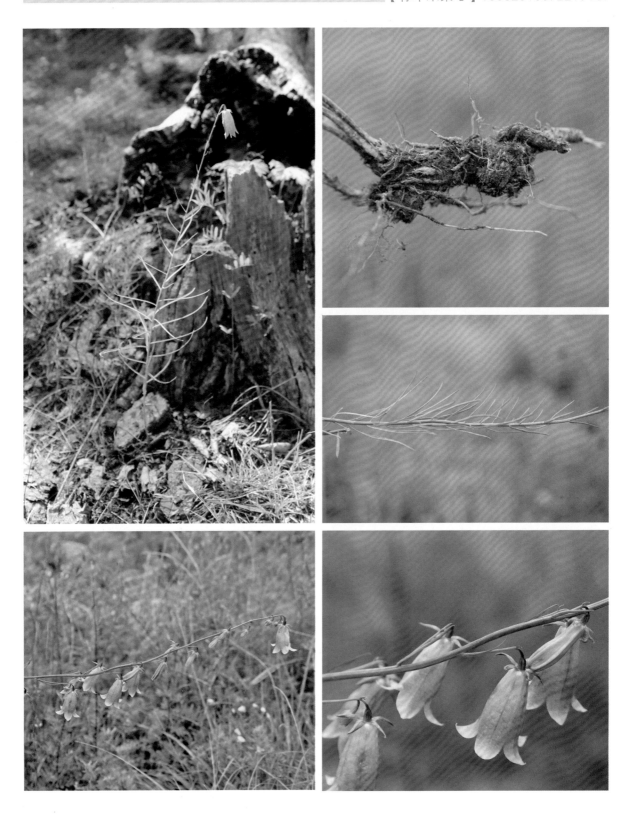

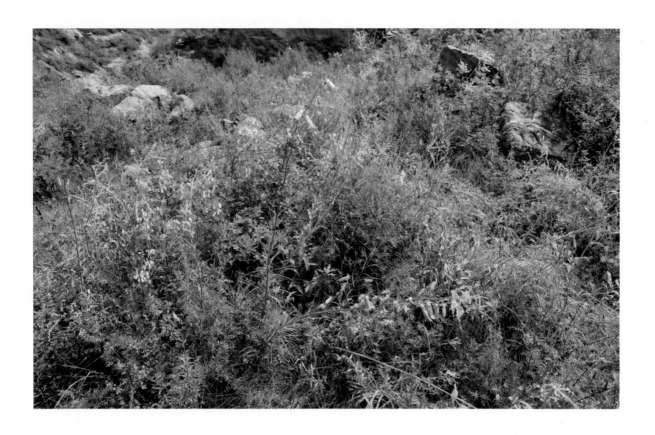

【形态特征】多年生草本。根细长，皮灰黑色。茎单生，不分枝，常无毛，高达80cm。基生叶浅心形，具粗圆齿；茎生叶常为线形，全缘或具疏齿，无毛，无柄。聚伞花序为单花组成假总状花序，组成很狭窄的圆锥花序，有时单花顶生于主茎上；花萼无毛，仅少数有瘤状突起，萼筒倒卵状长圆形，裂片线状披针形；花冠宽钟状，蓝色或淡紫色；花盘筒状；花柱稍短于花冠，稀近等长。蒴果椭圆状。种子椭圆状，有1条翅状棱。花期7~8月，果期9月。

【适宜生境】旱中生植物。生于林缘、山地草原及草甸草原。

【资源状况】分布于乌兰察布市（察哈尔右翼后旗、察哈尔右翼前旗、察哈尔右翼中旗、丰镇市、化德县、凉城县、商都县、卓资县）、呼和浩特市（和林格尔县、托克托县、武川县）、包头市（固阳县）、巴彦淖尔市（乌拉特前旗）。少见。

【入药部位】■中药：根（南沙参）。
　　　　　　■蒙药：根（哄呼－其其格）。

【采收加工】秋季采挖根，除去茎叶及须根，洗净泥土，刮去栓皮，晒干。

【功能主治】■中药：南沙参养阴清热，祛痰，止咳；用于肺热咳嗽，咳痰黄稠，虚劳久咳，咽干舌燥，津伤口渴。
　　　　　　■蒙药：哄呼－其其格消肿，燥协日乌素；用于红肿，协日乌素病，牛皮癣，关节炎，痛风，游痛症，巴木病，麻风病。

【用法用量】■中药：南沙参9~15g。
　　　　　　■蒙药：哄呼－其其格多配方用。

柳叶沙参

厚叶沙参、狭叶沙参、奥旦－那布其特－哄呼－其其格

Adenophora gmelinii (Spreng.) Fisch. var. *coronopifolia* (Fisch.) Y. Z. Zhao

【标本采集号】150823150917035LY

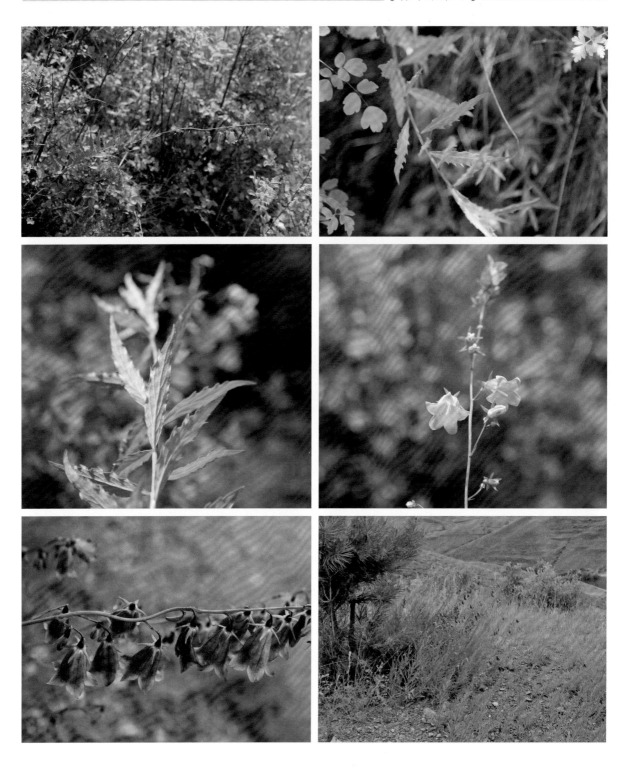

【形态特征】多年生草本。根细长，皮灰黑色。茎单生或数条发自一条茎基上，不分枝，通常无毛，有时有短硬毛。叶多为条形至狭披针形，边缘具长而略向内弯的锐尖齿。聚伞花序全为单花而组成假总状花序；花萼完全无毛，仅少数有瘤状突起，筒部倒卵状矩圆形，裂片条状披针形；花冠宽钟状，蓝色或淡紫色；花盘筒状，被疏毛或无毛；花柱稍短于花冠，极少近等长的。蒴果椭圆状。种子椭圆状，黄棕色，有1条翅状棱。花期7~9月，果期8~10月。

【适宜生境】中生植物。生于林缘、沟谷草甸。

【资源状况】分布于包头市（土默特右旗）、巴彦淖尔市（乌拉特前旗）。少见。

【入药部位】■中药：根（南沙参）。

【采收加工】春、秋二季采挖，除去须根，洗后趁鲜刮去粗皮，洗净，干燥。

【功能主治】■中药：南沙参养阴清肺，益胃生津，化痰，益气；用于肺热燥咳，阴虚劳嗽，干咳痰黏，胃阴不足，食少呕吐，气阴不足，烦热口干。

【用法用量】■中药：南沙参 9~15g。

厚叶沙参 狭叶沙参、主扎干 – 哄呼 – 其其格

Adenophora gmelinii (Spreng.) Fisch. var. *pachyphylla* (Kitag.) Y. Z. Zhao

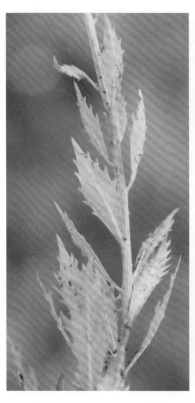
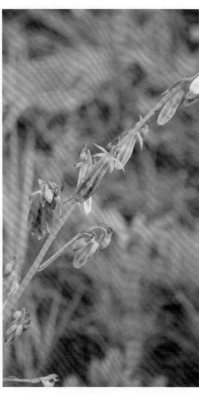
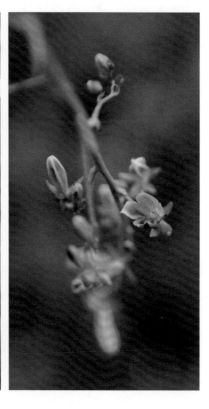

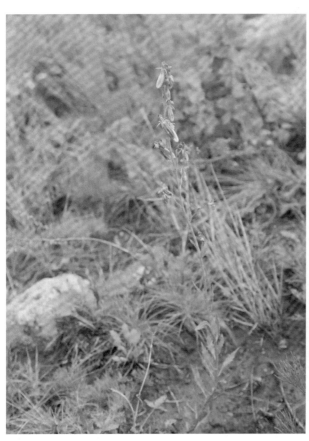
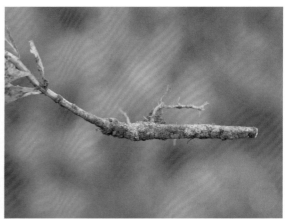
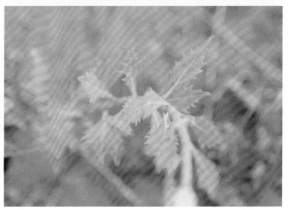

【形态特征】多年生草本。茎直立，单一或自基部抽出数条，无毛或被短硬毛。叶多为倒披针形至倒卵状披针形，质厚，中上部边缘具不规则锯齿，下部全缘。花序总状或单生，通常1~10朵，下垂；花萼裂片5枚，多为披针形或狭三角状披针形，全缘，无毛或有短毛；花冠蓝紫色，宽钟状，外面无毛；花丝下部加宽，密被白色柔毛；花盘短筒状，被疏毛或无毛；花柱内藏，短于花冠。蒴果椭圆状。种子椭圆形，黄棕色，有1条翅状棱。花期7~8月，果期9月。

【适宜生境】中生植物。生于林缘、沟谷草甸。

【资源状况】分布于乌兰察布市（凉城县、兴和县）、巴彦淖尔市（乌拉特前旗）。少见。

【入药部位】■中药：根（南沙参）。

■蒙药：根（哄呼－其其格）。

【采收加工】秋季采挖根，除去茎叶及须根，洗净泥土，刮去栓皮，晒干。

【功能主治】■中药：南沙参清肺养阴，祛痰，止咳；用于肺热咳嗽，咳痰稠黄，虚劳久咳，咽干舌燥，津伤口渴。

■蒙药：哄呼－其其格消肿，燥协日乌素；用于红肿，协日乌素病，牛皮癣，关节炎，痛风，游痛症，巴木病，麻风病。

【用法用量】■中药：南沙参9~15g。

■蒙药：哄呼－其其格多入丸、散服。

石沙参

糙萼沙参、侧花沙参、哈丹－好恩好－其其格

Adenophora polyantha Nakai

【标本采集号】150221140715118LY

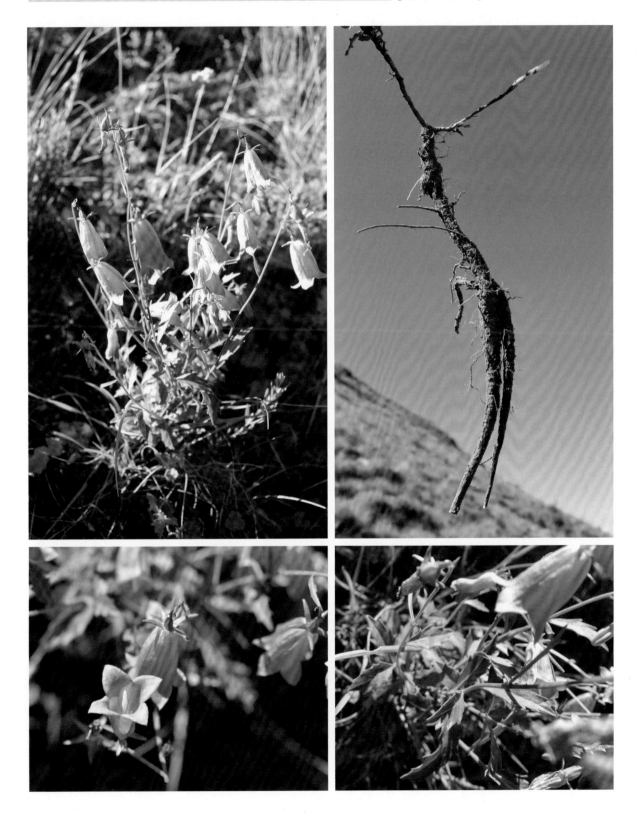

【形态特征】多年生草本。茎常不分枝，高达1m。基生叶心状肾形，边缘具不规则粗锯齿；茎生叶卵形或披针形，边缘疏生尖锯齿或刺状齿，无柄。花序常不分枝而成假总状花序；花萼通常各式被毛，有的为乳头状突起；花冠紫色或深蓝色，钟状，喉部常稍收缩；花盘筒状，常疏被细柔毛。蒴果卵状椭圆形。种子卵状椭圆形，稍扁，有1条带翅的棱。花期7~8月，果期9月。

【适宜生境】旱中生植物。生于石质山坡、山坡草地。

【资源状况】分布于呼和浩特市、包头市（固阳县、土默特右旗）、巴彦淖尔市（乌拉特前旗）。少见。

【入药部位】■中药：根（南沙参）。

　　　　　　■蒙药：根（哄呼－其其格）。

【采收加工】春、秋二季采挖，除去须根，洗后趁鲜刮去粗皮，洗净，干燥。

【功能主治】■中药：南沙参养阴清肺，益胃生津，化痰，益气；用于肺热燥咳，阴虚劳嗽，干咳痰黏，胃阴不足，食少呕吐，气阴不足，烦热口干。

　　　　　　■蒙药：哄呼－其其格消肿，燥协日乌素；用于红肿，协日乌素病，牛皮癣，关节炎，痛风，游痛症，巴木病，麻风病。

【用法用量】■中药：南沙参9~15g。

　　　　　　■蒙药：哄呼－其其格多配方用。

多歧沙参 瓦式沙参、萨格拉嘎日－哄呼－其其格
Adenophora wawreana Zahlbr.

【标本采集号】150221150813338LY

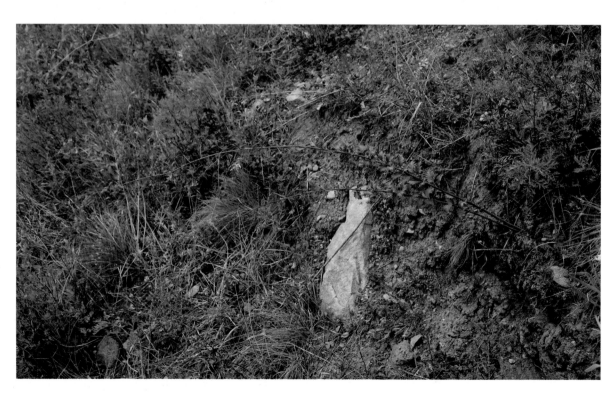

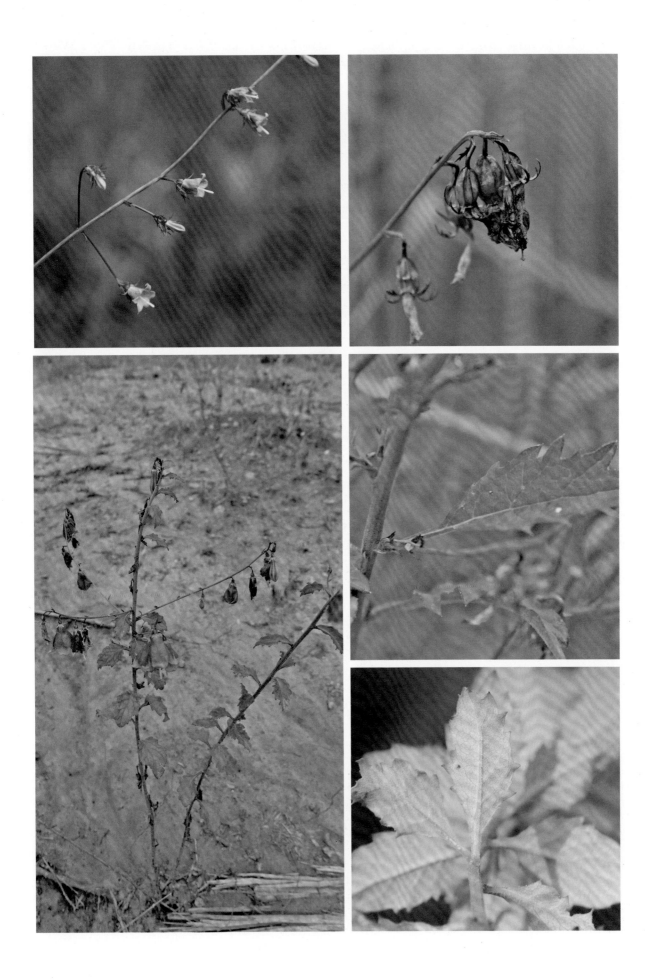

【形态特征】多年生草本。根有时很粗大，直径达 7cm。直茎基常不分枝，常被倒生短硬毛或糙毛，稀近无毛或上部被白色柔毛，高达 1m 余。基生叶心形；茎生叶卵形或卵状披针形，边缘具多枚整齐或不整齐尖锯齿，上面被稀疏粒状毛。花序为大圆锥花序，花序分枝长而多，近横向伸展；花萼无毛；花冠宽钟状，蓝紫色或淡紫色；花盘梯状或筒状；花柱伸出花冠。蒴果宽椭圆状。种子长圆状，有 1 条宽棱。花期 7~9 月，果期 9~10 月。

【适宜生境】旱中生植物。生于山坡草地、林缘、沟谷。

【资源状况】分布于乌兰察布市（四子王旗、卓资县）、呼和浩特市（和林格尔县、土默特左旗）、包头市（土默特右旗）。少见。

【入药部位】■中药：根（多歧沙参）。

【采收加工】秋季采挖根，除去茎叶及须根，洗净泥土，刮去栓皮，晒干。

【功能主治】■中药：多歧沙参养阴清热，润肺化痰，益胃生津；用于虚劳久咳，劳嗽痰血，燥咳痰少，虚热喉痹，津伤口渴。

【用法用量】■中药：多歧沙参 9~15g，或入丸、散服。

长白沙参

南沙参、额鲁存奈－哄呼－其其格

Adenophora pereskiifolia (Fisch. ex Roem. et Schult.) G. Don

【标本采集号】150123180722094LY

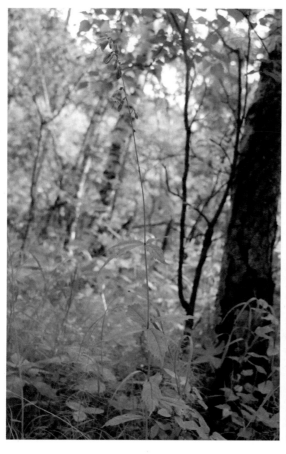
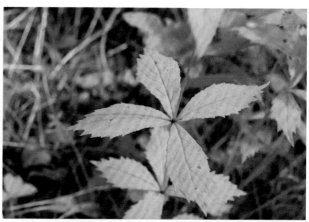
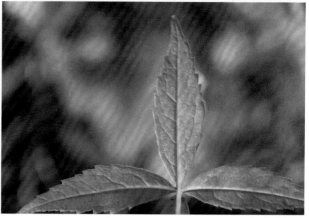

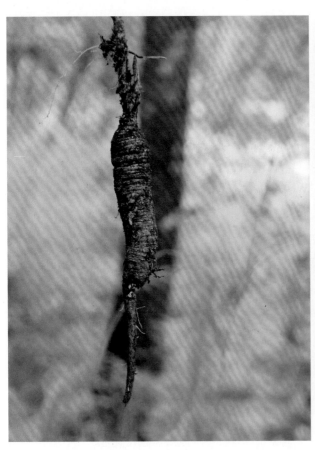
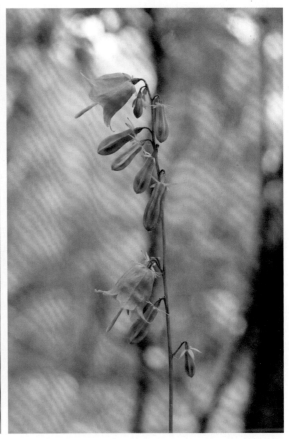

【形态特征】多年生草本。茎直立，单一，被柔毛。叶大部分 3~5 枚轮生，少部分对生或互生，菱状倒卵形或狭倒卵形，边缘具疏锯齿或牙齿，先端锐尖，基部楔形，上面绿色，下面淡绿色，近无毛或被稀疏短柔毛，沿脉毛较密。圆锥花序，分枝互生；花萼无毛，裂片 5 枚，披针形，全缘；花冠蓝紫色，宽钟状，5 浅裂；雄蕊 5 枚，花药条形，黄色，花丝下部加宽，边缘密生柔毛；花盘环状至短筒状；花柱略长于花冠或近等长。花期 7~8 月，果期 8~9 月。

【适宜生境】中生植物。生于林缘、林间草甸。

【资源状况】分布于乌兰察布市（丰镇市）、呼和浩特市（和林格尔县）。少见。

【入药部位】■中药：根（南沙参）。

■蒙药：根（哄呼 – 其其格）。

【采收加工】春、秋二季采挖，除去须根，洗后趁鲜刮去粗皮，洗净，干燥。

【功能主治】■中药：南沙参养阴清肺，益胃生津，化痰，益气；用于肺热燥咳，阴虚劳嗽，干咳痰黏，胃阴不足，食少呕吐，气阴不足，烦热口干。

■蒙药：哄呼 – 其其格消肿，燥协日乌素；用于红肿，协日乌素病，牛皮癣，关节炎，痛风，游痛症，巴木病，麻风病。

【用法用量】■中药：南沙参 9~15g。

■蒙药：哄呼 – 其其格多入丸、散服。

北方沙参

闹木日阿特音－好恩好－其其格
Adenophora borealis Hong et Zhao Ye-zhi

【标本采集号】150924180906024LY

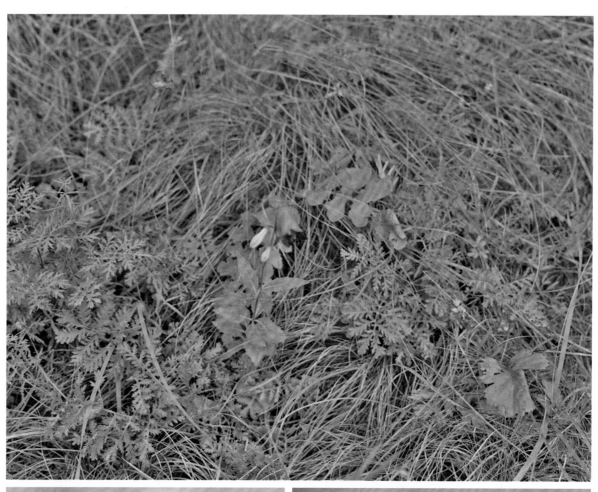

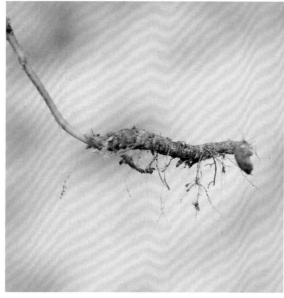
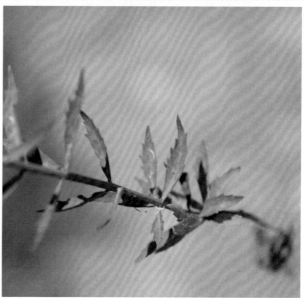

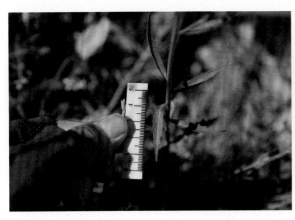
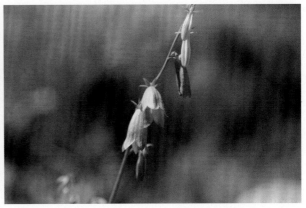

【形态特征】多年生草本。根胡萝卜状。根状茎短；茎单生，直立，高 30~70cm，不分枝，通常无毛或疏生柔毛。茎生叶大部分轮生或近轮生，少部分互生或对生，狭披针形或披针形，边缘具锯齿，两面无毛或疏生白色细硬毛，无叶柄。花序圆锥状；花萼无毛，萼筒倒卵状圆锥形，萼裂片披针形；花冠蓝色、紫色或蓝紫色，钟状；花盘短筒状；花柱稍短于花冠。花期 8~9 月。

【适宜生境】中生植物。生于林缘或沟谷草甸。

【资源状况】分布于乌兰察布市（兴和县）。少见。

【入药部位】■中药：根（南沙参）。

【采收加工】春、秋二季采挖，除去须根，洗后趁鲜刮去粗皮，洗净，干燥。

【功能主治】■中药：南沙参养阴清肺，益胃生津，化痰，益气；用于肺热燥咳，阴虚劳嗽，干咳痰黏，胃阴不足，食少呕吐，气阴不足，烦热口干。

【用法用量】■中药：南沙参 9~15g。

二型叶沙参 奥温达 – 哄呼 – 其其格
Adenophora biformifolia Y. Z. Zhao

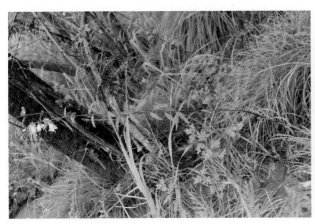
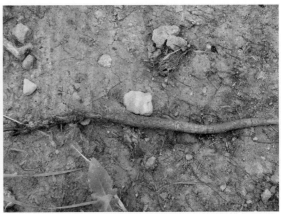

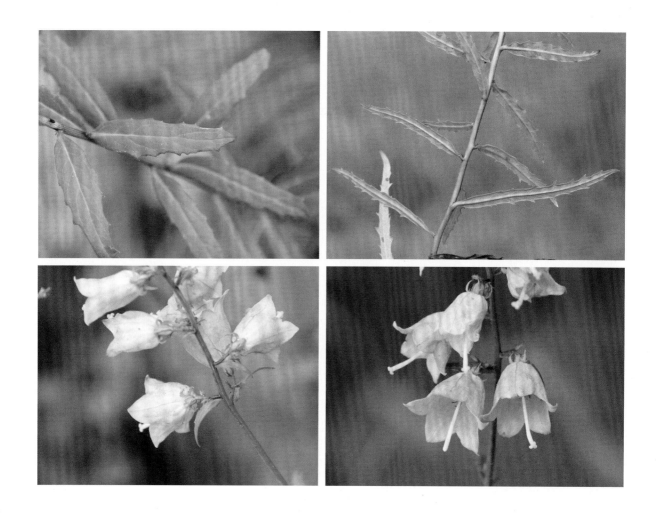

【形态特征】多年生草本，全株光滑无毛或被短硬毛。茎直立，单一。茎生叶互生，全部无柄，叶
　　　　　　片二型，上部叶狭披针形或披针形，边缘具不规则锯齿或稀疏锯齿，下部叶条形，全缘。
　　　　　　圆锥花序大，多分枝；花萼裂片5枚，条状披针形或条状钻形，具1~2对狭长齿或短齿；
　　　　　　花冠蓝紫色，钟状，5浅裂；雄蕊5枚，花丝下部加宽，边缘密被柔毛；花柱伸出或
　　　　　　与花冠近等长。蒴果卵形。花期9月，果期10月。

【适宜生境】中生植物。生于山地灌丛、沟谷草甸、林下水沟边。

【资源状况】分布于呼和浩特市（回民区、土默特左旗、武川县、新城区）。少见。

【入药部位】■中药：根（南沙参）。
　　　　　　■蒙药：根（哄呼–其其格）。

【采收加工】春、秋二季采挖，除去须根，洗后趁鲜刮去粗皮，洗净，干燥。

【功能主治】■中药：南沙参养阴清肺，益胃生津，化痰，益气；用于肺热燥咳，阴虚劳嗽，干咳痰黏，
　　　　　　胃阴不足，食少呕吐，气阴不足，烦热口干。
　　　　　　■蒙药：哄呼–其其格消肿，燥协日乌素；用于红肿，协日乌素病，牛皮癣，关节炎，
　　　　　　痛风，游痛症，巴木病，麻风病。

【用法用量】■中药：南沙参9~15g。
　　　　　　■蒙药：哄呼–其其格多入丸、散服。

长柱沙参
乌日图 – 套古日朝格图 – 哄呼 – 其其格
Adenophora stenanthina (Ledeb.) Kitagawa

【标本采集号】150921150817003LY

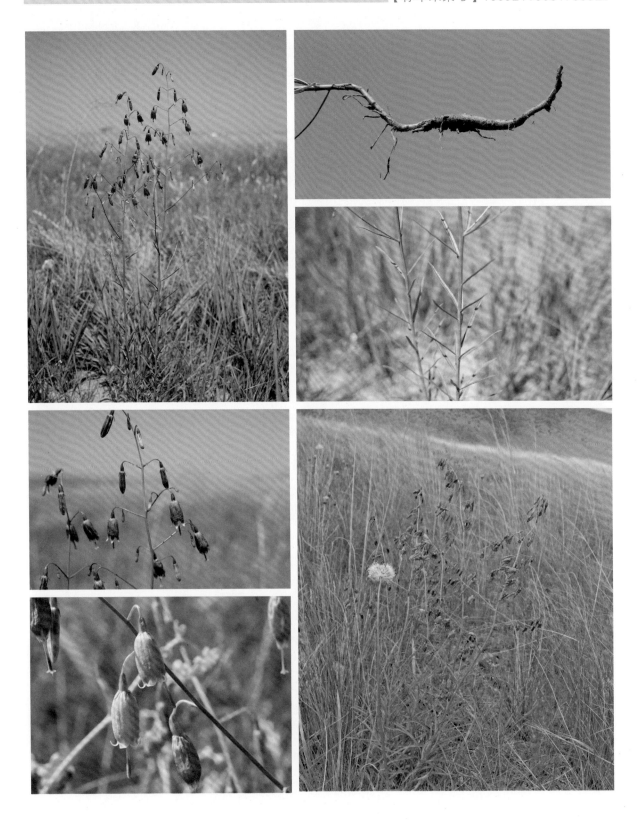

【形态特征】多年生草本。茎常数条丛生，高达1.2m，通常被倒生糙毛。基生叶心形，边缘有深刻而不规则的锯齿；茎生叶从线状至宽椭圆形或卵形，全缘或有疏离的刺状尖齿，通常两面被糙毛。花序无分枝，呈假总状花序，或有分枝而集成圆锥花序；花萼无毛，萼筒倒卵状或倒卵状长圆形；花冠细，5浅裂，浅蓝色、蓝色、蓝紫色或紫色；雄蕊与花冠近等长；花盘细筒状。蒴果椭圆状。花期7~9月，果期7~10月。

【适宜生境】旱中生植物。生于山地草甸草原、沟谷草甸、灌丛、石质丘陵、草原及沙丘上。

【资源状况】分布于乌兰察布市（察哈尔右翼后旗、察哈尔右翼中旗、丰镇市、凉城县、四子王旗、兴和县、卓资县）、呼和浩特市（和林格尔县、土默特左旗、武川县）、包头市（土默特右旗）、巴彦淖尔市（乌拉特前旗）。少见。

【入药部位】■中药：根（南沙参）。

　　　　　　■蒙药：根（哄呼－其其格）。

【采收加工】春、秋二季采挖，除去须根，洗后趁鲜刮去粗皮，洗净，干燥。

【功能主治】■中药：南沙参养阴清肺，益胃生津，化痰，益气；用于肺热燥咳，阴虚劳嗽，干咳痰黏，胃阴不足，食少呕吐，气阴不足，烦热口干。

　　　　　　■蒙药：哄呼－其其格消肿，燥协日乌素；用于红肿，协日乌素病，牛皮癣，关节炎，痛风，游痛症，巴木病，麻风病。

【用法用量】■中药：南沙参9~15g。

　　　　　　■蒙药：哄呼－其其格多入丸、散服。

丘沙参　道布音－哄呼－其其格
Adenophora stenanthina (Ledeb.) Kitag. var. *collina* (Kitag.) Y. Z. Zhao

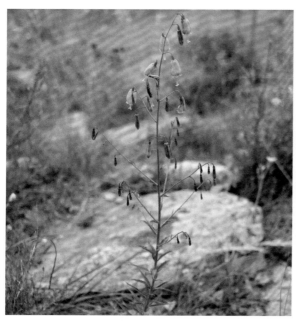
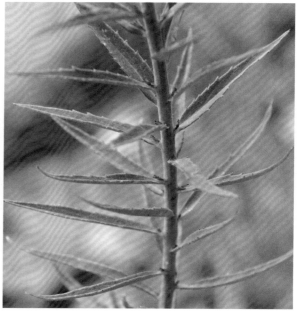

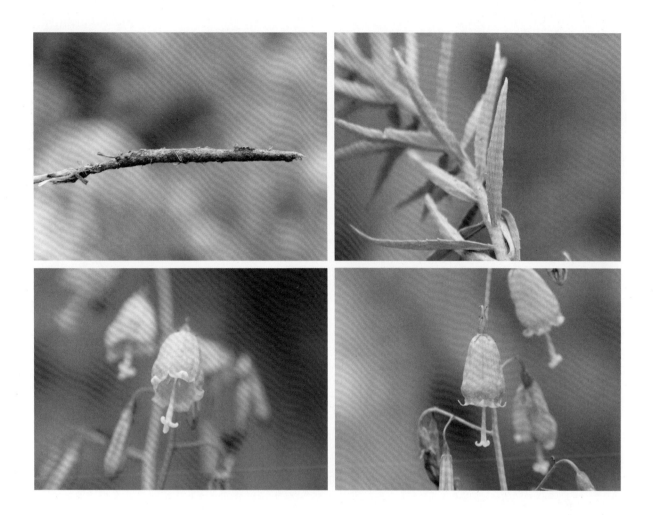

【形态特征】多年生草本。茎直立，有时数条丛生，密生极短糙毛。基生叶早落；茎生叶互生，多
集中于中部，条形至披针形，长1.5~2.5cm，宽2~8mm，边缘具锯齿。圆锥花序顶生，
多分枝，无毛；花下垂；花萼无毛，裂片5枚，钻形；花冠蓝紫色，筒状坛形，无毛，
5浅裂；雄蕊与花冠近等长；花柱明显超出花冠约1倍，柱头3裂。花期7~9月，果
期7~10月。

【适宜生境】旱中生植物。生于山坡。

【资源状况】分布于乌兰察布市（察哈尔右翼后旗、凉城县）。少见。

【入药部位】中药：根（南沙参）。

　　　　　　■蒙药：根（哄呼－其其格）。

【采收加工】春、秋二季采挖，除去须根，洗后趁鲜刮去粗皮，洗净，干燥。

【功能主治】■中药：南沙参养阴清肺，益胃生津，化痰，益气；用于肺热燥咳，阴虚劳嗽，干咳痰黏，
胃阴不足，食少呕吐，气阴不足，烦热口干。

　　　　　　■蒙药：哄呼－其其格消肿，燥协日乌素；用于红肿，协日乌素病，牛皮癣，关节炎，
痛风，游痛症，巴木病，麻风病。

【用法用量】■中药：南沙参9~15g。

　　　　　　■蒙药：哄呼－其其格多入丸、散服。

细叶沙参

紫沙参、宝日－哄呼－其其格

Adenophora paniculata Nannf.

【标本采集号】150981180728072LY

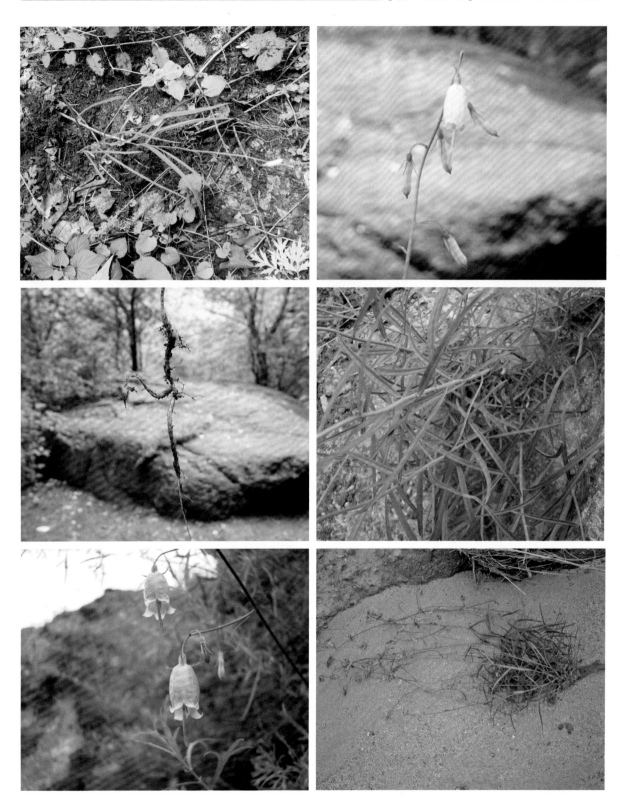

【**形态特征**】多年生草本。茎高大，无毛或被长硬毛，绿色或紫色，不分枝。基生叶心形，边缘有不规则锯齿；茎生叶卵状椭圆形，全缘或有锯齿，通常无毛，有时上面疏生短硬毛，下面疏生长毛。花序常为圆锥花序，由多个花序分枝组成。花梗粗壮；花萼无毛，筒部球状，少为卵状矩圆形，裂片细长如发，全缘；花冠细小，近于筒状，浅蓝色、淡紫色或白色，裂片反卷；花盘细筒状，无毛或上端有疏毛。蒴果卵状至卵状矩圆形。种子棕黄色。花期 6~9 月，果期 8~10 月。

【**适宜生境**】中生植物。生于海拔 1100~2800m 的山坡草地。

【**资源状况**】分布于乌兰察布市（丰镇市、兴和县）。少见。

【**入药部位**】■中药：根（南沙参）。

【**采收加工**】春、秋二季采挖，除去须根，洗后趁鲜刮去粗皮，洗净，干燥。

【**功能主治**】■中药：南沙参养阴清肺，益胃生津，化痰，益气；用于肺热燥咳，阴虚劳嗽，干咳痰黏，胃阴不足，食少呕吐，气阴不足，烦热口干。

【**用法用量**】■中药：南沙参 9~15g。

齿叶紫沙参 色吉古日特 – 哄呼 – 其其格

Adenophora paniculata Nannf. var. *dentata* Y. Z. Zhao

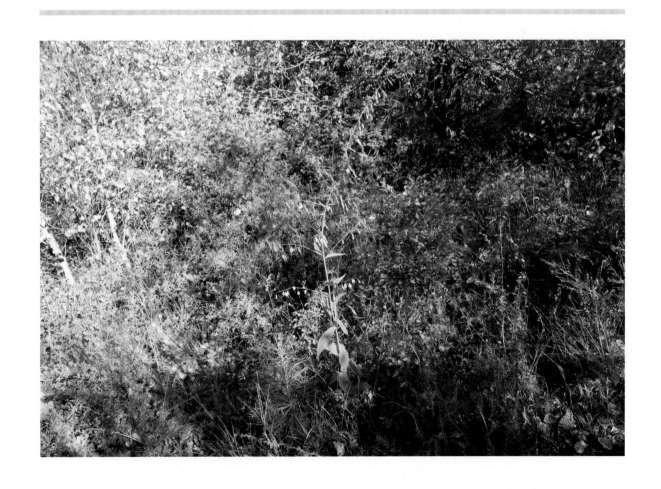

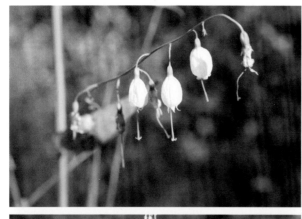
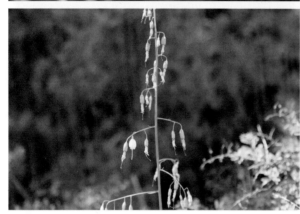
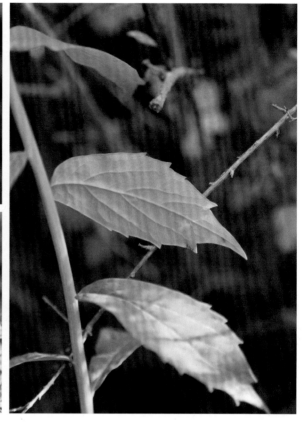

【形态特征】多年生草本。茎直立，粗壮，绿色或紫色，不分枝。基生叶心形，边缘有不规则锯齿；茎生叶菱状狭卵形或菱状披针形，边缘具不规则的锯齿。圆锥花序顶生，多分枝；花萼无毛，裂片5枚，丝状钻形或近丝形；花冠口部收缩，筒状坛形，蓝紫色、淡蓝紫色或白色；雄蕊多少露出花冠，花丝基部加宽，密被柔毛；花盘圆筒状，无毛或被毛；花柱明显伸出花冠。蒴果卵形至卵状矩圆形。种子椭圆形，棕黄色。花期7~9月，果期9月。

【适宜生境】中生植物。生于山地林缘、沟谷草甸。

【资源状况】分布于呼和浩特市（回民区、土默特左旗、武川县、新城区）。少见。

【入药部位】■中药：根（南沙参）。

■蒙药：根（哄呼－其其格）。

【采收加工】春、秋二季采挖，除去须根，洗后趁鲜刮去粗皮，洗净，干燥。

【功能主治】■中药：南沙参养阴清肺，益胃生津，化痰，益气；用于肺热燥咳，阴虚劳嗽，干咳痰黏，胃阴不足，食少呕吐，气阴不足，烦热口干。

■蒙药：哄呼－其其格消肿，燥协日乌素；用于红肿，协日乌素病，牛皮癣，关节炎，痛风，游痛症，巴木病，麻风病。

【用法用量】■中药：南沙参9~15g。

■蒙药：哄呼－其其格多入丸、散服。

有柄紫沙参

巴日古乐图 – 哄呼 – 其其格

Adenophora paniculata Nannf. var. *petiolata* Y. Z. Zhao

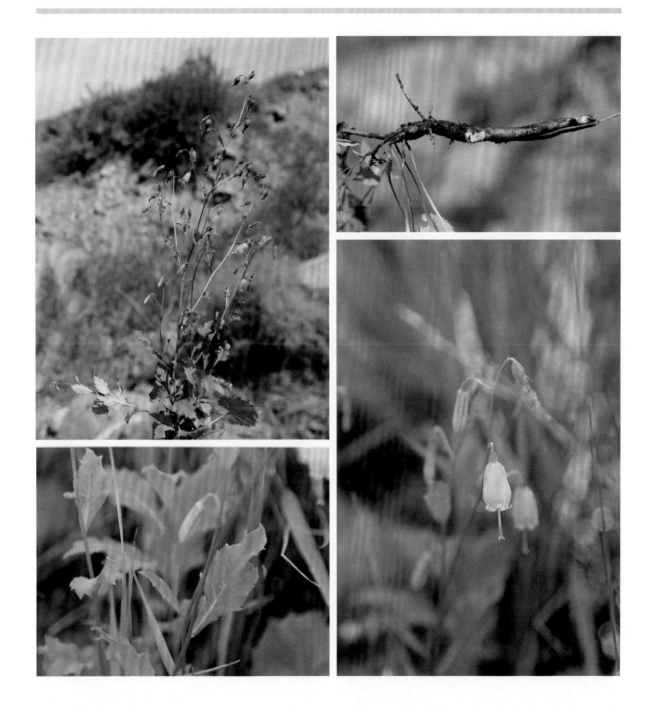

【形态特征】多年生草本。茎直立，高 60~120cm，粗壮，绿色或紫色，不分枝，无毛或近无毛。基生叶心形，有柄，叶片菱状狭卵形，边缘有不规则锯齿；茎生叶互生，条形或披针状条形，全缘或极少具疏齿，两面疏生短毛或近无毛。圆锥花序顶生，多分枝，无毛或近无毛；花萼无毛，裂片 5 枚，丝状钻形或近丝形；花冠口部收缩，筒状坛形，蓝紫色、淡蓝紫色或白色，无毛，5 浅裂；花丝基部加宽，密被柔毛；花盘圆筒状；花柱明显伸出花冠。蒴果卵形至卵状矩圆形。种子椭圆形，棕黄色。花期 7~9 月，果期 9 月。

【适宜生境】中生植物。生于山地林缘。

【资源状况】分布于乌兰察布市（凉城县、兴和县）、呼和浩特市（回民区、土默特左旗、武川县、新城区）。少见。

【入药部位】■中药：根（南沙参）。

【采收加工】春、秋二季采挖，除去须根，洗后趁鲜刮去粗皮，洗净，干燥。

【功能主治】■中药：南沙参养阴清肺，益胃生津，化痰，益气；用于肺热燥咳，阴虚劳嗽，干咳痰黏，胃阴不足，食少呕吐，气阴不足，烦热口干。

【用法用量】■中药：南沙参 9~15g。

皱叶沙参　乌日其格日 – 哄呼 – 其其格

Adenophora stenanthina (Ledeb.) Kitag. var. *crispata* (Korsh.) Y. Z. Zhao

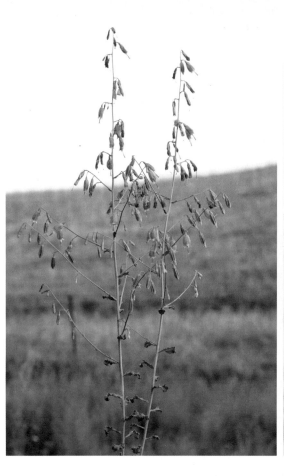
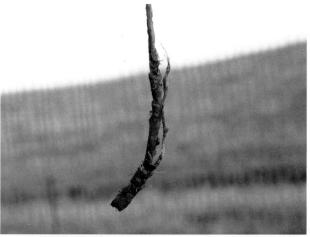
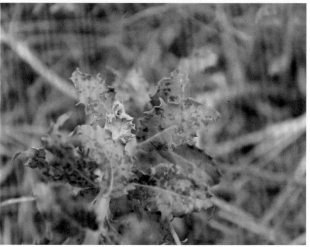

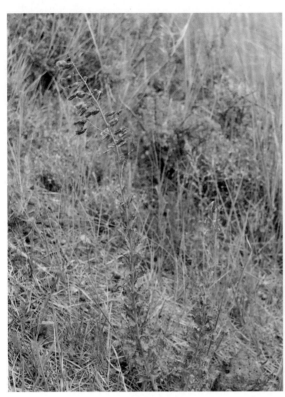
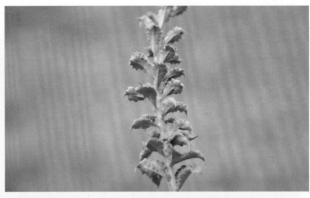
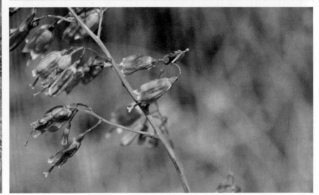

【形态特征】多年生草本。茎直立，有时数条丛生，高 30~80cm，密生极短糙毛。基生叶早落；茎生叶互生，叶披针形至卵形，边缘具深刻而尖锐的皱波状齿，两面被极短糙毛，无柄。圆锥花序顶生，多分枝，无毛；花下垂；花萼无毛，裂片 5 枚，钻形；花冠蓝紫色，筒状坛形，无毛，5 浅裂。裂片下部略收缩；雄蕊与花冠近等长；花盘长筒状，无毛或具柔毛；花柱明显超出花冠约 1 倍，柱头 3 裂。花期 7~9 月，果期 7~10 月。

【适宜生境】旱中生植物。生于山坡草地、沟谷、撂荒地。

【资源状况】分布于乌兰察布市（凉城县、四子王旗）、呼和浩特市（回民区、清水河县、土默特左旗、武川县、新城区）。常见。

【入药部位】■中药：根（南沙参）。

　　　　　　■蒙药：根（乌日其格日 – 哄呼 – 其其格）。

【采收加工】春、秋二季采挖，除去须根，洗后趁鲜刮去粗皮，洗净，干燥。

【功能主治】■中药：南沙参养阴清肺，益胃生津，化痰，益气；用于肺热燥咳，阴虚劳嗽，干咳痰黏，胃阴不足，食少呕吐，气阴不足，烦热口干。

　　　　　　■蒙药：乌日其格日 – 哄呼 – 其其格燥协日乌素，消肿，疏筋；用于协日乌素病，牛皮癣，巴木病，关节痛，痛风，游痛症。

【用法用量】■中药：南沙参 9~15g。

　　　　　　■蒙药：乌日其格日 – 哄呼 – 其其格多配方用。

菊 科

藿香蓟 胜红蓟
Ageratum conyzoides L.

【标本采集号】150206190712049LY

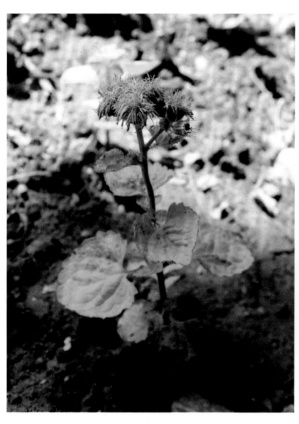
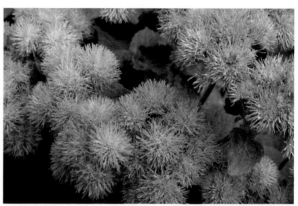
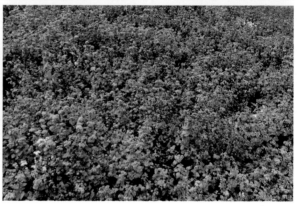

【形态特征】一年生草本，被粗毛，有特殊气味，高 30~60cm。茎直立，多分枝，绿色稍带紫色。叶卵形，对生，上部互生，基部钝或浑圆，罕有为心形的，边缘有钝齿。头状花序小，直径罕有达 6mm 的，为稠密、顶生的伞房花序；总苞片矩圆形，突尖，背部有疏毛；小花蓝色或白色，全部管状，先端 5 裂。瘦果黑色，具芒状鳞片形冠毛。花期夏季。

【适宜生境】中生植物。生于山谷、山坡林下或林缘，荒坡草地常有生长。

【资源状况】作为园林绿化植物，阴山地区有少量栽培。

【入药部位】■中药：全草（胜红蓟）。

【采收加工】夏、秋二季采收，除去根部，鲜用或切段晒干。

【功能主治】■中药：胜红蓟清热解毒，止血，止痛；用于感冒发热，咽喉肿痛，口舌生疮，咯血，衄血，崩漏，脘腹疼痛，跌打损伤，外伤出血，痈肿疮毒，湿疹瘙痒。

【用法用量】■中药：胜红蓟15~30g，鲜品加倍，或研末，或鲜品捣汁；外用适量，捣敷，或研末吹喉，或调敷。

兴安一枝黄花　阿拉塔日干那
Solidago dahurica (Kitagawa) Kitagawa ex Juzepczuk

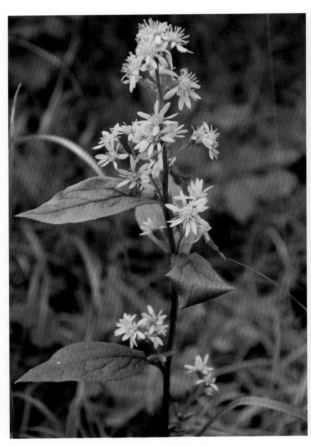
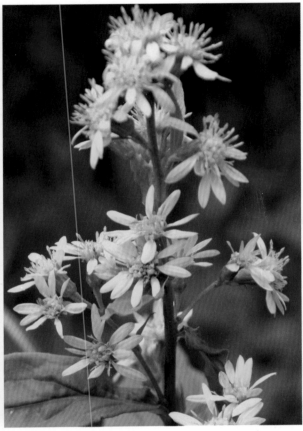

【形态特征】多年生草本，植株高 30~100cm。根状茎粗壮，褐色；茎直立，单一，通常有红紫色纵条棱，下部光滑或近无毛，上部疏被短柔毛。基生叶与茎下部叶宽椭圆状披针形，基部楔形，并下延成有翅的长柄；中部及上部叶渐小，椭圆状披针形，基部楔形，边缘有锯齿或全缘。头状花序排列成总状或圆锥状，具细梗，密被短毛；总苞钟状；总苞片 4~6 层，中肋明显，边缘膜质，有缘毛；舌状花长约 1cm；管状花长 3.5~6mm。瘦果。冠毛白色。花、果期 7~9 月。

【适宜生境】中生植物。生于山地林缘、草甸、灌丛或路旁。

【资源状况】分布于乌兰察布市（凉城县）。少见。

【入药部位】■中药：全草（一枝黄花）。

【采收加工】夏、秋二季采收全草，洗净，鲜用或晒干。

【功能主治】■中药：一枝黄花疏风泄热，解毒消肿；用于风热感冒，头痛，咽喉肿痛，肺热咳嗽，黄疸，泄泻，热淋，痈肿疮疖，毒蛇咬伤。

【用法用量】■中药：一枝黄花 9~15g；外用适量，鲜品捣敷，或煎汤取浓汁，外洗患处。

全叶马兰

野粉团花、全叶鸡儿肠、舒古日－赛哈拉吉

Kalimeris integrifolia Turcz. ex DC.

【标本采集号】150222180831014LY

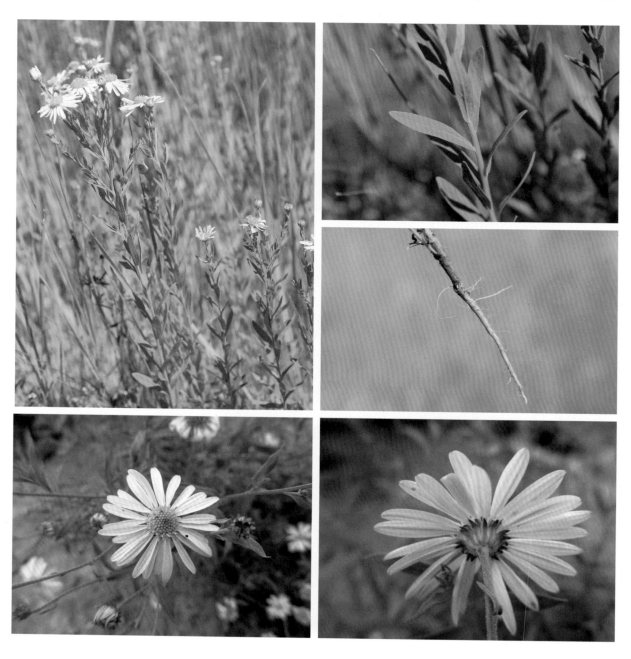

【形态特征】多年生草本。茎单生或丛生，被硬毛，中部以上有近直立帚状分枝。茎中部叶多而密，线状披针形、倒披针形或长圆形；基部渐窄无柄，全缘，边缘稍反卷；上部叶线形；全部叶下面灰绿色，两面密被粉状绒毛。总苞半球形；总苞片3层，有粗毛及腺点；舌状花1层，管部有毛，舌片淡紫色；管状花花冠有毛。瘦果倒卵形，浅褐色，扁，有浅色边肋，或一面有肋而果呈三棱形，上部有短毛及腺；冠毛带褐色，易脱落。花、果期 8~9 月。

【适宜生境】中生植物。生于山地、林缘、草甸草原、河岸、沙质草地或固定沙丘上，或路旁等处。

【资源状况】分布于包头市（固阳县）、巴彦淖尔市（磴口县）。少见。

【入药部位】■中药：全草（全叶马兰）。

【采收加工】8~9 月采收，洗净，晒干。

【功能主治】■中药：全叶马兰清热解毒，止咳；用于感冒发热，咳嗽，咽喉肿痛。

【用法用量】■中药：全叶马兰 15~30g。

翠 菊
五月菊、江西腊
Callistephus chinensis (L.) Nees

【标本采集号】150927180905032LY

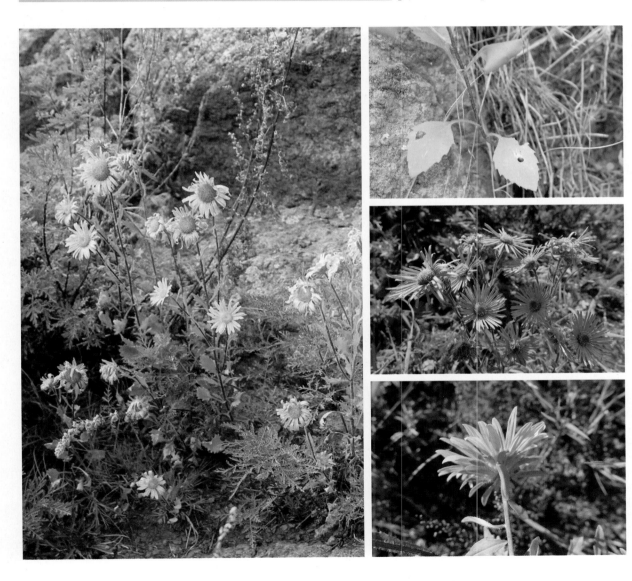

【形态特征】一、二年生草本。茎直立，单生，有纵棱，分枝斜升或不分枝。下部茎叶花期脱落或生存；中部茎叶卵形、菱状卵形或匙形或近圆形；上部的茎叶渐小，菱状披针形，长椭圆形或倒披针形。头状花序单生于茎枝顶端；总苞半球形；总苞片3层，近等长，外层长椭圆状披针形或匙形，中层匙形，内层苞片长椭圆形；雌花1层，为多层，红色、淡红色、蓝色、黄色或淡蓝紫色；两性花花冠黄色。瘦果长椭圆状倒披针形，稍扁，顶端渐尖，易脱落。花、果期5~10月。

【适宜生境】中生植物。生于海拔30~2700m的山坡撂荒地、山坡草丛、水边或疏林阴处。

【资源状况】分布于乌兰察布市（察哈尔右翼前旗、察哈尔右翼中旗、凉城县、商都县、兴和县）。少见。作为园林绿化植物，阴山地区亦有少量栽培。

【入药部位】■ 中药：花序（翠菊）。

■ 蒙药：花序（米日严 – 乌达巴拉）。

【采收加工】夏、秋二季花盛开时采摘，阴干。

【功能主治】■ 中药：翠菊清肝明目；用于目赤肿痛，昏花不明。

■ 蒙药：米日严 – 乌达巴拉清热，解毒，燥脓，消肿；用于瘟疫，流行性感冒，头痛，发症，疔疮，毒热，猩红热，麻疹不透。

【用法用量】■ 中药：翠菊9~15g；外用适量，煎汤洗眼。

■ 蒙药：米日严 – 乌达巴拉多入丸、散服。

阿尔泰狗娃花

阿尔泰紫菀、阿拉泰音 – 布荣黑

Heteropappus altaicus (Willd.) Novopokr.

【标本采集号】150921150825035LY

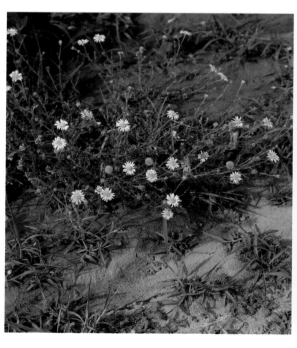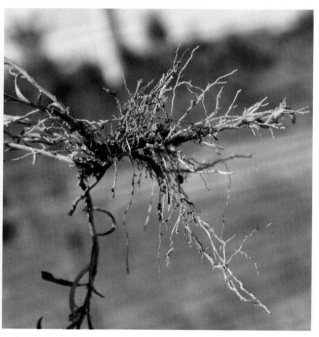

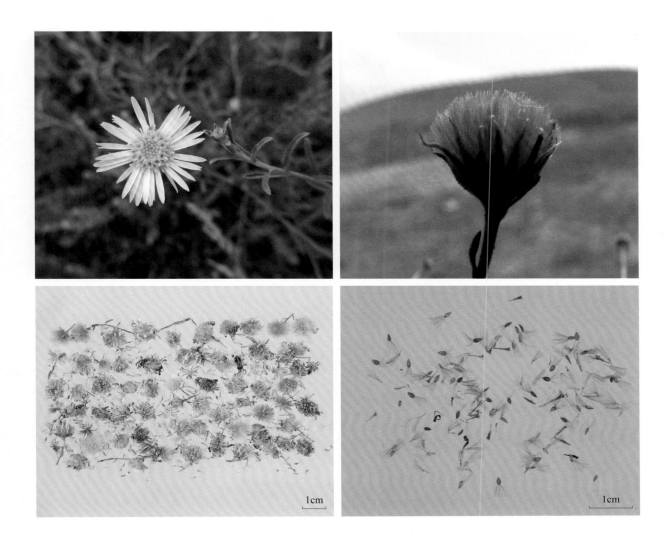

【形态特征】多年生草本。有横走或垂直的根。茎直立，被上曲或有时开展的毛，上部常有腺，上部或全部有分枝。基部叶在花期枯萎；全部叶两面或下面被粗毛或细毛，常有腺点。头状花序，单生于枝端或排成伞房状；总苞半球形；总苞片背面或外层全部草质，被毛，常有腺，边缘膜质；舌状花约20个，有微毛；舌片浅蓝紫色，矩圆状条形；管状花有疏毛。瘦果扁，倒卵状矩圆形，灰绿色或浅褐色，被绢毛，上部有腺。冠毛污白色或红褐色，有不等长的微糙毛。花、果期7~10月。

【适宜生境】中旱生植物。广泛生于干草原与草甸草原带，也生于山地、丘陵坡地、沙质地、路旁及村舍附近等处。

【资源状况】分布于阴山地区各地。十分常见。

【入药部位】■中药：全草（阿尔泰紫菀）、根（紫菀）。

　　　　　　■蒙药：花序（宝日－拉伯）。

【采收加工】夏、秋二季开花时采挖全草，晒干或阴干；夏、秋二季采挖根，除去有节的根茎（习称"母根"）和泥沙，编成辫状晒干，或直接晒干；夏、秋二季花盛开时采收花序，阴干。

【功能主治】■中药：阿尔泰紫菀清热降火，排脓；用于时疫热病，高热头痛，肝胆火旺，胸胁满闷，烦躁易怒，痈疮疖肿，毒蛇咬伤。紫菀润肺下气，消痰止咳；用于痰多喘咳，新久咳嗽，劳嗽咳血。

■蒙药：宝日－拉伯杀黏，清热解毒；用于瘟疫，毒热，血热，宝日热，麻疹不透。

【用法用量】■中药：阿尔泰紫菀 5~10g；外用适量，捣敷患处。紫菀 5~10g。

■蒙药：宝日－拉伯多配方用。

砂狗娃花

毛枝狗娃花、乌苏图－布荣黑

Heteropappus meyendorffii (Regel et Maack) Komar. et Klob. -Alis.

【标本采集号】1501200911007LY

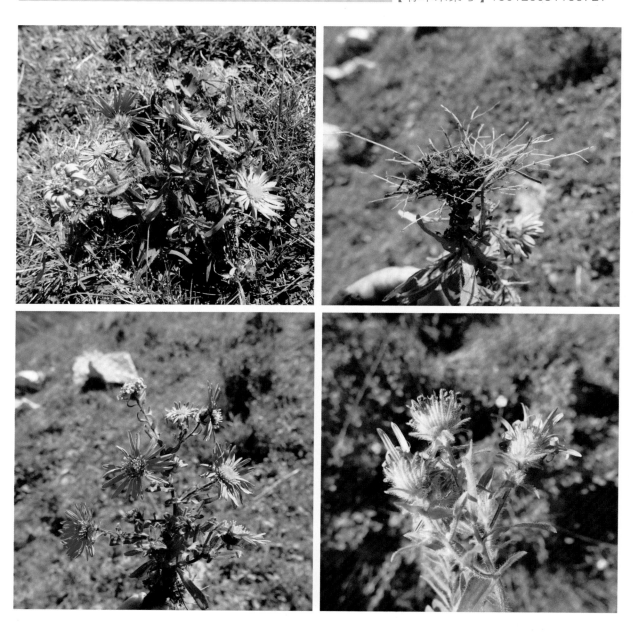

【**形态特征**】一年生草本，高 35~50cm。茎直立，有纵条纹，被粗长毛。基部及下部叶在花期枯萎；中部茎生叶狭矩圆形，两面被短硬毛；上部叶渐小，披针形至条状披针形。头状花序基部有苞片状小叶；总苞半球形；总苞片 2~3 层，草质，条状披针形；舌片蓝紫色，条状矩圆形，顶端 3 裂或全缘；管状花黄色，疏生小硬毛。瘦果仅在管状花的能育，倒卵形，被短硬毛；冠毛淡红褐色，有糙毛。花、果期 7~8 月。

【**适宜生境**】中生植物。生于草原地带的林缘、河岸。

【**资源状况**】分布于阴山地区各地。常见。

【**入药部位**】■蒙药：头状花序（乌苏图 – 布荣黑）。

【**采收加工**】夏、秋二季花盛开时采收花序，阴干。

【**功能主治**】■蒙药：乌苏图 – 布荣黑杀黏，清热解毒；用于瘟疫，血热，毒热，宝日热，瘟病，麻疹不透。

【**用法用量**】■蒙药：乌苏图 – 布荣黑多配方用。

东风菜　山蛤芦、好您 – 尼都
Doellingeria scaber (Thunb.) Nees

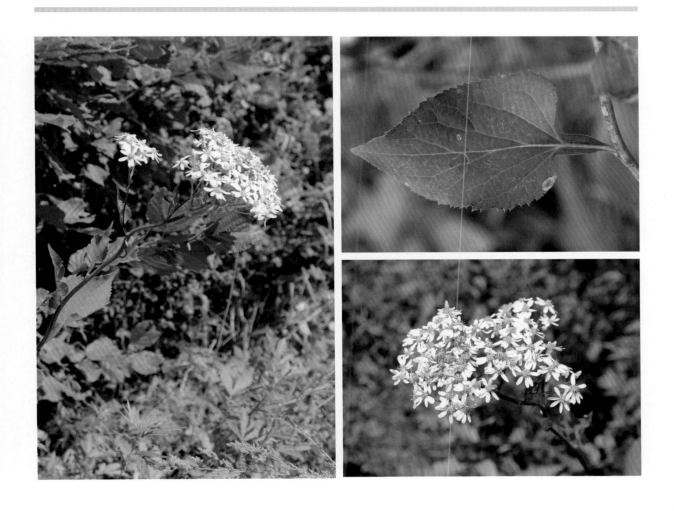

【形态特征】多年生草本。茎高达 1.5m，分枝被微毛。基生叶花期枯萎，叶心形，有具小尖头的齿；中部叶卵状三角形，基部圆或稍平截，有具翅短柄；叶两面被微糙毛。头状花序，圆锥伞房状排列；总苞半球形；总苞片约 3 层，不等长，无毛，边缘宽膜质，有微缘毛；舌状花舌片白色，线状长圆形；管状花檐部钟状，有线状披针形裂片，管部骤窄。瘦果倒卵圆形或椭圆形，无毛；冠毛污黄白色，有多数稍不等长而与管状花花冠近等长的微糙毛。花、果期 7~9 月。

【适宜生境】中生植物。生于森林草原带的阔叶林中、林缘、灌丛，也进入草原带的山地。

【资源状况】分布于乌兰察布市（凉城县、兴和县、卓资县）、呼和浩特市（和林格尔县、回民区、土默特左旗、武川县、新城区）、包头市。少见。

【入药部位】■中药：全草（东风菜）。

【采收加工】夏、秋二季采收全草，洗净，鲜用或晒干。

【功能主治】■中药：东风菜清热解毒，祛风止痛；用于感冒头痛，咽喉肿痛，目赤肿痛，风湿痹痛，跌打损伤，毒蛇咬伤。

【用法用量】■中药：东风菜 15~30g；外用适量，鲜品捣敷。

紫 菀　青菀、紫菀茸、敖登－其其格
Aster tataricus L.

【标本采集号】150925150821010LY

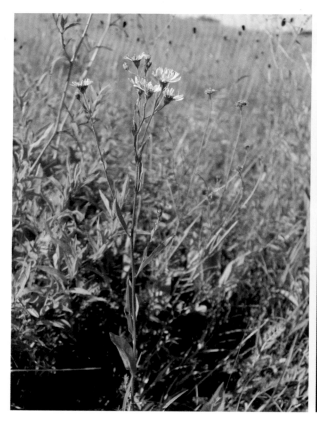
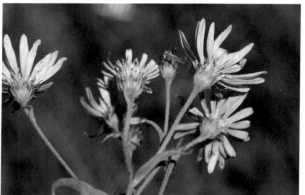
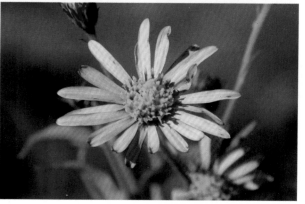

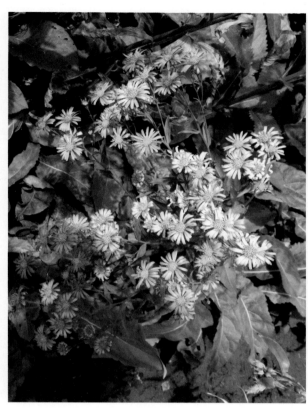
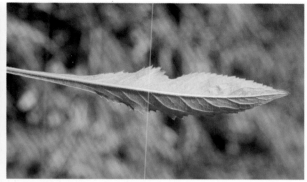
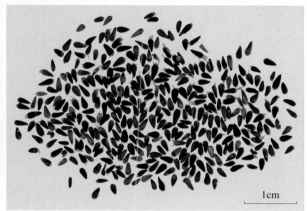

1cm

【形态特征】多年生草本。茎疏被粗毛。叶疏生，基生叶长圆形，边缘有具小尖头圆齿或浅齿；茎下部叶匙状长圆形，基部渐窄成具宽翅的柄；中部叶长圆形，无柄，全缘或有浅齿；上部叶窄小；全部叶厚纸质，上面被糙毛，下面疏被粗毛，沿脉较密。头状花序，在茎枝顶端排列成复伞房状；总苞半球形；总苞片 3 层，覆瓦状排列，被密毛，边缘宽膜质，带红紫色；舌状花约 20 个，舌片蓝紫色。瘦果，紫褐色；冠毛 1 层，污白色或带红色，有多数糙毛。花、果期 7~9 月。

【适宜生境】中生植物。生于森林、草原地带的山地林下、灌丛中或山地河沟边。

【资源状况】分布于乌兰察布市（察哈尔右翼中旗、化德县、凉城县、卓资县）、呼和浩特市（和林格尔县、武川县）。常见。

【入药部位】■中药：根和根茎（紫菀）。

　　　　　　■蒙药：花序（敖纯 – 其其格）。

【采收加工】春、秋二季采挖根和根茎，除去有节的根茎（习称"母根"）和泥沙，编成辫状晒干，或直接晒干；夏、秋二季花盛开时采收花序，阴干。

【功能主治】■中药：紫菀润肺下气，消痰止咳；用于痰多喘咳，新久咳嗽，劳嗽咳血。

　　　　　　■蒙药：敖纯 – 其其格清热，解毒，消肿，燥脓；用于瘟疫，流行性感冒，头痛，发症，麻疹不透，疔疮，毒热，猩红热。

【用法用量】■中药：紫菀 5~10g。

　　　　　　■蒙药：敖纯 – 其其格多配方用。

三脉紫菀

三脉叶马兰、马兰、鸡儿肠、苏达拉图 - 敖登 - 其其格

Aster ageratoides Turcz.

【标本采集号】150921150825050LY

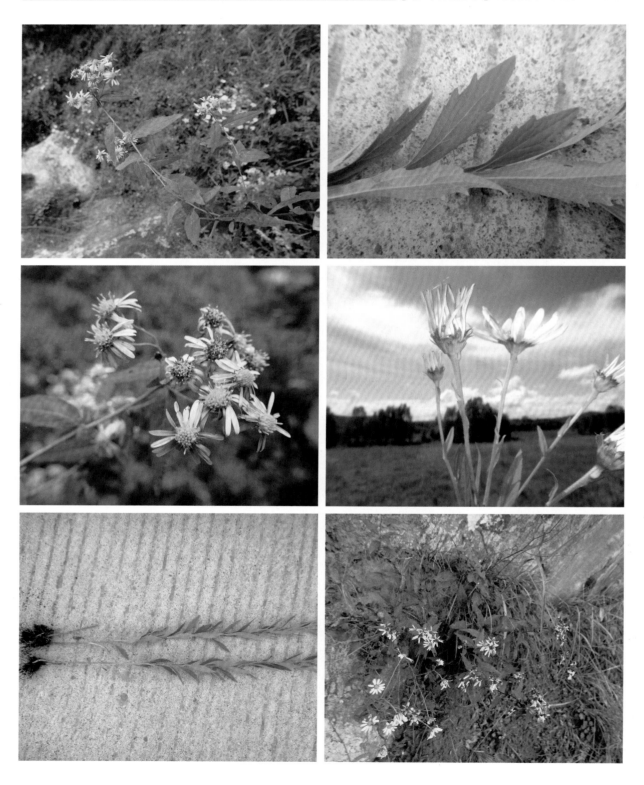

【形态特征】多年生草本。根状茎粗壮；茎直立，高 40~100cm，有棱及沟，被柔毛或粗毛。全部叶纸质，上面被短糙毛，下面浅色，被短柔毛，常有腺点。头状花序，排列成伞房或圆锥伞房状；总苞倒锥状或半球状；总苞片 3 层，覆瓦状排列，线状长圆形；舌状花 10 余个，紫色、浅红色或白色；管状花黄色。瘦果倒卵状长圆形，灰褐色，有边肋，被短粗毛。花、果期 8~9 月。

【适宜生境】中旱生草本。生于山地林缘、山地草原和丘陵。

【资源状况】分布于乌兰察布市（凉城县、卓资县）、呼和浩特市（武川县）。常见。

【入药部位】■中药：全草（红管药）。

【采收加工】夏、秋二季采收，除去杂质，洗净泥土，鲜用或晒干。

【功能主治】■中药：红管药疏风清热，止咳，解毒；用于风热感冒，头痛，咽痛，咽喉肿痛，咳嗽，胸痛，疔疮肿毒；外用于蛇虫咬伤，烫火伤。

【用法用量】■中药：红管药 9~15g；外用适量，鲜品捣敷，或煎汤洗患处。

高山紫菀

高岭紫菀、塔格音－敖登其其格
Aster alpinus L.

【标本采集号】150121180904009LY

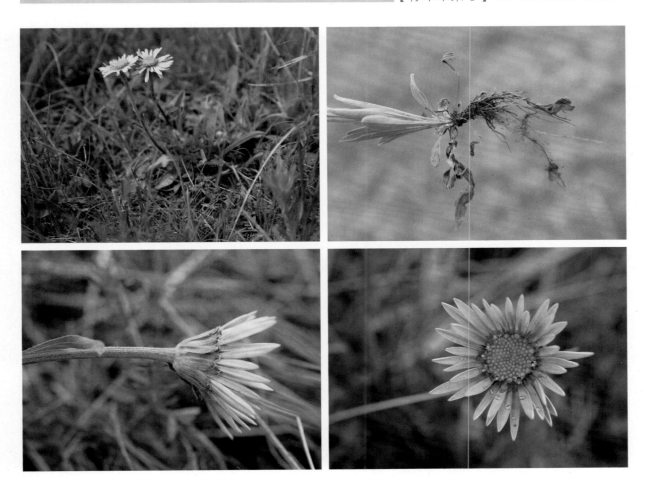

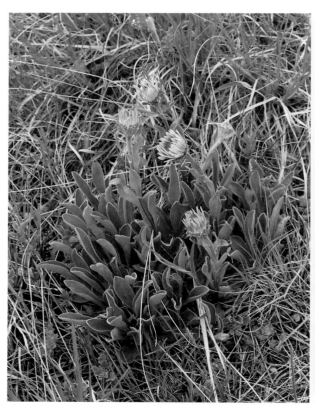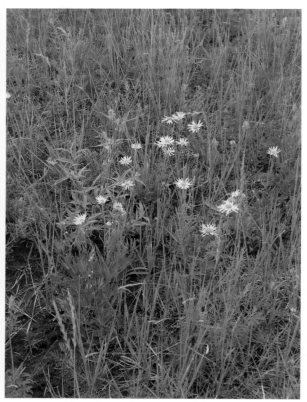

【形态特征】多年生草本，有丛生茎和莲座状叶丛。茎被毛，下部叶匙状，基部渐窄成具翅的柄，全缘；中部叶长圆状披针形或近线形，下部渐窄，无柄；上部叶窄小；全部叶被柔毛，或稍有腺点。头状花序单生于茎端；总苞半球形；总苞片匙状披针形或线形，上部或外层草质，下面近革质，内层边缘膜质，边缘常紫红色，被柔毛；舌状花舌片紫色、蓝色或浅红色；管状花花冠黄色；冠毛 1 层，白色，有少数糙毛。瘦果长圆形，基部较窄，褐色，被密绢毛。花期 6~8 月，果期 7~9 月。

【适宜生境】中生植物。生于山坡、山地草原、路旁等处。

【资源状况】分布于乌兰察布市（察哈尔右翼后旗、察哈尔右翼前旗、察哈尔右翼中旗、四子王旗）、呼和浩特市（土默特左旗）、包头市（固阳县）。常见。

【入药部位】■中药：全草（高山紫菀）、根（紫菀）。

■蒙药：全草（塔格音－奥敦－其其格）。

【采收加工】7~8 月采收全草，切段，晒干；夏、秋二季采挖，除去杂质，洗净泥土，晒干。

【功能主治】■中药：高山紫菀清热解毒，止咳，止痛；用于瘰疬，咳嗽，关节疼痛，湿疹，皮肤瘙痒。紫菀润肺下气，消痰止咳；用于痰多喘咳，新久咳嗽，劳嗽咯血。

■蒙药：塔格音－奥敦－其其格杀黏，清热，解毒，燥脓，消肿；用于瘟疫，流行性感冒，头痛，发症，疔疮，毒热，猩红热，麻疹不透。

【用法用量】■中药：高山紫菀 3~10g。紫菀 5~10g。

■蒙药：塔格音－奥敦－其其格多入丸、散服。

飞 蓬 北飞蓬、车衣力格 – 其其格

Erigeron acer L.

【标本采集号】150921150828008LY

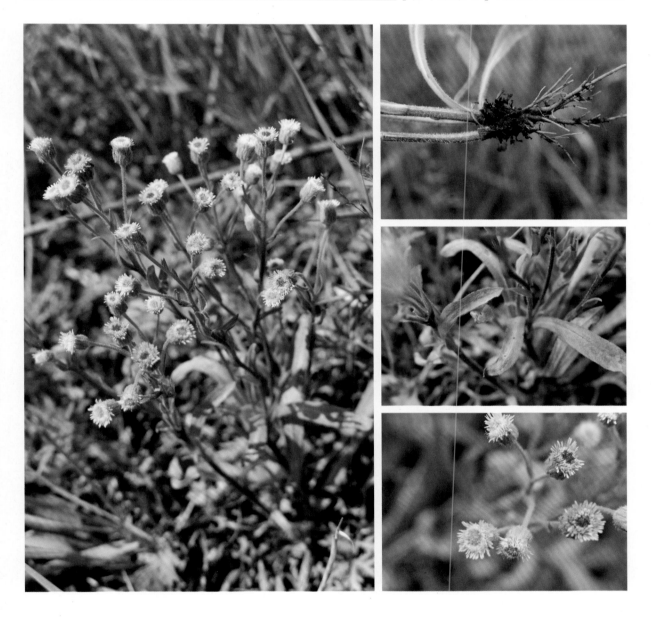

【形态特征】二年生草本。茎单生，高 5~60cm，直立，具明显的条纹，被较密而开展的硬长毛。基部叶较密集，倒披针形。头状花序多数，在茎枝端排列成密而窄或少有疏而宽的圆锥花序，伞房状排列；总苞半球形；总苞片 3 层，线状披针形，绿色或稀紫色；雌花外层的舌片淡红紫色，少有白色，较内层的细管状，无色；中央的两性花管状，黄色，上部被疏贴微毛，檐部圆柱形，裂片无毛。瘦果长圆披针形，扁压，被疏贴短毛；冠毛 2 层，白色，刚毛状。花、果期 7~9 月。

【适宜生境】中生植物。生于石质山坡、林缘、低地草甸、河岸沙质地、田边。

【资源状况】分布于乌兰察布市（察哈尔右翼中旗、凉城县、兴和县、卓资县）、呼和浩特市（和林格尔县、土默特左旗、武川县）、包头市（固阳县、土默特右旗）。常见。

【入药部位】■中药：花（飞蓬）。

【采收加工】夏、秋二季开花时采摘，除去杂质，晒干。

【功能主治】■中药：飞蓬清热解毒，除湿；用于外感发热，泄泻，胃炎，皮疹，疥疮。

【用法用量】■中药：飞蓬 3~9g。

小蓬草 小飞蓬、加拿大飞蓬、小白酒草、哈混－车衣力格
Conyza canadensis (L.) Cronq.

【标本采集号】150222180829015LY

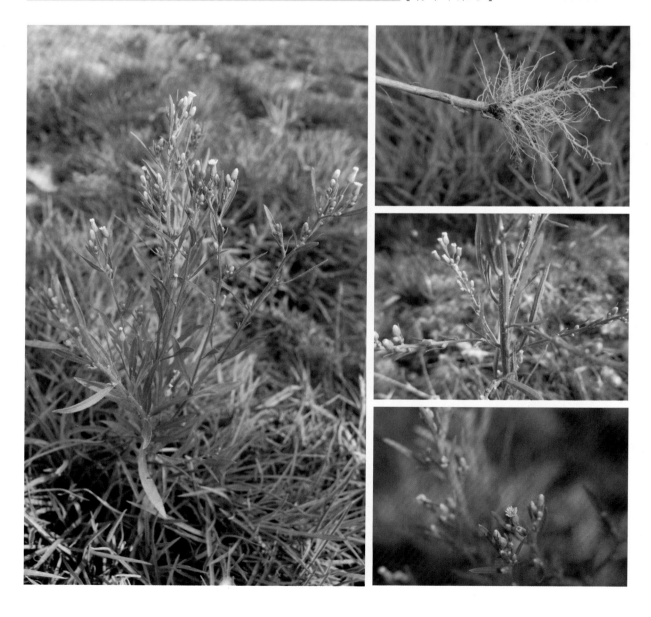

【形态特征】一年生草本。根纺锤状，具纤维状根。茎直立，高 50~100cm 或更高，圆柱状，多少具棱，有条纹，被疏长硬毛，上部多分枝。叶密集，基部叶花期常枯萎。头状花序多数；总苞片 2~3 层，淡绿色，边缘干膜质，无毛；花托平，具不明显的突起；雌花多数，舌状，白色，顶端具 2 枚钝小齿；两性花淡黄色，花冠管状，上端具 4 或 5 齿裂，管部上部被疏微毛。瘦果线状披针形，被贴微毛；冠毛污白色，1 层，糙毛状。花、果期 6~9 月。

【适宜生境】中生植物。生于田野、路边、村舍附近。

【资源状况】分布于乌兰察布市（商都县）、呼和浩特市（回民区、赛罕区、新城区、玉泉区）、包头市（东河区、固阳县、九原区、昆都仑区、青山区）、巴彦淖尔市（乌拉特前旗）。常见。

【入药部位】■中药：全草（祁州一枝蒿）。

【采收加工】夏、秋二季采收全草，晒干。

【功能主治】■中药：祁州一枝蒿清热利湿，散瘀消肿；用于肠炎，痢疾；外用于牛皮癣，跌打损伤，疮疖肿毒。

【用法用量】■中药：祁州一枝蒿 15~30g；外用适量，鲜品捣烂敷患处。

长叶火绒草

兔耳子草、陶日格－乌拉－额布斯
Leontopodium longifolium Ling

【标本采集号】150921150825065LY

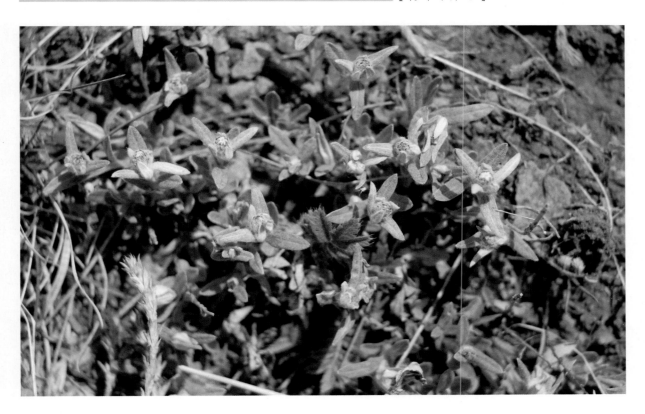

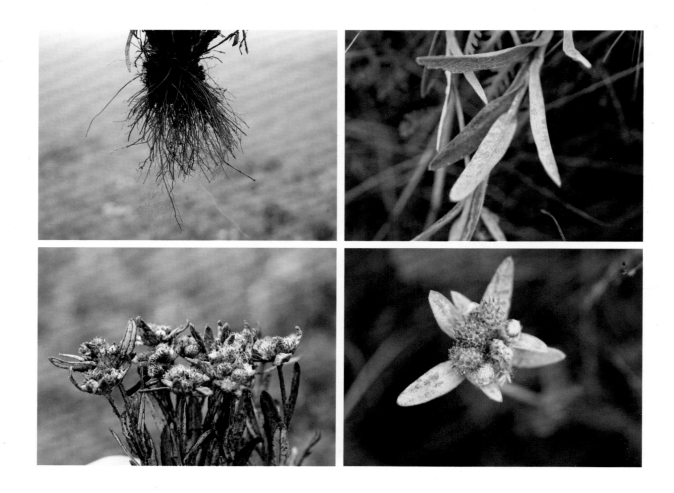

【形态特征】多年生草本。根状茎有顶生莲座状叶丛，或有叶鞘和多数近丛生花茎，或分枝匍枝
状；花茎被白色或银白色疏柔毛。基部叶常窄长匙形；茎中部叶和部分基部叶线形、
宽线形；叶两面被毛或下面被白色或银白色长柔毛或密茸毛，上面渐无毛。苞叶多
数，上面或两面被白色长柔毛状茸毛；头状花序，3~30个密集；总苞被长柔毛；总苞
片约3层；小花雌雄异株；雄花花冠管状漏斗状，雌花花冠丝状管状；冠毛白色，较
花冠稍长。瘦果无毛或有乳突，或有粗毛。花、果期7~9月。

【适宜生境】中旱生植物。生于山地灌丛及山地草甸。

【资源状况】分布于乌兰察布市（丰镇市、卓资县）、呼和浩特市（武川县）。常见。

【入药部位】■中药：地上部分（火绒草）。

　　　　　　■蒙药：地上部分（查干 – 阿荣）。

【采收加工】夏、秋二季采收，除去根及杂质，洗净泥土，晒干。

【功能主治】■中药：火绒草清热凉血，利尿；用于急、慢性肾炎，尿血，尿道炎。

　　　　　　■蒙药：查干 – 阿荣清肺止咳，祛痰；用于肺热咳嗽，咳痰不爽，肺脓肿，哮喘，痰
中带血，感冒咳嗽。

【用法用量】■中药：火绒草 9~15g。

　　　　　　■蒙药：查干 – 阿荣多入丸、散服。

团球火绒草

剪花火绒草、布木布格力格－乌拉－额布斯

Leontopodium conglobatum (Turcz.) Hand.-Mazz.

【标本采集号】150222180711012LY

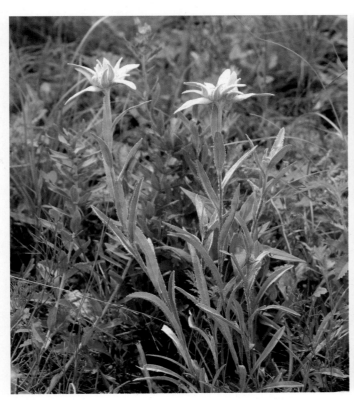
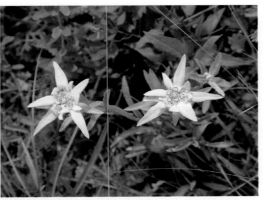
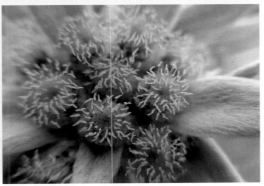

【形态特征】多年生草本。根状茎有单生或簇生或与少数莲座状叶丛簇生；茎被灰白色或白色蛛丝状茸毛。莲座状叶窄倒披针状线形；茎基部叶花期常生存；全部叶两面被同样的或下部被较密灰白色蛛丝状茸毛。苞叶多数，无柄，两面被白色厚茸毛；头状花序，5~30个呈球状伞房花序；总苞被白色绵毛；总苞片约3层，先端撕裂，褐色；小花异型，中央的头状花序雄性，外围的雌性；雄花花冠上部漏斗形，雌花花冠丝状；冠毛白色。瘦果有乳头状粗毛。花期6~8月。

【适宜生境】中旱生植物。生于沙地灌丛及山地灌丛中，在石质丘陵阳坡也有散生。

【资源状况】分布于乌兰察布市（察哈尔右翼中旗）、包头市（固阳县）。少见。

【入药部位】■中药：地上部分（火绒草）。

　　　　　　■蒙药：地上部分（查干－阿荣）。

【采收加工】夏、秋二季采收，除去根及杂质，洗净泥土，晒干。

【功能主治】■中药：火绒草清热凉血，利尿；用于急、慢性肾炎，尿血，尿道炎。

　　　　　　■蒙药：查干－阿荣清肺止咳，祛痰；用于肺热咳嗽，咳痰不爽，肺脓肿，喘咳，痰中带血，感冒咳嗽。

【用法用量】■中药：火绒草 9~15g。

　　　　　　■蒙药：查干－阿荣多入丸、散服。

绢茸火绒草

给拉嘎日－乌拉－额布斯

Leontopodium smithianum Hand. -Mazz.

【标本采集号】150222180609051LY

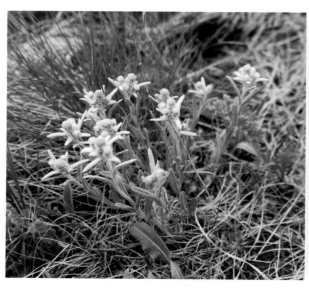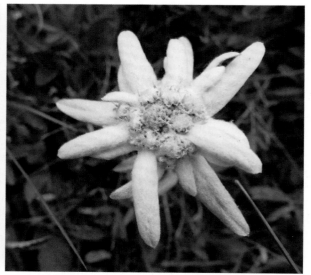

【形态特征】多年生草本。根状茎短，粗壮，有少数簇生的花茎和不育茎，不育茎直立，有密生的叶，无顶生的叶丛；茎直立或斜升，全部有等距而密生或上部有疏生的叶。下部叶在花期枯萎宿存；叶多少开展或直立，线状披针形。头状花序大，常 3~25 个密集，稀 1 个，或有花序梗而呈伞房状；总苞被白色密棉毛；总苞片 3~4 层，顶端无毛，露出毛茸之上；小花异型；雄花花冠管状漏斗状，有小裂片；雌花花冠丝状。冠毛白色，较花冠稍长。花期 6~8 月，果期 8~10 月。

【适宜生境】中生植物。生于海拔 1500~2400m 的低山和亚高山草地或干燥草地。

【资源状况】分布于包头市（固阳县）。少见。

【入药部位】■中药：地上部分（火绒草）。

　　　　　　■蒙药：地上部分（查干－阿荣）。

【采收加工】夏、秋二季采收，除去根及杂质，洗净泥土，晒干。

【功能主治】■中药：火绒草清热凉血，利尿；用于急、慢性肾炎，尿血，尿道炎。

　　　　　　■蒙药：查干－阿荣清肺止咳，祛痰；用于肺热咳嗽，咳痰不爽，肺脓肿，哮喘，痰中带血，感冒咳嗽。

【用法用量】■中药：火绒草 9~15g。

　　　　　　■蒙药：查干－阿荣多入丸、散服。

火绒草

火绒蒿、薄雪草、老头草、乌拉－额布斯
Leontopodium leontopodioides (Willd.) Beauv.

【标本采集号】150921150827001LY

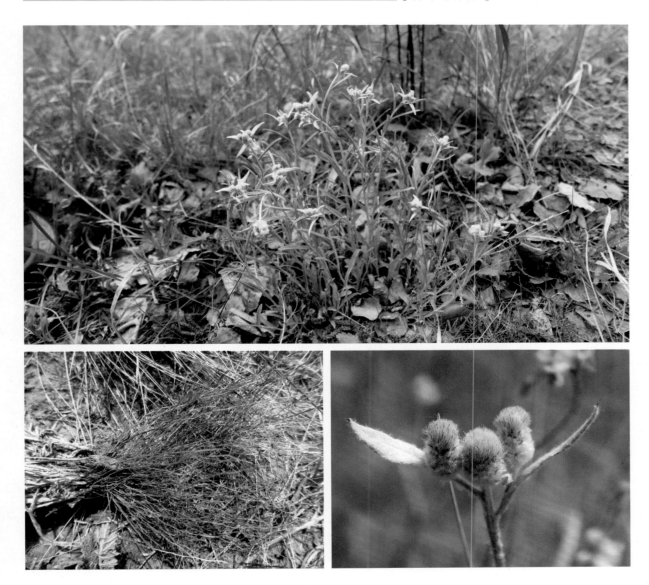

【**形态特征**】多年生草本。根状茎有多数簇生花茎和根出条；花茎高达 45cm，被灰白色长柔毛或白色近绢状毛。叶线形或线状披针形，上面灰绿色，被柔毛，下面被白色或灰白色密棉毛或被绢毛。苞叶少数，两面或下面被白色或灰白色厚茸毛，在雄株多少开展成苞叶群；头状花序，密集；总苞半球形，被白色棉毛；总苞片约 4 层，稍露出毛茸；小花雌雄异株，稀同株；雄花花冠窄漏斗状，雌花花冠丝状；冠毛白色。瘦果有乳头状突起或密粗毛。花、果期 7~10 月。

【**适宜生境**】旱生植物。多散生于典型草原、山地草原及草原沙质地。

【资源状况】分布于乌兰察布市（察哈尔右翼后旗、察哈尔右翼前旗、察哈尔右翼中旗、丰镇市、集宁区、凉城县、四子王旗、兴和县、卓资县）、呼和浩特市（和林格尔县、武川县）、包头市（达尔罕茂明安联合旗、固阳县、青山区、土默特右旗）、阿拉善盟（阿拉善左旗行政区）。常见。

【入药部位】■中药：地上部分（火绒草）。

　　　　　　■蒙药：地上部分（查干－阿荣）。

【采收加工】夏、秋间采收，洗净，晾干。

【功能主治】■中药：火绒草清热凉血，利尿；用于急、慢性肾炎，尿道炎，尿血。

　　　　　　■蒙药：查干－阿荣清肺止咳，祛痰；用于肺热咳嗽，咳痰不爽，肺脓肿，喘咳，痰中带血，感冒咳嗽。

【用法用量】■中药：火绒草 9~15g。

　　　　　　■蒙药：查干－阿荣多入丸、散服。

铃铃香青　铃铃青、查干－呼吉乐
Anaphalis hancockii Maxim.

【标本采集号】150981180728129LY

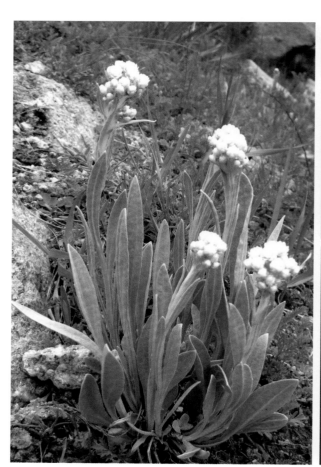
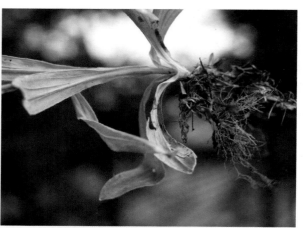
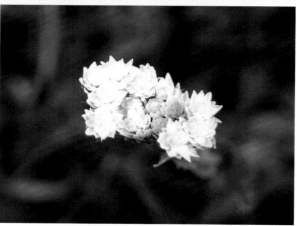

【形态特征】多年生草本。根状茎细长，稍木质，匍枝有膜质鳞片状叶和顶生的莲座状叶丛；茎从膝曲的基部直立，被蛛丝状毛及具柄头状腺毛。全部叶薄质，两面被蛛丝状毛及头状具柄腺毛，边缘被灰白色蛛丝状长毛。头状花序 9~15 个，在茎端密集成复伞房状；总苞宽钟状；总苞片 4~5 层，稍开展；花序托有缲状毛；雌株头状花序有多层雌花；雄株头状花序全部有雄花；冠毛较花冠稍长，雄花冠毛上部较粗扁，有锯齿。瘦果被密乳头状突起。花期 6~8 月，果期 8~9 月。

【适宜生境】中生植物。生于海拔 2000~3700m 的亚高山山顶及山坡草地。

【资源状况】分布于乌兰察布市（丰镇市）。少见。

【入药部位】■中药：全草（铃铃香）。

【采收加工】夏、秋二季采挖，除去杂质，洗净泥土，晒干。

【功能主治】■中药：铃铃香清热解毒，杀虫；用于子宫颈炎，滴虫阴道炎。

【用法用量】■中药：铃铃香 9~12g；外用适量，煎汤洗患处。

土木香　青木香、祁木香、高要－阿拉坦－导苏乐
Inula helenium L.

【标本采集号】150125150810049LY

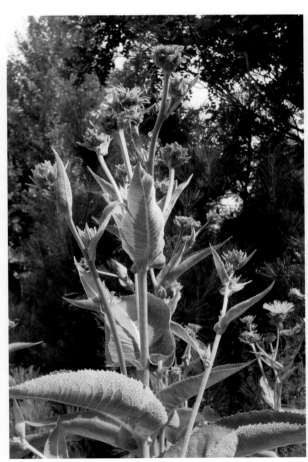
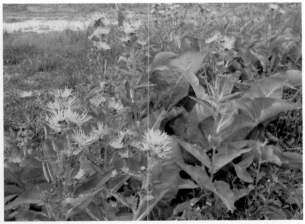
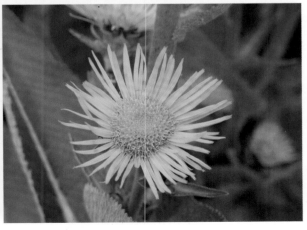

【形态特征】多年生草本。茎不分枝或上部有分枝，被长毛。基部和下部叶椭圆状披针形，上面被基部疣状糙毛，下面被黄绿色密茸毛；中部叶卵圆状披针形或长圆形，半抱茎；上部叶披针形。头状花序少数，排成伞房状花序；总苞片 5~6 层，外层草质，被茸毛；舌状花黄色，舌片线形，先端有 3~4 枚浅裂片；管状花裂片披针形；冠毛污白色，有极多数具细齿毛。瘦果四面形或五面形，有棱和细沟，无毛。花、果期 6~9 月。

【适宜生境】中生植物。生于河边、田边等潮湿处。

【资源状况】阴山地区有少量栽培。

【入药部位】■中药：根（土木香）。

■蒙药：根（玛奴）。

【采收加工】秋季采挖，除去泥沙，晒干。

【功能主治】■中药：土木香健脾和胃，行气止痛，安胎；用于胸胁、脘腹胀痛，呕吐泻痢，胸胁挫伤，岔气作痛，胎动不安。

■蒙药：玛奴祛巴达干热，助温消食，理赫依血相争，镇刺痛；用于巴达干热，感冒，宝日病，消化不良，赫依与血相争，虚热，血刺痛，赫依刺痛症，头痛。

【用法用量】■中药：土木香 3~9g，多入丸、散服。

■蒙药：玛奴多配方用。

欧亚旋覆花 旋覆花、大花旋覆花、金沸草、阿拉坦－导苏乐－其其格

Inula britanica L.

【标本采集号】150921140810011LY

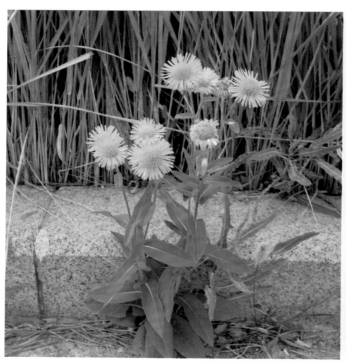

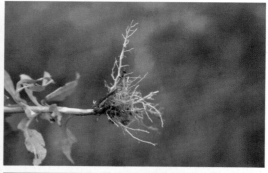

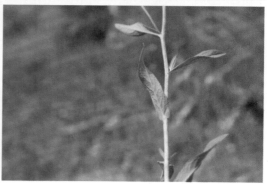

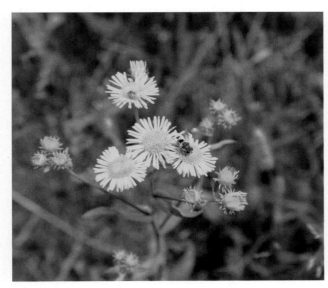
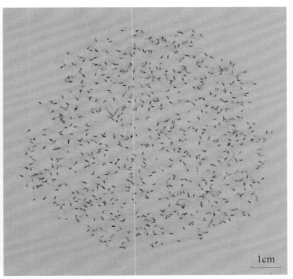

1cm

【形态特征】多年生草本。根状茎短，横走或斜升。茎直立，基部常有不定根，上部有伞房状分枝，被长柔毛。基部叶在花期常枯萎，长椭圆形；中部叶长椭圆形，半抱茎；上部叶渐小。头状花序 1~5 个；总苞半球形；总苞片 4~5 层，外层线状披针形，上部草质，被长柔毛，有腺点和缘毛，最外层全部草质，常反折；内层披针状线形，除中脉外干膜质；舌状花舌片线形，黄色；管状花花冠上部稍宽大，有三角披针形裂片；冠毛 1 层，白色。瘦果有浅沟，被短毛。花、果期 7~10 月。

【适宜生境】中生植物。生于草甸及湿润的农田、地埂和路旁。

【资源状况】分布于乌兰察布市（凉城县、四子王旗、兴和县、卓资县）、呼和浩特市（土默特左旗、托克托县、武川县）、包头市（白云鄂博矿区、东河区、青山区、土默特右旗）、巴彦淖尔市（乌拉特后旗、乌拉特中旗）。常见。

【入药部位】■中药：头状花序（旋覆花）、全草（金沸草）、根（旋覆花根）。
　　　　　　■蒙药：头状花序（阿拉坦－导苏乐－其其格）。

【采收加工】夏、秋二季采摘花序，除去杂质，晒干；夏、秋二季采收全草，除去杂质，洗净泥土，晒干；春、秋二季挖根，除去残茎，洗净泥土，晒干。

【功能主治】■中药：旋覆花降气，消痰，行水，止呕；用于风寒咳嗽，痰饮蓄结，胸膈痞闷，喘咳痰多，呕吐噫气，心下痞硬。金沸草降气，消痰，行水；用于外感风寒，痰饮蓄结，咳喘痰多，胸膈痞满。旋覆花根祛风湿，散瘀止痛，止咳平喘；用于风湿痹痛，跌打损伤，刀伤肿痛，寒痰咳喘，胆结石，胁痛。
　　　　　　■蒙药：阿拉坦－导苏乐－其其格镇刺痛，杀黏，燥协日乌素，愈伤；用于黏刺痛症，发症，骨折，金伤。

【用法用量】■中药：旋覆花 3~9g。金沸草 3~9g，或鲜用捣汁；外用适量，捣敷，或煎汤洗患处。旋覆花根 9~15g；外用适量，捣敷患处。
　　　　　　■蒙药：阿拉坦－导苏乐－其其格多配方用。

少花旋覆花
旋覆花
Inula britanica L. var. *chinensis* (Rupr.) Regel

【标本采集号】150221150819079LY

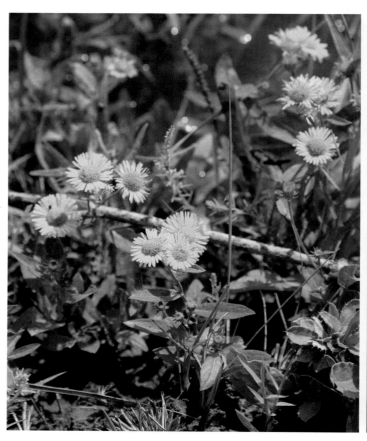
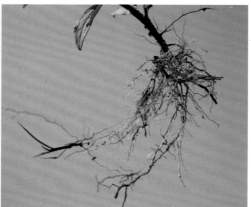
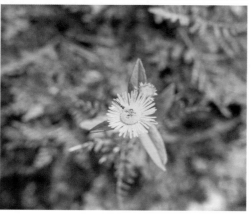

【形态特征】多年生草本。根状茎短，横走或斜升；茎直立，单生或 2~3 条簇生，高 20~70cm，基部常有不定根，上部有伞房状分枝，被长柔毛，全部有叶。叶为椭圆状披针形，基部半抱茎或为截形，上面无毛或被疏伏毛，下面被疏伏毛或短柔毛。头状花序 1~4 个；总苞片 4~5 层，上部草质，有腺点和缘毛；内层披针状线形，除中脉外干膜质；舌状花舌片线形，黄色；管状花花冠上部稍宽大，有三角披针形裂片；冠毛 1 层，白色。瘦果圆柱形，有浅沟，被短毛。花、果期 7~10 月。

【适宜生境】中生植物。生于草甸及湿润的农田、地埂和路旁。

【资源状况】分布于包头市（土默特右旗）。少见。

【入药部位】■中药：头状花序（旋覆花）、全草（金沸草）、根（旋覆花根）。
　　　　　　■蒙药：头状花序（阿拉坦－导苏乐－其其格）。

【采收加工】夏、秋二季采摘花序，除去杂质，晒干；夏、秋二季采收全草，除去杂质，洗净泥土，晒干；春、秋二季采挖根，除去残茎，洗净泥土，晒干。

【功能主治】■ 中药：旋覆花降气，消痰，行水，止呕；用于风寒咳嗽，痰饮蓄结，胸膈痞闷，喘咳痰多，呕吐噫气，心下痞硬。金沸草降气，消痰，行水；用于外感风寒，痰饮蓄结，咳喘痰多，胸膈痞满。旋覆花根祛风湿，散瘀止痛，止咳平喘；用于风湿痹痛、跌打损伤，刀伤肿痛，寒痰咳喘，胆结石，胁痛。

　　■ 蒙药：阿拉坦－导苏乐－其其格镇刺痛，杀黏，燥协日乌素，愈伤；用于黏刺痛，发症，骨折，金伤。

【用法用量】■ 中药：旋覆花（纱布包煎或滤去毛）3~10g。金沸草3~9g，或鲜用捣汁；外用适量，捣敷，或煎汤洗患处。旋覆花根9~15g；外用适量，捣敷患处。

　　■ 蒙药：阿拉坦－导苏乐－其其格多配方用。

旋覆花

大花旋覆花、金沸草、日本旋覆花、阿拉坦－导苏乐－其其格
Inula japonica Thunb.

【标本采集号】150221130726053LY

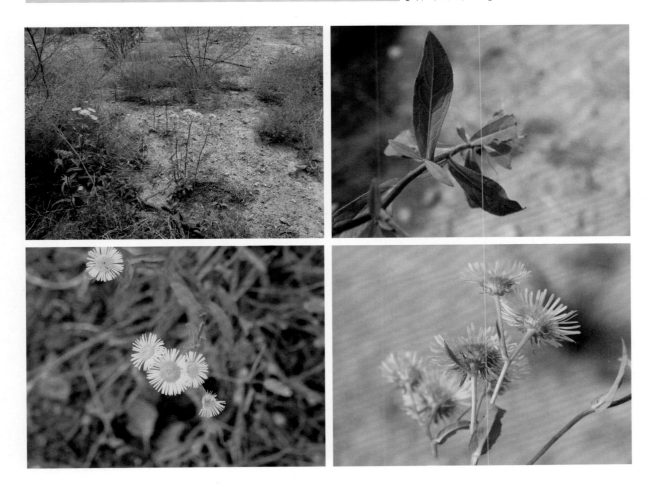

【形态特征】多年生草本。茎被长伏毛，或下部脱毛。中部叶长圆形，基部常有圆形半抱茎小耳，无柄，上面有疏毛或近无毛，下面有疏伏毛和腺点；上部叶线状披针形。头状花序，

排成疏散伞房花序，花序梗细长；总苞半球形；总苞片约5层，线状披针形，近等长，背面有伏毛或近无毛，有缘毛，内层干膜质，渐尖，有腺点和缘毛；舌状花黄色，舌片线形；管状花花冠有三角披针形裂片，冠毛1层，白色，有20余个微糙毛，与管状花近等长。瘦果，圆柱形，有10条浅沟，被疏毛。花、果期7~10月。

【适宜生境】中生植物。生于草甸及湿润的农田、地埂和路旁。

【资源状况】分布于乌兰察布市（察哈尔右翼后旗、察哈尔右翼前旗、察哈尔右翼中旗、丰镇市、兴和县）、呼和浩特市（和林格尔县）、包头市（昆都仑区、土默特右旗）、巴彦淖尔市（磴口县、乌拉特中旗）。常见。

【入药部位】■中药：头状花序（旋覆花）、全草（金沸草）、根（旋覆花根）。
　　　　　　■蒙药：头状花序（阿拉坦 – 导苏乐 – 其其格）。

【采收加工】夏、秋二季采摘花序，除去杂质，晒干；夏、秋二季采收全草，除去杂质，洗净泥土，晒干；春、秋二季采挖根，除去残茎，洗净泥土，晒干。

【功能主治】■中药：旋覆花降气，消痰，行水，止呕；用于风寒咳嗽，痰饮蓄结，胸膈痞闷，喘咳痰多，呕吐噫气，心下痞硬。金沸草降气，消痰，行水；用于外感风寒，痰饮蓄结，咳喘痰多，胸膈痞满。旋覆花根祛风湿，散瘀止痛，止咳平喘；用于风湿痹痛、跌打损伤，刀伤肿痛，寒痰咳喘，胆结石，胁痛。
　　　　　　■蒙药：阿拉坦 – 导苏乐 – 其其格镇刺痛，杀黏，燥协日乌素，愈伤；用于黏刺痛，发症，骨折，金伤。

【用法用量】■中药：旋覆花（纱布包煎或滤去毛）3~10g。金沸草 3~9g，或鲜用捣汁；外用适量，捣敷，或煎汤洗患处。旋覆花根 9~15g；外用适量，捣敷患处。
　　　　　　■蒙药：阿拉坦 – 导苏乐 – 其其格多配方用。

蓼子朴
黄喇嘛、沙地旋覆花、额乐存 – 阿拉坦 – 导苏乐
Inula salsoloides (Turcz.) Ostenf.

【标本采集号】150221140517094LY

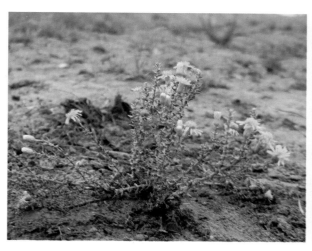
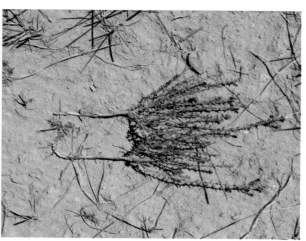

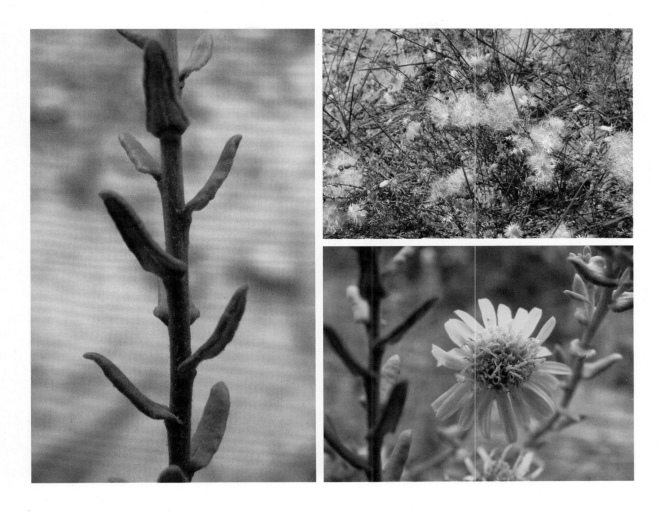

【形态特征】多年生草本。茎基部有密集长分枝，中部以上有较短分枝状长粗毛，后上部常脱毛。叶披针状或长圆状线形，全缘，基部心形或有小耳，半抱茎，稍肉质，上面无毛，下面有腺及短毛。头状花序单生于枝端；总苞倒卵圆形；总苞片 4~5 层，干膜质，基部稍草质，黄绿色，背面无毛；舌状花舌片浅黄色，椭圆状线形；管状花花冠上部窄漏斗状；冠毛白色，与管状花药等长。瘦果有多数细沟，被腺和疏粗毛，上端有较长毛。花、果期 6~9 月。

【适宜生境】旱生植物。生于荒漠草原带及草原带的沙地与砂砾质冲积土上，也可进入荒漠带。

【资源状况】分布于乌兰察布市（四子王旗）、呼和浩特市（土默特左旗）、包头市（白云鄂博矿区、达尔罕茂明安联合旗、东河区、固阳县、石拐区、土默特右旗）、巴彦淖尔市（磴口县、乌拉特后旗、乌拉特前旗、乌拉特中旗）、阿拉善盟（阿拉善左旗行政区）。常见。

【入药部位】■中药：全草（沙旋覆花）。

【采收加工】夏、秋二季采收，除去杂质，洗净泥土，晒干。

【功能主治】■中药：沙旋覆花清热解毒，利尿；用于外感发热，小便不利，疮痈肿毒，黄水疮，湿疹。

【用法用量】■中药：沙旋覆花3~9g，或入丸、散服；外用适量，研末撒患处。

刺苍耳 洋苍耳
Xanthium spinosum L.

【标本采集号】150121180822001LY

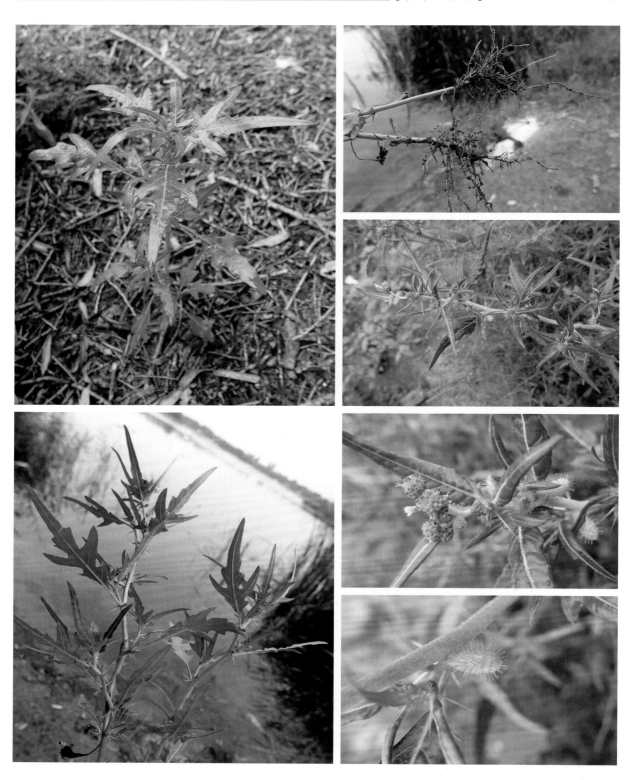

【形态特征】一年生草本，高 40~120 cm。茎直立，上部多分枝，节上具三叉状棘刺。叶狭卵状披针形，边缘 3（~5）浅裂或不裂，全缘，中间裂片较长，长渐尖，基部楔形，下延至柄，背面密被灰白色毛；叶柄细，被绒毛。花单性，雌雄同株；雄花序球状，生于上部，总苞片 1 层，雄花管状，顶端裂，雄蕊 5 枚；雌花序卵形，生于雄花序下部，总苞囊状，具钩刺，先端具 2 喙，内有 2 朵无花冠的花；总苞内有 2 个长椭圆形瘦果。花期 7~9 月，果期 9~11 月。

【适宜生境】中生植物。生于路边、荒地和旱作物地。

【资源状况】分布于乌兰察布市（四子王旗）、呼和浩特市（土默特左旗）。少见。

【入药部位】■中药：带总苞的果实（苍耳子）。

【采收加工】秋季果实成熟时采收，干燥，除去梗、叶等杂质。

【功能主治】■中药：苍耳子散风寒，通鼻窍，祛风湿；用于风寒头痛，鼻塞流涕，鼻衄，鼻渊，风疹瘙痒，湿痹拘挛。

【用法用量】■中药：苍耳子 3~10g。

苍 耳

菜耳、刺儿苗、西伯日 – 好您 – 章古

Xanthium sibiricum Patrin ex Widder

【标本采集号】150921150810012LY

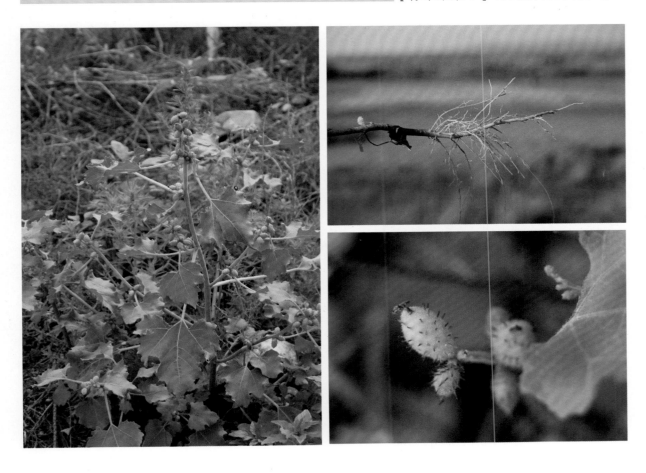

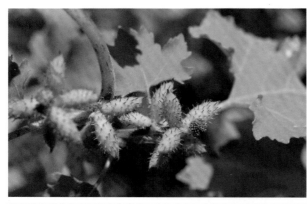
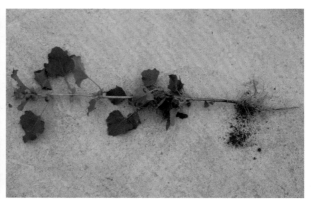

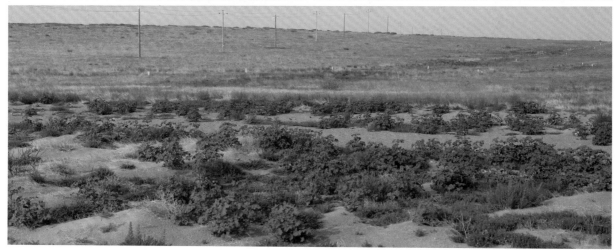

【形态特征】一年生草本，高 20~90cm。根纺锤状，分枝或不分枝。茎直立不分枝或少有分枝，下部圆柱形，上部有纵沟，被灰白色糙伏毛。叶三角状卵形，上面绿色，下面苍白色，被糙伏毛。雄性的头状花序球形，总苞片长圆状披针形，被短柔毛，花托柱状，托片倒披针形；雌性的头状花序椭圆形，总苞片外面有疏生的具钩状的刺；喙坚硬，锥形，上端略呈镰刀状。瘦果 2 个，倒卵形。花期 7~8 月，果期 9~10 月。

【适宜生境】中生植物。生于田野、路边。中生性田间杂草，并可形成密集的小片群聚。

【资源状况】分布于阴山地区各地。十分常见。

【入药部位】■中药：带总苞的果实（苍耳子）、全草（苍耳草）。

　　　　　　■蒙药：全草（好您–章古）。

【采收加工】秋季果实成熟时采收，干燥，除去梗、叶等杂质；夏季收割全草，去泥，鲜用或切段晒干。

【功能主治】■中药：苍耳子散风寒，通鼻窍，祛风湿；用于风寒头痛，鼻塞流涕，鼻衄，鼻渊，风疹瘙痒，湿痹拘挛。苍耳草祛风，清热，解毒杀虫；用于风湿痹痛，四肢拘挛，麻风，疔毒，皮肤湿疹，毒虫咬伤。

　　　　　　■蒙药：好您–章古愈伤；用于疮疡，外伤。

【用法用量】■中药：苍耳子 3~10g。苍耳草 6~15g。

　　　　　　■蒙药：好您–章古多配方用。

蒙古苍耳

好您 – 章古

Xanthium mongolicum Kitag.

【标本采集号】150121180908002LY

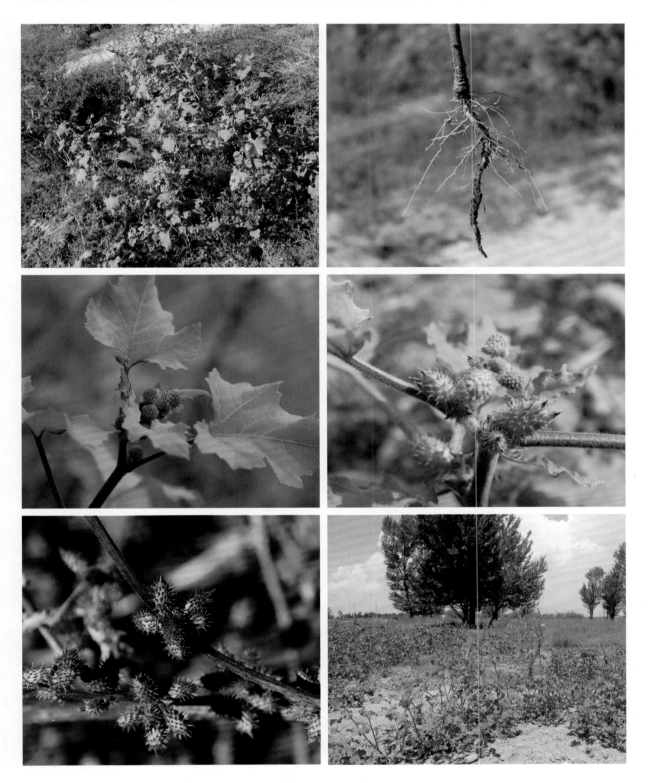

【形态特征】一年生草本。茎直立，坚硬，圆柱形，分枝，有纵沟，被短糙伏毛。叶互生，具长柄，宽卵状三角形或心形，边缘有不规则的粗锯齿；具三基出脉，叶脉两面微凸，密被糙伏毛。具瘦果的总苞成熟时变坚硬，椭圆形，绿色或黄褐色，顶端具1或2个锥状的喙，喙直而粗，锐尖，外面具较疏的总苞刺，直立，向上部渐狭，基部增粗，顶端具细倒钩，中部以下被柔毛，上端无毛。瘦果2个，倒卵形。花期7~8月，果期8~9月。

【适宜生境】中生植物。生于山地及丘陵的砾石质坡地、沙地和田野。

【资源状况】分布于乌兰察布市（丰镇市、商都县）、呼和浩特市（土默特左旗）。少见。

【入药部位】■中药：带总苞的果实（苍耳子）、全草（苍耳草）。

　　　　　　■蒙药：全草（好您－章古）。

【采收加工】秋季果实成熟时采收，干燥，除去梗、叶等杂质；夏季采收全草，鲜用或切段晒干。

【功能主治】■中药：苍耳子散风寒，通鼻窍，祛风湿；用于风寒头痛，鼻塞流涕，鼻衄，鼻渊，风疹瘙痒，湿痹拘挛。苍耳草祛风，清热，解毒杀虫；用于风湿痹痛，四肢拘挛，麻风，疔毒，皮肤湿疹，毒虫咬伤。

　　　　　　■蒙药：好您－章古愈伤；用于疮疡，外伤。

【用法用量】■中药：苍耳子3~10g。苍耳草6~15g。

　　　　　　■蒙药：好您－章古多入丸、散服。

意大利苍耳　道布音－哄呼－其其格
Xanthium italicum Moretti

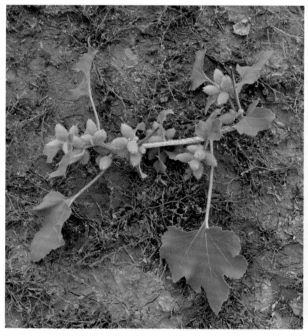
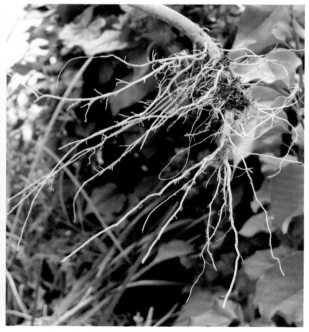

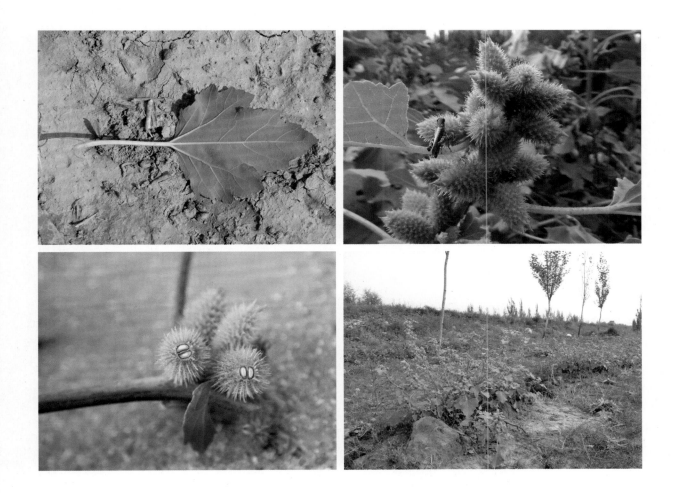

【形态特征】一年生草本植物，侧根分枝很多。茎直立，粗壮，基部木质化，有棱，常多分枝，单叶互生，叶片三角状卵形至宽卵形，边缘具不规则的齿或裂，两面被短硬毛。头状花序单性同株；雄花序生于雌花序的上方；雌花序具花；总苞结果时长圆形，外面长倒钩刺，刺上被白色透明的刚毛和短腺毛。花期7月，果期8~9月。

【适宜生境】中生植物。生于田野、路边。

【资源状况】分布于乌兰察布市（察哈尔右翼后旗、凉城县）。少见。

【入药部位】■中药：带总苞的果实（苍耳子）、全草（苍耳草）。

　　　　　　■蒙药：全草（好您－章古）。

【采收加工】秋季果实成熟时采收带总苞的果实，干燥，除去梗、叶等杂质；夏季采收全草，除去泥土，鲜用或切段晒干。

【功能主治】■中药：苍耳子散风寒，通鼻窍，祛风湿；用于风寒头痛，鼻塞流涕，鼻衄，鼻渊，风疹瘙痒，湿痹拘挛。苍耳草祛风，清热，解毒杀虫；用于风湿痹痛，四肢拘挛，麻风，疔毒，皮肤湿疹，毒虫咬伤。

　　　　　　■蒙药：好您－章古愈伤；用于疮疡，外伤。

【用法用量】■中药：苍耳子3~10g。苍耳草6~15g。

　　　　　　■蒙药：好您－章古多配方用。

百日菊 百日草、呼木格苏
Zinnia elegans Jacq.

【标本采集号】150928180712001LY

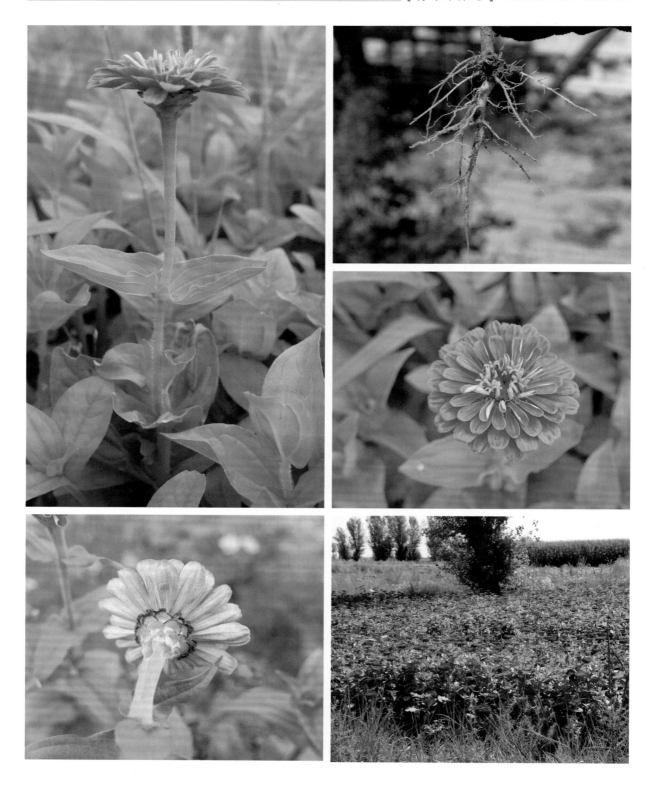

【形态特征】一年生草本。茎被糙毛或硬毛。叶宽卵圆形或长圆状椭圆形，基部稍心形抱茎，两面粗糙，下面密被糙毛。头状花序，单生于枝端；总苞宽钟状；总苞片多层，宽卵形或卵状椭圆形，边缘黑色；托片附片紫红色，流苏状三角形；舌状花深红色、玫瑰色、紫堇色或白色；管状花黄色或橙色，上面被黄褐色密茸毛。雌花瘦果倒卵圆形，扁平，腹面正中和两侧边缘有棱，被密毛；管状花瘦果倒卵状楔形，极扁，被疏毛，顶端有短齿。花、果期 7~10 月。

【适宜生境】中生植物。喜温暖、不耐寒、喜阳光、怕酷暑、性强健、耐干旱、耐瘠薄、忌连作。根深茎硬不易倒伏。宜在肥沃深土层土壤中生长。

【资源状况】作为园林绿化植物，阴山地区有较广泛栽培。

【入药部位】■中药：全草（百日草）。

【采收加工】春、夏二季采收，鲜用或切段晒干。

【功能主治】■中药：百日草清热，利湿，解毒；用于湿热痢疾，淋证，乳痈，疖肿。

【用法用量】■中药：百日草 15~30g；外用鲜品适量，捣敷患处。

黑心金光菊 黑眼菊、毛叶金光菊、黑心菊
Rudbeckia hirta L.

【标本采集号】150124190914015LY

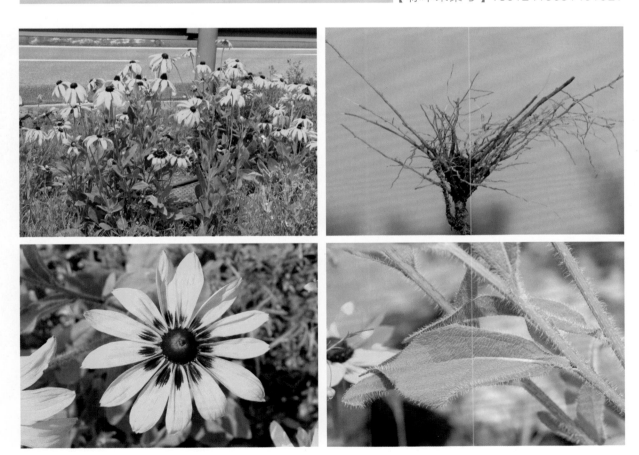

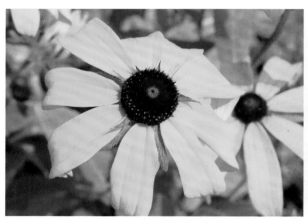 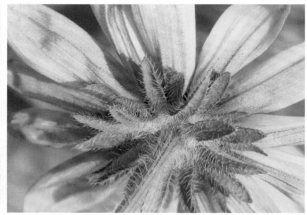

【形态特征】一、二年生草本，高 30~100cm，全株被粗刺毛。茎下部叶长卵圆形，基部楔状下延，三出脉，边缘有细锯齿，叶柄具翅；上部叶长圆状披针形，两面被白色密刺毛，边缘有疏齿或全缘。头状花序，花序梗长；总苞片外层长圆形，内层披针状线形，被白色刺毛；花托圆锥形，托片线形，对折呈龙骨瓣状，边缘有纤毛；舌状花鲜黄色，舌片 10~14 个，先端有 2~3 枚不整齐短齿，管状花褐紫色。瘦果四棱形，黑褐色，无冠毛。花期 5~9 月。

【适宜生境】中生植物。露地适应性很强，较耐寒，很耐旱，不择土壤，极易栽培，应选择排水良好的沙壤土及向阳处栽植，喜向阳通风的环境。

【资源状况】作为园林绿化植物，阴山地区有少量栽培。

【入药部位】■中药：花或全草（黑心金光菊）。

【采收加工】夏、秋二季采收，洗净，鲜用或晒干。

【功能主治】■中药：黑心金光菊清湿热，解毒消痈；用于湿热吐泻，腹痛，痈疽疮毒。

【用法用量】■中药：黑心金光菊 9~12g；外用适量，鲜叶捣敷。

向日葵 葵花、朝阳花、望日莲、那仁－其其格
Helianthus annuus L.

【标本采集号】15022218083109LY

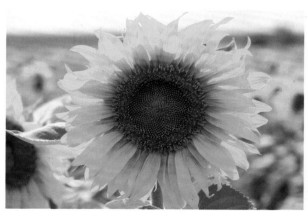 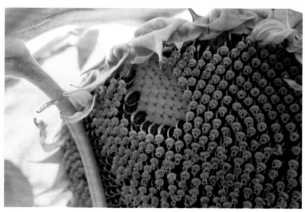

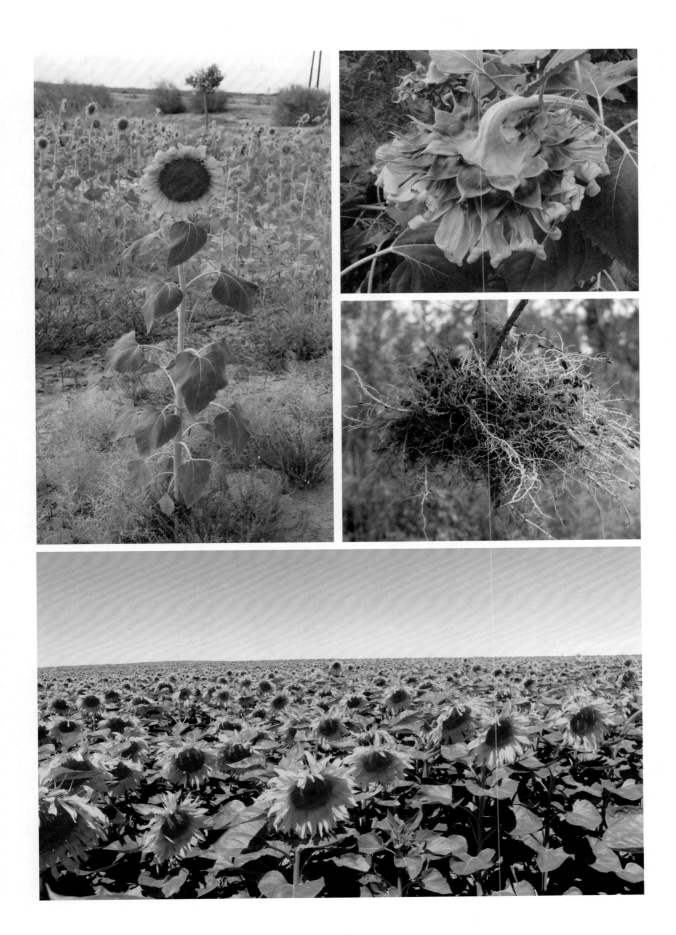

【形态特征】一年生高大草本。茎直立，高1~3m，粗壮，被白色粗硬毛，不分枝或有时上部分枝。叶互生，边缘有粗锯齿，两面被短糙毛，有长柄。头状花序极大，单生于茎端或枝端，常下倾；总苞片多层，叶质，覆瓦状排列；花托平或稍凸，有半膜质托片；舌状花多数，黄色，舌片开展；管状花极多数，棕色或紫色，有披针形裂片，结果实。瘦果倒卵形或卵状长圆形，稍扁压，有细肋，常被白色短柔毛。花期7~9月，果期8~10月。

【适宜生境】中生植物。对土壤要求较低，在各类土壤上均能生长，从肥沃土壤到旱地、瘠薄、盐碱地均可种植。

【资源状况】作为主要经济作物，阴山地区有大面积栽培。

【入药部位】■中药：根（向日葵根）、茎髓（向日葵茎髓）、花托（向日葵花盘）。

【采收加工】夏、秋二季采挖根，洗净，鲜用或晒干；秋季采收茎髓，鲜用或晒干；秋季采收花盘，去净果实，鲜用或晒干。

【功能主治】■中药：向日葵根清热利湿，行气止痛；用于淋浊，水肿，带下病，疝气，脘腹胀痛，跌打损伤。向日葵茎髓清热，利尿，止咳；用于淋浊，白带异常，乳糜尿，百日咳，风疹。向日葵花盘清热，平肝，止痛，止血；用于高血压，头痛，头晕，耳鸣，脘腹痛，痛经，子宫出血，疮疹。

【用法用量】■中药：向日葵根9~15g，鲜品加倍，或研末服；外用适量，捣敷。向日葵茎髓9~15g。向日葵花盘15~60g；外用适量，捣敷，或研末敷。

菊 芋 洋姜、鬼子姜、洋地梨儿、那日图－图木苏

Helianthus tuberosus L.

【标本采集号】150222180831042LY

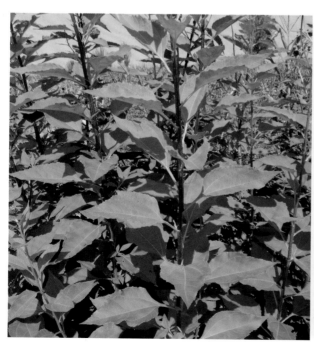
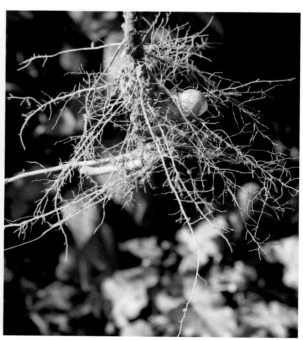

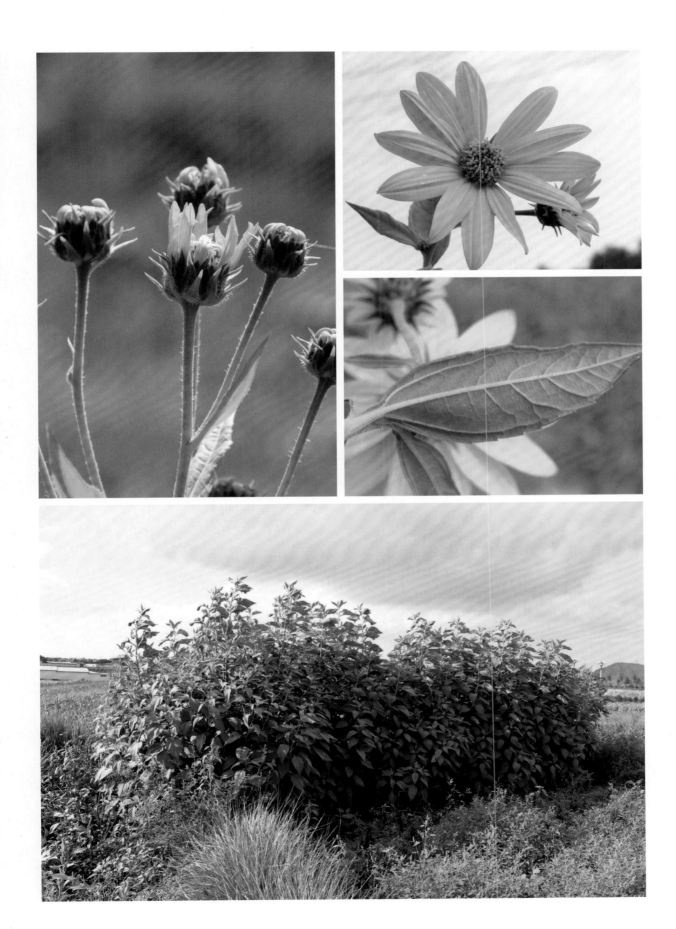

【形态特征】多年生草本，具块状地下茎及纤维状根。茎高达 3m，有分枝，被白色糙毛或刚毛。叶对生，卵圆形或卵状椭圆形，边缘有粗锯齿，叶脉有硬毛，有长柄；上部叶长椭圆形或宽披针形，基部下延成短翅状。头状花序，单生于枝端，有 1~2 枚线状披针形苞叶，直立；总苞片多层，披针形，背面被伏毛；舌状花 12~20 个，舌片黄色，长椭圆形；管状花花冠黄色。瘦果小，楔形，上端有 2~4 个有毛的锥状扁芒。花、果期 8~10 月。

【适宜生境】中生植物。耐寒、抗旱、耐瘠薄，对土壤要求不严，除酸性土壤、沼泽和盐碱地带不宜种植外，一些不宜种植其他作物的土地都可生长，如废墟、宅边、路旁。

【资源状况】作为蔬菜，阴山地区有少量栽培。

【入药部位】■中药：块根或茎叶（菊芋）。

【采收加工】秋季采挖块茎，夏、秋二季采收茎叶，鲜用或晒干。

【功能主治】■中药：菊芋清热凉血，消肿；用于热性病，肠热出血，跌打损伤，骨折肿痛。

【用法用量】■中药：菊芋 10~15g，或块根 1 个，生嚼服；外用适量，鲜茎叶捣敷。

两色金鸡菊

蛇日菊、金钱菊、紫心梅、矛钙音－尼都－其其格
Coreopsis tinctoria Nutt.

【标本采集号】150923190910005LY

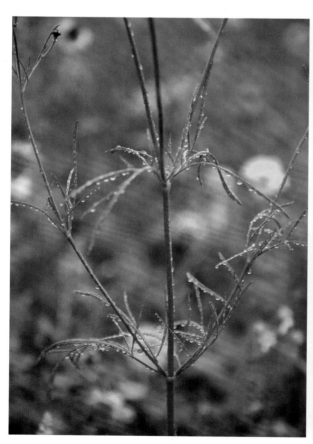

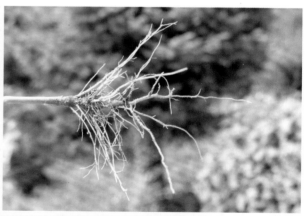

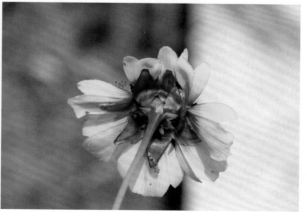

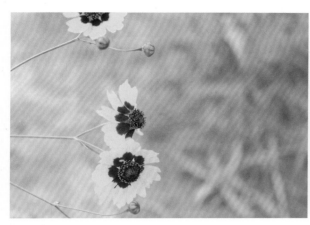
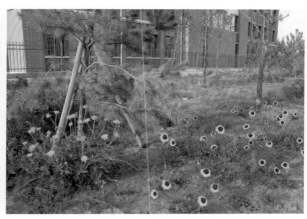

【形态特征】一年生草本，高 30~60cm。茎具纵细棱，无毛，上部有分枝。叶对生，二回羽状全裂，裂片条状披针形，全缘，上部叶无柄或下延成翅状柄，下部及中部叶具长柄。头状花序，花序梗细长；外层总苞片卵形，内层者宽卵形，先端锐尖；舌状花的舌片黄色，或上部黄色，基部深棕色或紫色，倒卵形，先端 3 浅裂；管状花红褐色，狭钟状。瘦果两面光滑或有瘤状突起。花、果期 6~9 月。

【适宜生境】中生植物。喜阳光充足，耐寒力强，耐干旱、耐瘠薄，在肥沃土壤中栽培易徒长倒伏，凉爽季节生长较佳。

【资源状况】作为园林绿化植物，阴山地区有少量栽培。

【入药部位】■中药：全草（蛇目菊）。

【采收加工】春、夏二季采收，鲜用或切段晒干。

【功能主治】■中药：蛇目菊清湿热，解毒消痈；用于湿热痢疾，目赤肿痛，痈肿疮毒。

【用法用量】■中药：蛇目菊 15~30g；外用适量，捣敷。

大丽花

大理花、萝卜花、西番莲、达力牙－其其格
Dahlia pinnata Cav.

【标本采集号】150923190910033LY

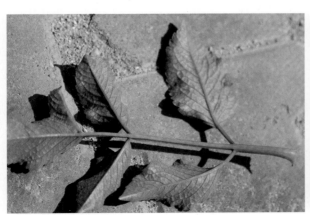
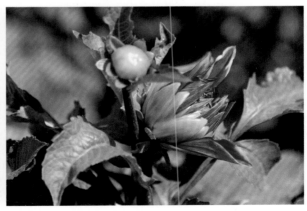

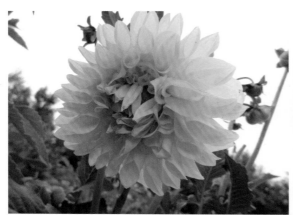
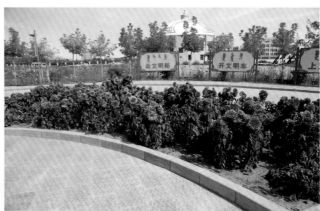

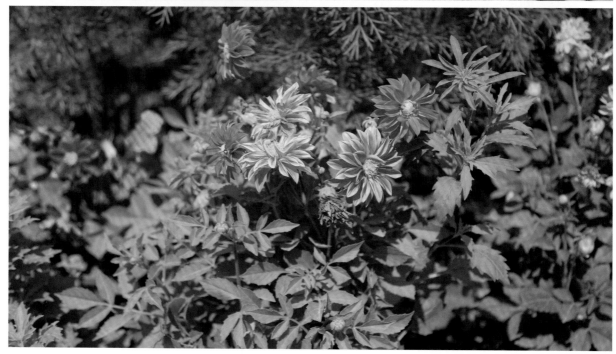

【形态特征】多年生草本。块根棒状。茎多分枝，高达 2m。叶一至三回羽状全裂，上部叶有时不裂，
　　　　　　裂片卵形或长圆状卵形，下面灰绿色，两面无毛。头状花序有长花序梗，常下垂；总
　　　　　　苞片外层约 5 枚，卵状椭圆形，叶质，内层膜质，椭圆状披针形；舌状花 1 层，白色、
　　　　　　红色或紫色，常卵形，先端有不明显 3 齿，或全缘；管状花黄色，有时栽培种全为舌
　　　　　　状花。瘦果长圆形，黑色，有 2 个不明显的齿。花、果期 7~10 月。

【适宜生境】中生植物。生于土壤疏松、排水良好的肥沃沙质土壤。

【资源状况】作为园林绿化植物，阴山地区有少量栽培。

【入药部位】■中药：根（大理菊）。

【采收加工】秋季挖根，洗净，鲜用或晒干。

【功能主治】■中药：大理菊清热解毒，散瘀止痛；用于腮腺炎，龋齿疼痛，无名肿毒，跌打损伤。

【用法用量】■中药：大理菊 6~15g；外用适量。

秋　英

大波斯菊、波斯菊、八瓣梅、希日拉金－其其格
Cosmos bipinnata Cav.

【标本采集号】150222180829037LY

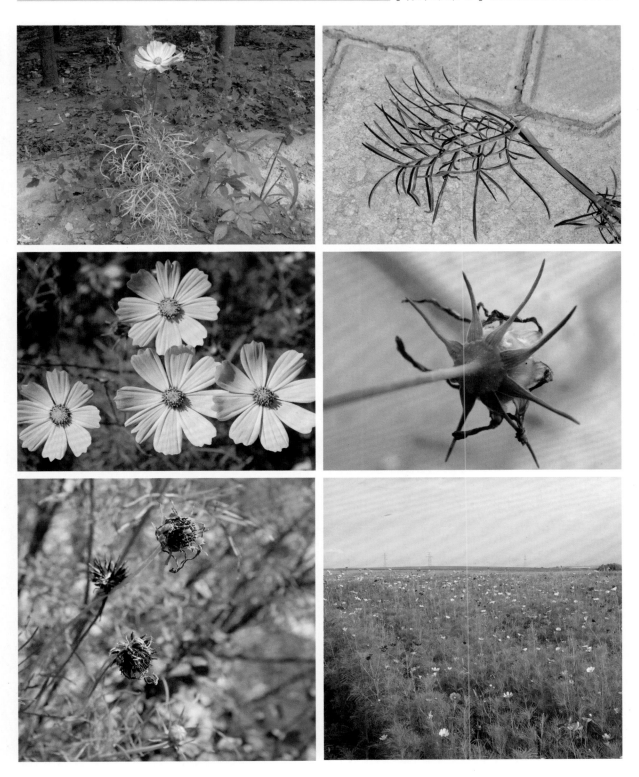

【形态特征】一年生或多年生草本，高达2m。茎无毛或稍被柔毛。叶二回羽状深裂。头状花序单生；总苞片外层披针形或线状披针形，近革质，淡绿色，具深紫色条纹，内层椭圆状卵形，膜质；舌状花紫红色、粉红色或白色，舌片椭圆状倒卵形；管状花黄色，管部短，上部圆柱形，有披针状裂片。瘦果黑紫色，无毛，上端具长喙，有2~3个尖刺。花、果期8~10月。

【适宜生境】中生植物。生于路旁、田埂、溪岸等地。

【资源状况】作为园林绿化植物，阴山地区广泛栽培。

【入药部位】■中药：全草（秋英）。

【采收加工】夏、秋二季采收，晒干。

【功能主治】■中药：秋英清热解毒，明目化湿；用于急、慢性痢疾，目赤肿痛；外用于疮痈肿毒。

【用法用量】■中药：秋英50~100g；外用鲜品加红糖适量，捣烂外敷。

黄秋英 硫华菊、硫磺菊、硫黄菊、黄波斯菊
Cosmos sulphureus Cav.

【标本采集号】150923190910002LY

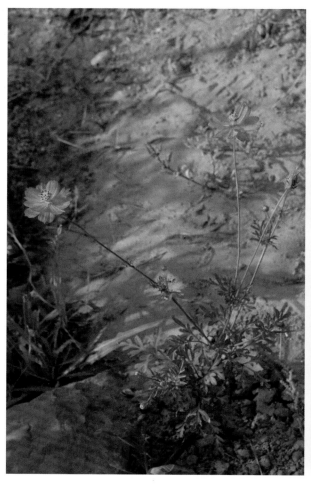
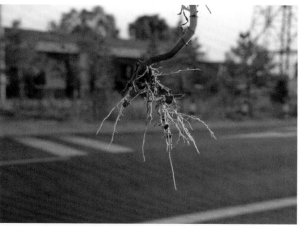
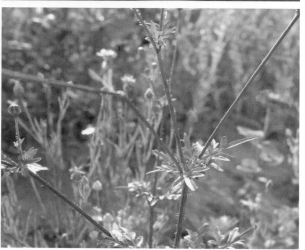

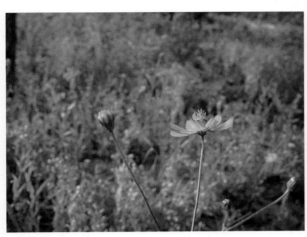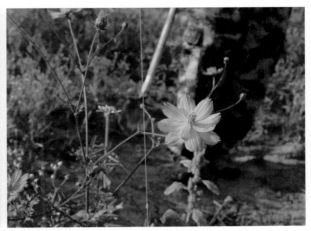

【形态特征】一年生草本，高 1.5~2m，具柔毛。叶 2~3 次羽状深裂，裂片披针形至椭圆形。头状花序 2.5~5cm，花序梗长 6~25cm；外层苞片较内层苞片为短，长 4~8mm，狭椭圆形；内层苞片长椭圆状披针形；舌状花橘黄色或金黄色，先端具 3 齿；管状花黄色。瘦果具粗毛，喙纤弱。花期 6~7 月。

【适宜生境】中生植物。生于温暖、湿润和阳光充足处。

【资源状况】作为园林绿化植物，阴山地区有少量栽培。

【入药部位】■中药：全草（硫磺菊）。

【采收加工】夏季采收全草，除去杂质，洗净泥土，晒干。

【功能主治】■中药：硫磺菊清热解毒，明目化湿；用于咳嗽。

柳叶鬼针草
乌达力格 – 哈日巴其 – 额布斯
Bidens cernua L.

【标本采集号】150221150905157LY

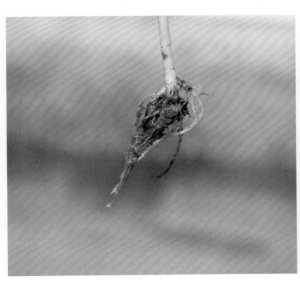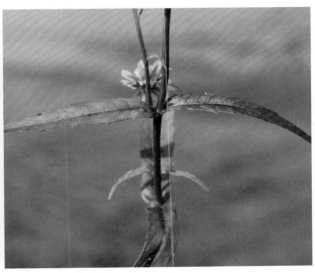

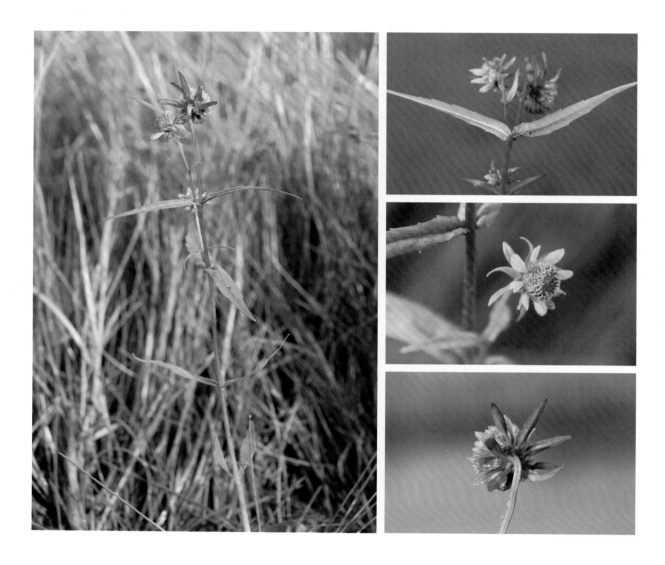

【形态特征】一年生草本。生于岸上的有主茎；生于水中的常基部分枝，主茎不明显。叶对生，极少轮生，不裂，边缘有疏锯齿，两面无毛，基部半抱茎。头状花序单生于茎、枝端；总苞盘状；外层总苞片 5~8 枚，线状披针形，内层膜质，倒卵形，背面有黑纹，具黄色薄膜质边缘，无毛；舌状花中性，舌片黄色，卵状椭圆形；盘花两性，筒状，花冠管细，冠檐壶状，5 齿裂。瘦果窄楔形，具 4 棱，棱有倒刺毛，顶端芒刺 4 枚，有倒刺毛。花、果期 8~9 月。

【适宜生境】湿生植物。生于草甸及沼泽边，有时生于浅水中。

【资源状况】分布于呼和浩特市（土默特左旗）、包头市（土默特右旗）。少见。

【入药部位】■中药：全草（鬼针草）。

【采收加工】夏、秋二季采收，鲜用或晒干。

【功能主治】■中药：鬼针草清热解毒，祛风除湿，活血消肿；用于咽喉肿痛，泄泻，痢疾，黄疸，肠痈，疔疮肿毒，蛇虫咬伤，风湿痹痛，跌打损伤。

【用法用量】■中药：鬼针草 15~30g，鲜品加倍，或捣汁服；外用适量，捣敷。

狼杷草

鬼针、小鬼叉、古日巴存 – 哈日巴其 – 额布斯

Bidens tripartita L.

【标本采集号】150121180903016LY

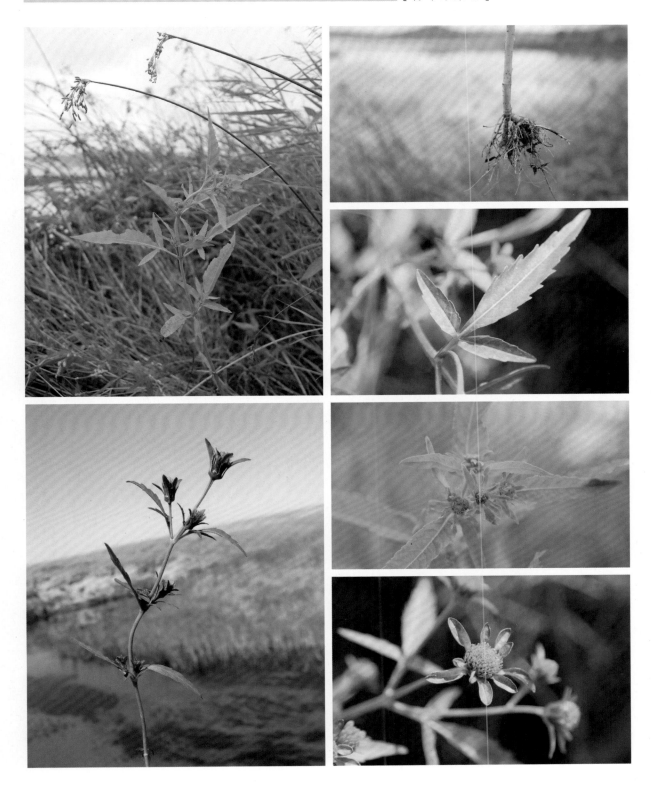

【形态特征】一年生草本。茎无毛。叶对生，下部叶不裂，具锯齿；中部叶有窄翅，叶无毛或下面有极稀硬毛；上部叶披针形，3裂或不裂。头状花序单生于茎枝端；总苞盘状；外层总苞片5~9枚，线形或匙状倒披针形，叶状，内层苞片长椭圆形或卵状披针形，膜质，褐色，具透明或淡黄色边缘；无舌状花，全为筒状两性花，冠檐4裂。瘦果扁，楔形或倒卵状楔形，边缘有倒刺毛，顶端芒刺2枚，稀3~4枚，两侧有倒刺毛。花、果期9~10月。

【适宜生境】中生植物。生于路边及低湿滩地。

【资源状况】分布于乌兰察布市（察哈尔右翼前旗、凉城县、四子王旗、卓资县）、呼和浩特市（土默特左旗、托克托县）、巴彦淖尔市（乌拉特后旗）。常见。

【入药部位】■中药：全草（狼杷草）。

【采收加工】夏、秋二季采收，除去杂质，洗净泥土，鲜用或晒干。

【功能主治】■中药：狼杷草清热解毒，利湿，通经；用于肺热咳嗽，咯血，咽喉肿痛，赤白痢疾，黄疸，月经不调，闭经，小儿疳积，瘰疬结核，湿疹癣疮，毒蛇咬伤。

【用法用量】■中药：狼杷草10~30g，鲜品加倍，或捣汁饮；外用适量，捣敷，或研末撒，或调敷。

羽叶鬼针草　乌都力格－哈日巴其－额布斯
Bidens maximovicziana Oett.

【标本采集号】150202190901057LY

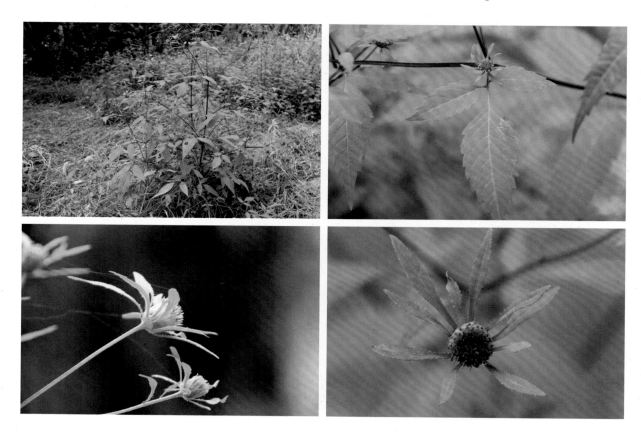

【形态特征】一年生草本。茎直立，稍具4棱或近圆柱形，无毛或上部被疏短柔毛。中部叶片羽状
　　　　　　全裂，叶柄具极窄的翅，基部边缘有疏粗缘毛。头状花序，单生于茎顶和枝端；内层
　　　　　　总苞片披针形或卵形，膜质，先端短渐尖，背部有褐色纵条纹，边缘黄色；托片条形，
　　　　　　背部有褐色条纹，边缘透明；无舌状花；管状花顶端4裂。瘦果扁，倒卵形至楔形，
　　　　　　边缘浅波状，具瘤状小突起，具倒刺毛，顶端有芒刺2枚，有倒刺毛。花、果期7~8月。

【适宜生境】中生杂草。生于路旁及河边湿地。

【资源状况】分布于包头市（东河区）。少见。

【入药部位】■中药：全草（羽叶鬼针草）。

【采收加工】开花前采收，洗净，鲜用或晒干。

【功能主治】■中药：羽叶鬼针草清热解毒，散瘀活血；用于肠炎腹泻，阑尾炎，感冒发热，跌打损伤，
　　　　　　蛇虫咬伤。

【用法用量】■中药：羽叶鬼针草6~10g；外用适量，鲜品捣烂敷患处。

小花鬼针草　一包针、吉吉格－哈日巴其－额布斯
Bidens parviflora Willd.

【标本采集号】150921150827017LY

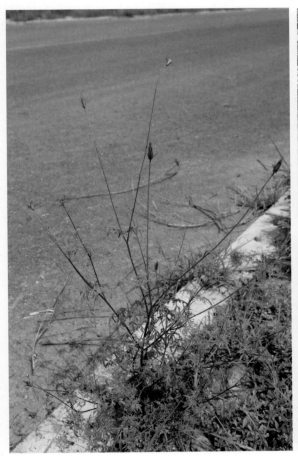
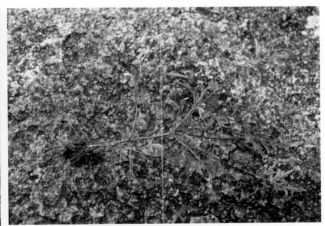
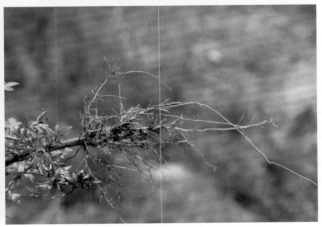

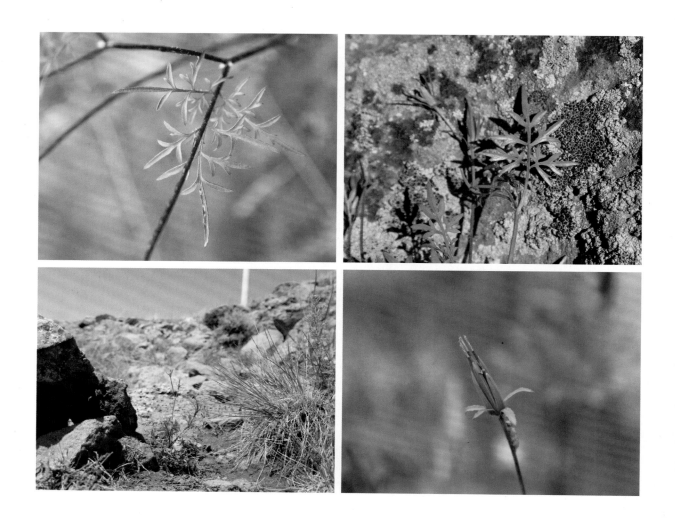

【形态特征】一年生草本。茎无毛或疏被柔毛。叶对生，二至三回羽状分裂，裂片线形或线状披针形，上面被柔毛，下面无毛或沿叶脉疏被柔毛，上部叶互生，二回或一回羽状分裂。头状花序单生于茎端及枝端，具长梗；总苞筒状，基部被柔毛；外层总苞片4~5枚，草质，线状披针形，内层苞片常1枚，托片状；无舌状花，盘花两性，6~12个，花冠筒状，冠檐4齿裂。瘦果线形，稍具4棱，两端渐窄，有小刚毛，顶端芒刺2枚，有倒刺毛。花、果期7~9月。

【适宜生境】中生植物。生于田野、路旁、沟渠边。

【资源状况】分布于乌兰察布市（察哈尔右翼后旗、察哈尔右翼前旗、丰镇市、凉城县、四子王旗、兴和县、卓资县）、呼和浩特市（土默特左旗、武川县）、包头市（固阳县、石拐区）、巴彦淖尔市（乌拉特后旗、乌拉特前旗、乌拉特中旗）。少见。

【入药部位】■中药：全草（鬼针草）。

【采收加工】夏、秋二季开花盛期，收割地上部分，拣去杂草，鲜用或晒干。

【功能主治】■中药：鬼针草清热解毒，祛风除湿，活血消肿；用于咽喉肿痛，泄泻，痢疾，黄疸，肠痈，疔疮肿毒，蛇虫咬伤，风湿痹痛，跌打损伤。

【用法用量】■中药：鬼针草15~30g，鲜品加倍，或捣汁服；外用适量，捣敷或取汁涂，或煎汤熏洗。

金盏银盘

铁笔帚、千条针、金盘银盏
Bidens biternata (Lour.) Merr. et Sherff

【标本采集号】 150204190830012LY

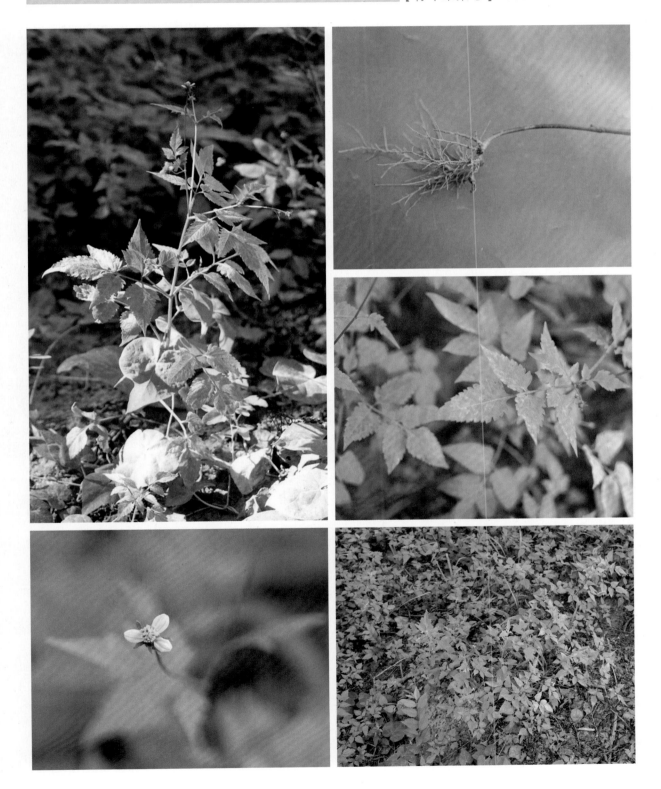

【形态特征】一年生草本。茎直立，高 30~150cm，略具 4 棱。一回羽状复叶，顶生小叶边缘具锯齿，两面均被柔毛，侧生小叶 1~2 对。头状花序，花序梗果时增长；总苞基部有短柔毛；外层苞片 8~10 枚，草质，先端锐尖，背面密被短柔毛，内层苞片背面褐色，有深色纵条纹，被短柔毛。舌状花 3~5 个，不育，舌片淡黄色，先端 3 齿裂；盘花筒状，冠檐 5 齿裂。瘦果条形，黑色，4 棱，两端稍狭，被小刚毛，顶端芒刺 3~4 枚，具倒刺毛。

【适宜生境】中生植物。生于荒地及路边。

【资源状况】分布于包头市（东河区、九原区、昆都仑区、青山区）。常见。

【入药部位】■中药：全草（金盏银盘）。

【采收加工】夏、秋二季采收，晒干。

【功能主治】■中药：金盏银盘清热解毒，凉血止血；用于感冒发热，黄疸，泄泻，痢疾，血热吐血，血崩，跌打损伤，疮痈肿毒，鹤膝风，疥癞。

【用法用量】■中药：金盏银盘 10~30g，或浸酒服；外用适量，捣敷，或煎汤洗。

婆婆针 鬼针草、盲肠草、一包针、刺针草
Bidens bipinnata L.

【标本采集号】150202190901007LY

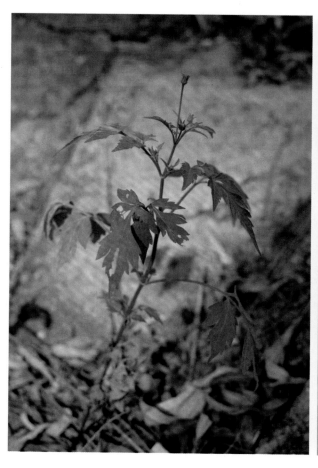
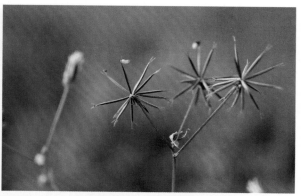
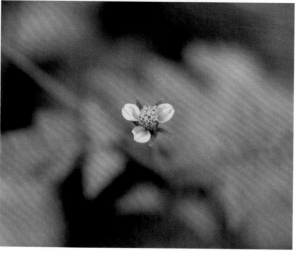

【形态特征】一年生草本。茎直立，高 30~120cm，下部略具 4 棱，无毛或上部被稀疏柔毛。叶对生，具柄，腹面沟槽，槽内及边缘具疏柔毛，叶片二回羽状分裂，第一次分裂深达中肋，裂片再次羽状分裂。头状花序；总苞杯形，基部有柔毛；外层苞片 5~7 枚，果时增长，草质，被稍密的短柔毛，内层苞片膜质，花后伸长为狭披针形，背面褐色，被短柔毛，具黄色边缘；托片果时增长；舌状花通常 1~3 个，不育，舌片黄色，盘花筒状，黄色，冠檐 5 齿裂。瘦果 3~4 棱，具瘤状突起及小刚毛，顶端芒刺 3~4 枚，具倒刺毛。花、果期 8~10 月。

【适宜生境】中生植物。生于路边、荒野或住宅附近。

【资源状况】分布于包头市（东河区、九原区、昆都仑区、青山区）。常见。

【入药部位】■中药：全草（鬼针草）。

【采收加工】夏、秋二季开花盛期收割，拣去杂草，鲜用或晒干。

【功能主治】■中药：鬼针草清热解毒，祛风除湿，活血消肿；用于咽喉肿痛，泄泻，痢疾，黄疸，肠痈，疔疮肿毒，蛇虫咬伤，风湿痹痛，跌打损伤。

【用法用量】■中药：鬼针草 15~30g，鲜品加倍，或捣汁服；外用适量，捣敷或取汁涂，或煎汤熏洗。

牛膝菊　辣子草、嘎力苏干 – 额布苏
Galinsoga parviflora Cav.

【标本采集号】150125150810003LY

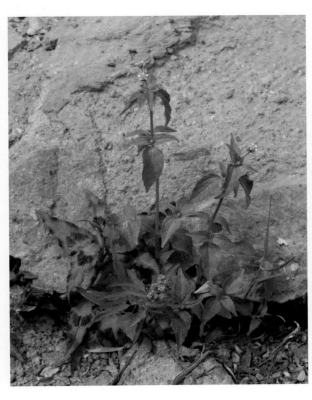
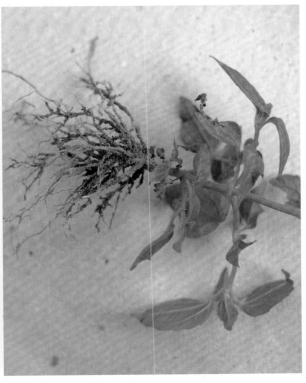

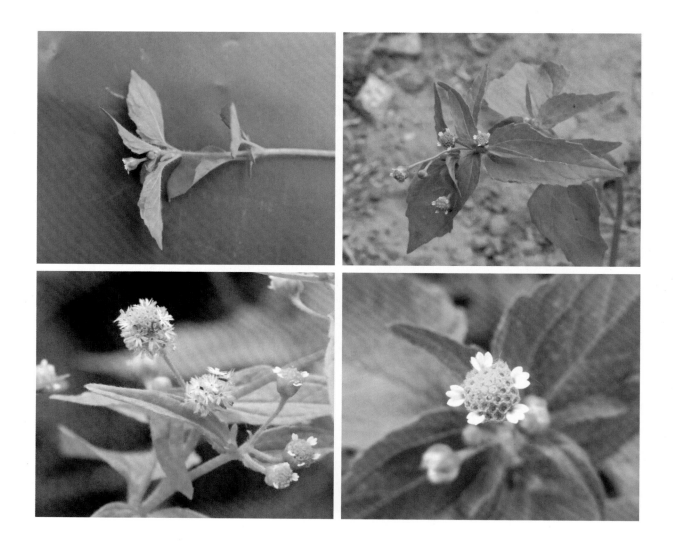

【形态特征】一年生草本。叶对生，长椭圆状卵形，向上及花序下部的叶披针形，具浅或钝锯齿或波状浅锯齿，花序下部的叶有时全缘或近全缘。头状花序半球形，排成疏散伞房状；总苞半球形或宽钟状；舌状花 4~5 个，舌片白色，先端 3 齿裂，管状花黄色。瘦果具 3 棱或中央瘦果 4~5 棱，熟时黑色或黑褐色；舌状花冠冠毛状，脱落，管状花冠毛膜片状，白色，披针形，边缘流苏状。花、果期 7~10 月。

【适宜生境】中生植物。生于林下、河谷地、荒野、河边、田间、溪边或市郊路旁。

【资源状况】分布于乌兰察布市（察哈尔右翼前旗、商都县）、呼和浩特市（回民区、赛罕区、土默特左旗、武川县、新城区、玉泉区）、包头市（固阳县、九原区、昆都仑区、青山区）。常见。

【入药部位】■中药：全草（辣子草）。

【采收加工】夏、秋二季采收，除去杂质，洗净泥土，阴干。

【功能主治】■中药：辣子草清热解毒，止咳平喘，止血；用于外伤出血，扁桃体炎，咽喉炎，黄疸性肝炎，咳喘，肺结核。

【用法用量】■中药：辣子草 30~60g；外用适量，研末敷患处。

孔雀草

小万寿菊、红黄草、西番菊、吉吉格－乌乐吉特－乌达巴拉

Tagetes patula L.

【标本采集号】150202190626022LY

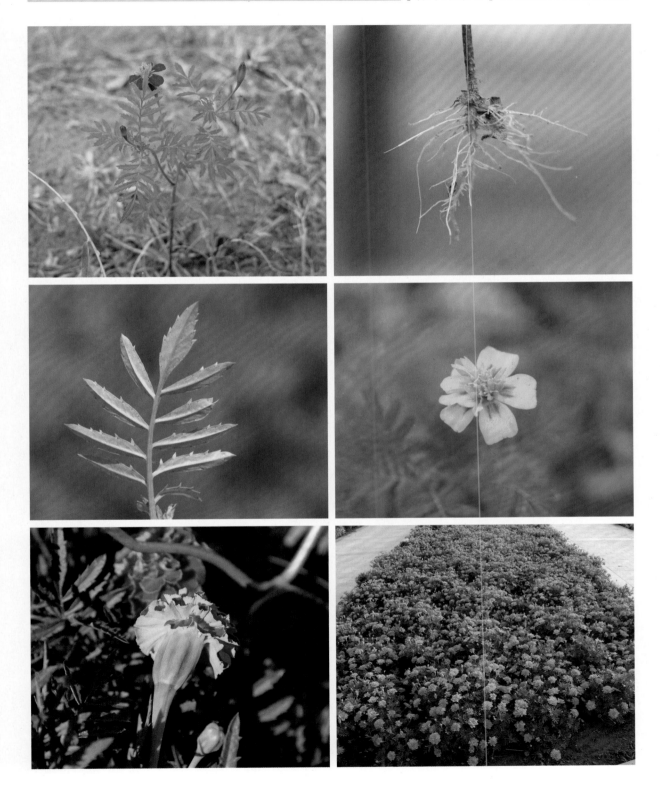

【形态特征】一年生草本，高 30~100cm。茎直立，通常近基部分枝，分枝斜开展。叶羽状分裂，边缘有锯齿，齿端常有长细芒，齿的基部通常有 1 个腺体。头状花序单生；总苞长椭圆形，上端具锐齿，有腺点；舌状花金黄色或橙色，带有红色斑；舌片近圆形，顶端微凹；管状花花冠黄色，与冠毛等长，具 5 齿裂。瘦果线形，基部缩小，黑色，被短柔毛；冠毛鳞片状，其中 1~2 个长芒状，2~3 个短而钝。花、果期 7~10 月。

【适宜生境】中生植物。生于海拔 750~1600m 的山坡草地、林中，或在庭园栽培。

【资源状况】作为园林绿化植物，阴山地区广泛栽培。

【入药部位】■中药：全草（孔雀草）。

【采收加工】夏、秋二季采收，鲜用或晒干。

【功能主治】■中药：孔雀草清热解毒，止咳；用于风热感冒，咳嗽，痢疾，腮腺炎，乳痈，疖肿，牙痛，口腔炎，目赤肿痛。

【用法用量】■中药：孔雀草 9~15g，或研末；外用适量，研末醋调敷，或鲜品捣敷。

万寿菊

臭芙蓉、大万寿菊、乌乐吉特 – 乌达巴拉
Tagetes erecta L.

【标本采集号】150923190910019LY

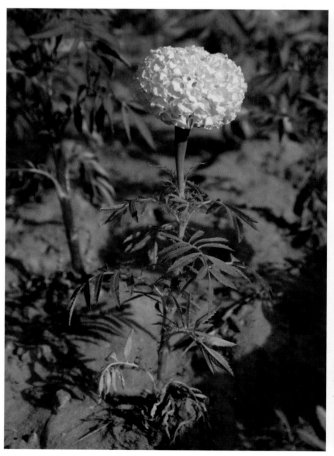
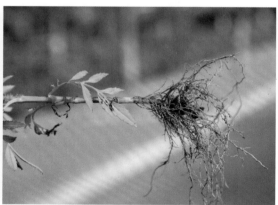
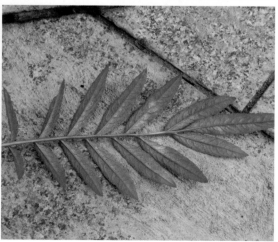

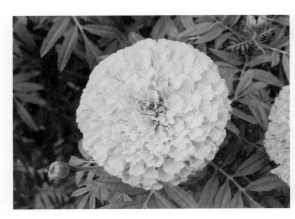
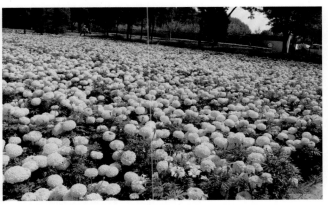

【形态特征】一年生草本，高 50~150cm。茎直立，粗壮，具纵细条棱，分枝向上平展。叶羽状分裂，裂片长椭圆形，边缘具锐锯齿，上部叶裂片的齿端有长细芒；沿叶缘有少数腺体。头状花序单生，花序梗顶端棍棒状膨大；总苞杯状，顶端具齿尖；舌状花黄色或暗橙色；舌片倒卵形，基部收缩成长爪，顶端微弯缺；管状花花冠黄色，顶端具 5 齿裂。瘦果线形，基部缩小，黑色或褐色，被短微毛；冠毛有 1~2 个长芒和 2~3 枚短而钝的鳞片。花期 7~9 月。

【适宜生境】中生植物。对土壤要求不严，适宜肥沃、排水良好的沙质壤土。

【资源状况】作为园林绿化植物，阴山地区有较广泛栽培。

【入药部位】■中药：根（万寿菊）、花序（万寿菊花）。

【采收加工】秋季采挖根，洗净泥土，晒干；夏、秋二季采收花序，鲜用或晒干。

【功能主治】■中药：万寿菊解毒消肿；用于疮痈肿毒。万寿菊花清热解毒，止咳；用于风热感冒，咳嗽，百日咳，痢疾，腮腺炎，乳痈，疖肿，牙痛，口腔炎，目赤肿痛。

【用法用量】■中药：万寿菊 15~25g；外用适量，鲜品捣烂敷患处。万寿菊花 9~15g，或研末服；外用适量，研末醋调敷，或鲜品捣敷。

宿根天人菊 车轮菊
Gaillardia aristata Pursh.

【标本采集号】150204190601010LY

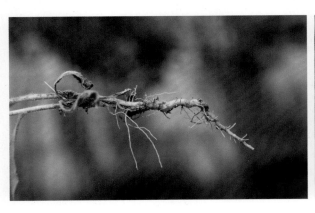
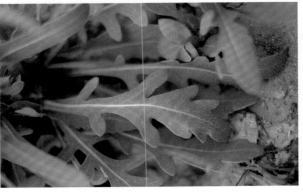

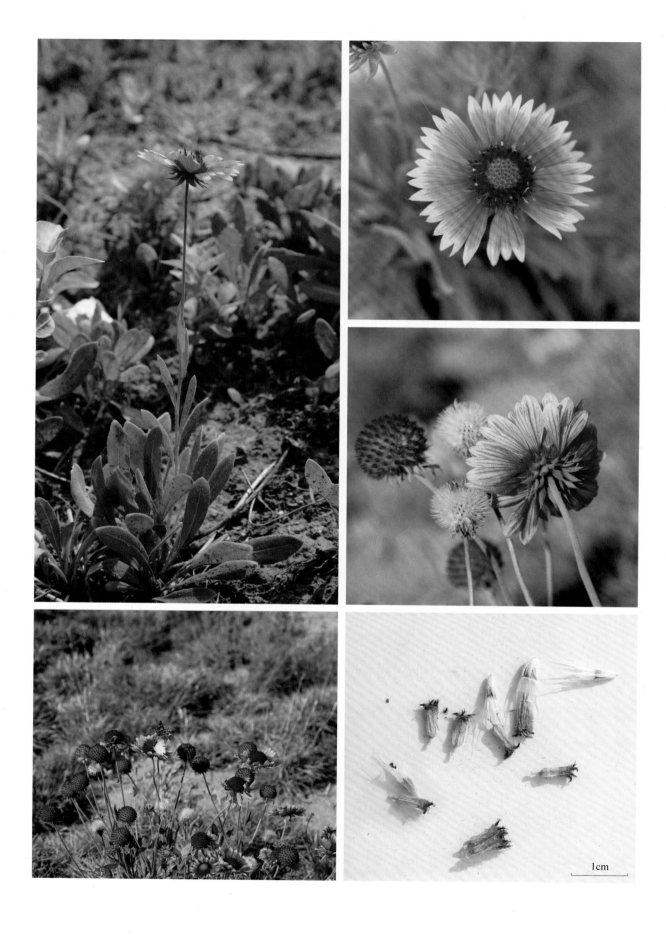

【**形态特征**】多年生草本，高60~100cm，全株被粗节毛。茎不分枝或稍有分枝。基生叶和下部茎叶长椭圆形或匙形，全缘或羽状缺裂，两面被尖状柔毛，叶有长叶柄；中部茎叶披针形、长椭圆形或匙形，长4~8cm，基部无柄或心形抱茎。头状花序；总苞片披针形，外面有腺点及密柔毛；舌状花黄色，管状花外面有腺点，裂片长三角形，顶端芒状渐尖，被节毛。瘦果被毛；冠毛长2mm。花、果期7~8月。

【**适宜生境**】中生植物。耐热、耐旱，喜阳光充足、通风良好的环境和排水良好的土壤。

【**资源状况**】作为园林绿化植物，阴山地区有较广泛栽培。

【**入药部位**】■中药：全草（宿根天人菊）。

【**采收加工**】夏、秋二季开花时采收全草，洗净，阴干。

【**功能主治**】■中药：宿根天人菊清热，利湿，解毒；用于湿热痢疾，淋证，乳痈，疖肿。

【**用法用量**】■中药：宿根天人菊5~10g。

亚洲蓍

阿子音－图乐格其－额布斯

Achillea asiatica Serg.

【**标本采集号**】150921150827032LY

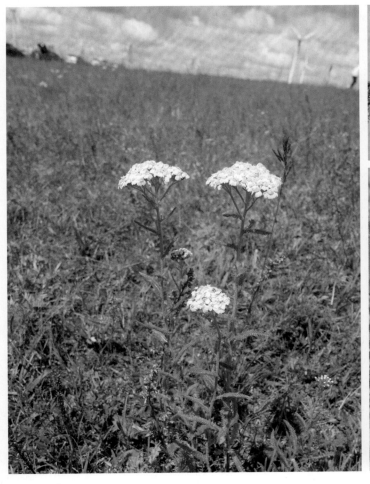

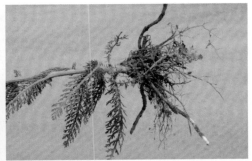

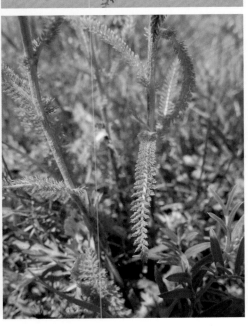

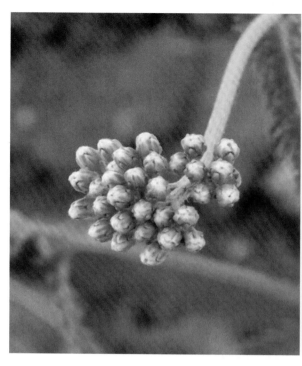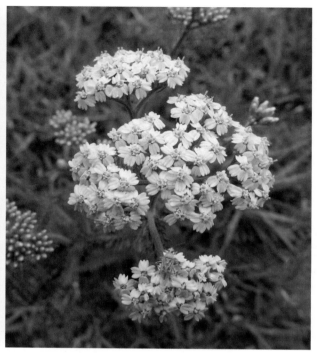

【形态特征】多年生草本。茎被棉状长柔毛。叶线状长圆形，二至三回羽状全裂，上面疏生长柔毛，下面被较密长柔毛；中上部叶无柄，一回裂片多数。头状花序组成伞房状；总苞长圆形，被疏柔毛；总苞片 3~4 层，卵形、长圆形或披针形，先端钝，有棕色或淡棕色膜质边缘，上部具疏伏毛，边缘棕色；舌状花具黄色腺点，舌片粉红色或淡紫红色，半椭圆形或近圆形，先端近平截，具 3 枚圆齿；管状花具腺点，冠檐 5 裂。瘦果长圆状楔形，具边肋。花、果期 7~9 月。

【适宜生境】中生植物。生于河滩、沟谷草甸及山地草甸，为伴生种。

【资源状况】分布于乌兰察布市（察哈尔右翼后旗、察哈尔右翼中旗、凉城县、四子王旗、卓资县）、呼和浩特市（土默特左旗、武川县）、包头市（石拐区）。常见。作为园林绿化植物，阴山地区亦有少量栽培。

【入药部位】■中药：全草（蓍草）、果实（蓍实）。

■蒙药：全草（阿资亚－图勒格其－额布苏）。

【采收加工】夏、秋二季采收全草，除去杂质，洗净泥土，鲜用或晒干；秋季采收果实，晒干。

【功能主治】■中药：蓍草祛风止痛，活血，解毒；用于风湿痹痛，牙痛，经闭腹痛，胃痛，肠炎，痢疾，跌打损伤，疮痈肿毒，痔疮出血，毒蛇咬伤，外伤出血。蓍实益气明目；用于目昏不明。

■蒙药：阿资亚－图勒格其－额布苏消奇哈，消肿、止痛；用于内外奇哈症；骨折，损伤，关节肿胀，疖痈。

【用法用量】■中药：蓍草 10~15g，研末，每次 1~3g。蓍实 5~10g，或入丸、散服。

■蒙药：阿资亚－图勒格其－额布苏多配方用。

齿叶蓍
单叶蓍、伊木特－图乐格其－额布斯
Achillea acuminata (Ledeb.) Sch.-Bip.

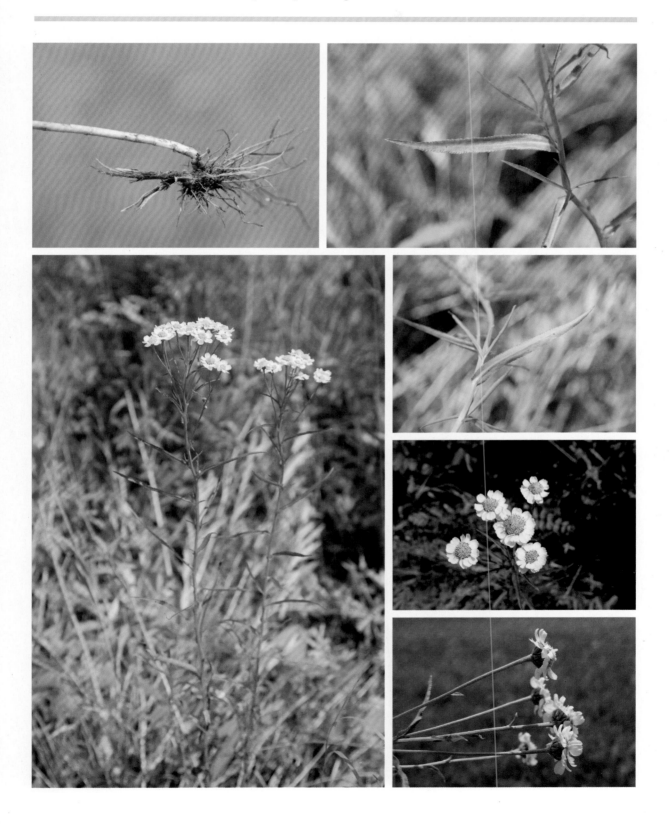

【形态特征】多年生草本。茎单生或数条，直立，上部密生短柔毛。基部叶和下部叶花期凋落，中部叶无叶柄，边缘有上弯的重小锯齿，齿端有软骨质小尖，无毛或仅下面沿叶脉有短柔毛，有极疏腺点。头状花序较多数，密集成疏伞房状；总苞半球状；总苞片3层，覆瓦状，被较密的长柔毛；托片与总苞片相似；舌状花10~23个，白色，卵形，顶端有3枚圆齿；管状花白色。瘦果宽倒披针形，无冠毛。花、果期6~9月。

【适宜生境】中生植物。生于山坡下湿地、草甸、林缘。

【资源状况】分布于乌兰察布市（凉城县）。少见。

【入药部位】■中药：全草（蓍草）、果实（蓍实）。

【采收加工】夏、秋二季采收全草，除去杂质，洗净泥土，鲜用或晒干；秋季采收果实，晒干。

【功能主治】■中药：蓍草祛风止痛，活血，解毒；用于风湿痹痛，牙痛，经闭腹痛，胃痛，肠炎，痢疾，跌打损伤，疮痈肿毒，痔疮出血，毒蛇咬伤，外伤出血。蓍实益气明目；用于目昏不明。

【用法用量】■中药：蓍草10~15g，研末，每次1~3g。蓍实5~10g，或入丸，散服。

高山蓍 羽衣草、蚰蜒草、锯齿草、图乐格其－额布苏
Achillea alpina L.

【标本采集号】150823150810061LY

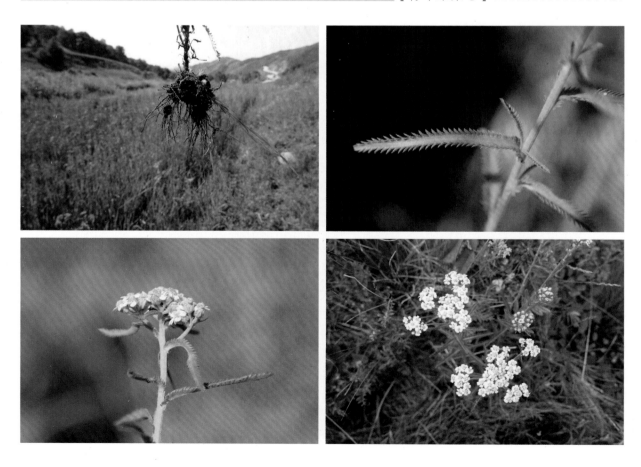

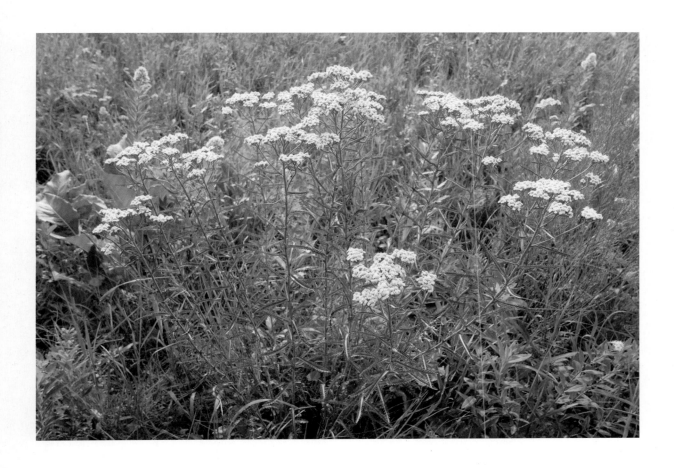

【形态特征】多年生草本。具短根状茎；茎直立，高 30~80cm，被疏或密的伏柔毛。叶无柄，条状披针形，篦齿状羽状浅裂至深裂，基部裂片抱茎。头状花序多数，集成伞房状；总苞宽矩圆形或近球形；总苞片 3 层，覆瓦状排列，有凸起的中肋，边缘膜质，褐色，疏生长柔毛；托片和内层总苞片相似；边缘舌状花 6~8 个，舌片白色，宽椭圆形，顶端 3 浅齿；管状花白色，冠檐 5 裂，管部压扁。瘦果宽倒披针形，扁，有淡色边肋。花、果期 7~9 月。

【适宜生境】中生植物。常见于山坡草地、灌丛间、林缘。

【资源状况】分布于巴彦淖尔市（乌拉特前旗）。少见。

【入药部位】■中药：全草（蓍草）、果实（蓍实）。

　　　　　　■蒙药：全草（图勒格其 – 额布苏）。

【采收加工】夏、秋二季采收全草，除去杂质，洗净泥土，鲜用或晒干；秋季采收果实，晒干。

【功能主治】■中药：蓍草祛风止痛，活血，解毒；用于风湿痹痛，牙痛，经闭腹痛，胃痛，肠炎，痢疾，跌打损伤，疮痈肿毒，痔疮出血，毒蛇咬伤，外伤出血。蓍实益气明目；用于目昏不明。

　　　　　　■蒙药：图勒格其 – 额布苏消肿，止痛；用于内痈，关节肿胀，疥疮肿毒。

【用法用量】■中药：蓍草 10~15g，研末，每次 1~3g。蓍实 5~10g，或入丸、散服。

　　　　　　■蒙药：图勒格其 – 额布苏多配方用。

短瓣蓍

敖呼日－图勒格其－额布苏

Achillea ptarmicoides Maxim.

【标本采集号】150823150810055LY

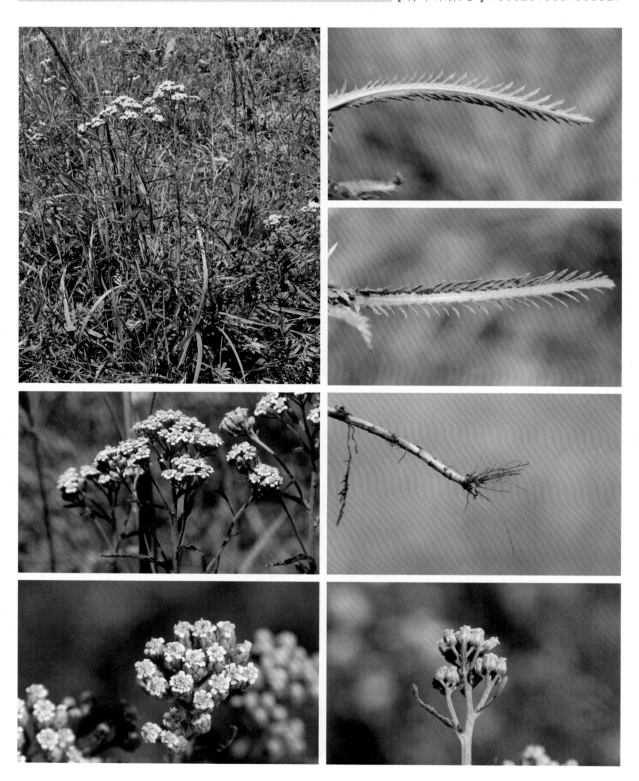

【形态特征】多年生草本。具短的根状茎；茎直立，高 70~100cm，疏生白色柔毛及黄色的腺点。叶无柄，条状披针形，篦齿状羽状深裂。头状花序集成伞房状；总苞钟状，淡黄绿色，被疏毛或近无毛；总苞片 3 层，覆瓦状排列，外层卵形，中层椭圆形，边缘膜质，淡黄色或有狭的淡棕色的外缘；舌状花 6~8 个，舌片淡黄白色，有腺点；管状花白色，顶端 5 齿，管部压扁，具腺点。瘦果矩圆形或宽倒披针形，具宽的淡白色边肋，无毛。花、果期 7~9 月。

【适宜生境】中生植物。生于山地草甸、灌丛间，为伴生种。

【资源状况】分布于乌兰察布市（凉城县、兴和县、卓资县）、呼和浩特市（武川县）、包头市（固阳县、九原区、石拐区、土默特右旗）、巴彦淖尔市（乌拉特前旗）。常见。

【入药部位】■中药：全草（蓍草）、果实（蓍实）。
　　　　　　■蒙药：全草（图勒格其 – 额布苏）。

【采收加工】夏、秋二季采收全草，除去杂质，洗净泥土，鲜用或晒干；秋季采收果实，晒干。

【功能主治】■中药：蓍草祛风止痛，活血，解毒；用于风湿痹痛，牙痛，经闭腹痛，胃痛，肠炎，痢疾，跌打损伤，疮痈肿毒，痔疮出血，毒蛇咬伤，外伤出血。蓍实益气明目；用于目昏不明。
　　　　　　■蒙药：图勒格其 – 额布苏消奇哈，消肿，止痛；用于内外奇哈症，骨折，损伤，关节肿胀，疖痈。

【用法用量】■中药：蓍草 10~15g，研末，每次 1~3g。蓍实 5~10g，或入丸、散服。
　　　　　　■蒙药：图勒格其 – 额布苏多入丸、散服。

蒿子杆　茼蒿、同呼 – 诺高
Chrysanthemum carinatum Schousb. Vextr.

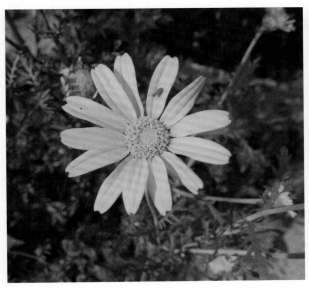
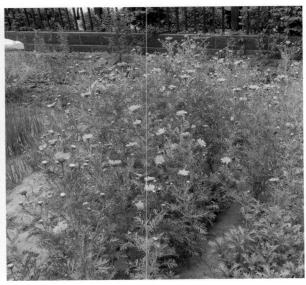

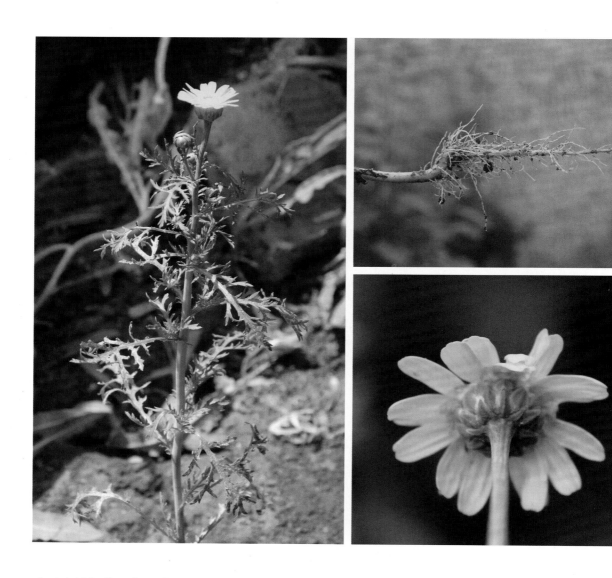

【形态特征】一年生草本，高 20~70cm。茎直立，通常自中上部分枝。基生叶花期枯萎，中下部茎
叶倒卵形，二回羽状分裂，一回深裂或几全裂，侧裂片 3~8 对，二回深裂或浅裂，裂
片披针形。头状花序通常 2~8 个生于茎枝顶端，有长花梗，总苞片 4 层。舌状花瘦果
有 3 条宽翅肋，特别是腹面的 1 条翅肋伸延于瘦果顶端并超出于花冠基部，伸长成喙
状或芒尖状。管状花瘦果两侧压扁，有 2 条突起的肋。花、果期 7~9 月。

【适宜生境】中生植物。属于半耐寒性蔬菜，对光照要求不严，一般以较弱光照为好。属短日照蔬
菜，在冷凉温和、土壤相对湿度保持在 70%~80% 的环境下，有利于其生长。

【资源状况】作为蔬菜，阴山地区有栽培。

【入药部位】■中药：茎叶（茼蒿）。

【采收加工】春、夏二季采收，鲜用。

【功能主治】■中药：茼蒿和脾胃，消痰饮，安心神；用于脾胃不和，二便不通，咳嗽痰多，烦
热不安。

【用法用量】■中药：茼蒿鲜品 60~90g。

小红菊

山野菊、<u>乌兰－乌达巴拉</u>
Dendranthema chanetii (Lévl.) Shih

【标本采集号】150921150825017LY

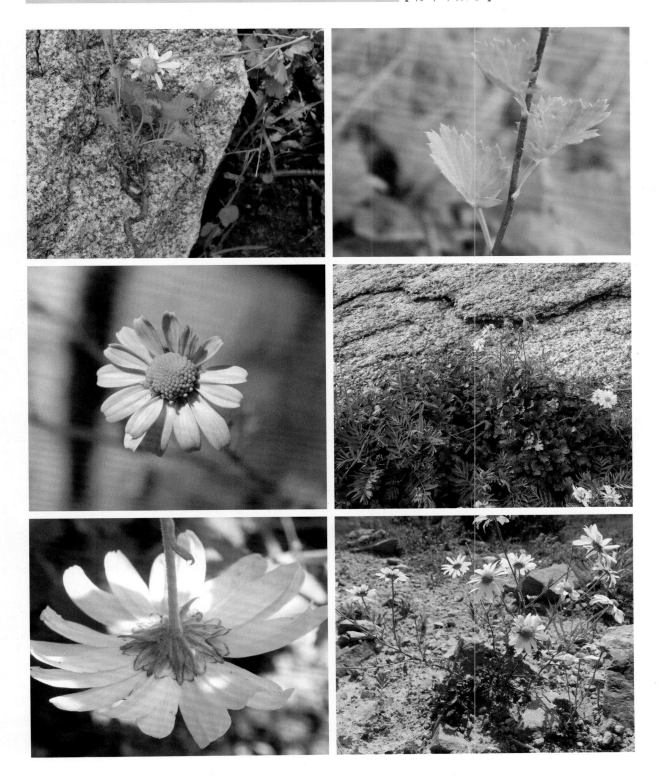

【形态特征】多年生草本。茎枝疏被毛。中部茎生叶肾形，常 3~5 掌状或掌式羽状浅裂或半裂；上部茎叶椭圆形或长椭圆形，羽裂、齿裂或不裂；中下部茎生叶基部稍心形或平截。头状花序，排成疏散伞房花序；总苞碟形；总苞片 4~5 层，边缘穗状撕裂，背面疏生长柔毛，中内层渐短，宽倒披针形、三角状卵形或线状长椭圆形；舌状花白色、粉红色或紫色，舌片先端 2~3 齿裂。瘦果具脉棱 4~6 条。花、果期 7~9 月。

【适宜生境】中生植物。生于山坡、林缘及沟谷等处。

【资源状况】分布于乌兰察布市（察哈尔右翼后旗、察哈尔右翼前旗、察哈尔右翼中旗、化德县、凉城县、商都县、四子王旗、兴和县、卓资县）、呼和浩特市（和林格尔县、土默特左旗、武川县）、包头市（土默特右旗）、巴彦淖尔市（乌拉特前旗）。少见。

【入药部位】■蒙药：头状花序（宝日 – 乌达巴拉）。

【采收加工】夏、秋二季花盛开时采摘头状花序，除去杂质，阴干。

【功能主治】■蒙药：宝日 – 乌达巴拉散风清热，平肝明目；用于风热感冒，头痛眩晕，目赤肿痛，眼目昏花。

【用法用量】■蒙药：宝日 – 乌达巴拉多入丸、散服。

楔叶菊 哲日力格 – 乌达巴拉
Dendranthema naktongense (Nakai) Tzvel.

【标本采集号】150927180905039LY

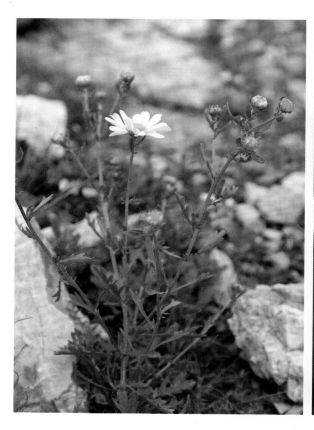
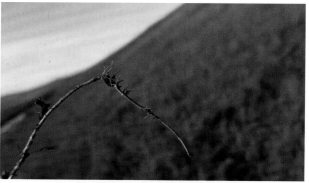
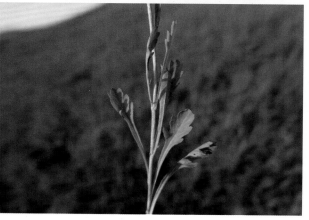

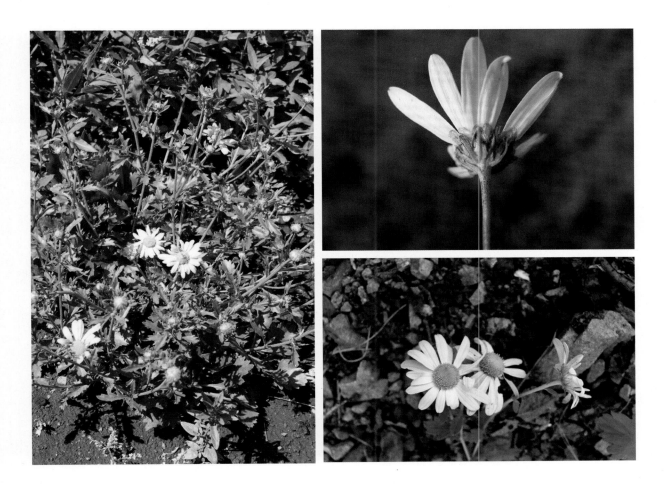

【形态特征】多年生草本，高 10~50cm。有地下匍匐根状茎；茎直立，自中部分枝；全部茎枝有稀
　　　　　疏的柔毛。中部茎叶长椭圆形、椭圆形或卵形，掌式羽状或羽状 3~7 浅裂、半裂或深
　　　　　裂；叶腋常有簇生较小的叶；全部茎叶基部楔形或宽楔形，有长柄，柄基有或无叶耳，
　　　　　两面无毛或几无毛。头状花序，2~9 个在茎枝顶端排成疏松伞房花序；舌状花白色、
　　　　　粉红色或淡紫色，舌片顶端全缘或 2 齿。花期 7~8 月。

【适宜生境】中生植物。生于海拔 1400~1720m 的草原。

【资源状况】分布于乌兰察布市（察哈尔右翼后旗、察哈尔右翼前旗、察哈尔右翼中旗、丰镇市）、
　　　　　呼和浩特市（和林格尔县）、包头市（固阳县）。常见。

【入药部位】■中药：头状花序（楔叶菊）。
　　　　　■蒙药：头状花序（哲日力格 – 乌达巴拉）。

【采收加工】夏、秋二季花盛开时采摘，除去杂质，阴干。

【功能主治】■中药：楔叶菊清热解表，止痛；用于急性细菌性结膜炎，头痛，半边脸发热等温热病。
　　　　　■蒙药：哲日力格 – 乌达巴拉杀黏，清热解毒，燥脓消肿；用于温热，毒热，感冒发热，
　　　　　脓疮等。

【用法用量】■中药：楔叶菊适量，开水泡，代茶饮。
　　　　　■蒙药：哲日力格 – 乌达巴拉入丸、散服，或入汤剂服。

菊 花

九月菊、鞠、秋菊、乌达巴拉－其其格
Dendranthema morifolium (Ramat.) Tzvel.

【标本采集号】150203190510055LY

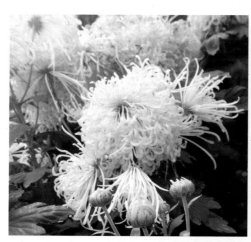
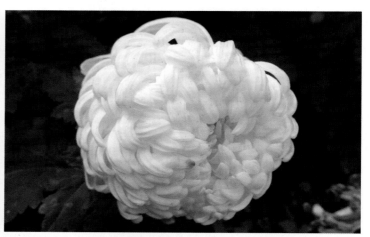
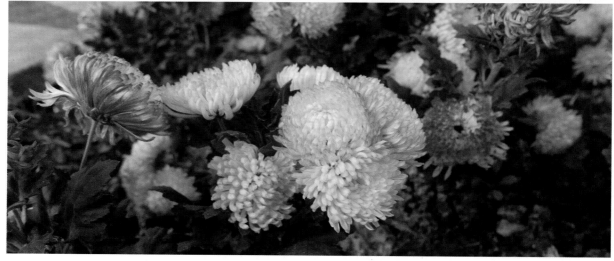

【形态特征】多年生草本，高 60~150cm。茎直立，分枝或不分枝，被柔毛。叶卵形至披针形，羽状浅裂或半裂，有短柄，叶下面被白色短柔毛。头状花序，大小不一；总苞片多层，外层外面被柔毛；舌状花颜色各种；管状花黄色。花期 9~10 月。

【适宜生境】中生植物。喜地势高燥、土层深厚、富含腐殖质、疏松肥沃而排水良好的沙壤土。

【资源状况】作为园林绿化植物，阴山地区有少量栽培。

【入药部位】■中药：头状花序（菊花）。

【采收加工】秋季霜降前开花时采摘，除去杂质，阴干或熏、蒸后晒干。

【功能主治】■中药：菊花疏风清热，平肝明目，清热解毒；用于风热感冒，头痛，眩晕，目赤肿痛，眼目昏花，疮痈肿毒。

【用法用量】■中药：菊花 5~10g，或入丸、散服，或代茶饮；外用适量，煎汤洗，或捣烂敷。

甘 菊

岩香菊、少花野菊、敖木日阿特音－乌达巴拉

Dendranthema lavandulifolium (Fisch. ex Trautv.) Ling et Shih

【标本采集号】150221150510056LY

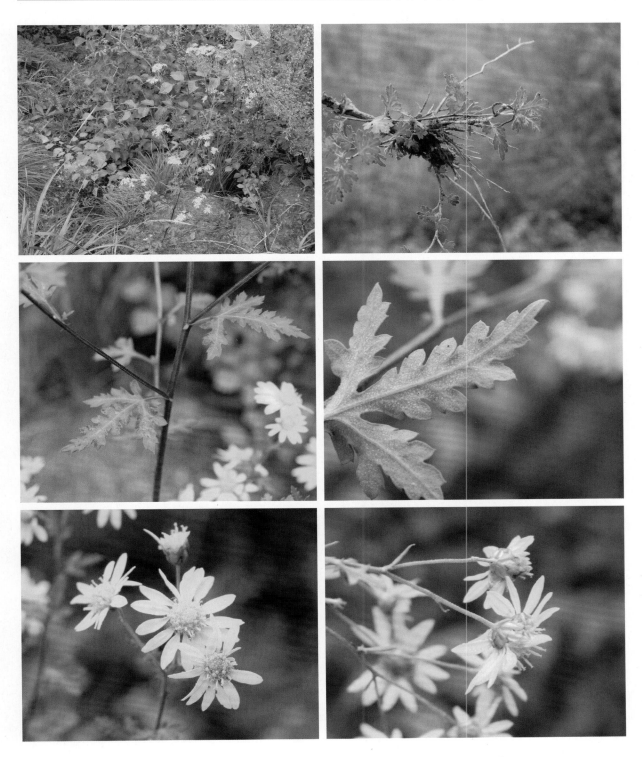

【形态特征】多年生草本，高 20~80cm。有横走的匍匐枝。茎直立，单一或少数簇生，挺直或稍呈"之"字形屈曲，具纵沟与棱，绿色或带紫褐色；疏或密被白色分叉短柔毛，多分枝。叶宽卵形，一至二回羽状深裂，被白色柔毛，并密被腺点；叶具短柄，有狭翅，基部具羽裂状托叶。头状花序小，多数在茎枝顶端排列成复伞房状；总苞无毛或疏被微毛；舌状花冠鲜黄色，舌片长椭圆形，下部狭管疏被腺点；管状花冠，有腺点。瘦果无冠毛。花、果期 8~10 月。

【适宜生境】旱中生植物。生于山坡、岩石上、河谷、河岸、荒地及黄土丘陵地。

【资源状况】分布于包头市（土默特右旗）。少见。

【入药部位】■中药：花或全草（甘菊）。

【采收加工】夏、秋二季开花时采收，除去杂质，洗净泥土，阴干或晒干。

【功能主治】■中药：甘菊清热解毒，降压；用于流行性脑脊髓膜炎，流行性感冒，高血压，肝炎，痢疾，痈肿疔疮，目赤，瘰疬，湿疹，毒蛇咬伤。

【用法用量】■中药：甘菊 6~12g；外用适量，鲜品捣敷，或煎汤洗患处。

蒙 菊　蒙古乐－乌达巴拉
Dendranthema mongolicum (Ling) Tzvel.

【标本采集号】150221150720105LY

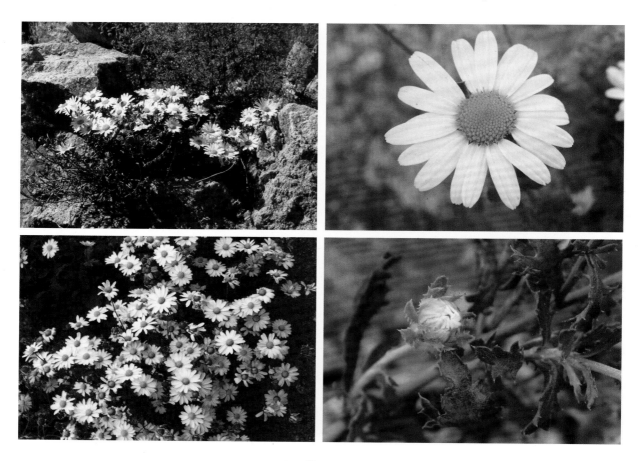

【形态特征】多年生草本，高 20~30cm。有地下匍匐根状茎；茎通常簇生，下部或中下部紫红色或全茎紫红色，被稀疏柔毛。中下部茎叶二回羽状或掌式羽状分裂，一回为深裂，二回为浅裂；上部茎叶长椭圆形，羽状半裂；全部叶有柄，两面无毛或有极稀疏的短柔毛。头状花序，2~7 个在茎枝顶端排成伞房花序；总苞碟状；总苞片 5 层，羽状浅裂或半裂，裂片顶端芒尖，中内层长椭圆形边缘白色膜质；舌状花粉红色或白色。瘦果。花、果期 8~9 月。

【适宜生境】旱中生植物。生于石质或砾石质山坡，为伴生种。

【资源状况】分布于乌兰察布市（察哈尔右翼中旗、兴和县）、呼和浩特市（和林格尔县）、包头市（固阳县、土默特右旗）、巴彦淖尔市（乌拉特前旗）。少见。

【入药部位】■蒙药：头状花序（蒙古乐 – 乌达巴拉）。

【采收加工】夏、秋二季花盛开时采摘头状花序，除去杂质，阴干。

【功能主治】■蒙药：蒙古乐 – 乌达巴拉清热解毒，燥脓消肿，杀黏；用于瘟热，毒热，感冒发热，脓疮。

【用法用量】■蒙药：蒙古乐 – 乌达巴拉入丸、散或汤剂服。

小甘菊　金扭扣、矛日音 – 阿给
Cancrinia discoidea (Ledeb.) Poljak.

【标本采集号】152921130621006LY

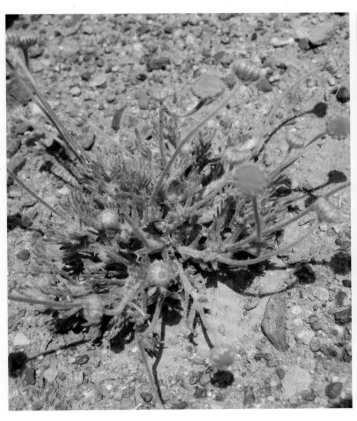
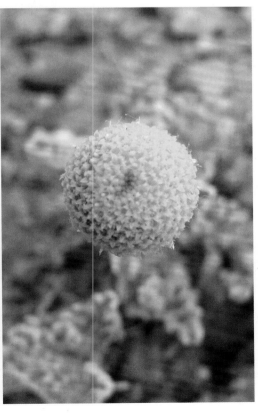

【形态特征】二年生草本。茎基部分枝，被白色棉毛。叶灰绿色，被白色棉毛至几无毛，叶长圆形，二回羽状深裂，裂片 2~5 对，每裂片 2~5 深裂或浅裂，稀全缘，小裂片卵形或宽线形，先端钝或短渐尖；叶柄长，基部扩大。头状花序单生，直立；总苞疏被棉毛至几无毛；总苞片 3~4 层，草质，外层少数，线状披针形，先端尖，几无膜质边缘，内层较长，线状长圆形，边缘宽膜质；花托凸起，锥状球形；花黄色。瘦果无毛；冠状冠毛膜质，5 裂。花、果期 6~8 月。

【适宜生境】旱生植物。生于石质残丘坡地及丘前冲积覆沙地，为戈壁荒漠的偶见伴生种。

【资源状况】分布于巴彦淖尔市（乌拉特后旗）、阿拉善盟（阿拉善左旗行政区）。常见。

【入药部位】■中药：全草（甘菊）。

【采收加工】春、夏二季采收，切段，晒干。

【功能主治】■中药：甘菊清热祛湿；用于湿热黄疸。

【用法用量】■中药：甘菊 9~24g。

铺散亚菊　格－那布其图－宝如乐吉
Ajania khartensis (Dunn) Shih

【标本采集号】150825150510056LY

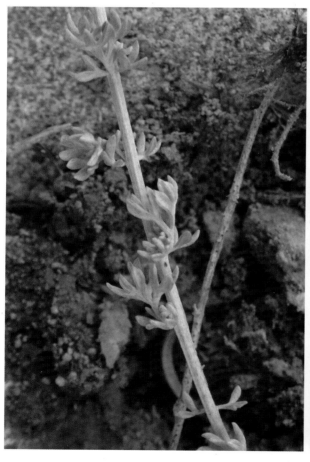
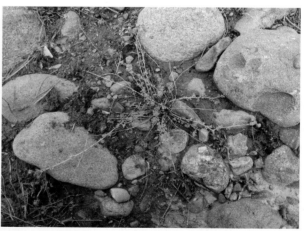
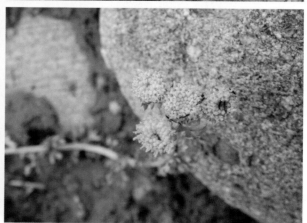

【形态特征】多年生草本，高达 20cm。花茎和不育茎被贴伏柔毛。叶圆形、半圆形、扇形或宽楔形，二回掌状 3~5 全裂；两面灰白色，被贴伏柔毛。头状花序排成伞房花序，稀单生；总苞宽钟状；总苞片 4 层，先端钝或稍圆，被柔毛，边缘棕褐色、黑褐色或暗灰褐色宽膜质，外层披针形或线状披针形，中内层宽披针形、长椭圆形或倒披针形；边缘雌花细管状。瘦果。花、果期 7~9 月。

【适宜生境】中生植物。生于海拔 2500~5300m 的山坡。

【资源状况】分布于巴彦淖尔市（乌拉特后旗）。少见。

【入药部位】■中药：全草（铺散亚菊）。

【采收加工】夏、秋二季采收，切段，晒干。

【功能主治】■中药：铺散亚菊清热解毒，疏风散热，散瘀；用于痈疖疔疮。

【用法用量】■中药：铺散亚菊适量，开水泡，代茶饮。

蓍状亚菊

蓍状艾菊、图乐格其 – 宝如乐吉

Ajania achilloides (Turcz.) Poljak. ex Grubov.

【标本采集号】150929180817004LY

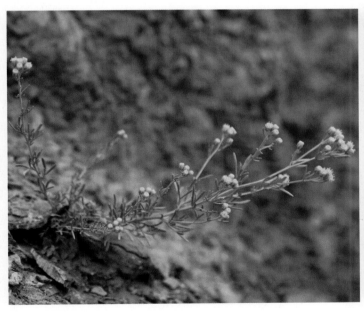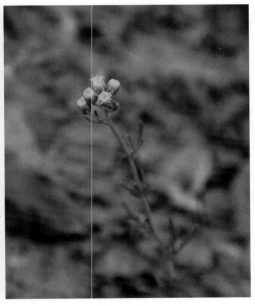

【形态特征】灌木，高10~20cm。根木质，垂直直伸。老枝短缩，自不定芽发出多数的花枝。中部茎叶卵形或楔形，二回羽状分裂；全部叶有柄，被稠密顺向贴伏的短柔毛。头状花序小；总苞钟状；总苞片4层，有光泽，麦秆黄色，外层长椭圆状披针形，中内层卵形至披针形，中外层外面被微毛，全部苞片边缘白色膜质，顶端钝或圆；边缘雌花约6朵，花冠细管状，顶端4深裂尖齿；中央两性花；全部花冠外面有腺点。花、果期8~9月。

【适宜生境】旱生植物。生于荒漠草原地带的沙质壤土上及碎石和石质坡地，为优势种或建群种；也进入阿拉善戈壁荒漠的石质残丘坡地及沟谷，为常见伴生种。

【资源状况】分布于乌兰察布市（四子王旗）、包头市（达尔罕茂明安联合旗）、巴彦淖尔市（乌拉特后旗、乌拉特中旗）。少见。

【入药部位】■中药：全草（蓍状亚菊）。

【采收加工】夏、秋二季采收，切段，晒干。

【功能主治】■中药：蓍状亚菊清肺止咳；用于咳嗽，咳痰。

【用法用量】■中药：蓍状亚菊适量，开水泡，代茶饮。

灌木亚菊

灌木艾菊、宝塔力格 - 宝如乐吉
Ajania fruticulosa (Ledeb.) Poljak.

【标本采集号】150825150904147LY

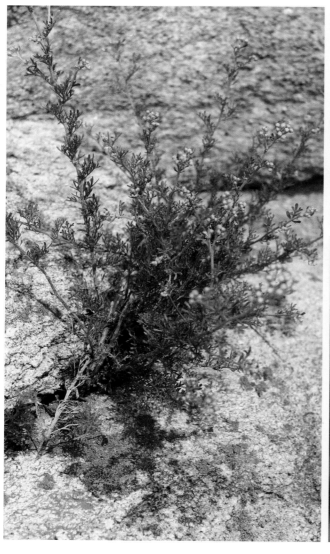
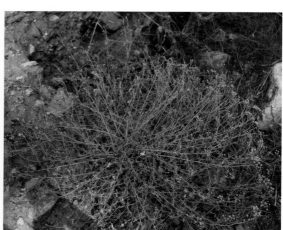
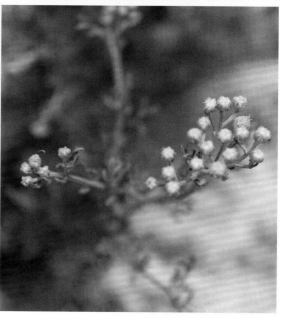

【形态特征】灌木。老枝麦秆黄色，花枝灰白色或灰绿色，被柔毛。茎中部叶圆形，二回掌状或掌式羽状 3~5 裂，一、二回全裂；一回侧裂片 1 对或不明显 2 对，常三出；中部的叶掌状 3~4 全裂或掌状 5 裂，茎叶 3 裂，叶有柄；小裂片线状钻形，两面均灰白色或淡绿色，被贴伏柔毛；叶耳一回分裂，无柄。总苞钟状；总苞片 4 层，边缘白色或带浅褐色膜质，外层卵形，被柔毛，麦秆黄色，中内层椭圆形；边缘雌花细管状，冠檐 3~（5）齿。花、果期 6~10 月。

【适宜生境】旱生植物。生于荒漠化草原至荒漠地带的低山及丘陵石质坡地，为常见伴生种。

【资源状况】分布于巴彦淖尔市（磴口县、乌拉特后旗、乌拉特中旗）。少见。

【入药部位】■中药：全草（灌木亚菊）。

【采收加工】夏、秋二季采收，切段，晒干。

【功能主治】■中药：灌木亚菊清热解毒，凉血；用于疔疮痈肿，臁疮。

【用法用量】■中药：灌木亚菊适量，开水泡，代茶饮。

线叶菊

兔子毛、西伯利亚艾蒿、西日合力格－协日乐吉

Filifolium sibiricum (L.) Kitam.

【标本采集号】150921150825007LY

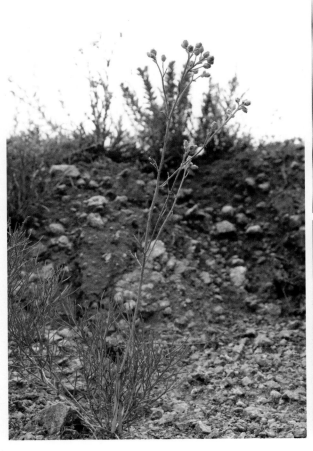
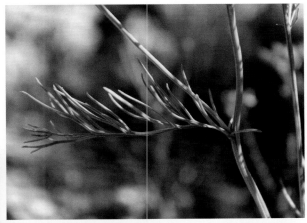
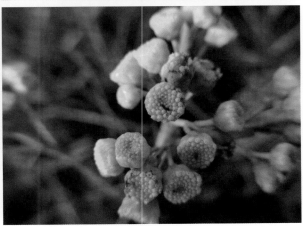

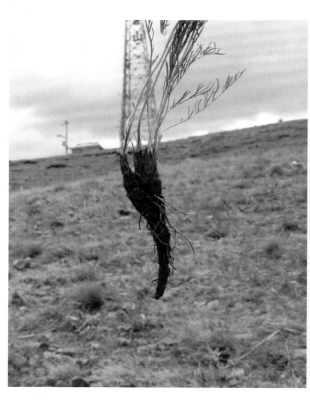
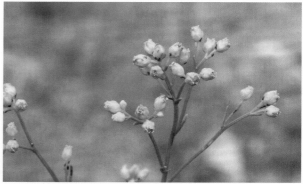
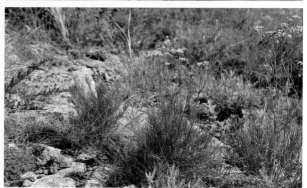

【形态特征】多年生草本。茎无毛，丛生，基部密被纤维鞘。基生叶莲座状，有长柄，倒卵形或长圆形；
茎生叶互生，二至三回羽状全裂。头状花序盘状，在茎枝顶端排成伞房花序；总苞球
形或半球形，无毛；花托稍凸起，蜂窝状；边花雌性，能育，花冠筒状，冠檐 2~4 齿，
有腺点；盘花多数，两性，不育，花冠管状，黄色，冠檐 5 齿裂。瘦果倒卵圆形或椭
圆形，黑色，无毛，腹面有 2 条纹；无冠状冠毛。花、果期 7~9 月。

【适宜生境】中旱生植物。生于低山丘陵坡地的上部及顶部，在典型草原地带则限于海拔较高的山
地及丘陵上都有生长。

【资源状况】分布于乌兰察布市（察哈尔右翼后旗、察哈尔右翼中旗、化德县、集宁区、卓资县）、
呼和浩特市（和林格尔县、武川县）、包头市（达尔罕茂明安联合旗、土默特右旗）。
常见。

【入药部位】■中药：全草（荆草）。

　　　　　■蒙药：地上部分（朱日 – 额布斯）。

【采收加工】夏、秋二季采挖，除去杂质，洗净泥土，阴干。

【功能主治】■中药：荆草清热解毒，凉血，安神镇惊；用于传染病高热，疔疮痈肿，臁疮，中耳炎，
血瘀刺痛，心悸失眠，月经不调。

　　　　　■蒙药：朱日 – 额布斯清热解毒，凉血，安神，镇赫依；用于血瘀刺痛，月经不调，臁疮，
心悸失眠。

【用法用量】■中药：荆草 9~15g；外用适量，熬膏敷。

　　　　　■蒙药：朱日 – 额布斯 6~9g，入丸、散服；外用适量，熬膏外敷患处。

栉叶蒿　篦齿草、恶臭蒿、乌合日－希鲁黑
Neopallasia pectinata (Pall.) Poljak.

【标本采集号】150921150828021LY

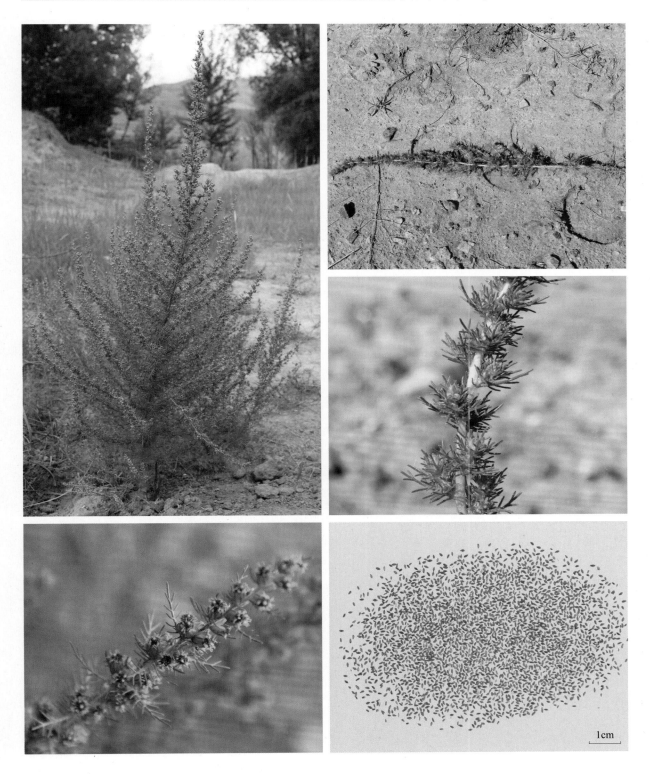

【形态特征】一年生或多年生草本。茎自基部分枝或不分枝，直立，高 12~40cm，常带淡紫色，被稠密的白色绢毛。叶长圆状椭圆形，栉齿状羽状全裂。头状花序单生或数个集生于叶腋；总苞片宽卵形，无毛，草质，有宽的膜质边缘；边缘的雌性花 3~4 朵，能育，花冠狭管状，全缘；中心花两性，9~16 朵，能育，其余着生于花托顶部的不育，全部两性花花冠 5 裂，有时带粉红色。瘦果深褐色，具细沟纹，在花托下部排成 1 圈。花期 7~8 月，果期 8~9 月。

【适宜生境】旱中生植物。多生于壤质或黏壤质的土壤上，为夏雨型一年生层片的主要成分。在退化草场上常常可成为优势种。

【资源状况】分布于乌兰察布市（察哈尔右翼后旗、察哈尔右翼前旗、察哈尔右翼中旗、丰镇市、化德县、集宁区、商都县、兴和县、卓资县）、包头市（白云鄂博矿区、达尔罕茂明安联合旗、固阳县）、巴彦淖尔市（乌拉特中旗）。十分常见。

【入药部位】■ 中药：地上部分（篦齿蒿）。
　　　　　　■ 蒙药：地上部分（乌和日 – 希鲁黑）。

【采收加工】夏、秋二季采收，洗净，晾干。

【功能主治】■ 中药：篦齿蒿清肝利胆，消炎止痛；用于急性黄疸性肝炎，头痛，头晕。
　　　　　　■ 蒙药：乌和日 – 希鲁黑平息协日，解毒，杀虫；用于协日头痛，口苦，黄疸，发热，不思饮食，上吐下泻，肝胆热病。

【用法用量】■ 中药：篦齿蒿 3~5g，或研末服。
　　　　　　■ 蒙药：乌和日 – 希鲁黑 3~6g。

大籽蒿
蓬蒿、白蒿、额日木
Artemisia sieversiana Ehrhart ex Willd.

【标本采集号】150921150828028LY

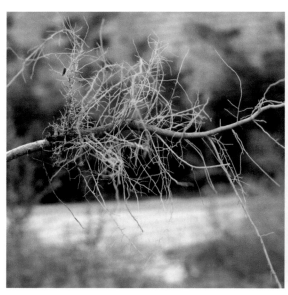
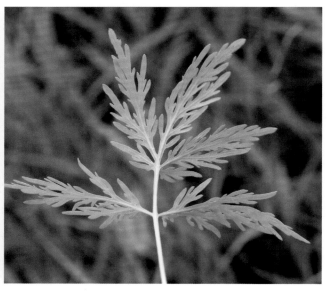

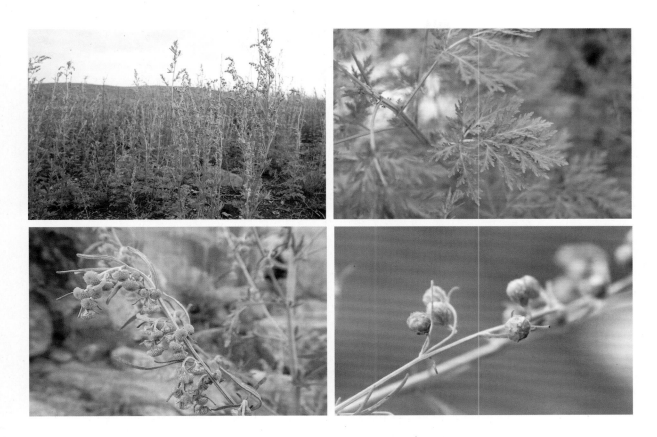

【形态特征】一、二年生草本。主根单一。茎单生，高达 1.5m，纵棱明显，分枝多；茎、枝被灰白色微柔毛。下部叶与中部叶宽卵形，两面被微柔毛，二至三回羽状全裂；上部叶及苞片叶羽状全裂或不裂。头状花序大，排成圆锥花序；总苞半球形，具短梗，在分枝排成总状花序，并在茎上组成开展或稍窄圆锥花序；总苞片背面被灰白色微柔毛或近无毛；花序托凸起，半球形，有白色托毛；雌花 20~30 朵；两性花 80~120 朵。瘦果长圆形。花、果期 7~10 月。

【适宜生境】中生植物。散生或群居于农田、路旁、畜群点或水分较好的撂荒地上，有时也进入人为活动较明显的草原或草甸群落中。

【资源状况】分布于阴山地区各地。常见。

【入药部位】■中药：花蕾（大籽蒿）、全草（白蒿）。
　　　　　　■蒙药：全草（额日木）。

【采收加工】8~9 月采收花蕾，阴干；夏季采收全草，晒干，搓碎。

【功能主治】■中药：大籽蒿祛风除湿，清热解毒；用于风寒湿痹，黄疸，热痢，黄水疮，皮肤湿疹。白蒿清热利湿，凉血止血；用于肺热咳喘，咽喉肿痛，湿热黄疸，热痢，淋病，风湿痹痛，吐血，咯血，外伤出血，疥癫恶疮。
　　　　　　■蒙药：额日木排脓，消奇哈；用于恶疮，痈疖。

【用法用量】■中药：大籽蒿 10~15g；外用适量，煎汤洗患处。白蒿 10~15g，鲜品加倍，或捣汁服，或研末服。
　　　　　　■蒙药：额日木多配方用。

冷 蒿

白蒿、小白蒿、阿给

Artemisia frigida Willd.

【标本采集号】150921150826001LY

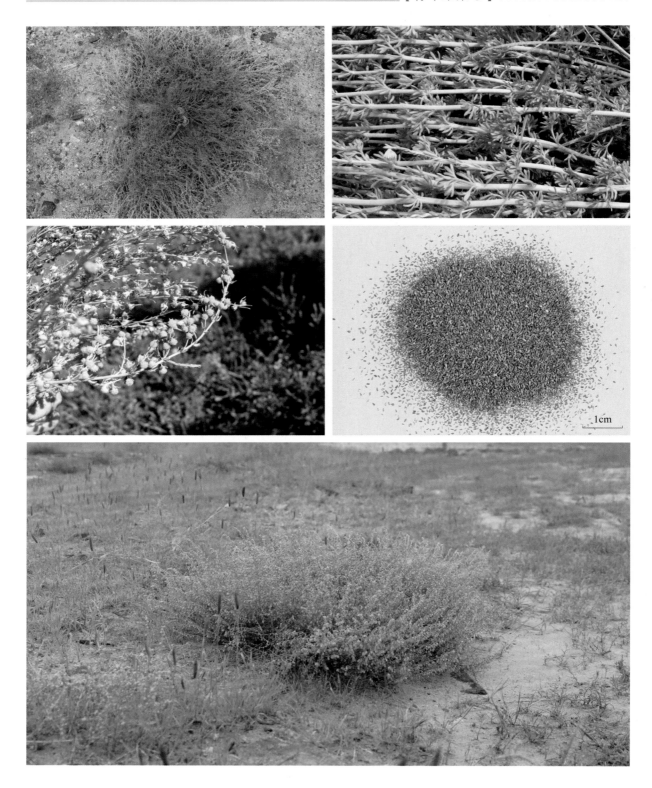

【形态特征】多年生草本。茎数条或多数常丛生，稀单生，高达 70cm。茎、枝、叶两面及总苞片背面密被淡灰黄色或灰白色稍绢质绒毛，后茎毛稍脱落。茎下部叶与营养枝叶二（三）回羽状全裂；中部叶一至二回羽状全裂；上部叶与苞片叶羽状全裂或 3~5 全裂。头状花序半球形、球形或卵球形，排成总状或总状圆锥花序；总苞片边缘膜质；花序托有白色托毛；雌花 8~13 朵；两性花 20~30 朵；花冠檐部黄色。瘦果长圆形或椭圆状倒卵圆形。花、果期 8~10 月。

【适宜生境】旱生植物。广泛分布于草原带和荒漠草原带，沿山地也进入森林草原和荒漠带中，多生于沙质、沙砾质或砾石质土壤上，是草原小半灌木群落的主要建群植物，也是其他草原群落的伴生植物或亚优势植物。

【资源状况】分布于阴山地区各地。十分常见。

【入药部位】■中药：带花全草（小白蒿）。

　　　　　　■蒙药：地上部分（阿给）。

【采收加工】7~8 月初采收带花全草，晒干；夏、秋二季花盛开时采割地上部分，除去老茎等杂质，晒干。

【功能主治】■中药：小白蒿清热燥湿，利胆退黄，杀虫；用于黄疸性肝炎，胆囊炎，小便不利，皮肤瘙痒，湿疹，蛔虫病，蛲虫病。

　　　　　　■蒙药：阿给止血，消肿，消奇哈；用于鼻出血，吐血，肾热，月经不调，疮疡，外伤出血，奇哈症。

【用法用量】■中药：小白蒿 9~15g；外用适量，煎汤洗患处。

　　　　　　■蒙药：阿给多入丸、散服；外用适量。

紫花冷蒿 冷蒿、小白蒿
Artemisia frigida Willd. var. *atropurpurea* Pamp.

【标本采集号】150223140810057LY

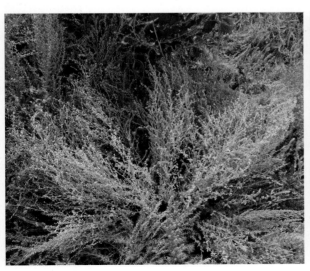
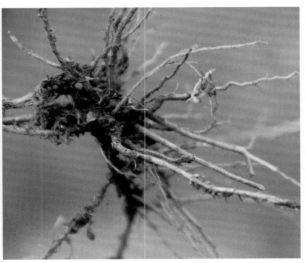

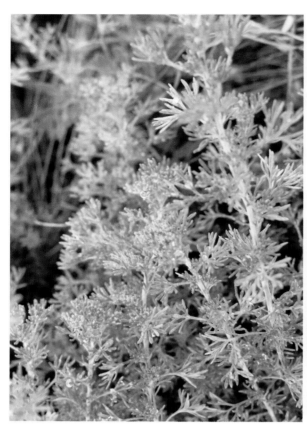
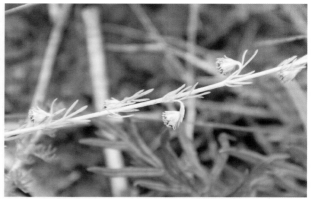
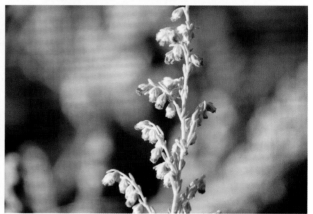

【形态特征】多年生草本，高 10~18cm。主根木质化；茎、枝、叶及总苞片密被灰白色或淡灰黄色
　　　　　　绢毛。茎下部叶矩圆形，二至三回羽状全裂，侧裂片 2~4 对；中部叶矩圆形，一至二
　　　　　　回羽状全裂，侧裂片 3~4 对，基部的裂片半抱茎，并呈假托叶状，无柄；上部叶与苞
　　　　　　叶羽状全裂或 3~5 全裂。头状花序半圆形，在茎上多组成穗状花序，花冠檐部紫色。
　　　　　　瘦果矩圆形。花、果期 8~10 月。

【适宜生境】旱生植物。广泛分布于草原带和荒漠草原带，沿山地也进入森林草原和荒漠带中，多
　　　　　　生于沙质、沙砾质或砾石质土壤上。

【资源状况】分布于包头市（达尔罕茂明安联合旗）。少见。

【入药部位】■中药：带花全草（小白蒿）。
　　　　　　■蒙药：地上部分（阿给）。

【采收加工】7~8 月初采收带花全草，晒干；夏、秋二季花盛开时采割地上部分，除去老茎等杂质，
　　　　　　晒干。

【功能主治】■中药：小白蒿清热燥湿，利胆退黄，杀虫；用于黄疸性肝炎，胆囊炎，小便不利，
　　　　　　皮肤瘙痒，湿疹，蛔虫病，蛲虫病。
　　　　　　■蒙药：阿给止血，消肿，消奇哈；用于吐血，鼻出血，月经不调，外伤出血，疮疡，
　　　　　　奇哈症，肾热。

【用法用量】■中药：小白蒿 9~15g；外用适量，煎汤洗患处。
　　　　　　■蒙药：阿给多入丸、散服；外用适量。

碱 蒿

大莳萝蒿、糜糜蒿、好您－协日乐吉

Artemisia anethifolia Web. ex Stechm.

【标本采集号】 150825150824333LY

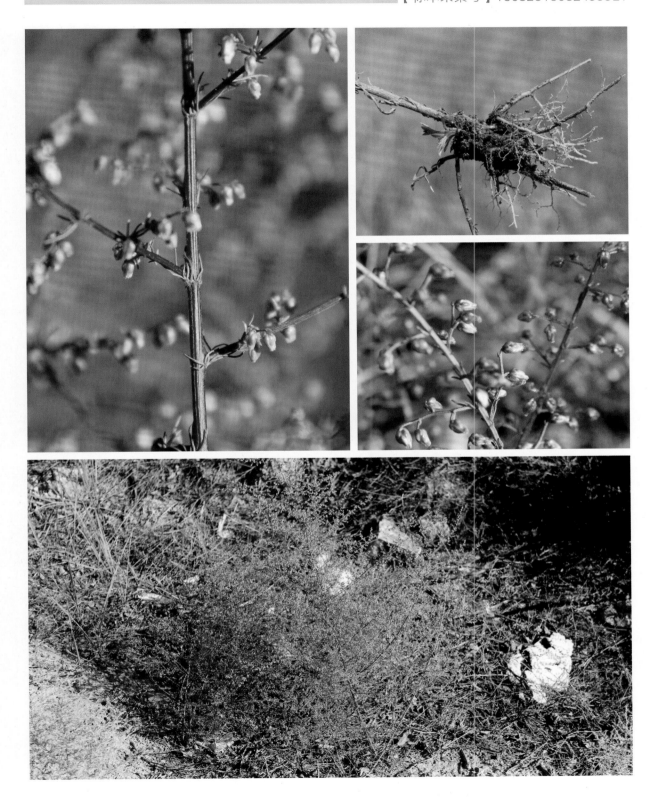

【形态特征】一、二年生草本，植株有浓烈的香气。主根单一，垂直，狭纺锤形。茎单生，高20~50cm，具纵棱，分枝多而长。基生叶二至三回羽状全裂，每侧有裂片 3~4 枚；中部叶一至二回羽状全裂，每侧有裂片 3~4 枚；上部叶与苞片叶无柄，5 或 3 全裂或不分裂。头状花序具短梗，基部有小苞叶；总苞片 3~4 层，外层、中层总苞片有绿色中肋，边缘膜质，内层总苞片近膜质，背面无毛；雌花 3~6 朵，两性花 18~28 朵。瘦果顶端偶有不对称的冠状附属物。花、果期 8~10 月。

【适宜生境】盐生中生植物。生于盐渍化土壤上，为盐生植物群落的主要伴生种。

【资源状况】分布于阴山地区各地。常见。

【入药部位】■中药：地上部分（茵陈）。

【采收加工】春季幼苗高 6~10cm 时采收，干燥。

【功能主治】■中药：茵陈清利湿热，利胆退黄；用于黄疸尿少，湿温暑湿，湿疮瘙痒。

【用法用量】■中药：茵陈 6~15g；外用适量，煎汤熏洗。

评　述

资源利用：碱蒿可作为"茵陈"的代用品。

莳萝蒿　小碱蒿、伪菌陈、宝吉木格－协日乐吉
Artemisia anethoides Mattf.

【标本采集号】150825150904149LY

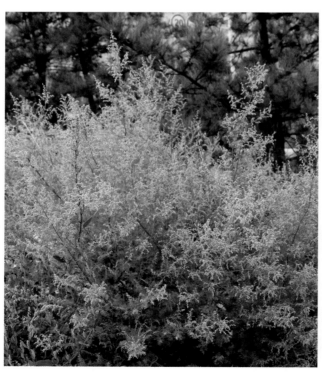
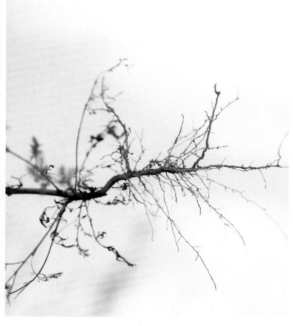

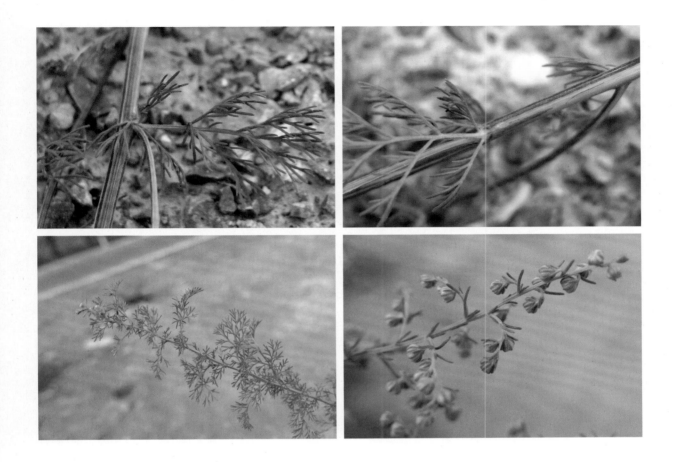

【形态特征】一、二年生草本，植株有浓烈的香气。主根单一，侧根多数。茎单生，高
30~60(~90)cm，淡红色，分枝多，具小枝；茎、枝均被灰白色短柔毛，叶两面密被
白色绒毛。基生叶与茎下部叶三（至四）回羽状全裂；中部叶二至三回羽状全裂，每
侧有裂片（1~）2~3枚；上部叶与苞片叶 3 全裂或不分裂。头状花序近球形，多数；
总苞片 3~4 层，外层、中层总苞片背面密被白色短柔毛，具绿色中肋，边缘膜质，内
层总苞片近膜质，背面无毛；花序托具托毛；雌花 3~6 朵，两性花 8~16 朵。瘦果微
有不对称的冠状附属物。花、果期 7~10 月。

【适宜生境】盐生中生植物。生于盐土、盐碱化的土壤上，在低湿地碱斑湖滨上常形成群落，或为
芨芨草盐生草甸的伴生种。

【资源状况】分布于阴山地区各地。常见。

【入药部位】■中药：地上部分（茵陈）。

【采收加工】春季幼苗高 6~10cm 时采收，干燥。

【功能主治】■中药：茵陈清利湿热，利胆退黄；用于黄疸尿少，湿温暑湿，湿疮瘙痒。

【用法用量】■中药：茵陈 6~15g；外用适量，煎汤熏洗。

评 述

资源利用：莳萝蒿可作为 “茵陈” 的代用品。

白莲蒿

铁杆蒿、万年蒿、香蒿、矛日音－西巴嘎
Artemisia sacrorum Ledeb.

【标本采集号】150221140722298LY

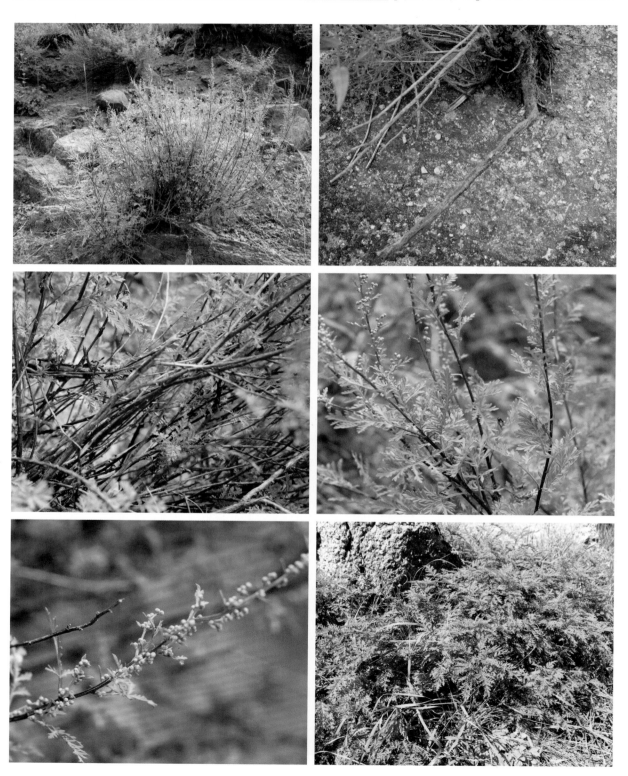

【形态特征】半灌木状草本，高 50~100cm。根稍粗大，木质，垂直。茎多数，常组成小丛，褐色或灰褐色，具纵棱，下部木质，皮常剥裂或脱落。茎下部叶与中部叶二至三回栉齿状羽状分裂；上部叶略小，一至二回栉齿状羽状分裂，两面无毛。头状花序，下垂；雌花 10~12 朵，花冠狭管状，外面微有小腺点；两性花 20~40 朵，花冠管状，外面有微小腺点，花药椭圆状披针形。瘦果狭椭圆状卵形或狭圆锥形。花、果期 8~10 月。

【适宜生境】旱生植物。生于中、低海拔地区的山坡、路旁、灌丛地及森林草原地区，在山地阳坡局部地区常成为植物群落的优势种或主要伴生种。

【资源状况】分布于乌兰察布市（察哈尔右翼前旗、丰镇市、化德县、商都县、四子王旗、兴和县）、呼和浩特市（土默特左旗）、包头市（达尔罕茂明安联合旗、石拐区、土默特右旗）、巴彦淖尔市（乌拉特后旗）。常见。

【入药部位】■中药：地上部分（铁杆蒿）。
　　　　　　■蒙药：全草（瑁仁－沙巴嘎）。

【采收加工】夏、秋二季采收，阴干。

【功能主治】■中药：铁杆蒿清热解毒，凉血止血，利尿；用于黄疸性肝炎，阑尾炎，流行性感冒，小儿惊风，阴虚潮热；外用于创伤出血。
　　　　　　■蒙药：瑁仁－沙巴嘎杀黏虫，止痛，燥脓协日乌素，抑瘀，消肿；用于脑刺痛，黏瘀症，痘疹，虫牙，白喉，皮肤瘙痒，疥疮。

【用法用量】■中药：铁杆蒿 15~20g；外用适量，鲜品捣烂敷，或干品研末撒患处。
　　　　　　■蒙药：瑁仁－沙巴嘎多配方用。

密毛白莲蒿 白万年蒿
Artemisia sacrorum Ledeb. var. *messerschmidtiana* (Bess.) Y. R. Ling

【标本采集号】150222180830019LY

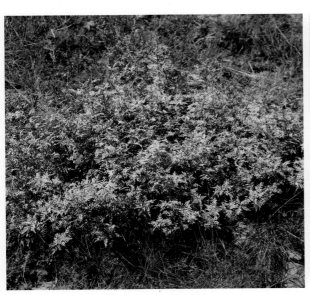
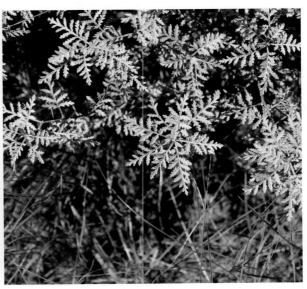

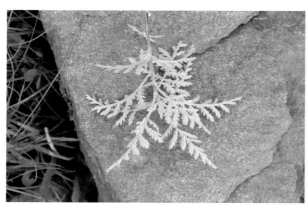
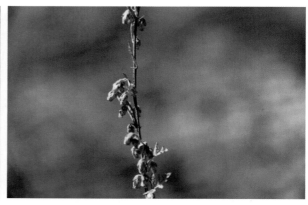

【形态特征】半灌木状草本。根稍粗大，木质，垂直。根状茎粗壮；茎多数，常组成小丛，具纵棱，下部木质，皮常剥裂或脱落。茎下部叶与中部叶二至三回栉齿状羽状分裂；上部叶一至二回栉齿状羽状分裂；叶两面密被灰白色或淡灰黄色短柔毛。头状花序，下垂，在分枝上排成穗状花序式的总状花序；雌花10~12朵，花冠狭管状，花柱线形，伸出花冠外，先端2叉，叉端锐尖；两性花20~40朵，花冠管状，外面有微小腺点，花药椭圆状披针形，上端附属物尖。瘦果狭椭圆状卵形或狭圆锥形。花、果期8~10月。

【适宜生境】旱生植物。生于山坡、丘陵及路旁等处。

【资源状况】分布于乌兰察布市（察哈尔右翼后旗、察哈尔右翼前旗、察哈尔右翼中旗、丰镇市、兴和县）、包头市（固阳县）。常见。

【入药部位】■中药：地上部分（铁杆蒿）。

【采收加工】夏、秋二季采收，阴干。

【功能主治】■中药：铁杆蒿清热解毒，凉血止血，利尿；用于黄疸性肝炎，阑尾炎，流行性感冒，小儿惊风，阴虚潮热；外用于创伤出血。

【用法用量】■中药：铁杆蒿15~20g；外用适量，研末撒患处，或鲜品捣烂敷。

细裂叶莲蒿　两色万年蒿、矛日音－西巴嘎
Artemisia gmelinii Web. ex Stechm.

【标本采集号】150921150826004LY

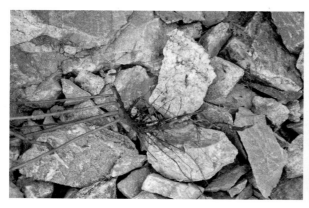
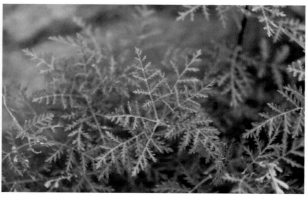

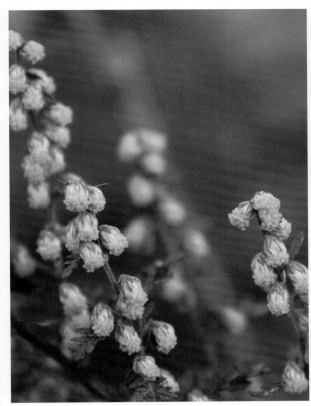
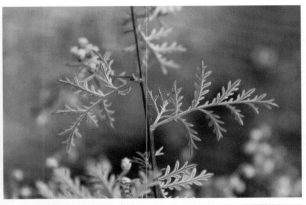
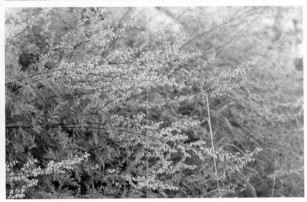

【形态特征】亚灌木状草本，高 10~40（~80）cm。茎丛生，茎、枝初被灰白色绒毛。叶上面初被
　　　　　灰白色柔毛，常有白色腺点或凹皱纹，后渐稀疏或无毛，下面密被灰色或淡灰黄色蛛
　　　　　丝状柔毛；茎下部叶、中部叶与营养枝叶卵形或三角状卵形，二至三回栉齿状羽状分
　　　　　裂，一至二回羽状全裂，基部有栉齿状假托叶；上部叶一至二回栉齿状羽状分裂；苞
　　　　　片叶栉齿状羽状分裂，披针形或披针状线形。头状花序近球形，排成穗状花序或穗状
　　　　　总状花序，在茎上组成总状窄圆锥花序；外层总苞片背面被灰白色柔毛或近无毛，花
　　　　　序托半球形；雌花 10~12 朵；两性花 40~60 朵。瘦果长圆形。花、果期 8~10 月。

【适宜生境】旱生植物。生于山坡、灌丛等处。

【资源状况】分布于乌兰察布市（卓资县）、包头市（固阳县）、巴彦淖尔市（乌拉特中旗）。常见。

【入药部位】■中药：地上部分（万年蒿）。

　　　　　　■蒙药：地上部分（哈日 – 沙布嘎）。

【采收加工】夏、秋二季花未开时采收，除去根及杂质，阴干。

【功能主治】■中药：万年蒿清热解毒，凉血止血，利尿；用于黄疸性肝炎，阑尾炎，流行性感冒，
　　　　　　小儿惊风，阴虚潮热；外用于创伤出血。

　　　　　　■蒙药：哈日 – 沙布嘎杀虫，止痛，燥协日乌素，解痉，消肿；用于脑刺痛，疹症，痘疹，
　　　　　　虫牙，发症，结喉，皮肤瘙痒，疥。

【用法用量】■中药：万年蒿 9~15g；外用适量，炒炭研末敷患处。

　　　　　　■蒙药：哈日 – 沙布嘎多入丸、散服。

褐苞蒿 褐鳞蒿、巴然－协日乐吉
Artemisia phaeolepis Krasch.

【标本采集号】150222180711009LY

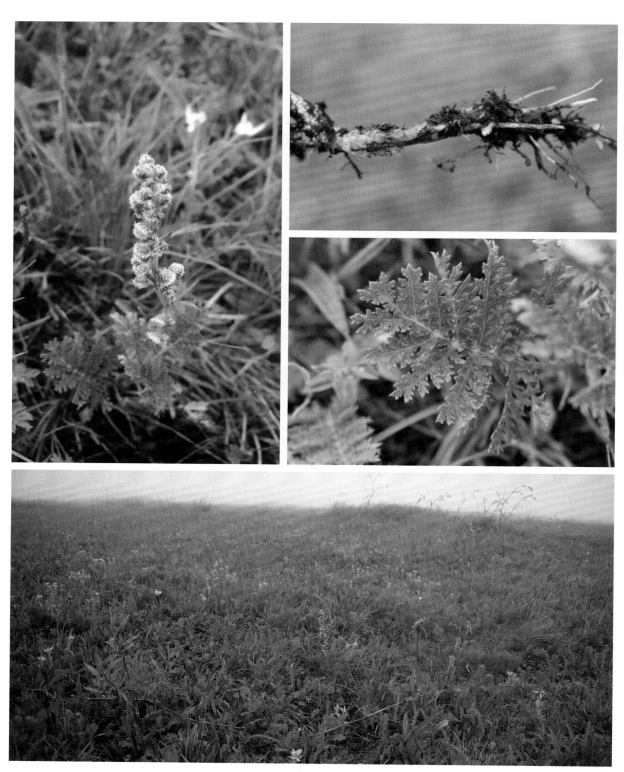

【形态特征】多年生草本，植株有浓烈挥发性气味。根单一或数条，半木质化。根状茎直立或斜向上，有少数细短的营养枝；茎单生或少数，高 15~40cm，有纵棱。叶质薄；基生叶与茎下部叶二至三回栉齿状的羽状分裂；中部叶二回栉齿状的羽状分裂，第一回全裂，每侧有裂片 5~7（~8）枚。头状花序，有短梗，下垂；总苞片 3~4 层，内、外层近等长，总苞片边缘褐色，宽膜质或膜质；雌花 12~18 朵，两性花 40~80 朵。瘦果长圆形，具不明显的纵纹。花、果期 7~10 月。

【适宜生境】中生植物。生于森林带和草原带的山地林缘、灌丛、山地草甸、山地草原，为稀见伴生种。

【资源状况】分布于乌兰察布市（凉城县、卓资县）、呼和浩特市（回民区、土默特左旗、武川县、新城区）、包头市（固阳县、九原区、石拐区、土默特右旗）、巴彦淖尔市（乌拉特前旗）。常见。

【入药部位】■藏药：全草（坎加）。

【采收加工】秋季采收，洗净泥土，晒干。

【功能主治】■藏药：坎加用于四肢关节肿胀，痈疖，肉瘤，"龙"病。

裂叶蒿
菊叶蒿、萨拉巴日海－协日乐吉
Artemisia tanacetifolia Linn.

【标本采集号】150221150824028LY

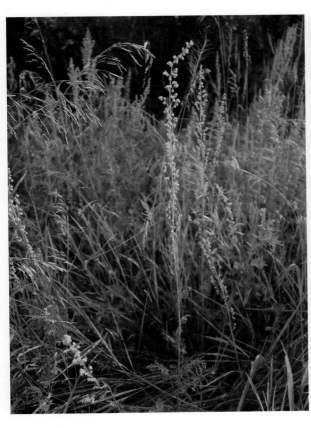
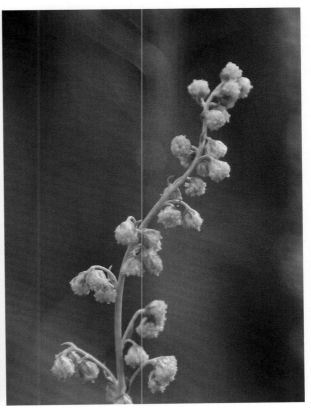

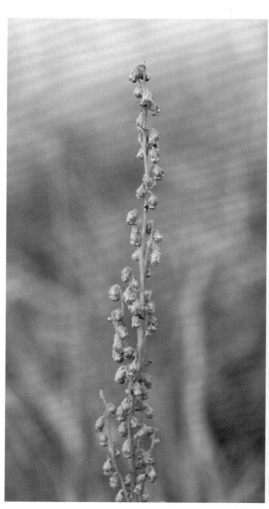
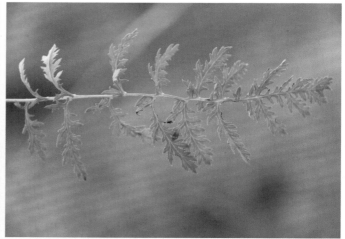
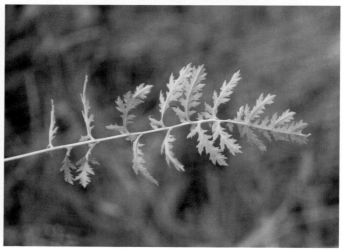

【形态特征】多年生草本。茎少数或单生，高达 70~90cm，茎上部与分枝通常被平贴柔毛。叶下面初密被白色绒毛，后稍稀疏；茎下部叶与中部叶二至三回栉齿状羽状分裂；上部叶一至二回栉齿状羽状全裂；苞片叶栉齿状羽状分裂或不裂。头状花序球形或半球形，下垂，排成密集或稍疏散穗状花序，在茎上组成扫帚状圆锥花序；总苞片背面无毛或初微被稀疏绒毛；雌花 8~15 朵；两性花 30~40 朵，花冠檐部背面有柔毛。瘦果椭圆状倒卵圆形。花、果期 7~9 月。

【适宜生境】中生植物。生于河边、沟谷或居民点附近。多散生或形成小群聚。

【资源状况】分布于乌兰察布市（察哈尔右翼后旗、察哈尔右翼前旗、察哈尔右翼中旗、丰镇市、兴和县）、呼和浩特市（和林格尔县）、包头市（固阳县、土默特右旗）、巴彦淖尔市（乌拉特前旗）。常见。

【入药部位】■中药：叶（裂叶蒿）。

【采收加工】夏、秋二季采摘，除去杂质，阴干。

【功能主治】■中药：裂叶蒿散寒除湿，止痛；用于少腹冷痛，带下病，风湿痹痛，皮肤瘙痒。

【用法用量】■中药：裂叶蒿 3~9g；外用适量，煎汤洗患处。

黄花蒿

臭黄蒿、青蒿、矛日音－协日乐吉
Artemisia annua Linn.

【标本采集号】150921140810013LY

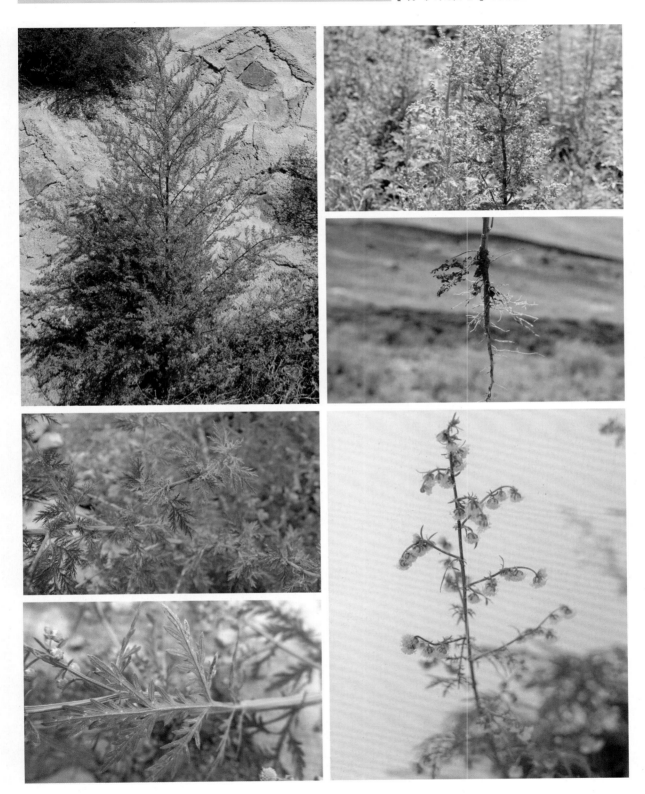

【形态特征】一年生草本。茎单生。茎、枝、叶两面及总苞片背面无毛或初叶下面微有极稀柔毛。叶两面具脱落性白色腺点及细小凹点，茎下部叶宽卵形，三（四）回栉齿状羽状深裂，中肋在上面稍隆起，中轴两侧有窄翅无小栉齿；中部叶二（至三）回栉齿状羽状深裂。头状花序，多数，有短梗，基部有线形小苞叶，在分枝上排成复总状花序，在茎上组成开展的尖塔形圆锥花序；雌花 10~18 朵；两性花 10~30 朵。瘦果，稍扁。花、果期 8~10 月。

【适宜生境】中生植物。生于河边、沟谷或居民点附近。多散生或形成小群聚。

【资源状况】分布于阴山地区各地。常见。

【入药部位】■中药：地上部分（青蒿）。

■蒙药：地上部分（毛仁－希日勒吉）。

【采收加工】秋季采收，除去杂质，洗净泥土，晒干。

【功能主治】■中药：青蒿清虚热，除骨蒸，解暑热，截疟，退黄；用于温邪伤阴，夜热早凉，阴虚发热，骨蒸劳热，暑邪发热，疟疾寒热，湿热黄疸。

■蒙药：毛仁－希日勒吉清热，利咽，消肿；用于咽喉肿痛，肺热，牙龈红肿，瘰疬。

【用法用量】■中药：青蒿 6~12g；后下。

■蒙药：毛仁－希日勒吉多配方用。

黑 蒿

沼泽蒿、阿拉坦－协日乐吉

Artemisia palustris Linn.

【标本采集号】150222180831012LY

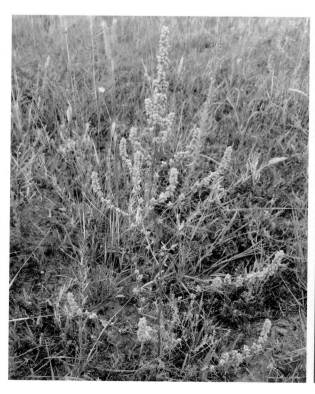
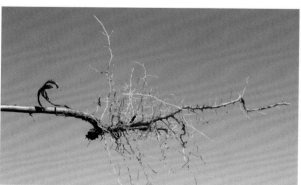
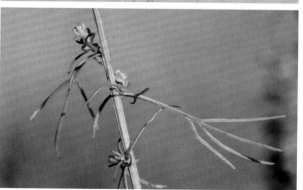

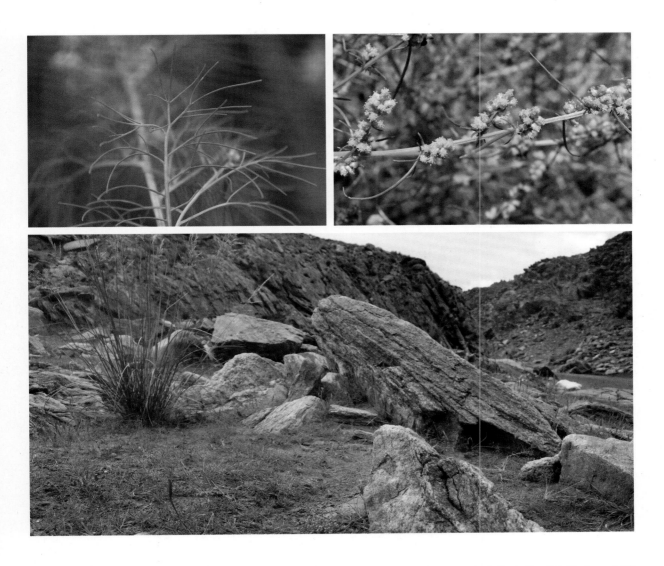

【**形态特征**】一年生草本。根细，单一。茎单生，有细枝；茎、枝、叶及总苞片背面均无毛。叶薄纸质，茎下部叶与中部叶（一至）二回羽状全裂；茎上部叶与苞片叶小，一回羽状全裂。头状花序；花序托凸起，圆锥形；雌花 10~13 朵，花冠狭管状，花柱伸出花冠外，先端 2 叉；两性花 20~26 朵，花冠管状，外面有腺点，花药线形，先端附属物尖，花柱与花冠近等长，上端分叉短，花后叉开，叉端有睫毛。瘦果小，长卵形，略扁，褐色。花、果期 7~9 月。

【**适宜生境**】中生植物。较多生于森林和森林草原地带，有时也出现于干草原带，生于河岸低湿沙地上，是草甸、草甸化草原和山地草原群落中一年生植物层片的重要成分。

【**资源状况**】分布于乌兰察布市（凉城县、兴和县）、包头市（达尔罕茂明安联合旗、固阳县）、巴彦淖尔市（乌拉特中旗）。常见。

【**入药部位**】■中药：全草（黑蒿）。

【**采收加工**】夏季采收，洗净，切段，晒干。

【**功能主治**】■中药：黑蒿清热，祛暑，凉血止血；用于夏季感冒，中暑发热，骨蒸潮热，吐血。

【**用法用量**】■中药：黑蒿 9~12g。

山 蒿 岩蒿、骆驼蒿、哈丹－西巴嘎

Artemisia brachyloba Franch.

【标本采集号】150823150810112LY

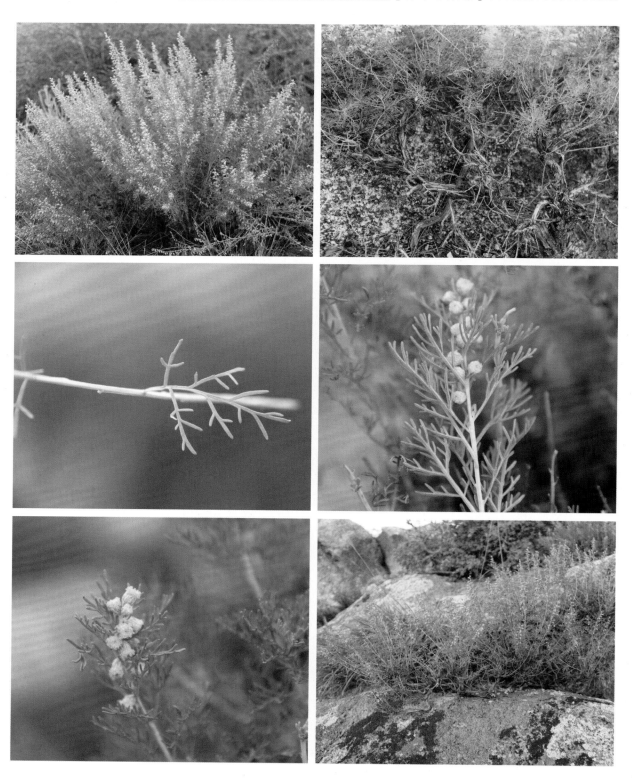

【形态特征】亚灌木状草本。茎丛生，高达60cm。茎、枝幼时被绒毛。叶上面无毛，下面被白色绒毛；基生叶二（至三）回羽状全裂；茎下部叶与中部叶二回羽状全裂；上部叶羽状全裂；苞片叶3裂或不裂。头状花序卵圆形或卵状钟形，排成短总状穗状花序，稀单生于叶腋，在茎上组成稍窄圆锥花序；总苞片背面被灰白色绒毛；雌花10~15朵；两性花20~25朵。瘦果卵圆形。花、果期8~10月。

【适宜生境】旱生植物。生于石质山坡、岩石露头或碎石质的土壤上，是山地植被的主要建群植物之一。

【资源状况】分布于乌兰察布市（兴和县）、包头市（达尔罕茂明安联合旗）、巴彦淖尔市（乌拉特前旗）。常见。

【入药部位】■中药：全草（岩蒿）。

■蒙药：地上部分（哈丹－西巴嘎）。

【采收加工】夏、秋二季采收全草，除去杂质，洗净泥土，晒干；秋季采收地上部分，除去杂质，洗净泥土，晒干。

【功能主治】■中药：岩蒿祛风除湿，清热消肿；用于偏头痛，咽喉肿痛，风湿关节痛。

■蒙药：哈丹－西巴嘎杀虫，止痛，燥脓协日乌素，解痉，消肿；用于脑刺痛，痧症，痘疹，虫牙，发症，结喉，皮肤瘙痒。

【用法用量】■中药：岩蒿熬膏 1.5~3g，或炒炭研末 3~6g。

■蒙药：哈丹－西巴嘎多入丸、散服。

艾　艾蒿、家艾、姜哈

Artemisia argyi Lévl. et Van.

【标本采集号】150221140619282LY

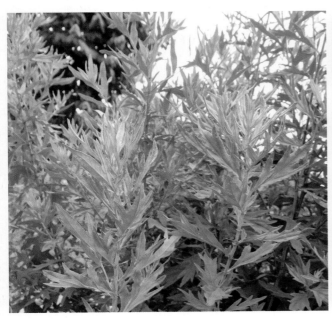
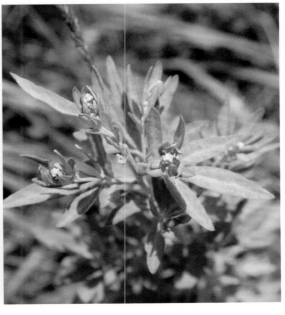

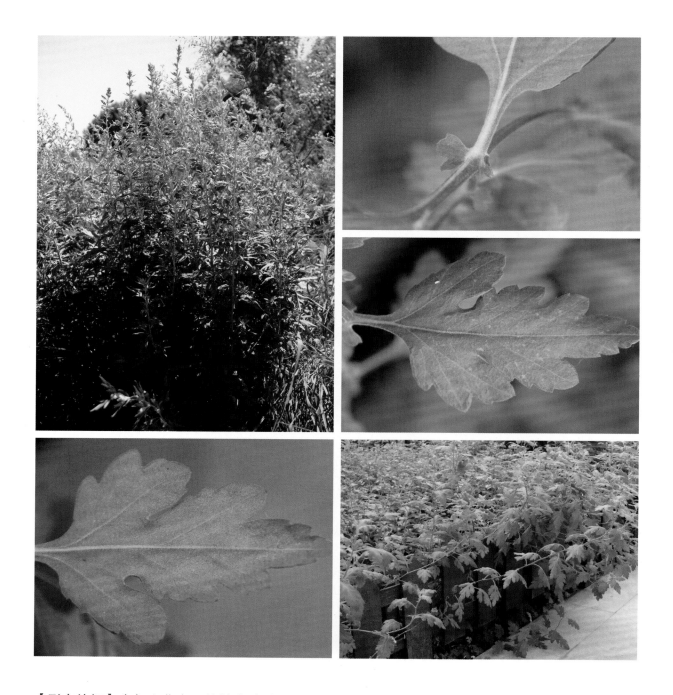

【形态特征】多年生草本，植株有浓香。茎有少数短分枝；茎、枝被灰色蛛丝状柔毛。叶上面被灰白色柔毛，兼有白色腺点与小凹点，下面密被白色蛛丝状线毛；茎下部叶宽卵形，羽状深裂；中部叶卵形，一（至二）回羽状深裂或半裂；上部叶与苞片叶羽状半裂。头状花序排成穗状花序或复穗状花序；总苞片背面密被灰白色蛛丝状绵毛，边缘膜质；雌花 6~10 朵；两性花 8~12 朵，檐部紫色。瘦果长卵圆形或长圆形。花、果期7~10 月。

【适宜生境】中生植物。在森林草原地带可以形成群落，作为杂草常侵入到耕地、路旁及村庄附近，有时也生于林缘、林下、灌丛间。

【资源状况】分布于乌兰察布市（察哈尔右翼中旗、兴和县）、包头市（土默特右旗）、巴彦淖尔市（乌拉特后旗）。常见。

【入药部位】■中药：叶（艾叶）。

　　　　　　■蒙药：叶（荽哈）。

【采收加工】夏季花未开时采摘，除去杂质，晒干。

【功能主治】■中药：艾叶温经止血，散寒止痛，外用祛湿止痒；用于少腹冷痛，经寒不调，宫冷不孕，吐血，衄血，崩漏，月经过多，胎漏下血；外用于皮肤瘙痒。

　　　　　　■蒙药：荽哈消肿，消奇哈，止血；用于内奇哈，皮肤瘙痒，痛，各种出血。

【用法用量】■中药：艾叶 3~9g；外用适量，供灸治，或熏洗用。

　　　　　　■蒙药：荽哈多配方用。

朝鲜艾　野艾

Artemisia argyi Lévl. et Van. var. *gracills* Pamp.

【标本采集号】150925140721004LY

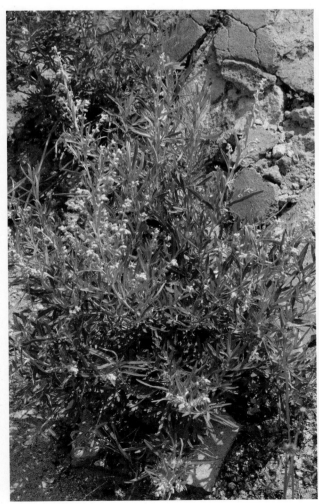

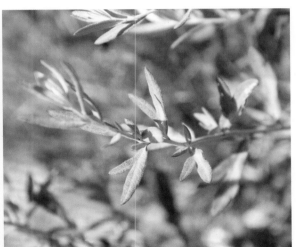

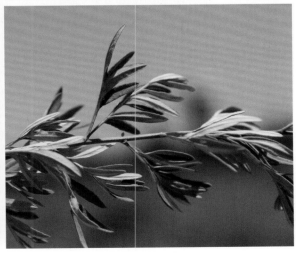

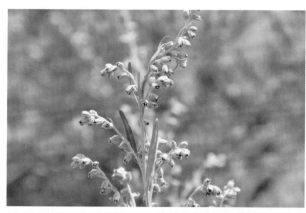
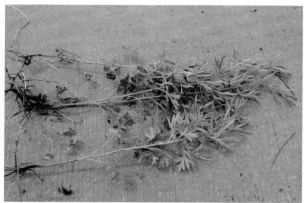
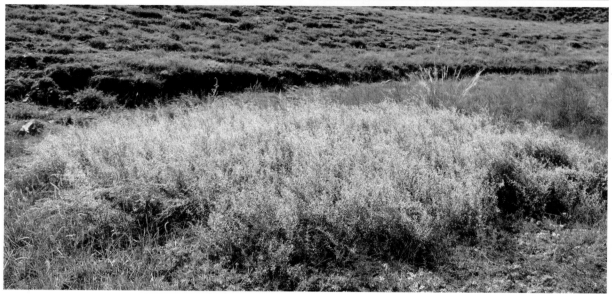

【形态特征】多年生草本，植株有浓烈香气。主根粗长，侧根多。根状茎横卧，有营养枝；茎单生或少数，具纵条棱，茎、枝密被灰白色蛛丝状毛。叶厚纸质；基生叶花期枯萎；茎下部叶近圆形或宽卵形，羽状深裂；茎中部叶为羽状深裂；上部叶与苞叶羽状半裂、浅裂、3深裂或3浅裂，或不分裂，而为披针形或条状披针形。头状花序椭圆形；总苞片3~4层，背部密被蛛丝状绵毛；两性花花冠管状或高脚杯状，檐部紫色；花序托小。瘦果矩圆形或长卵形。花、果期7~10月。

【适宜生境】中生植物。有时成为撂荒地植被的建群种。生于田边村旁、撂荒地及山地林缘草甸。

【资源状况】分布于乌兰察布市（凉城县、商都县、卓资县）、呼和浩特市（武川县）、包头市（白云鄂博矿区）。常见。

【入药部位】■中药：叶（艾叶）。

【采收加工】夏季叶茂盛时采摘，除去杂质，晒干或阴干。

【功能主治】■中药：艾叶温经止血，散寒止痛，外用祛湿止痒；用于少腹冷痛，经寒不调，宫冷不孕，吐血，衄血，崩漏，月经过多，胎漏下血；外用于皮肤瘙痒。

【用法用量】■中药：艾叶3~9g；外用适量，供灸治，或熏洗用。

野艾蒿

荫地蒿、野蒿、哲日力格 – 荽哈

Artemisia lavandulaefolia DC.

【标本采集号】150825150904069LY

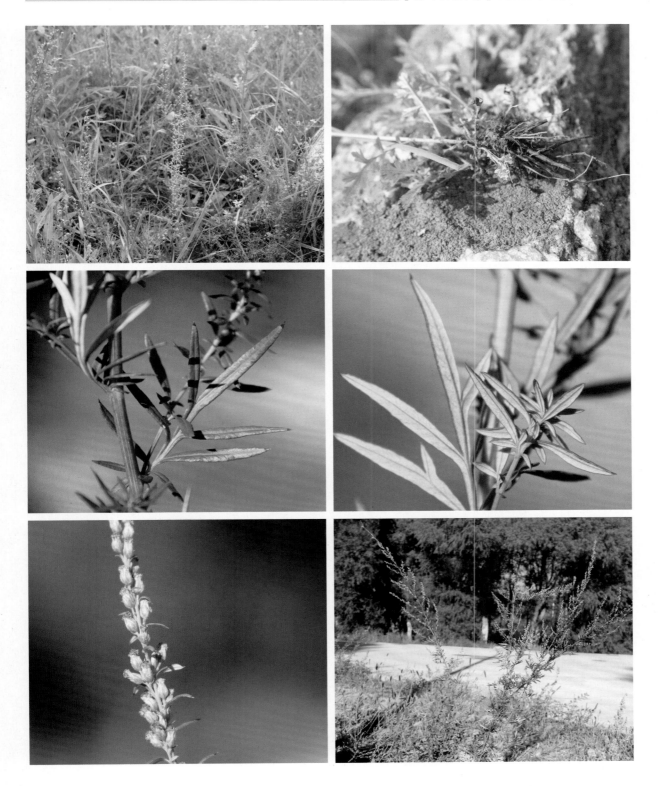

【形态特征】多年生草本，植株有香气。主根稍明显，侧根多。根状茎稍粗，常匍地，有细而短的营养枝；茎少数，成小丛，具纵棱，分枝多；茎、枝被灰白色蛛丝状短柔毛。叶纸质，上面具密集白色腺点及小凹点；基生叶与茎下部叶二回羽状全裂；中部叶一至二回羽状全裂；上部叶羽状全裂。头状花序极多数；雌花4~9朵，花冠檐部具2裂齿，紫红色，花柱线形，伸出花冠外，先端2叉；两性花10~20朵，花冠管状，檐部紫红色。瘦果长卵形。花、果期7~10月。

【适宜生境】中生植物。散生于林缘、灌丛、河湖滨草甸，作为杂草也进入农田、路旁、村庄附近。

【资源状况】分布于乌兰察布市（察哈尔右翼后旗、察哈尔右翼前旗、丰镇市、化德县、集宁区）、呼和浩特市（和林格尔县）、包头市（达尔罕茂明安联合旗）、巴彦淖尔市（乌拉特后旗、乌拉特前旗）。常见。

【入药部位】■中药：叶（艾叶）。

　　　　　　■蒙药：叶（哲日力格－荽哈）。

【采收加工】夏季叶茂盛时采摘，除去杂质，晒干或阴干。

【功能主治】■中药：艾叶温经止血，散寒止痛，外用祛湿止痒；用于少腹冷痛，经寒不调，宫冷不孕，吐血，衄血，崩漏，月经过多，胎漏下血；外用于皮肤瘙痒。

　　　　　　■蒙药：哲日力格－荽哈消肿，消奇哈，止血；用于内奇哈，皮肤瘙痒，痈，各种出血。

【用法用量】■中药：艾叶3~9g；外用适量，供灸治，或熏洗用。

　　　　　　■蒙药：哲日力格－荽哈多配方用药。

蒙古蒿　狼尾蒿、蒙古乐－协日乐吉

Artemisia mongolica (Fisch. ex Bess.) Nakai

【标本采集号】150823151001120LY

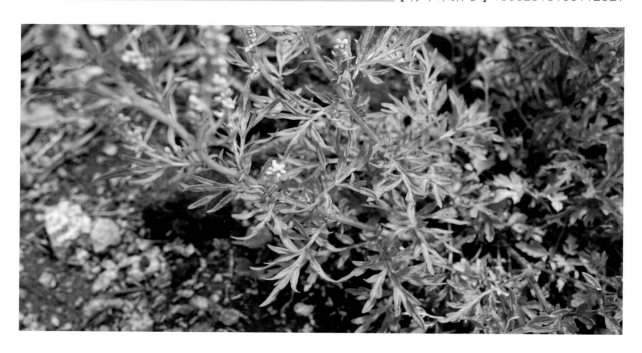

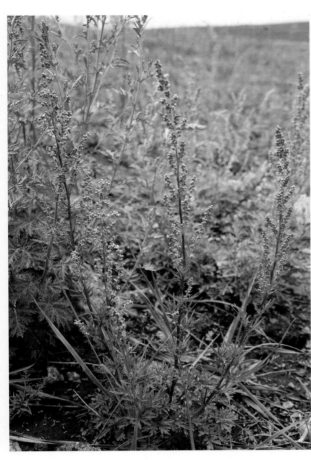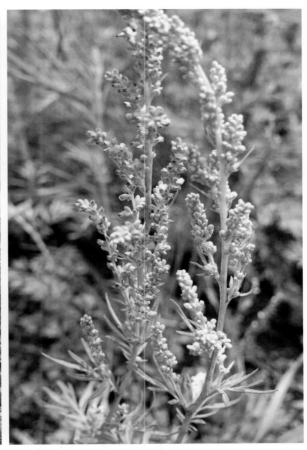

【形态特征】多年生草本。茎少数或单生，分枝多；茎、枝初密被灰白色蛛丝状柔毛。叶上面初被蛛丝状柔毛，下面密被灰白色蛛丝状绒毛；下部叶二回羽状全裂或深裂；中部叶一至二回羽状分裂；上部叶与苞片叶羽状全裂或5或3全裂，无裂齿或1~3浅裂齿，无柄。头状花序多数，小苞叶线形，排成穗状花序，在茎上组成窄或中等开展圆锥花序；总苞片背面密被灰白色蛛丝状毛；雌花5~10朵；两性花8~15朵，檐部紫红色。瘦果长圆状倒卵圆形。花、果期8~10月。

【适宜生境】中生植物。广泛分布于森林草原和草原地带。生于沙地、河谷、撂荒地上，作为杂草常侵入到耕地、路旁，有时也侵入到草甸群落中。多散生亦可形成小群聚。

【资源状况】分布于乌兰察布市（察哈尔右翼后旗、察哈尔右翼前旗、察哈尔右翼中旗、丰镇市、化德县、集宁区、商都县、兴和县）、包头市（白云鄂博矿区、达尔罕茂明安联合旗、固阳县）、巴彦淖尔市（乌拉特后旗、乌拉特前旗）。常见。

【入药部位】■中药：叶（蒙古蒿）。

【采收加工】春、夏二季采摘，除去杂质，晒干。

【功能主治】■中药：蒙古蒿散寒止痛，止血；用于少腹冷痛，月经不调，经行腹痛，吐血，衄血，崩漏，胎动不安，风湿痹痛，皮肤瘙痒，湿疹。

【用法用量】■中药：蒙古蒿3~6g；外用适量，煎汤洗患处。

辽东蒿

小花蒙古蒿、闹格音－协日乐吉

Artemisia verbenacea (Komar.) Kitag.

【标本采集号】150925140712001LY

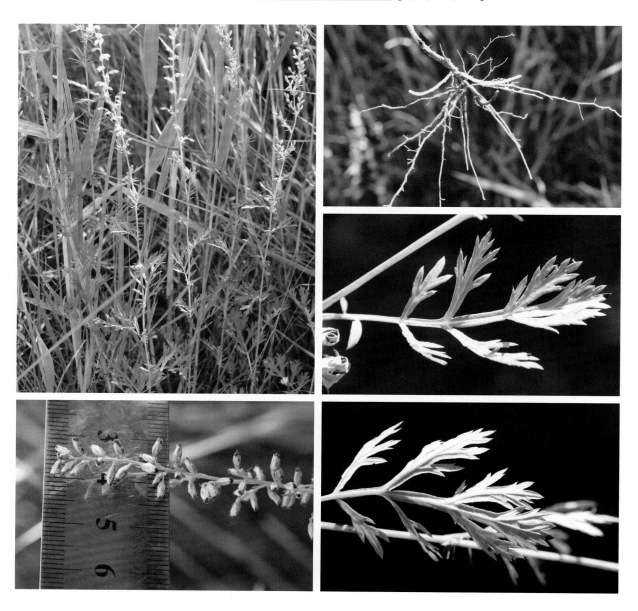

【形态特征】多年生草本。茎高达 70cm，上部具短小分枝；茎、枝初被灰白色蛛丝状短绒毛。叶上面初被灰白色蛛丝状短绒毛及稀疏白色腺点，下面密被灰白色蛛丝状绵毛；茎下部叶一至二回羽状深裂；中部叶宽卵形，二回羽状分裂，第一回全裂，基部具假托叶；上部叶羽状全裂；苞片叶 3~5 全裂。头状花序长圆形，有小苞叶，排成穗状花序，在茎上常组成疏离、稍开展或窄圆锥花序；总苞片背面密被灰白色蛛丝状绵毛；雌花 5~8 朵；两性花 8~20 朵。瘦果长圆形。花、果期 8~10 月。

【适宜生境】中生植物。生于河边湿草甸。

【资源状况】分布于乌兰察布市（凉城县）、呼和浩特市、包头市（达尔罕茂明安联合旗）、阿拉善盟（阿拉善左旗行政区）。常见。

【入药部位】■中药：全草（辽东蒿）。

　　　　　　■蒙药：全草（闹格音 – 协日乐吉）。

【采收加工】夏、秋二季采收，除去杂质，洗净泥土，晒干。

【功能主治】■中药：辽东蒿温经，祛湿，散寒，止血，消炎，平喘，止咳，安胎，抗过敏；用于虚寒性的妇科疾患，老年慢性支气管炎，哮喘，虚寒胃痛等。

　　　　　　■蒙药：闹格音 – 协日乐吉用于内奇哈，皮肤瘙痒，痈，各种出血。

【用法用量】■中药：辽东蒿 3~9g；外用适量，供灸治，或熏洗用。

　　　　　　■蒙药：闹格音 – 协日乐吉多入丸、散服。

红足蒿　大狭叶蒿、乌兰 – 协日乐吉
Artemisia rubripes Nakai

【标本采集号】150824180717012LY

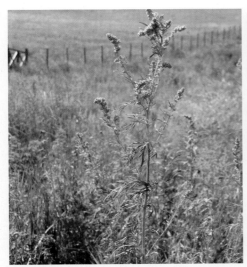
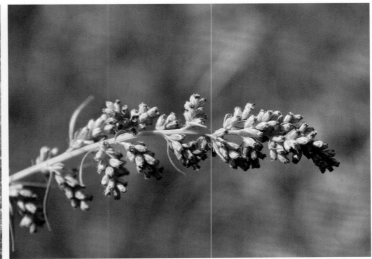
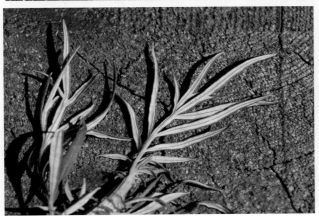
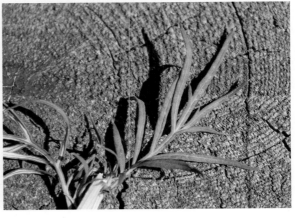

【形态特征】多年生草本。茎少数或单生，高达 1.8m，中上部分枝；茎、枝初微被柔毛。叶上面近无毛，下面除中脉外密被灰白色蛛丝状绒毛；营养枝叶与茎下部叶二回羽状全裂或深裂；中部叶一至二回羽状分裂；上部叶羽状全裂。头状花序椭圆状卵圆形或长卵圆形，具小苞叶，排成密穗状花序，在茎上组成圆锥花序；总苞片背面初疏被蛛丝状柔毛，后无毛；雌花 9~10 朵；两性花 12~14 朵，檐部紫色或黄色。瘦果窄卵圆形，稍扁。花、果期 8~10 月。

【适宜生境】中生植物。集中分布在森林草原和草原地带，多生于林缘、灌丛、草坡或沙地上，作为杂草也侵入到农田、路旁。

【资源状况】分布于巴彦淖尔市（乌拉特后旗、乌拉特中旗）。少见。

【入药部位】■中药：地上部分（艾）。

【采收加工】秋季采收，除去杂质，洗净泥土，晒干。

【功能主治】■中药：入药作"艾"（家艾）的代用品，温经，散寒，止血；用于少腹冷痛，月经不调，经行腹痛，宫冷不孕，吐血，衄血，崩漏，带下病，久痢便脓血，胎漏下血，胎动不安。

【用法用量】■中药：艾 3~9g；外用适量，供灸治，或熏洗用。

五月艾
野艾蒿、生艾、白蒿
Artemisia indica Willd.

【标本采集号】15022114061982LY

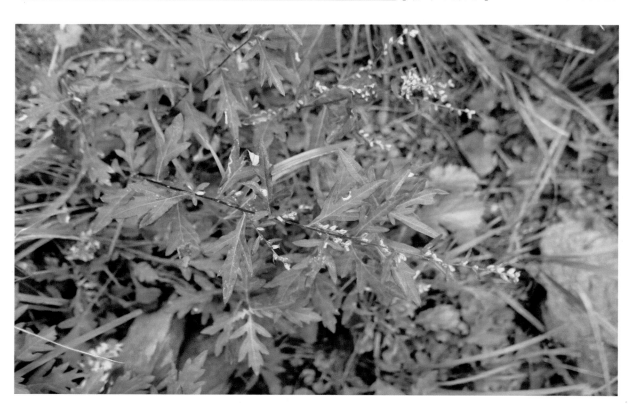

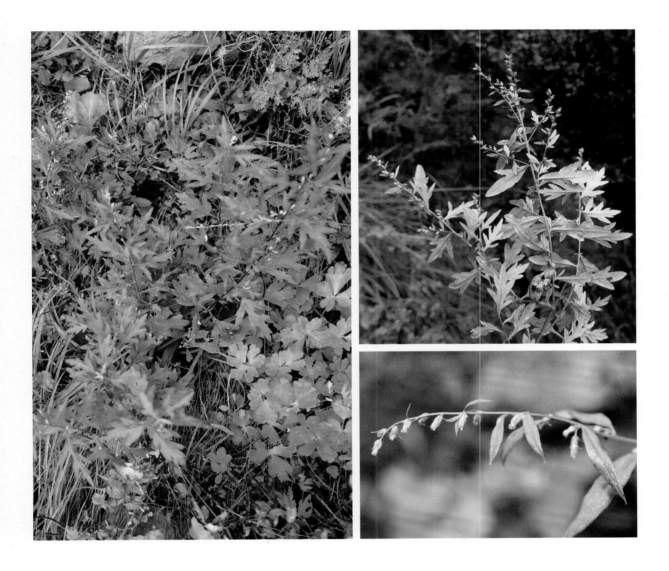

【形态特征】亚灌木状草本，植株具浓香。茎单生或少数，分枝多；茎、枝初微被柔毛。叶上面初被灰白色或淡灰黄色绒毛，下面密被灰白色蛛丝状绒毛；苞片叶 3 全裂或不裂。头状花序直立或斜展，卵圆形、长卵圆形或宽卵圆形，直径 2~2.5mm，具短梗及小苞叶，在分枝排成穗形总状或复总状花序，在茎上组成开展或中等开展的圆锥花序；总苞片背面初微被灰白色绒毛；雌花 4~8 朵；两性花 8~12 朵，檐部紫色。瘦果长圆形或倒卵圆形。花、果期 8~10 月。

【适宜生境】中生植物。生于丘陵坡地、路旁、林缘及灌丛等处。

【资源状况】分布于包头市（土默特右旗）。少见。

【入药部位】■中药：叶（艾叶）。

【采收加工】夏季叶茂盛时采摘，除去杂质，晒干或阴干。

【功能主治】■中药：艾叶温经止血，散寒止痛，外用祛湿止痒；用于少腹冷痛，经寒不调，宫冷不孕，吐血，衄血，崩漏，月经过多，胎漏下血；外用于皮肤瘙痒。

【用法用量】■中药：艾叶 3~9g；外用适量，供灸治或熏洗用。

柳叶蒿

柳蒿、九牛草、乌达力格－沙里尔日

Artemisia integrifolia Linn.

【标本采集号】150223150905035LY

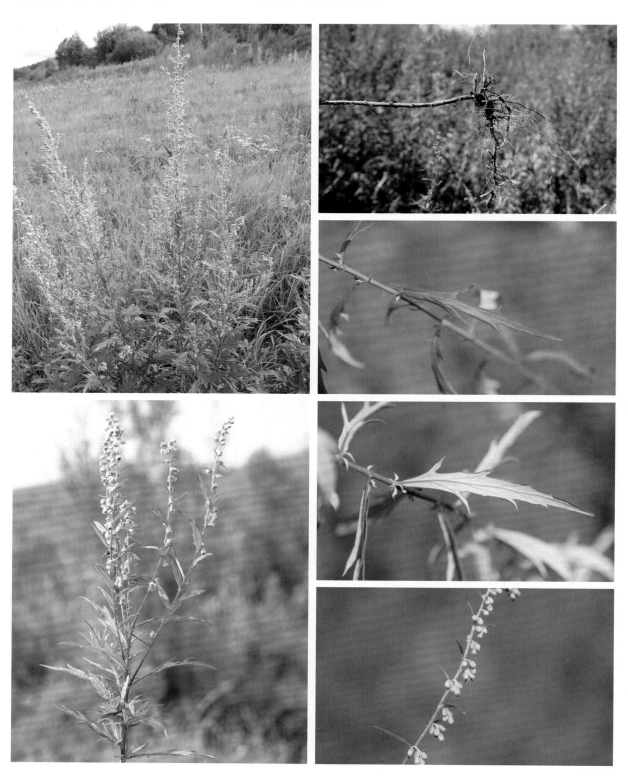

【形态特征】多年生草本。主根明显，侧根稍多。根状茎略粗；茎通常单生，紫褐色，具纵棱。叶无柄，不分裂，全缘或边缘具稀疏深或浅锯齿或裂齿。头状花序多数，椭圆形或长圆形，有小型披针形的小苞叶，在各分枝中部以上排成密集的穗状花序式的总状花序，并在茎上半部分组成狭窄的圆锥花序；雌花 10~15 朵，花冠狭管状；两性花 20~30 朵，花冠管状。瘦果倒卵形或长圆形。花、果期 8~10 月。

【适宜生境】中生植物。较多生于森林和森林草原地带，散生于草甸和林缘，也作杂草生于路旁、村庄附近的低湿处。

【资源状况】分布于包头市（达尔罕茂明安联合旗）。少见。

【入药部位】■中药：全草（柳叶蒿）。

【采收加工】8~9 月采收全草，切段，晒干。

【功能主治】■中药：柳叶蒿清热解毒；用于肺炎，扁桃体炎，丹毒，痈肿疗疖。

【用法用量】■中药：柳叶蒿 3~15g。

萎 蒿

水蒿、狭叶艾、奥存－协日乐吉

Artemisia selengensis Turcz. ex Bess.

【标本采集号】150223150810110LY

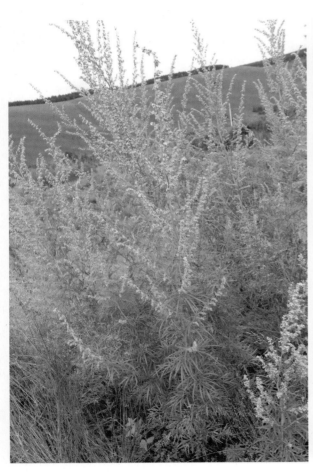
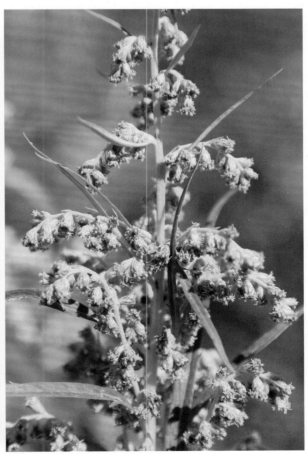

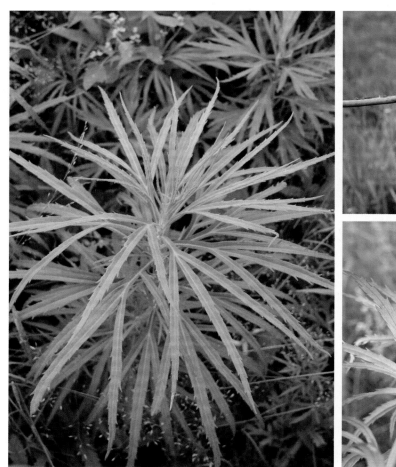
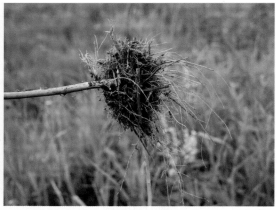
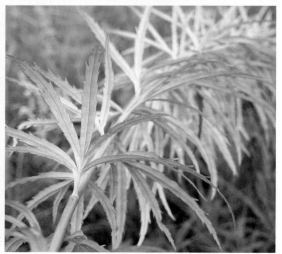

【形态特征】多年生草本，植株具清香气味。茎少数或单一，高达 1.5m，无毛，上部有分枝。叶上面无毛，下面密被灰白色蛛丝状平贴绵毛；茎下部叶近呈掌状或指状，5 裂或 3 全裂或深裂，无假托叶；中部叶近呈掌状，5 深裂或指状 3 深裂，基部楔形，渐窄成柄状；上部叶与苞片叶指状 3 深裂、2 裂或不分裂。头状花序多数，在分枝上排成密穗状花序，在茎上组成窄长圆锥花序；总苞片背面初疏被灰白色蛛丝状短绵毛；雌花 8~12 朵；两性花 10~15 朵。瘦果卵形。花、果期 8~10 月。

【适宜生境】中生植物。多生于森林和森林草原地带，出现于林下、林缘、山沟和河谷两岸，为草甸或沼泽化草甸群落的优势种或伴生种。有时也成为杂草，出现在村舍、路旁。

【资源状况】分布于包头市（达尔罕茂明安联合旗）。少见。

【入药部位】■中药：全草（水蒿）。

【采收加工】秋季采收，除去杂质，洗净泥土，晒干。

【功能主治】■中药：水蒿破血祛瘀，敛疮消肿；用于产后瘀血腹痛，经闭，跌打损伤，瘀血肿痛，金疮出血。

【用法用量】■中药：水蒿 9~15g，或入丸、散服；外用适量，捣敷，或研末撒患处。

龙 蒿

狭叶青蒿、伊西根 – 协日乐吉

Artemisia dracunculus Linn.

【标本采集号】150221150824489LY

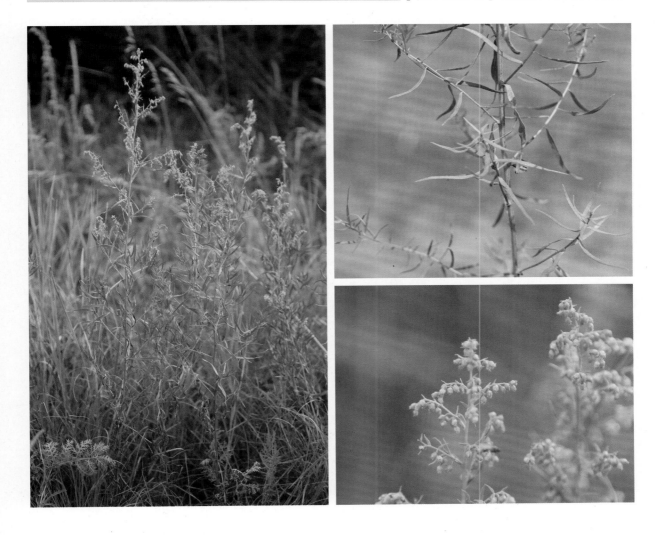

【形态特征】亚灌木状草本。茎成丛，高达 1.5m，多分枝；茎、枝初微被柔毛。叶无柄，初两面微被柔毛；中部叶线状披针形或线形，全缘；上部叶与苞片叶线形或线状披针形。头状花序近球形，基部有线形小苞叶，排成复总状花序，在茎上组成开展或稍窄的圆锥花序；总苞片无毛；雌花 6~10 朵；两性花 8~14 朵。瘦果倒卵形或椭圆状倒卵形。花、果期 7~10 月。

【适宜生境】中生植物。广泛分布于森林区和草原区。多生于沙质和疏松的沙壤质土壤上。散生或形成小群聚，作为杂草也进入撂荒地和村舍、路旁。

【资源状况】分布于乌兰察布市（察哈尔右翼后旗、察哈尔右翼前旗、察哈尔右翼中旗、丰镇市）、包头市（达尔罕茂明安联合旗、固阳县、土默特右旗）、巴彦淖尔市（乌拉特前旗）、阿拉善盟（阿拉善左旗行政区）。常见。

【入药部位】■中药：全草（龙蒿）。

【采收加工】夏、秋二季采收全草，晒干。

【功能主治】■中药：龙蒿清热凉血，退虚热，解暑；用于暑湿发热。

【用法用量】■中药：龙蒿10~15g。

圆头蒿

白沙蒿、籽蒿、查干－西巴嘎
Artemisia sphaerocephala Krasch.

【标本采集号】150825150510057LY

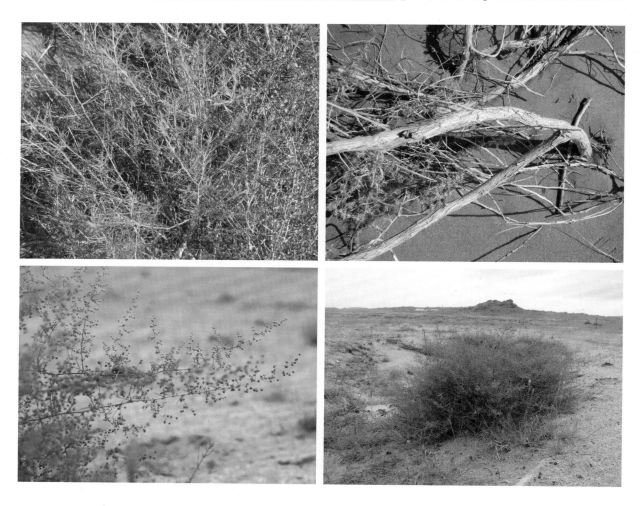

【形态特征】小灌木。茎多条，成丛，高80~150cm。叶稍厚，半肉质，干后坚硬，黄绿色，短枝上叶常密集着生成簇生状；茎下部叶、中部叶宽卵形，二回或一至二回羽状全裂，上部叶羽状分裂或3全裂；苞片叶不分裂，线形，稀3全裂。头状花序球形，在分枝的小枝上排列成穗状花序式的总状花序或复总状花序，而在茎上组成大型、开展的圆锥花序；总苞片3~4层，半革质；雌花4~12朵；两性花6~20朵。瘦果小，黑色，果壁上具胶质物。花、果期7~10月。

【适宜生境】旱生沙生植物。生于荒漠区及荒漠草原地带的流动或半固定沙丘上。可成为沙生优势植物，并可组成单优种群落。

【资源状况】分布于巴彦淖尔市（磴口县、乌拉特后旗、乌拉特前旗）、阿拉善盟（阿拉善左旗行政区）。少见。

【入药部位】■中药：种子（白沙蒿）。

【采收加工】秋季果实成熟时采收，打下种子，除去杂质，晒干。

【功能主治】■中药：白沙蒿理气，通便，解毒；用于大便不通，腹胀腹痛，腮腺炎，扁桃体炎，痈肿疮毒。

【用法用量】■中药：白沙蒿研末，5~10g；外用适量，研末调敷。

黑沙蒿 沙蒿、鄂尔多斯市蒿、油蒿、西巴嘎

Artemisia ordosica Krasch.

【标本采集号】150925150821008LY

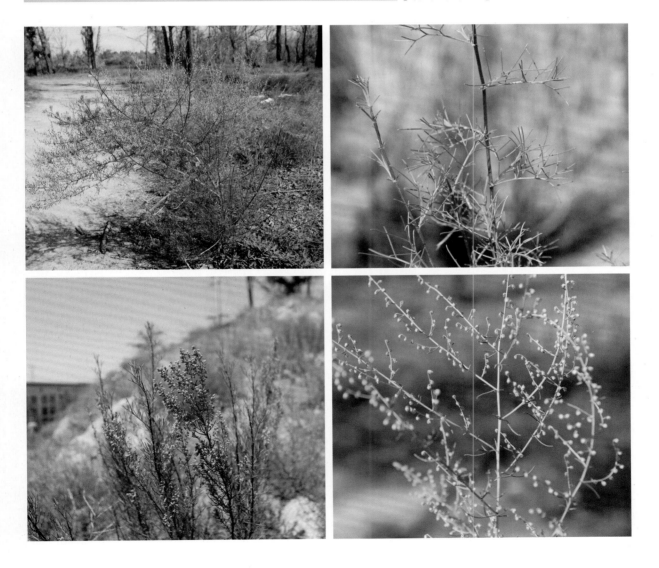

【形态特征】小灌木。茎高达 1m，分枝多，茎、枝组成密丛。叶初两面微被柔毛，稍肉质；茎下部叶一至二回羽状全裂；中部叶一回羽状全裂；苞片叶 3 全裂或不裂。头状花序卵圆形，有短梗及小苞叶，排成总状或复总状花序，在茎上组成圆锥花序；总苞片黄绿色，无毛；雌花 10~14 朵；两性花 5~7 朵。瘦果倒卵圆形，果壁具细纵纹及胶质。花、果期 7~10 月。

【适宜生境】旱生沙生植物。分布于暖温型的干草原和荒漠草原带，也进入草原化荒漠带。喜生于固定沙丘、沙地和覆沙土壤上，是草原区沙地半灌木群落的重要建群植物。

【资源状况】分布于乌兰察布市（凉城县）、巴彦淖尔市（磴口县、乌拉特后旗、乌拉特前旗、乌拉特中旗）、阿拉善盟（阿拉善左旗行政区）。常见。

【入药部位】■中药：茎叶及花蕾（黑沙蒿）、根（黑沙蒿根）、种子（黑沙蒿子）。

【采收加工】4~8 月采收茎叶，5~7 月采收花蕾，鲜用或晒干；秋季采挖根，洗净，鲜用或晒干；秋季采收成熟果实，打下种子，晒干。

【功能主治】■中药：黑沙蒿祛风湿，清热消肿，排脓；用于风湿性关节炎，咽喉肿痛，痈肿疮疖。黑沙蒿根止血；用于吐血，衄血，崩漏下血。黑沙蒿子利尿；用于小便不利。

【用法用量】■中药：黑沙蒿 10~15g；外用适量，捣敷，或作发泡剂。黑沙蒿根 5~10g；鲜根适量，折断嗅气。黑沙蒿子 10~15g。

猪毛蒿

米蒿、黄蒿、臭蒿、伊麻干－协日乐吉

Artemisia scoparia Waldst. et Kit.

【标本采集号】150926180506011LY

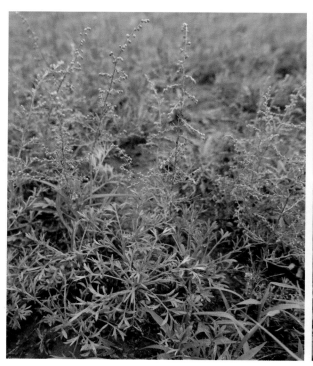
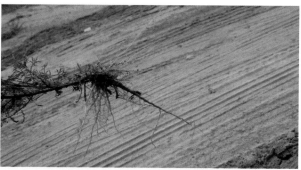
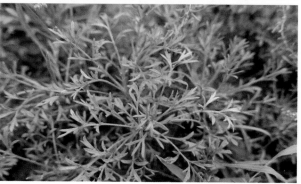

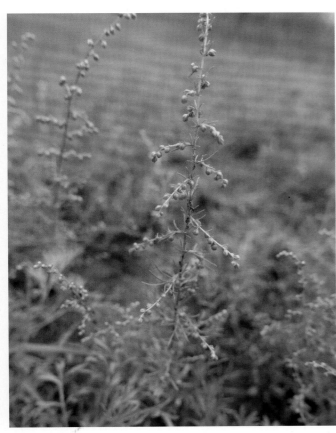
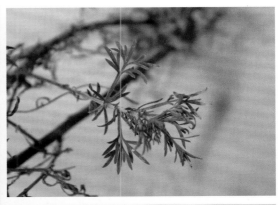
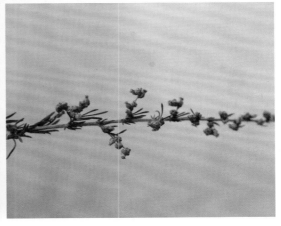

【形态特征】多年生草本，植株有浓香。茎单生，高达 1.3m，中部以上分枝；茎、枝幼被灰白色或灰黄色绢质柔毛。基生叶与营养枝叶两面被灰白色绢质柔毛，二至三回羽状全裂，具长柄；茎下部叶二至三回羽状全裂；中部叶一至二回羽状全裂；茎上部叶与分枝叶及苞片叶 3~5 全裂或不裂。头状花序近球形，排成复总状或复穗状花序，在茎上组成开展圆锥花序；总苞片无毛；雌花 5~7 朵；两性花 4~10 朵。瘦果倒卵圆形。花、果期 7~10 月。

【适宜生境】中旱生植物。生于山野路旁、荒地、河边草地、干燥盐碱地。

【资源状况】分布于乌兰察布市（察哈尔右翼后旗、察哈尔右翼前旗）、巴彦淖尔市（乌拉特中旗）。常见。

【入药部位】■中药：地上部分或嫩茎叶（茵陈蒿）。

■蒙药：地上部分或嫩茎叶（阿荣）。

【采收加工】春季幼苗高 6~10cm 时采收，除去杂质，洗净泥土，晒干。

【功能主治】■中药：茵陈蒿清热利湿，利胆退黄；用于黄疸尿少，湿温暑湿，湿疮瘙痒。

■蒙药：阿荣清肺，止咳，排脓；用于肺热咳嗽，喘证，肺脓肿，感冒咳嗽，搏热，咽喉肿痛。

【用法用量】■中药：茵陈蒿 6~15g；外用适量，煎汤熏洗。

■蒙药：阿荣多入丸、散服。

南牡蒿

黄蒿、乌苏力格－协日乐吉

Artemisia eriopoda Bge.

【标本采集号】150823150826146LY

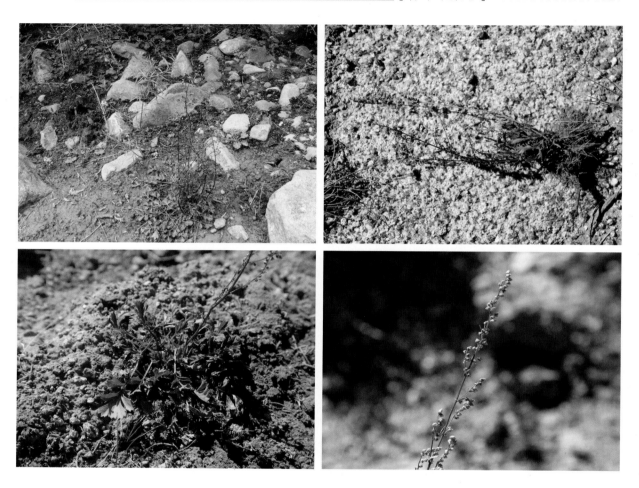

【形态特征】多年生草本。主根明显，粗短，侧根多。根状茎肥厚，常呈短圆柱状；茎通常单生，具细纵棱，基部密生短柔毛。叶纸质；基生叶与茎下部叶一至二回大头羽状深裂；中部叶一至二回羽状深裂；上部叶渐小，羽状全裂。头状花序多数；雌花4~8朵，花冠狭圆锥状，檐部具2~3裂齿，花柱伸出花冠外，先端2叉，叉端尖；两性花6~10朵，不孕育，花冠管状，花药线形，先端附属物尖，花柱短，先端稍膨大，不叉开。瘦果长圆形。花、果期7~10月。

【适宜生境】中旱生植物。多生于森林草原和草原带山地，为山地草原的常见伴生种。

【资源状况】分布于乌兰察布市（察哈尔右翼后旗、察哈尔右翼中旗、丰镇市、化德县、集宁区、兴和县）、包头市（达尔罕茂明安联合旗、固阳县）、巴彦淖尔市。常见。

【入药部位】■中药：全草（牡蒿）。

【采收加工】夏、秋二季未开花前采收，除去杂质，洗净泥土，晒干。

【功能主治】■中药：牡蒿清热解毒，凉血，杀虫；用于感冒发热，中暑，骨蒸潮热，小儿疳热，疟疾，高血压；外用于疥癣，湿疹，疔疖肿毒，创伤出血。

【用法用量】■中药：牡蒿 10~15g，鲜品加倍；外用适量，捣敷。

牛尾蒿
指叶蒿、蒙古乐－协日乐吉
Artemisia dubia Wall. ex Bess.

【标本采集号】150923190910054LY

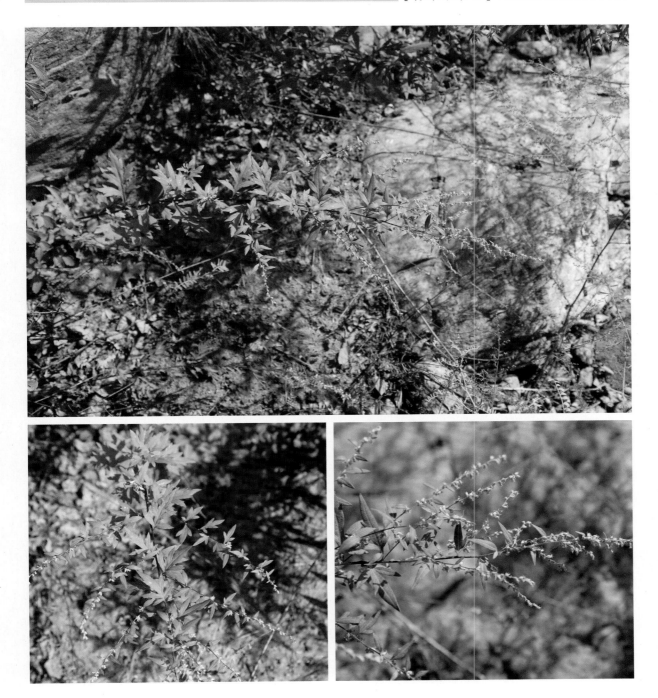

【形态特征】亚灌木状草本。茎丛生。基生叶与茎下部叶卵形或长圆形，中部叶卵形，均羽状 5 深裂，上部叶与苞片叶指状 3 深裂或不裂。头状花序宽卵圆形或球形，排成穗状总状花序及复总状花序，茎上组成开展、具多分枝圆锥花序。瘦果小，长圆形或倒卵圆形。花、果期 8~9 月。

【适宜生境】中生植物。生于山坡林缘及沟谷草地。

【资源状况】分布于乌兰察布市（商都县）。常见。

【入药部位】■藏药：地上部分（普儿芒）。

【采收加工】秋季采收，鲜用或扎把晒干。

【功能主治】■藏药：普儿芒清热解毒，利肺；用于肺热咳嗽，咽喉肿痛，支气管炎。

【用法用量】■藏药：普儿芒 9~15g，或煎膏，或入丸、散服；外用适量，煎汤洗，或熬膏涂。

华北米蒿 茺蒿、吉氏蒿、麻拉图西 - 协日乐吉
Artemisia giraldii Pamp.

【标本采集号】150205190724032LY

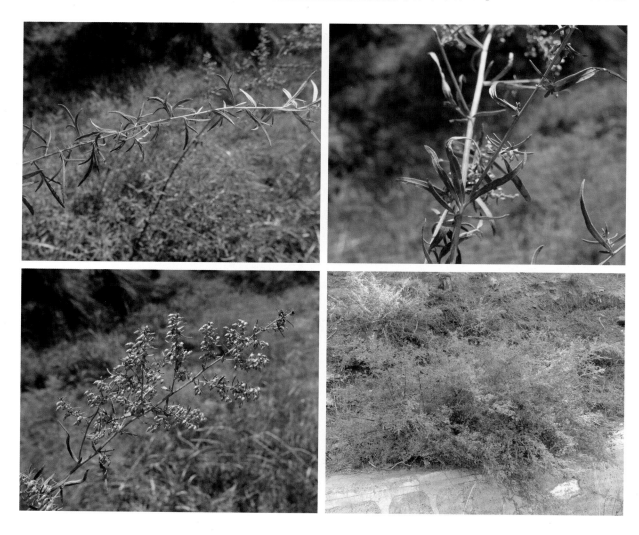

【形态特征】亚灌木状草本。茎常成小丛，斜展；茎、枝幼被微柔毛。叶上面疏被灰白色或淡灰色柔毛，下面初密被灰白色微蛛丝状柔毛；茎下部叶指状 3（5）深裂；中部叶椭圆形，指状 3 深裂，裂片线形或线状披针形；上部叶与苞片叶 3 深裂或不裂，线形或线状披针形。头状花序宽卵圆形，有小苞叶，排成穗状总状花序或复总状花序，在茎上组成开展圆锥花序；总苞片无毛；雌花 4~8 朵；两性花 5~7 朵。瘦果倒卵圆形。花、果期7~9 月。

【适宜生境】中旱生植物。多生于暖温型森林草原和草原带的山地，为低山带半灌木群落的建群植物，少量的也分布到黄土高原和黄河河谷的陡崖上，有明显的嗜石特性。

【资源状况】分布于乌兰察布市（凉城县、兴和县）、包头市（石拐区）。常见。

【入药部位】■中药：花（华北米蒿）。

【采收加工】夏季采收，阴干。

【功能主治】■中药：华北米蒿清热，解毒，利肺。

【用法用量】■中药：华北米蒿 5~10g。

山尖子 戟叶兔儿伞、山尖菜、伊古新讷
Parasenecio hastatus (L.) H. Koyama

【标本采集号】150925150818027LY

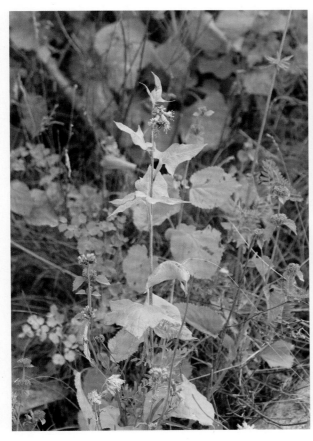
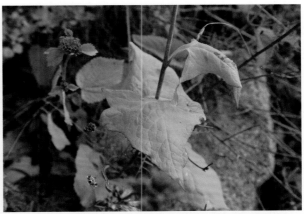
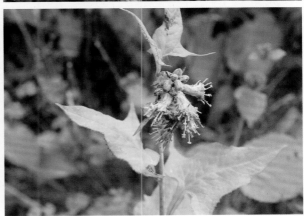

【形态特征】多年生草本。茎下部近无毛，上部密被腺状柔毛。中部茎生叶三角状戟形，沿叶柄下延成具窄翅叶柄；上部叶基部裂片三角形或近菱形；最上部叶和苞片披针形或线形。头状花序下垂，在茎端和上部叶腋排成塔状窄圆锥花序；花序梗被密腺状柔毛；总苞圆柱形；总苞片7~8层；小花8~15（20）朵，花冠淡白色。瘦果圆柱形；冠毛白色，约与瘦果等长或短于瘦果。花、果期7~8月。

【适宜生境】中生植物。山地林缘草甸伴生种，也生于林下、河滩杂类草草甸。

【资源状况】分布于乌兰察布市（察哈尔右翼中旗、丰镇市、凉城县、卓资县）、呼和浩特市（土默特左旗、武川县）。常见。

【入药部位】■中药：全草（山尖子）。

【采收加工】夏、秋二季采收，除去杂质，洗净泥土，晒干。

【功能主治】■中药：山尖子清热解毒，利尿，通便；用于痈肿疮疡，创伤出血，小便不利，水肿，臌胀，大便秘结。

【用法用量】■中药：山尖子5~10g；外用适量，煎汤洗，或捣敷。

款 冬

款冬花、冬花、虎须、九尽草

Tussilago farfara L.

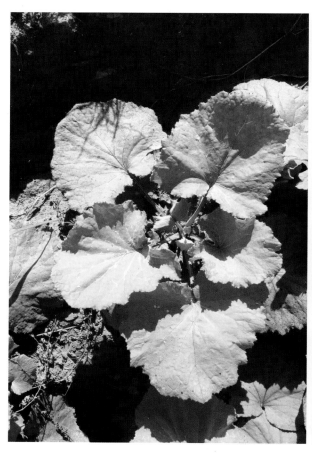
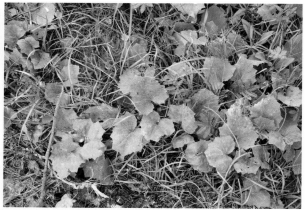
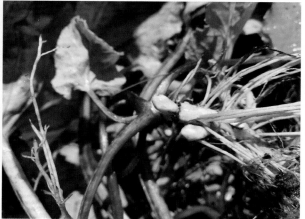

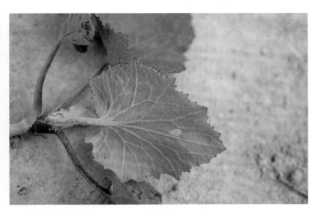
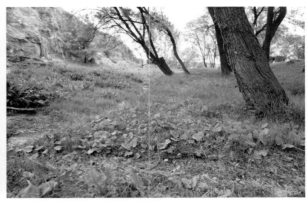

【形态特征】多年生草本。根状茎横生地下，褐色。早春花叶抽出数个花葶，密被白色茸毛，有鳞片状、互生的苞叶，苞叶淡紫色。后生出阔心形基生叶，具长叶柄，掌状网脉，下面被密白色茸毛。头状花序单生于顶端，初时直立，花后下垂；总苞片 1~2 层，总苞片常带紫色，被白色柔毛及脱毛；边缘有多层雌花，花冠舌状，黄色；中央的两性花少数，花冠管状，顶端 5 裂。瘦果圆柱形，冠毛白色。

【适宜生境】中生植物。常生于山谷湿地或林下。

【资源状况】分布于乌兰察布市（兴和县）。少见。

【入药部位】■ 中药：花蕾（款冬花）。

■ 蒙药：花蕾（温都森 – 朝莫日勒格）。

【采收加工】12 月或地冻前当花尚未出土时采挖，摘取花蕾，除去花梗及泥沙，阴干。

【功能主治】■ 中药：款冬花润肺下气，止痰化咳；用于新久咳嗽，喘咳痰多，劳嗽咳血。

■ 蒙药：温都森 – 朝莫日勒格止咳化痰，止泻；用于喘咳，痰多，肺脓肿，便血，热泻。

【用法用量】■ 中药：款冬花 5~10g。

■ 蒙药：温都森 – 朝莫日勒格多入丸、散服。

狗舌草 狗舌头草、白火丹草、给其根那
Tephroseris kirilowii (Turcz. ex DC.) Holub

【标本采集号】150222180608001LY

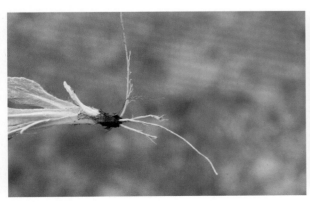
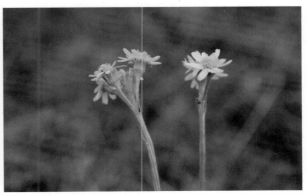

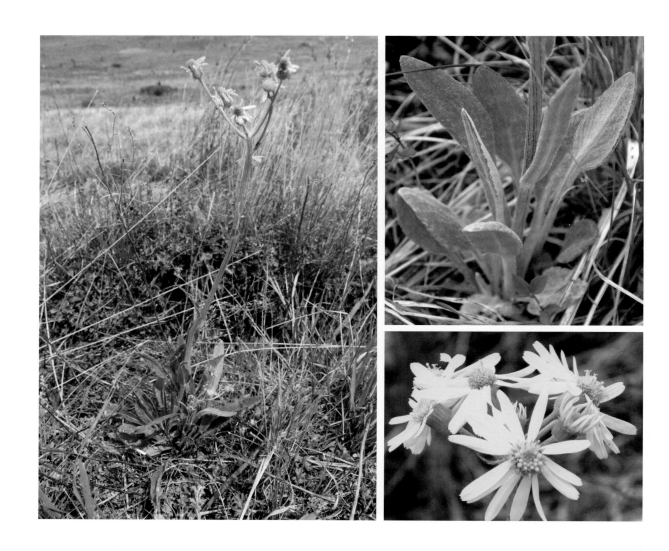

【形态特征】多年生草本。根状茎斜升，常覆盖以褐色宿存叶柄；茎近葶状，密被白色蛛丝状毛，有时脱毛。基生叶莲座状，两面被白色蛛丝状绒毛；茎生叶少数，无柄，基部半抱茎；上部叶苞片状。头状花序排成伞形伞房花序，花序梗密被蛛丝状绒毛和黄褐色腺毛，基部具苞片；总苞片 18~20 枚，草质，具窄膜质边缘，背面被蛛丝状毛，或脱毛；舌状花 13~15 个，舌片黄色，长圆形；管状花多数，花冠黄色。瘦果圆柱形，密被硬毛；冠毛白色。花、果期 6~7 月。

【适宜生境】中旱生植物。生于草原、草甸草原及山地林缘。

【资源状况】分布于乌兰察布市（察哈尔右翼中旗）、呼和浩特市（土默特左旗）、包头市（固阳县）。常见。

【入药部位】■中药：全草（狗舌草）。

【采收加工】夏、秋二季采收，洗净，晒干。

【功能主治】■中药：狗舌草清热解毒，利水消肿，杀虫；用于脓肿，疖肿，尿路感染，肾炎水肿，口腔炎，跌打损伤，湿疹，疥疮，滴虫阴道炎。

【用法用量】■中药：狗舌草 9~15g，鲜品加倍，或入丸、散服；外用适量，鲜品捣敷。

额河千里光

羽叶千里光、斩龙草、乌都力格－给其根那
Senecio argunensis Turcz.

【标本采集号】150921150825063LY

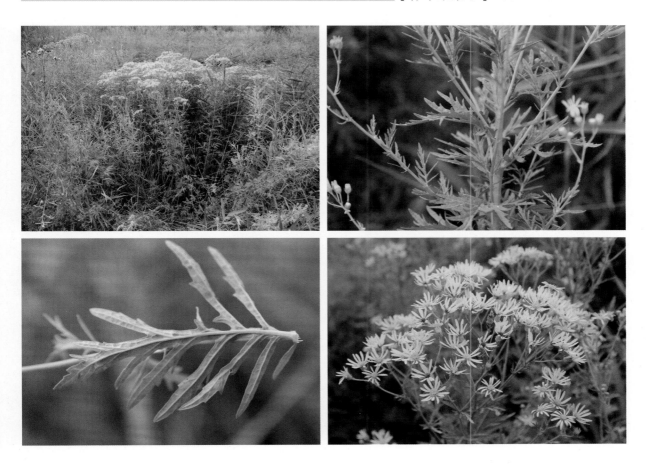

【形态特征】多年生草本。茎被蛛丝状柔毛，有时脱毛。基生叶和下部茎生叶花期枯萎；中部茎
生叶羽状全裂或羽状深裂，上面无毛，下面有疏蛛丝状毛或脱毛，基部具窄耳或撕
裂状耳，无柄；上部叶渐小，羽状分裂。头状花序有舌状花，排成复伞房花序；花
序梗有蛛丝状毛，有苞片和数枚线状钻形小苞片；总苞近钟状；舌状花 10~13 个，
舌片黄色，长圆状线形；管状花多数，花冠黄色。瘦果圆柱形，无毛；冠毛淡白色。
花、果期 7~9 月。

【适宜生境】中生植物。生于林缘、河边草甸、河边柳灌丛。

【资源状况】分布于乌兰察布市（凉城县、卓资县）、呼和浩特市（土默特左旗）、包头市（土默
特右旗）。常见。

【入药部位】■中药：全草（羽叶千里光）。

■蒙药：地上部分（乌都力格－给其根那）。

【采收加工】夏季采收，洗净，鲜用或扎把晒干。

【功能主治】■中药：羽叶千里光清热解毒；用于疔疮肿毒，瘰疬，目赤肿痛，咽喉肿痛，斑疹伤寒，痢疾，湿疹，皮炎，骨髓造血功能障碍，贫血，毒蛇咬伤，蝎、蜂蜇伤。

■蒙药：乌都力格－给其根那清热解毒，治伤，接骨，止痛，燥协日乌素；用于脉瘟，疮痈肿毒，肠刺痛，外伤骨折。

【用法用量】■中药：羽叶千里光 15~30g，鲜品 30~60g，大剂量可用至 90g；外用适量，鲜品捣敷，或煎汤熏洗。

■蒙药：乌都力格－给其根那多配方用。

欧洲千里光

恩格音－给其根那
Senecio vulgaris L.

【标本采集号】150204190626007LY

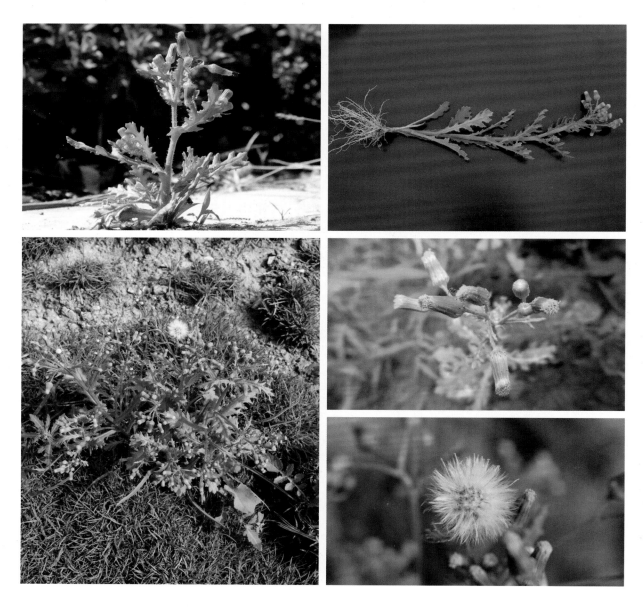

【形态特征】一年生草本。茎疏被蛛丝状毛至无毛。叶倒披针状匙形或长圆形，羽状浅裂至深裂，无柄，下部叶基部渐窄成柄状；中部叶基部半抱茎，两面尤其下面多少被蛛丝状毛至无毛；上部叶线形，具齿。头状花序无舌状花，排成密集伞房花序；总苞钟状，外层小苞片 7~11 枚，线状钻形，具黑色长尖头；总苞片 18~22 枚，线形，上端变黑色，背面无毛；管状花多数，花冠黄色。瘦果圆柱形，沿肋有柔毛；冠毛白色。花、果期 7~8 月。

【适宜生境】中生植物。生于山坡及路旁。

【资源状况】分布于呼和浩特市（回民区、赛罕区、新城区、玉泉区）、包头市（东河区、九原区、昆都仑区、青山区）。常见。

【入药部位】■中药：全草（欧洲千里光）。

【采收加工】夏季采收，除去杂质，洗净泥土，晒干。

【功能主治】■中药：欧洲千里光和胃止痛，解毒，降压；用于胃脘痛，泄泻，痢疾，腹痛，高血压。

【用法用量】■中药：欧洲千里光 10~15g。

金盏花 金盏菊、大金盏花、阿拉坦 – 混达格 – 其其格
Calendula officinalis L.

【标本采集号】150922190802046LY

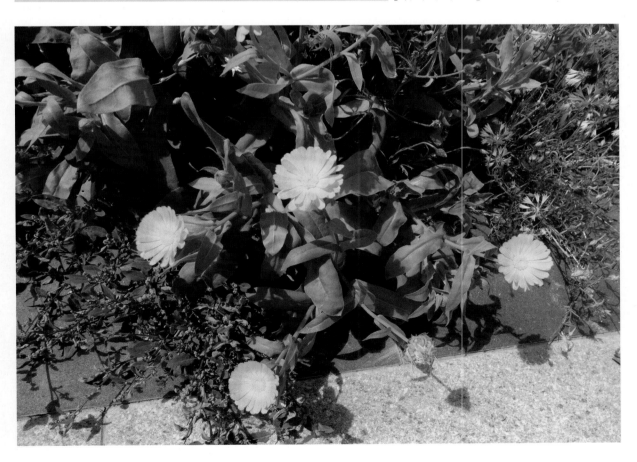

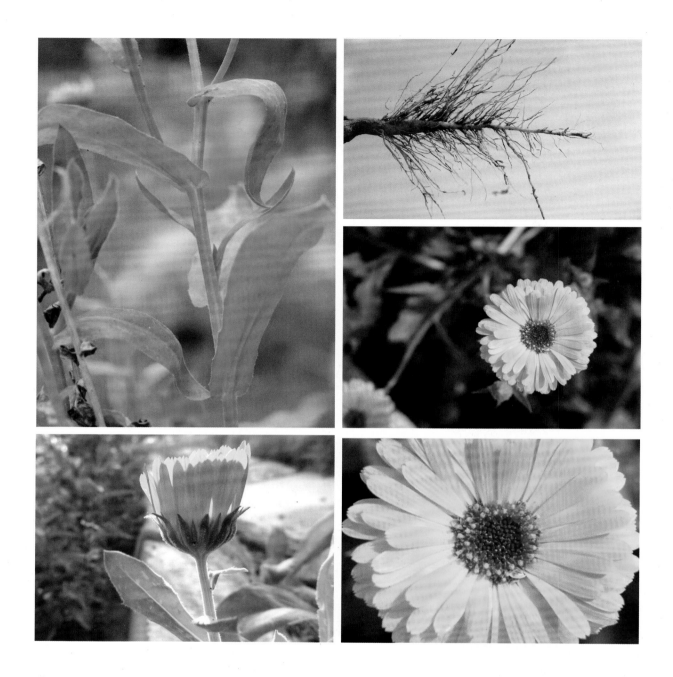

【形态特征】一年生草本，高 20~75cm，通常自茎基部分枝，绿色或多少被腺状柔毛。基生叶长圆状倒卵形或匙形，全缘或具疏细齿，具柄；茎生叶长圆状披针形或长圆状倒卵形，无柄，基部多少抱茎。头状花序单生于茎枝端；总苞片 1~2 层，外层稍长于内层；小花黄色或橙黄色，长于总苞的 2 倍；管状花檐部具三角状披针形裂片。瘦果全部弯曲，淡黄色，外面常具小针刺，顶端具喙，两侧具翅，脊部具规则的横褶皱。花、果期 6~9 月。

【适宜生境】中生植物。适宜在气候温和、凉爽，光照充足或轻微的荫蔽，土壤疏松、排水良好、肥沃适度、pH 保持 6~7 的环境栽培。

【资源状况】作为园林绿化植物，阴山地区有少量栽培。

【入药部位】■中药：根（金盏菊根）、花或全草（金盏草）。

【采收加工】夏、秋二季采挖根，除去茎叶，洗净泥土，晒干；夏季采收花及全草，花阴干，全草切段，晒干。

【功能主治】■中药：金盏菊根活血散瘀，行气利尿；用于癥瘕，疝气，胃寒疼痛。金盏草凉血，止血；用于肠风便血。

【用法用量】■中药：金盏菊根 30~60g。全草 1.8~4.5g，或花 5~10 朵；外用适量，捣汁涂。

掌叶橐吾

龙少、阿拉嘎力格－扎牙海
Ligularia przewalskii (Maxim.) Diels

【标本采集号】150823150826009LY

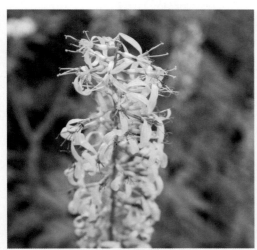
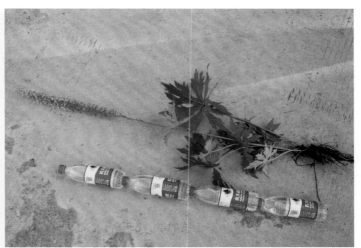

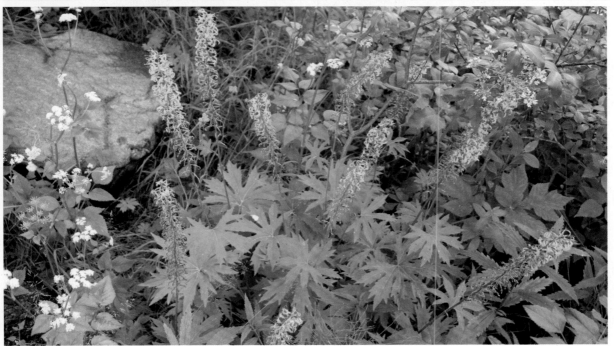

【形态特征】多年生草本。根肉质，细而多。茎直立，高 30~130cm，细瘦，光滑，被长的枯叶柄纤维包围。丛生叶与茎下部叶具柄，光滑，基部具鞘，叶片掌状 4~7 裂，裂片 3~7 深裂，叶脉掌状；茎中上部叶少而小，掌状分裂，常有膨大的鞘。总状花序；苞片线状钻形；总苞狭筒形；总苞片具褐色睫毛，背部光滑，边缘狭膜质；舌状花 2~3 个，黄色，舌片线状长圆形；管状花常 3 个，远出于总苞之上，花柱细长，冠毛紫褐色。瘦果先端狭缩，具短喙。花期 7~8 月。

【适宜生境】中生植物。生于山地林缘灌丛、草甸、沟谷及溪边。

【资源状况】分布于巴彦淖尔市（乌拉特前旗）。少见。

【入药部位】■蒙药：全草（阿拉嘎力格 – 汗达盖 – 赫勒）。

【采收加工】夏季采收，除去枯叶及杂质，洗净泥土，晒干。

【功能主治】■蒙药：阿拉嘎力格 – 汗达盖 – 赫勒清热，透疹，愈伤；用于麻疹不透，痈肿。

【用法用量】■蒙药：阿拉嘎力格 – 汗达盖 – 赫勒多入丸、散服。

狭苞橐吾 *Ligularia intermedia* Nakai

【标本采集号】150981180728100LY

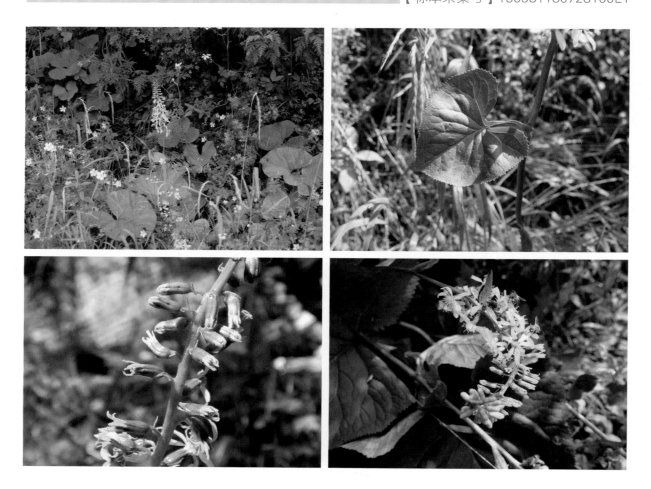

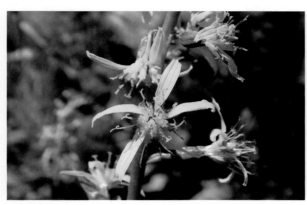
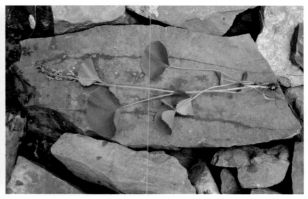

【形态特征】多年生草本。茎上部被蛛丝状毛。基生叶有长柄，叶片肾状心形或心形，或较小，边缘有细锯齿，顶端圆形或稍有小尖头，基部有圆耳，有掌状叶脉，两面无毛；茎生叶渐小，有渐短而下部鞘状抱茎的短柄；上部叶渐转变为披针形或条形的苞叶。花序总状；头状花序极多数，花开后下垂，有短梗及条形苞叶；总苞圆柱形；总苞片约8枚，无毛或顶端有微毛；舌状花4~6个，舌片黄色，矩圆形；管状花7~12个。瘦果圆柱形，有纵沟；冠毛污褐色。花、果期7~10月。

【适宜生境】中生植物。生于山地林缘、沟谷草甸。

【资源状况】分布于乌兰察布市（察哈尔右翼后旗、丰镇市、兴和县）、呼和浩特市（和林格尔县）、包头市（土默特右旗）。常见。

【入药部位】■中药：根（狭苞橐吾）。

【采收加工】春、秋二季采挖，切段，晒干。

【功能主治】■中药：狭苞橐吾润肺下气，止咳化痰；用于风寒咳嗽，痰多气喘，咳吐脓血。

【用法用量】■中药：狭苞橐吾4~6g。

全缘橐吾 扎牙海
Ligularia mongolica (Turcz.) DC.

【标本采集号】15012515080701

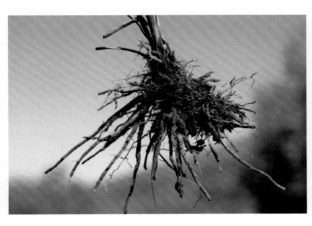
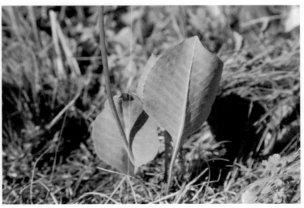

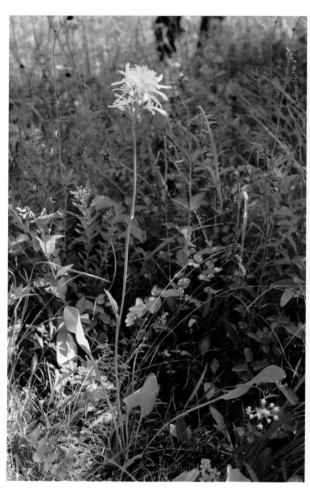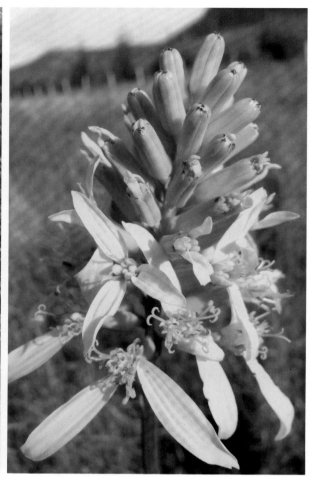

【形态特征】多年生草本，植株高30~80cm，全体呈灰绿色，无毛。茎直立，粗壮，具多数纵沟棱，常带紫红色，基部为褐色的枯叶纤维所包围。叶肉质，干后亦较厚；基生叶矩圆状卵形，中部急狭而稍下延至叶柄上，全缘或下部有波状浅齿，叶脉羽状，具长柄；茎生叶2~3枚，中部叶有较短而下部抱茎的短柄，上部叶小，无柄而抱茎。头状花序在茎顶排列成总状，多数，上部密集，下部渐疏离；总苞片5~6枚，外层矩圆状条形，先端尖，内层矩圆状倒卵形，先端钝，边缘宽膜质，背部有微毛；舌状花通常3~5个；管状花5~8个。瘦果暗褐色；冠毛淡红褐色。花、果期7~8月。

【适宜生境】中生植物。生于山地灌丛、石质坡地、具丰富杂类草的草甸草原和草甸。

【资源状况】分布于呼和浩特市（武川县）。少见。

【入药部位】■中药：根（全缘橐吾）。

【采收加工】秋季采挖根，洗净，晒干。

【功能主治】■中药：全缘橐吾理气活血，止痛，止咳，祛痰；用于跌打损伤，腰腿痛，咳嗽痰多，顿咳，肺痨咯血等。

【用法用量】■中药：全缘橐吾 6~9g，或研末服。

火烙草

斯尔日图 – 扎日阿 – 敖拉
Echinops przewalskii Iljin

【标本采集号】 150823150826212LY

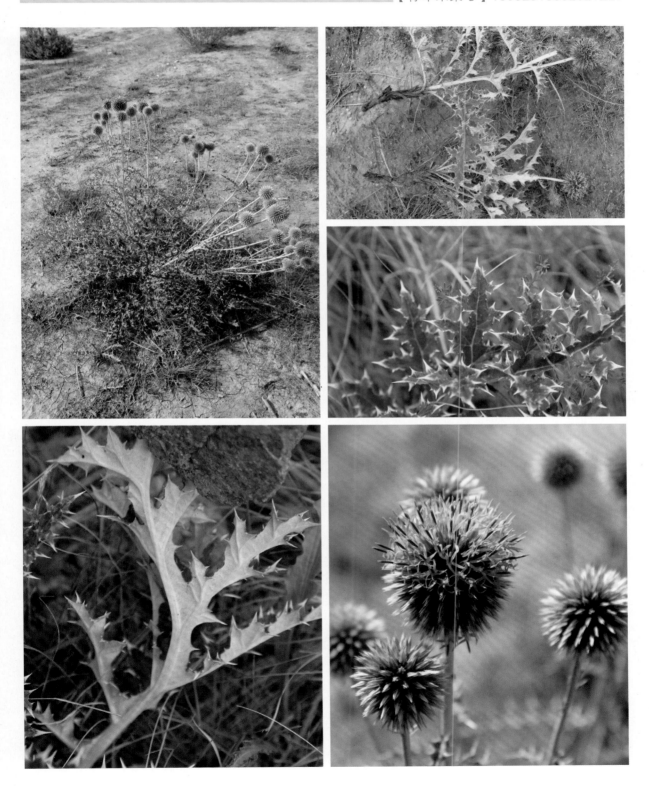

【形态特征】多年生草本。根直伸，粗壮。茎高 15~40cm，单生或自茎基发出少数的茎而成簇生；全部茎枝被稀疏的蛛丝状薄棉毛或密厚的蛛丝状绵毛。基生叶与下部茎叶二回或近二回羽状分裂；基生叶与下部茎叶很少为一回羽状分裂；中上部茎叶渐小，羽状深裂；全部叶质地坚硬，革质。复头状花序单生于茎枝顶端；全部苞片 16~20 枚，龙骨状；小花白色或浅蓝色，花冠管外面有腺点。瘦果被稠密黄褐色的顺向贴伏的长直毛，遮盖冠毛；冠毛量杯状，冠毛膜片线形，边缘稀疏糙毛状。花、果期 6~8 月。

【适宜生境】旱生植物。荒漠草原地带、草原化荒漠地带，以及典型荒漠地带石质山地及砂砾质戈壁、沙质戈壁常见杂类草，亦可沿干燥的石质山地阳坡，进入草原地带，甚至森林地带。

【资源状况】分布于包头市（达尔罕茂明安联合旗）、巴彦淖尔市（乌拉特前旗、乌拉特中旗）。常见。

【入药部位】■中药：根（火烙草）。
　　　　　　■蒙药：根（斯尔日图 – 扎日阿 – 敖拉）。

【采收加工】秋季采挖，洗净，晒干。

【功能主治】■中药：火烙草清热解毒，排脓消肿，下乳；用于疮痈肿毒，乳腺炎，乳汁不通，腮腺炎，瘰疬，湿痹拘挛，痔疮。
　　　　　　■蒙药：斯尔日图 – 扎日阿 – 敖拉强筋接骨，愈伤，清热止痛；用于筋骨折伤，骨伤热，金创，刺痛症。

【用法用量】■中药：火烙草 6~12g，或入丸、散服。
　　　　　　■蒙药：斯尔日图 – 扎日阿 – 敖拉多入丸、散服。

驴欺口

单州漏芦、火绒草、蓝刺头、扎日阿 – 敖拉
Echinops latifolius Tausch.

【标本采集号】150222180830004LY

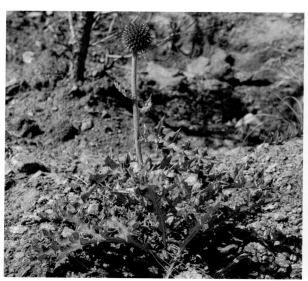
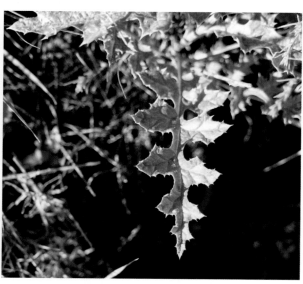

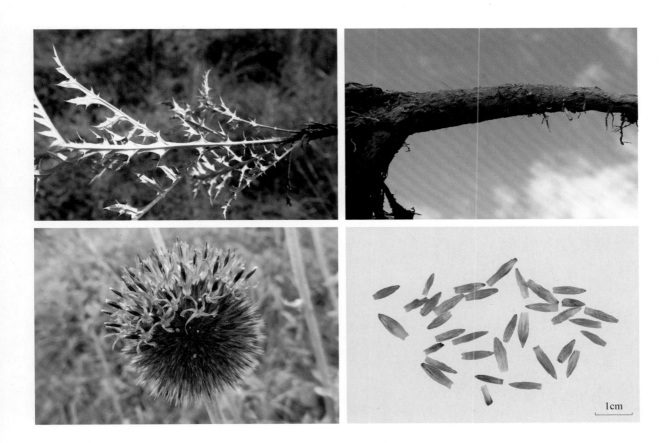

【形态特征】多年生草本，高 30~60cm。茎直立，基部有残存的纤维状撕裂的褐色叶柄，被稠密或密厚的蛛丝状绵毛。基生叶与下部茎叶通常有长叶柄，柄基扩大贴茎或半抱茎，二回羽状分裂；上部茎叶羽状半裂或浅裂，无柄，基部扩大抱茎；全部茎叶质地薄，纸质，被密厚的蛛丝状绵毛。复头状花序单生于茎顶或茎生 2~3 个复头状花序；总苞片14~17 枚，全部苞片外面无毛；小花蓝色，花冠裂片线形。瘦果被稠密的顺向贴伏的淡黄色长直毛。花期 6 月，果期 7~8 月。

【适宜生境】中旱生植物。草原地带和森林草原地带常见杂类草，多生于含丰富杂类草的针茅草原和羊草草原群落中，也见于线叶菊草原及山地林缘草甸。

【资源状况】分布于乌兰察布市（凉城县、兴和县、卓资县）、包头市（固阳县）、巴彦淖尔市（乌拉特前旗）。常见。

【入药部位】■中药：根（禹州漏芦）。

■蒙药：头状花序（扎日－乌拉）。

【采收加工】春、秋二季采挖根，除去须根和泥沙，晒干；夏季采摘头状花序，除去总苞，阴干。

【功能主治】■中药：禹州漏芦清热解毒，消痈，下乳，舒筋通脉；用于乳痈肿痛，痈疽发背，瘰疬，乳汁不通，湿痹拘挛。

■蒙药：扎日－乌拉强筋接骨，愈伤，清热止痛；用于筋骨折伤，骨伤热，金创，刺痛症。

【用法用量】■中药：禹州漏芦 5~10g。

■蒙药：扎日－乌拉多配方用。

砂蓝刺头

火绒草、刺头、额乐存乃 – 扎日阿 – 敖拉
Echinops gmelini Turcz.

【标本采集号】150929180617013LY

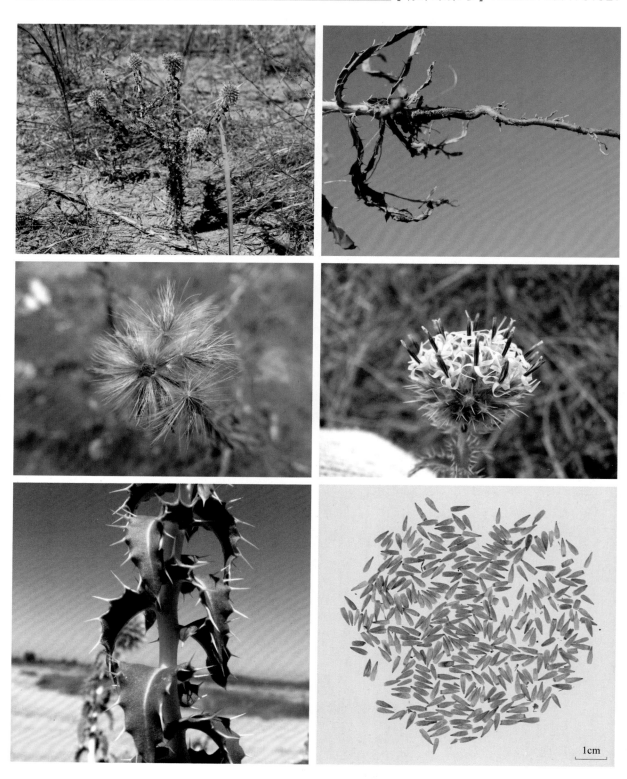

1cm

【形态特征】一年生草本，高 10~90cm。根直伸，细圆锥形。茎单生，淡黄色，自中部或基部有开展的分枝或不分枝；全部茎枝被稀疏的头状具柄的长或短腺毛。下部茎叶基部扩大，抱茎；中上部茎叶与下部茎叶同形，但渐小；全部叶质地薄，纸质。复头状花序单生于茎顶或枝端；头状花序；小花蓝色或白色，花冠 5 深裂，裂片线形，花冠管无腺点。瘦果倒圆锥形，被稠密的淡黄棕色的顺向贴伏的长直毛，遮盖冠毛；冠毛量杯状，冠毛膜片线形，边缘稀疏糙毛状，仅基部结合。果期 8~9 月。

【适宜生境】旱生植物。为荒漠草原地带和草原化荒漠地带常见伴生杂类草，并可沿固定沙地、沙质撂荒地深入到草原地带、森林草原地带及居民点、畜群点周围。

【资源状况】分布于乌兰察布市（集宁区、商都县、四子王旗、凉城县）、呼和浩特市（和林格尔县、托克托县、武川县）、包头市（达尔罕茂明安联合旗、固阳县、青山区、石拐区、土默特右旗）、巴彦淖尔市（磴口县、乌拉特后旗、乌拉特前旗、乌拉特中旗）、阿拉善盟（阿拉善左旗行政区）。常见。

【入药部位】■中药：根（禹州漏芦）。
　　　　　　■蒙药：根（乌日格苏图 – 胡和）。

【采收加工】夏、秋二季采挖根，除去须根和泥沙，晒干。

【功能主治】■中药：禹州漏芦清热解毒，消痈，下乳，舒筋通脉；用于乳痈肿痛，痈疽发背，瘰疬，乳汁不通，湿痹拘挛。
　　　　　　■蒙药：乌日格苏图 – 胡和强筋接骨，愈伤，清热止痛；用于筋骨折伤，骨伤热，金创，刺痛症。

【用法用量】■中药：禹州漏芦 5~10g。
　　　　　　■蒙药：乌日格苏图 – 胡和多配方用。

苍术　枪头菜、山刺菜、侵瓦音 – 哈拉特日
Atractylodes lancea (Thunb.) DC.

【标本采集号】150925150823006LY

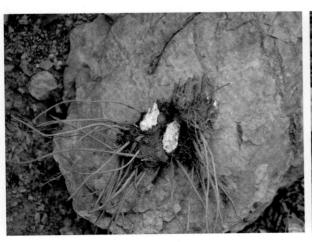
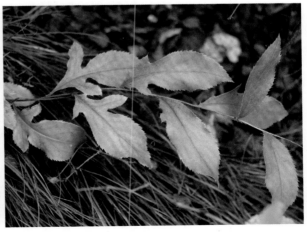

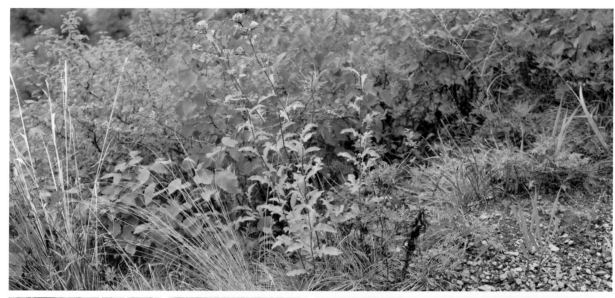

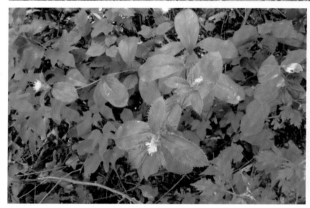
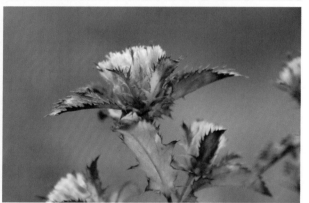

【形态特征】多年生草本。根状茎肥大，结节状；茎直立，具纵沟棱，疏被柔毛，带褐色，不分枝或上部稍分枝。叶革质，无毛；下部叶与中部叶边缘有具硬刺的牙齿；中部叶无柄，基部略抱茎；上部叶变小，不分裂或羽状分裂，叶缘具硬刺状齿。头状花序单生于枝端，叶状苞倒披针形，有硬刺；总苞杯状；总苞片 6~8 层，先端尖，被微毛；管状花白色，狭管部与具裂片的檐部近等长。瘦果圆柱形，密被向上而呈银白色长柔毛；冠毛淡褐色。花、果期 7~10 月。

【适宜生境】中生植物。生于野生山坡草地、林下、灌丛及岩缝隙中。

【资源状况】分布于乌兰察布市（凉城县、四子王旗、兴和县、卓资县）、呼和浩特市（和林格尔县、土默特左旗、武川县）、包头市（土默特右旗）、巴彦淖尔市（乌拉特前旗）。常见。

【入药部位】■中药：根茎（苍术）。

【采收加工】春、秋二季采挖，除去泥土，晒干，撞去须根。

【功能主治】■中药：苍术燥湿健脾，祛风散寒，明目；用于湿阻中焦，脘腹胀满，泄泻，水肿，脚气痿蹙，风湿痹痛，风寒感冒，夜盲，眼目昏涩。

【用法用量】■中药：苍术 3~9g。

蒙疆苓菊

地棉花、鸡毛狗、侵努干那
Jurinea mongolica Maxim.

【标本采集号】150824180813087LY

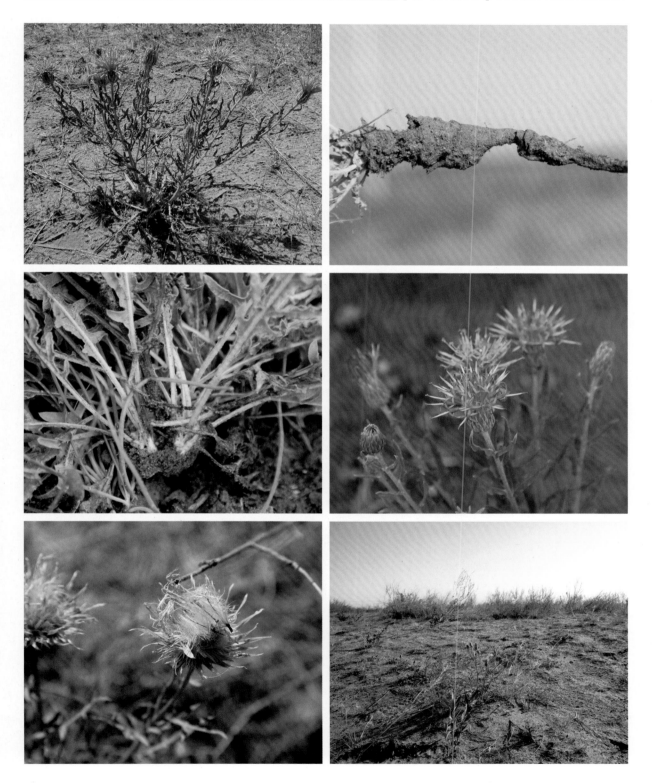

【形态特征】多年生草本，高 6~20cm。根粗壮，暗褐色，颈部被残存的枯叶柄，有极厚的白色团状绵毛。茎丛生，具纵条棱，有分枝，被疏或密的蛛丝状绵毛。基生叶与下部叶羽状深裂或浅裂，中部叶及上部叶变小。头状花序；总苞钟状；总苞片通常紧贴而直立，被蛛丝状绵毛、腺体及小刺状微毛；管状花红紫色，管部向上渐扩大成漏斗状的檐部，外面有腺体，裂片条状披针形。瘦果褐色；冠毛污黄色，糙毛状，有短羽毛。花、果期 6~8 月。

【适宜生境】旱生植物。为荒漠草原地带、荒漠地带小针茅草原和草原化荒漠群落恒有伴生种，也见于路旁和畜群集中点。

【资源状况】分布于巴彦淖尔市（磴口县、乌拉特后旗、乌拉特中旗）、阿拉善盟（阿拉善左旗行政区）。少见。

【入药部位】■中药：茎基部白色棉毛（蒙新苓菊）。

【采收加工】春、秋二季采收茎基部的棉花状团块，除去杂质及泥沙，晒干。

【功能主治】■中药：蒙新苓菊止血；用于外伤出血，鼻出血。

【用法用量】■中药：蒙新苓菊外用适量，捣碎，外敷或塞入鼻孔。

牛 蒡

恶实、吉松、鼠粘草、得格个乐吉

Arctium lappa L.

【标本采集号】150921140808023LY

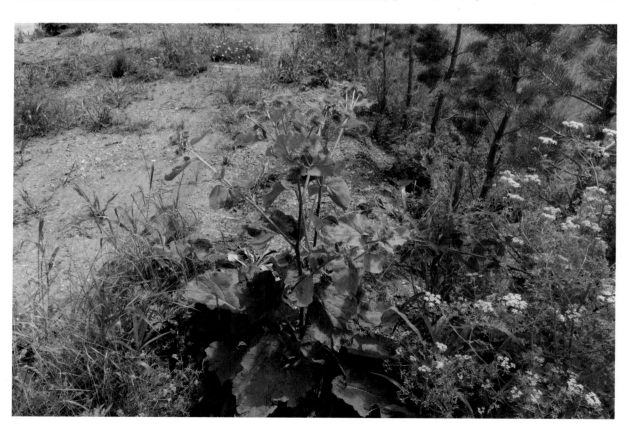

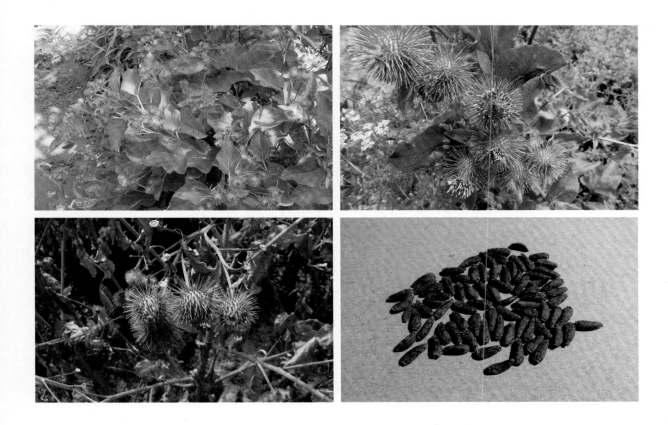

【形态特征】二年生草本，高达 2m。茎枝疏被乳突状短毛及长蛛丝毛并棕黄色小腺点。基生叶宽卵形，基部心形，上面疏生糙毛及黄色小腺点，下面灰白色或淡绿色，被绒毛，有黄色小腺点；茎生叶与基生叶近同形。头状花序排成伞房或圆锥状伞房花序，花序梗粗；总苞卵形或卵球形；小花紫红色，花冠外面无腺点。瘦果倒长卵圆形或偏斜倒长卵圆形，浅褐色，有深褐色斑或无色斑；冠毛多层，浅褐色，冠毛刚毛糙毛状，不等长。花、果期 6~8 月。

【适宜生境】中生植物。常生于村落路旁、山沟、杂草地。

【资源状况】分布于乌兰察布市（化德县、凉城县、兴和县、卓资县）、呼和浩特市（土默特左旗、武川县）、包头市（土默特右旗）。常见。

【入药部位】■中药：果实（牛蒡子）、根（牛蒡）。
　　　　　　■蒙药：果实（西博 – 额布斯）。

【采收加工】秋季果实成熟时采收果序，晒干，打下果实，除去杂质，再晒干；秋季采收根，洗净，晾干。

【功能主治】■中药：牛蒡子疏散风热，宣肺透疹，消肿解毒；用于风热感冒，咽喉肿痛，咳嗽，斑疹不透，腮腺炎，丹毒，疮痈肿毒。牛蒡清热解毒，利咽消肿；用于风毒面肿，头痛，咽痛，牙龈肿痛，痈疽疮毒。
　　　　　　■蒙药：西博 – 额布斯化痞，利尿；用于尿闭，石痞，脉痞。

【用法用量】■中药：牛蒡子 6~12g，或入散剂服；外用适量，煎汤含漱。牛蒡 9~15g。
　　　　　　■蒙药：西博 – 额布斯多入丸、散服。

顶羽菊

苦蒿、灰叫驴、牙干－图如古

Acroptilon repens (L.) DC.

【标本采集号】150221130728396LY

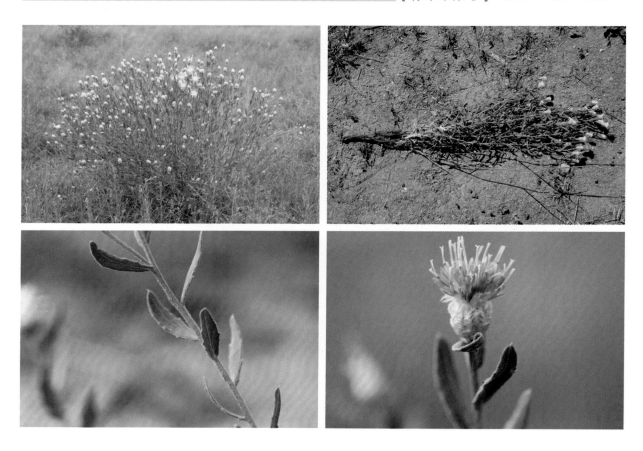

【形态特征】多年生草本，高 25~70cm。根直伸。茎单生，或少数茎成簇生，直立；全部茎枝被蛛丝毛。全部茎叶质地稍坚硬，边缘全缘，两面灰绿色，被稀疏蛛丝毛或脱毛。植株含多数头状花序；总苞卵形或椭圆状卵形；总苞片约 8 层，覆瓦状排列；全部苞片附属物白色，透明，两面被稠密的长直毛；全部小花两性，管状，花冠粉红色或淡紫色。瘦果淡白色，顶端圆形；冠毛白色，多层，短羽毛状。花、果期 6~8 月。

【适宜生境】旱生植物。荒漠草原地带和荒漠地带芨芨草盐化草甸中常见伴生种，也见于灌溉的农田。

【资源状况】分布于包头市（东河区、固阳县、九原区、昆都仑区、青山区、土默特右旗）、巴彦淖尔市（乌拉特前旗、乌拉特中旗）。常见。

【入药部位】■中药：全草（顶羽菊）。

【采收加工】夏、秋二季采收，除去杂质，洗净泥土，晒干。

【功能主治】■中药：顶羽菊清热解毒，活血消肿；用于疮疡痈疽，无名肿毒，关节疼痛。

【用法用量】■中药：顶羽菊外用适量，煎汤洗，或熬膏贴敷患处。

蝟 菊

大蓟、扎日－阿嘎拉吉

Olgaea lomonosowii (Trautv.) Iljin

【标本采集号】150921150825056LY

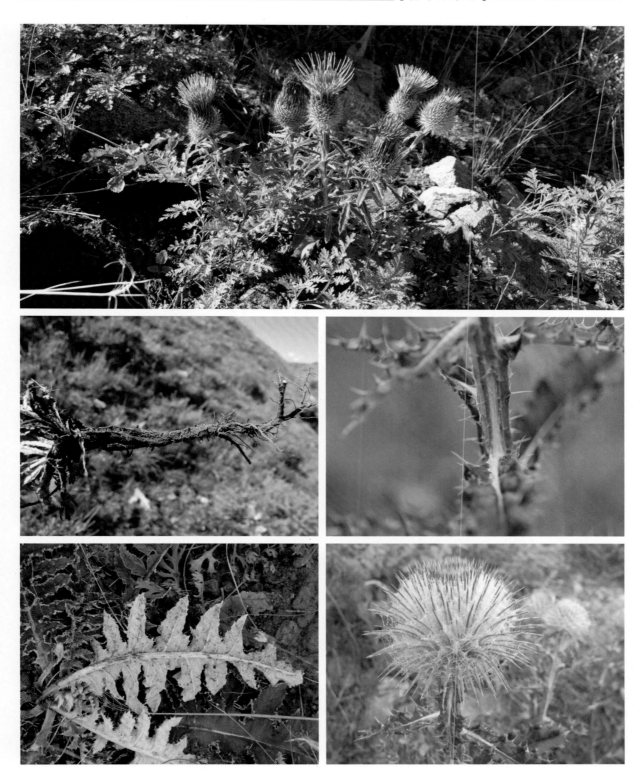

【形态特征】多年生草本，高15~60cm。根直伸。茎单生，被棕褐色残存的叶柄，残存的叶柄并不作纤维状撕裂；全部茎枝有条棱，灰白色，被密厚绒毛或变稀毛。基生叶羽状浅裂或深裂；下部茎叶与基生叶同形并等样分裂；茎叶全部沿茎下延成茎翼，茎翼狭窄，翼缘有稀疏针刺；全部叶质地薄，草纸，两面异色，上面绿色，无毛，下面灰白色，被密厚的绒毛。头状花序单生于枝端；总苞大，被稀疏的蛛丝毛；小花紫色。瘦果楔状倒卵形；冠毛多层，褐色。花、果期8~9月。

【适宜生境】中旱生植物。典型草原地带较为常见的伴生种，喜生于沙壤质、砾质栗钙土，也常出现于西部山地阳坡草原石质土上。

【资源状况】分布于包头市（土默特右旗）、巴彦淖尔市（乌拉特前旗、乌拉特中旗）。少见。

【入药部位】■中药：全草（猬菊）。

【采收加工】春、夏二季采收，鲜用或晒干。

【功能主治】■中药：猬菊清热解毒，化瘀，止血；用于疮痈肿毒，衄血，崩漏，外伤出血。

【用法用量】■中药：猬菊9~15g；外用适量，鲜品捣敷。

火媒草

鳍蓟、白山蓟、白背、洪古日朱拉
Olgaea leucophylla (Turcz.) Iljin

【标本采集号】150822190718026LY

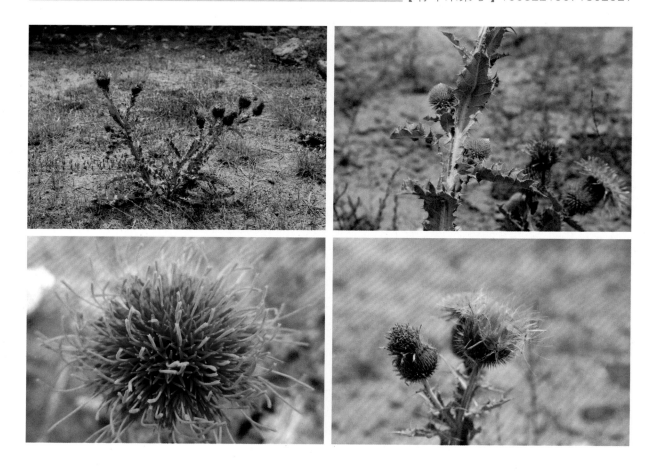

【形态特征】多年生草本。茎枝灰白色，密被蛛丝状绒毛，茎生叶沿茎下延成茎翼。基生叶长椭圆形，稍羽状浅裂，有短柄；茎生叶与基生叶同形，两面近同色，灰白色，被蛛丝状绒毛，厚纸质。头状花序单生于茎枝顶端；总苞钟状，无毛或几无毛；总苞片多层，先端渐尖成针刺，外层长三角形，中层披针形或长椭圆状披针形，内层线状长椭圆形；小花紫色或白色。瘦果长椭圆形，浅黄色，有棕黑色色斑；冠毛浅褐色，多层，冠毛刚毛细糙毛状。花、果期 6~9 月。

【适宜生境】沙生旱生植物。喜生于沙质、沙壤质栗钙土、棕钙土及固定沙地，为草原带沙地及草原化荒漠地带沙漠中常见的伴生种。

【资源状况】分布于巴彦淖尔市（磴口县、乌拉特后旗、乌拉特前旗）、阿拉善盟（阿拉善左旗行政区）。常见。

【入药部位】■中药：地上部分（鳍蓟）。

【采收加工】夏、秋二季采收，洗净，鲜用或晒干。

【功能主治】■中药：鳍蓟清热解毒，化瘀消肿，止血；用于疮痈肿毒，瘰疬，吐血，衄血，崩漏，外伤出血。

【用法用量】■中药：鳍蓟 15~30g；外用适量，捣敷，或煎汤洗。

绒背蓟

宝古日乐 – 阿扎日干那

Cirsium vlassovianum Fisch. ex DC.

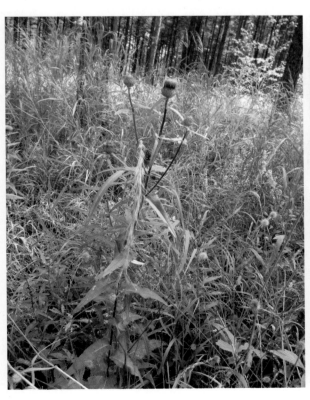
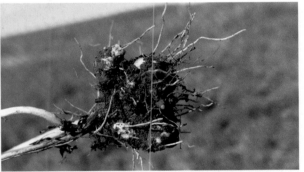
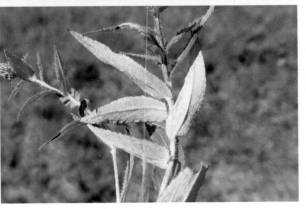

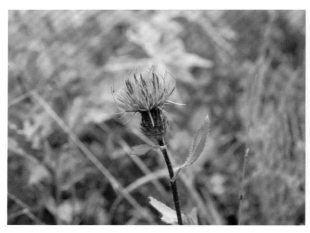
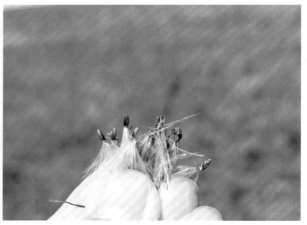

【形态特征】多年生草本。具块状根。茎直立，被柔毛，上部分枝。叶矩圆状披针形或卵状披针形，不裂，顶端锐尖，无柄，基部稍抱茎，下部叶有短柄，边缘密生细刺或有刺尖齿，上面绿色，被疏毛，下面密被灰白色绒毛。头状花序单生于枝端及上部叶腋，直立；总苞钟状球形；总苞片6层，披针状条形，顶端锐尖；花冠紫红色，筒部比檐部短。瘦果矩圆形；冠毛羽状，淡褐色。花、果期5~9月。

【适宜生境】中生植物。生于山坡林中、林缘、河边或潮湿地。

【资源状况】分布于乌兰察布市（兴和县）。少见。

【入药部位】■中药：全草或块根（绒背蓟）。

【采收加工】春、秋二季采挖，除去杂质及须根，洗净泥土，晒干。

【功能主治】■中药：绒背蓟祛风除湿，活络止痛；用于风湿性关节炎，四肢麻木。

【用法用量】■中药：绒背蓟3~6g，或浸酒服。

莲座蓟 食用蓟、呼呼斯根讷
Cirsium esculentum (Sievers) C. A. Mey.

【标本采集号】150925150817070LY

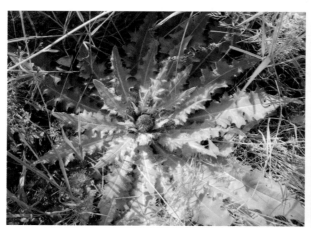
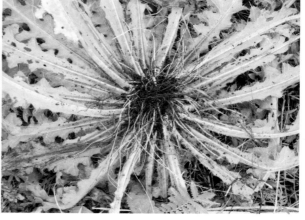

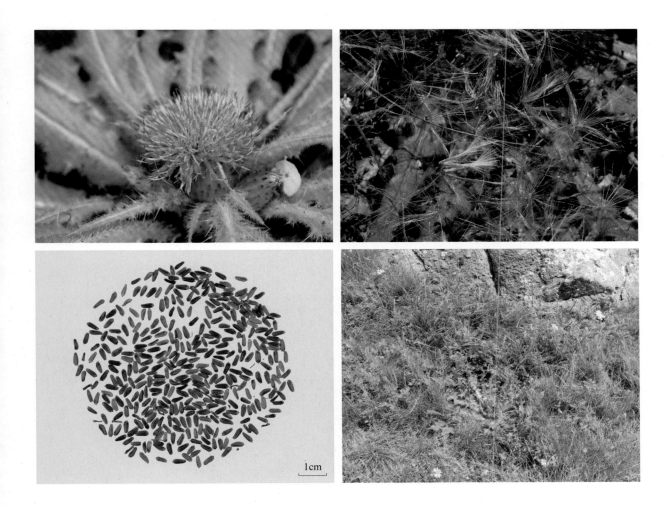

【形态特征】多年生草本。莲座状叶倒披针形，羽状半裂、深裂或几全裂，基部渐窄成有翼叶柄。
头状花序集生于莲座状叶丛中；总苞钟状；总苞片约6层，覆瓦状排列，向内层渐长，
背面无毛，无黏腺；小花紫色。瘦果淡黄色，楔状长椭圆形，压扁，顶端斜截形；冠
毛白色或稍褐黄色。花、果期7~9月。

【适宜生境】湿生植物。生于平原或山地潮湿地或水边。

【资源状况】分布于乌兰察布市（察哈尔右翼中旗、凉城县、四子王旗）、呼和浩特市（和林格尔
县、土默特左旗）。少见。

【入药部位】■中药：全草（莲座蓟）。

　　　　　　■蒙药：根（塔布庆图 – 阿吉日干）。

【采收加工】夏、秋二季花盛开时或结果时采收全草，切段，晒干；春、秋二季采挖根，洗净泥土，
晒干。

【功能主治】■中药：莲座蓟散瘀消肿，排脓托毒，止血；用于肺脓肿，疮痈肿毒，皮肤病，各
种出血。

　　　　　　■蒙药：塔布庆图 – 阿吉日干排脓，祛痰，消奇哈，愈伤；用于肺脓肿，肺痨，疮疡，
奇哈病。

【用法用量】■中药：莲座蓟 3~9g，或研末服。

■蒙药：塔布庆图－阿吉日干多入丸、散服。

烟管蓟

马蓟、虎蓟、刺蓟、温吉格日－阿札日干那

Cirsium pendulum Fisch. ex DC.

【标本采集号】150121180929024LY

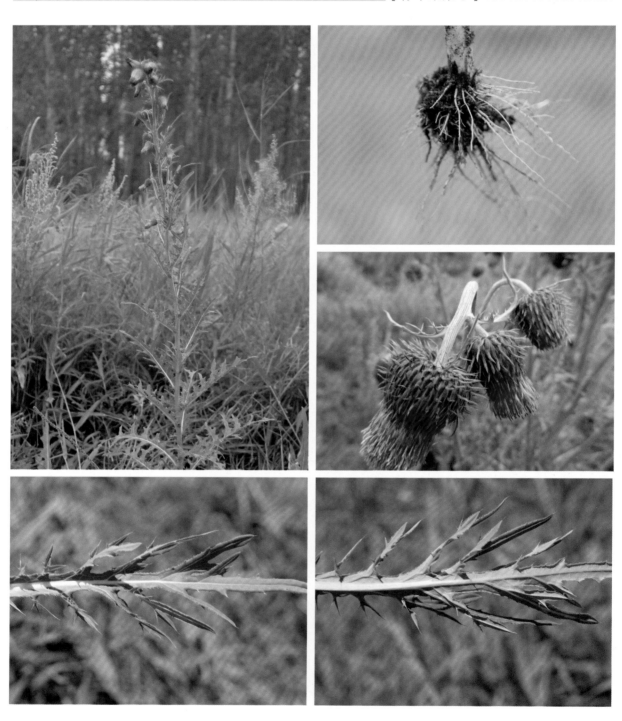

【形态特征】多年生草本，高达 3m。茎枝被长节毛。基生叶及下部茎生叶二回羽状分裂；向上的叶渐小，无柄或耳状抱茎。头状花序下垂，排成总状圆锥花序；总苞钟状；总苞片约10 层，覆瓦状排列，向内层渐长，外层与中层长三角形或钻状披针形，上部或中部以上钻状，内层披针形或线状披针形；小花紫色或红色，管部细丝状。瘦果倒披针形；冠毛污白色。花、果期 7~9 月。

【适宜生境】中生植物。生于森林草原与草原地带河漫滩草甸、湖滨草甸、沟谷及林缘草甸中。

【资源状况】分布于呼和浩特市（土默特左旗）。少见。

【入药部位】■中药：根或全草（烟管蓟）。

【采收加工】春、夏二季采收地上部分，秋后采根，鲜用或切段晒干。

【功能主治】■中药：烟管蓟解毒，止血，补虚；用于疮肿，疟疾，外伤出血，体虚。

【用法用量】■中药：烟管蓟 4.5~9g，鲜品可用至 30~60g，加酒煨服，或鲜品捣汁服；外用适量，鲜品捣敷。

牛口刺 火刺蓟、硬条叶蓟、乌日格苏图－阿扎日干那
Cirsium shansiense Petrak

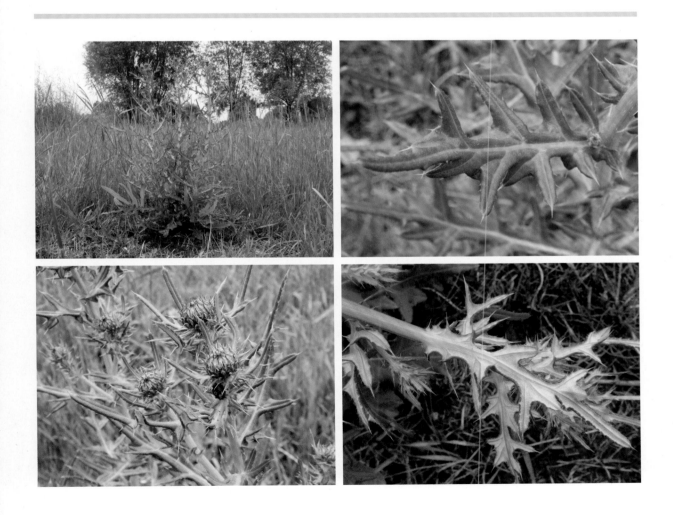

【形态特征】多年生草本。根直伸。茎直立，上部分枝或有时不分枝；全部茎枝有条棱。中部茎叶卵形或线状长椭圆形，羽状浅裂、半裂或深裂，基部扩大抱茎；自中部叶向上的叶渐小；全部茎叶两面异色，上面绿色，被多细胞长或短节毛，下面灰白色，被密厚的绒毛。头状花序多数在茎枝顶端排成明显或不明显的伞房花序；总苞片7层，覆瓦状排列；小花粉红色或紫色，不等5深裂。瘦果偏斜椭圆状倒卵形，顶端偏截形；冠毛浅褐色，多层，基部联合成环，整体脱落；冠毛长羽毛状，向顶端渐细。花期7~9月。

【适宜生境】中生植物。生于山沟溪边。

【资源状况】分布于呼和浩特市。少见。

【入药部位】■中药：根（牛口刺）。

【采收加工】8~10月采挖根，除去泥沙、残茎，洗净，晒干。

【功能主治】■中药：牛口刺凉血，止血，祛瘀，消痈肿；用于吐血，衄血，尿血，血淋，血崩，带下病，肠风，肠痈，痈疡肿毒，疔疮。

【用法用量】■中药：牛口刺7.5~15g，鲜品50~100g，或捣汁服，或研末服；外用适量，捣敷，或捣汁涂。

刺儿菜

小蓟、刺蓟、巴嘎－阿扎日干那

Cirsium integrifolium (Wimm. et Grab.) L. Q. Zhao et Y. Z. Zhao

【标本采集号】150222180829046LY

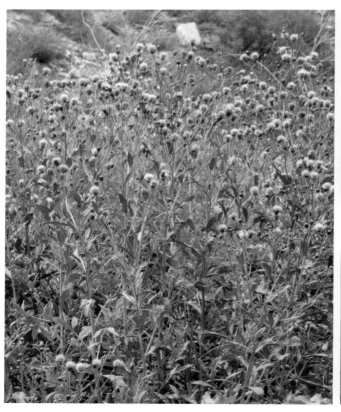

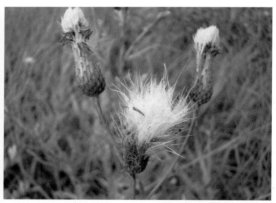

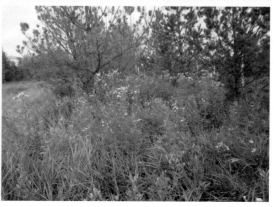

【形态特征】多年生草本，高 20~60cm。具长的根状茎；茎直立，具纵沟棱，无毛或疏被蛛丝状毛，不分枝或上部有分枝。雌雄异株，头状花序通常单生或数个生于茎顶或枝端，直立，总苞钟形，总苞片 8 层，外层者较短，内层者较长，两者背部均被微毛，边缘及上部有蛛丝状毛；雄株头状花序较小，雄花花冠紫红色，下部狭管长为檐部的 2~3 倍；雌株头状花序较大，总苞长约 23mm，雌花花冠紫红色，狭管部长为檐部的 4 倍。瘦果无毛；冠毛淡褐色。花、果期 7~9 月。

【适宜生境】中生植物。生于田间、荒地和路旁，为杂草。

【资源状况】分布于乌兰察布市（商都县）、包头市（固阳县、九原区）。常见。

【入药部位】■中药：地上部分（小蓟）。

【采收加工】夏、秋二季花开时采割，除去杂质，晒干。

【功能主治】■中药：小蓟凉血止血，散瘀解毒消痈；用于衄血，吐血，尿血，血淋，便血，崩漏，外伤出血，痈肿疮毒。

【用法用量】■中药：小蓟 5~12g；外用适量，鲜品捣敷患处。

大刺儿菜

大蓟、刺蓟、刺儿菜、阿古拉音－阿扎日干那

Cirsium setosum (Willd.) MB.

【标本采集号】150923190621026LY

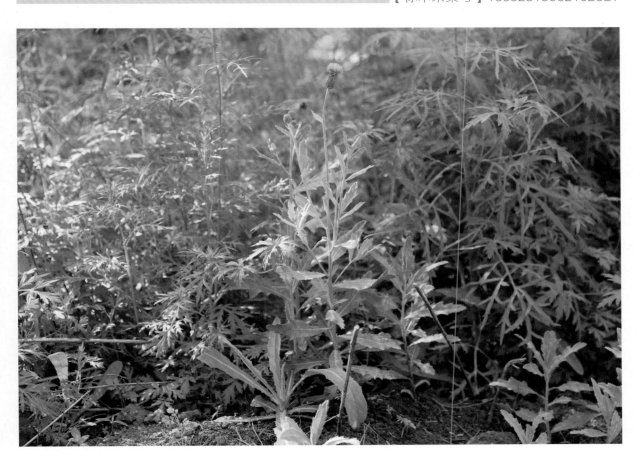

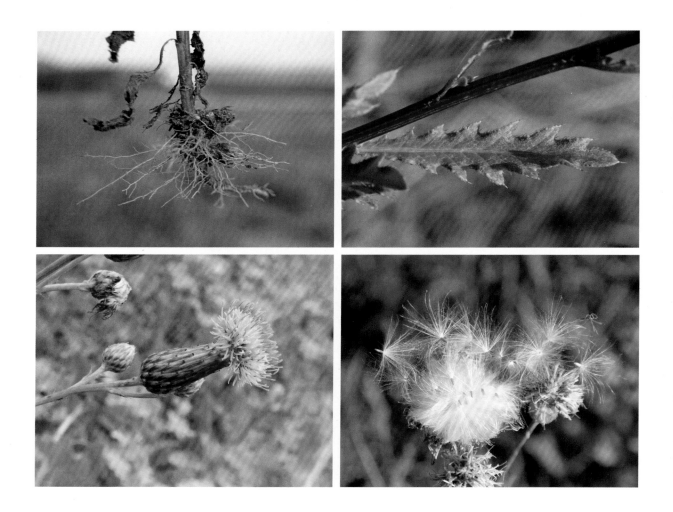

【形态特征】多年生草本，高 50~100cm。具长的根状茎；茎直立，具纵沟棱，近无毛或疏被蛛丝状毛，上部有分枝。基生叶花期枯萎；下部叶及中部叶矩圆形，上部渐变小。雌雄异株，头状花序多数集生于茎的上部，排列成疏松的伞房状；总苞钟形；总苞片8层，外层者较短，内层者较长；雄株头状花序较小；雌株头状花序较大，总苞长16~20mm，雌花花冠紫红色，狭管部长为檐部的 4~5 倍。瘦果浅褐色；冠毛白色或基部带褐色。花、果期 7~9 月。

【适宜生境】中生植物。草原地带、森林草原地带退耕撂荒地上最先出现的先锋植物之一，也见于严重退化的放牧场和耕作粗放的各类农田，往往可形成较密集的群聚。

【资源状况】分布于乌兰察布市（察哈尔右翼前旗、凉城县、商都县、四子王旗）、包头市（固阳县、九原区）、呼和浩特市（土默特左旗）、巴彦淖尔市（乌拉特中旗）。常见。

【入药部位】■中药：地上部分（大蓟）。

【采收加工】夏、秋二季花开时采割地上部分，除去杂质，晒干。

【功能主治】■中药：大蓟凉血止血，散瘀解毒消痈；用于衄血，吐血，尿血，便血，崩漏，外伤出血，疮痈肿毒。

【用法用量】■中药：大蓟 9~15g。

泥胡菜 艾草、猪兜菜、苦马菜
Hemistepta lyrata (Bunge) Bunge

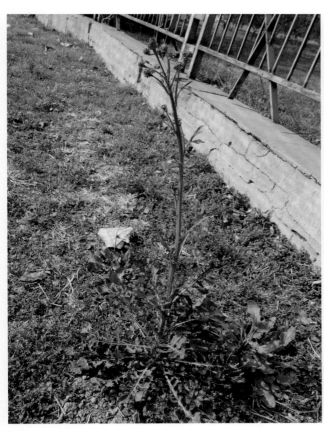
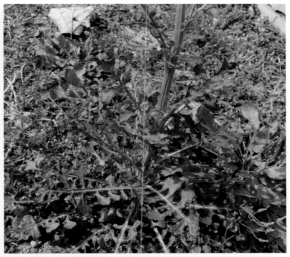
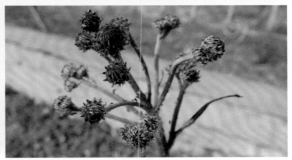

【形态特征】一年生草本，高 30~100cm。茎单生。中下部茎叶与基生叶同形，全部叶大头羽状深裂，侧裂片 2~6 对；全部茎叶质地薄，两面异色，上面无毛，下面被厚或薄绒毛，基生叶及下部茎叶有长叶柄，柄基扩大抱茎。头状花序在茎枝顶端排成疏松伞房花序；总苞片覆瓦状排列；全部苞片质地薄，草质，中外层苞片外面上方近顶端有直立的鸡冠状突起的紫红色附片，内层苞片上方染红色，但无鸡冠状突起的附片；小花紫色或红色，深 5 裂。瘦果小，深褐色，压扁，有 13~16 条粗细不等的突起的尖细肋；冠毛异型，白色，2 层。花、果期 5~8 月。

【适宜生境】中生植物。生于路旁荒地或水塘边。

【资源状况】分布于巴彦淖尔市（乌拉特后旗）。少见。

【入药部位】■中药：全草（泥胡菜）。

【采收加工】夏、秋二季采收，洗净，晒干。

【功能主治】■中药：泥胡菜清热解毒，消肿祛瘀；用于痔漏，痈肿疔疮，外伤出血，骨折。

【用法用量】■中药：泥胡菜 15~25g；外用适量，捣敷，或煎汤洗。

节毛飞廉 飞廉、飞雉、老牛错
Carduus acanthoides L.

【标本采集号】150929180616021LY

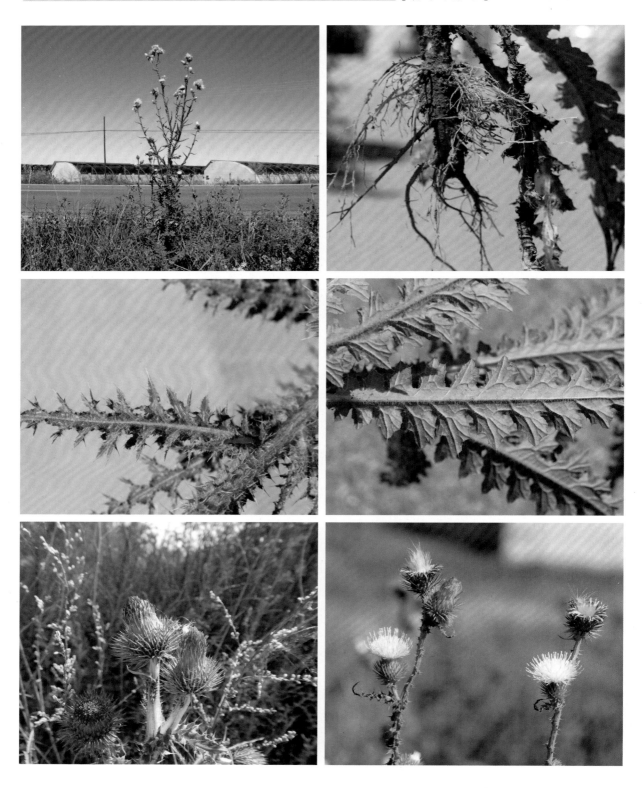

【形态特征】二年生草本。茎直立，有纵沟棱，具绿色纵向下延的翅，翅有齿刺，疏被多细胞皱缩的长柔毛。下部叶椭圆状披针形，先端尖或钝，基部狭，羽状半裂或深裂，裂片边缘具缺刻状牙齿，齿端叶缘有不等长的细刺；中部叶与上部叶渐变小，矩圆形或披针形，羽状深裂，边缘具刺齿。头状花序常 2~3 个聚生于枝端；总苞钟形；总苞片 7~8 层，外层披针形，中层条状披针形，先端长渐尖成刺状，向外反曲，内层条形，先端近膜质，稍带紫色；管状花冠紫红色，稀白色，狭管部与具裂片的檐部近等长；花冠裂片条形。瘦果长椭圆形，褐色，顶端平截，基部稍狭；冠毛白色或灰白色，长约 15mm。花、果期 6~8 月。

【适宜生境】中生植物。生于海拔 400~3600m 的山坡草地、田间、荒地河旁及林下。

【资源状况】分布于乌兰察布市（察哈尔右翼中旗、四子王旗）、呼和浩特市（和林格尔县）、包头市（固阳县、石拐区、土默特右旗）、巴彦淖尔市（乌拉特前旗）。常见。

【入药部位】■中药：全草或根（飞廉）。
　　　　　　■蒙药：地上部分（侵瓦音 - 乌日格苏）。

【采收加工】春、夏二季采收全草及地上部分，秋季挖根，鲜用，或除花阴干外，其余切段，晒干。

【功能主治】■中药：飞廉祛风清热，解毒消肿，止血散瘀；用于风热感冒，头风眩晕，关节肿痛，跌打损伤，无名肿毒，痔疮，静脉曲张，皮肤瘙痒，淋病，乳糜尿，带下病，各种出血，烫火伤。
　　　　　　■蒙药：侵瓦音-乌日格苏催吐，消奇哈，止血，消肿；用于巴达干病，奇哈病，痈肿，各种出血。

【用法用量】■中药：飞廉 9~30g，鲜品 30~60g，或入丸、散服；外用适量，鲜品捣敷，或烧存性，研末敷患处。
　　　　　　■蒙药：侵瓦音 - 乌日格苏多配方用。

水飞蓟　水飞雉、奶蓟、老鼠筋
Silybum marianum (L.) Gaertn.

【标本采集号】150202190626063LY

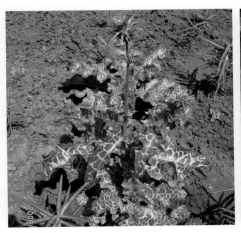
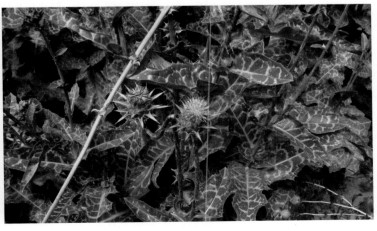

【形态特征】一、二年生草本。茎枝有白色粉质复被物。莲座状基生叶与下部茎生叶有柄，椭圆形或倒披针形，羽状浅裂至全裂；中部叶与上部叶渐小，长卵形或披针形，羽状浅裂或边缘浅波状圆齿裂，最上部茎生叶更小，不裂，披针形；叶两面绿色，具白色花斑，质薄。头状花序生于枝端；总苞球形或卵圆形；总苞片6层，无毛；小花红紫色，稀白色。瘦果扁，长椭圆形或长倒卵圆形，有线状长椭圆形深褐色斑；冠毛白色，锯齿状，最内层冠毛极短，柔毛状。花、果期5~10月。

【适宜生境】中生植物。对土壤要求不严，以土质疏松、肥沃、排水良好的沙质壤土为好，怕涝，土质黏重、低洼积水、盐碱重的地方不宜种植。

【资源状况】作为园林绿化植物，阴山地区有少量栽培。

【入药部位】■中药：果实（水飞蓟）。

【采收加工】秋季果实成熟时采收果序，晒干，打下果实，除去杂质，晒干。

【功能主治】■中药：水飞蓟清热解毒，疏肝利胆；用于肝胆湿热，胁痛，黄疸。

【用法用量】■中药：水飞蓟供配制成药用。

麻花头

花儿柴、洪古日－扎拉

Serratula centauroides L.

【标本采集号】150921150826039LY

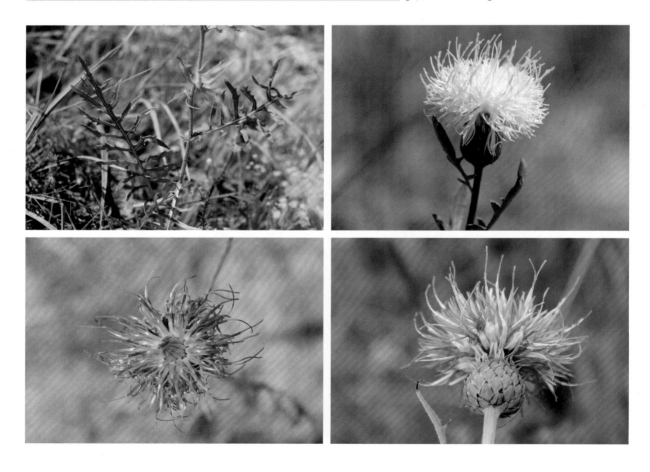

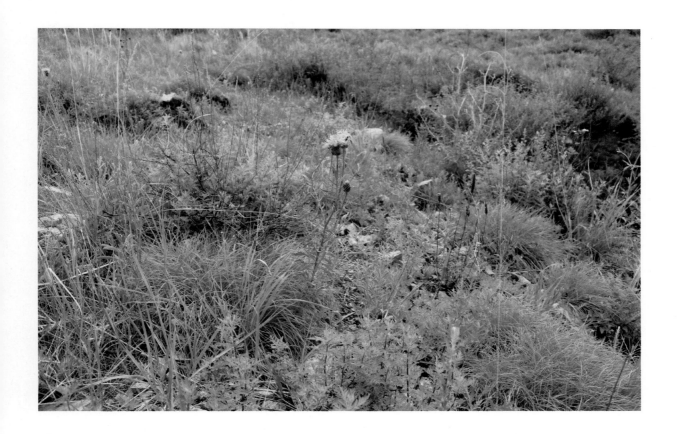

【形态特征】多年生草本。根状茎横走，黑褐色；茎直立，上部少分枝或不分枝，中部以下被稀疏的或稠密的节毛，基部被残存的纤维状撕裂的叶柄。基生叶及下部茎叶长椭圆形，羽状深裂；中部茎叶与基生叶及下部茎叶同形，并等样分裂；上部的叶更小，5~7 羽状全缘，无锯齿。全部叶两面粗糙，两面被多细胞长或短节毛。头状花序少数，单生于茎枝顶端；总苞卵形或长卵形；总苞片 10~12 层，覆瓦状排列；全部小花红色、红紫色或白色。瘦果褐色。花、果期 6~8 月。

【适宜生境】中旱生植物。为典型草原地带、山地森林草原地带以及夏绿阔叶林地区较为常见的伴生植物，有时在沙壤质土壤上可成为亚优势种，在老年期撂荒地上局部可形成临时性优势杂草。

【资源状况】分布于乌兰察布市（察哈尔右翼前旗、察哈尔右翼中旗、丰镇市、化德县、凉城县、商都县、四子王旗、兴和县、卓资县）、呼和浩特市（土默特左旗、托克托县、武川县）、包头市（白云鄂博矿区、达尔罕茂明安联合旗、固阳县、石拐区、土默特右旗）、巴彦淖尔市（乌拉特前旗、乌拉特中旗）。常见。

【入药部位】■中药：根（麻花头）。

【采收加工】夏、秋二季采收二至三年生者，切片，晒干或焙干。

【功能主治】■中药：麻花头散风透疹，清热解毒，升阳举陷；用于风热头痛，麻疹透发不畅，斑疹，肺热咳喘，咽喉肿痛，胃火牙痛，久泻脱肛，子宫脱垂。

【用法用量】■中药：麻花头 3~9g；外用适量，煎汤洗。

伪泥胡菜

地特木图 – 洪古日 – 扎拉

Serratula coronata L.

【标本采集号】150921150825077LY

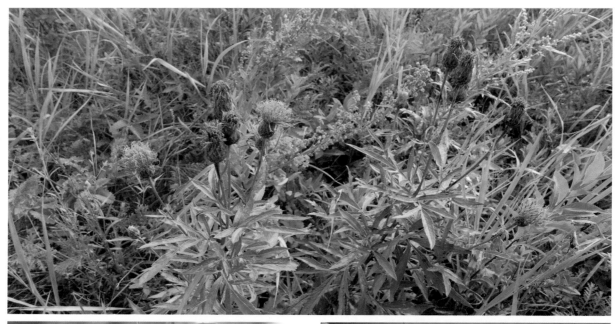

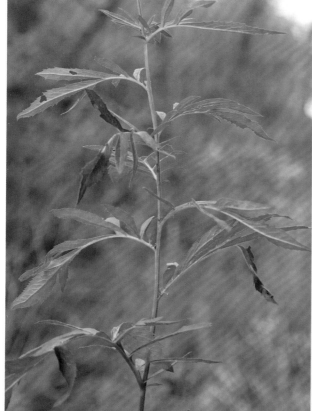

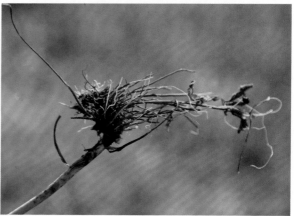

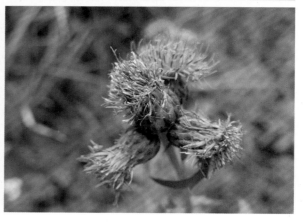

【形态特征】多年生草本。茎枝无毛。基生叶与下部茎生叶长圆形或长椭圆形，羽状全裂；茎生叶
与基生叶同形并等样分裂，无柄，裂片倒披针形、披针形或椭圆形，叶裂片边缘有锯
齿或大锯齿，两面绿色，有短糙毛或脱落。头状花序异型，在茎枝顶端排成伞房花序，
或单生于茎顶；总苞碗状或钟状，无毛；总苞片约7层，背面紫红色，外层三角形或
卵形；小花均紫色，边花雌性，中央盘花两性，有发育雌蕊和雄蕊。瘦果倒披针状；
冠毛黄褐色，糙毛状。花、果期7~9月。

【适宜生境】中生植物。生于森林地区、森林草原以及干旱、半干旱地区的山地，为杂类草草甸、
林缘草甸伴生种。

【资源状况】分布于乌兰察布市（凉城县、卓资县）。少见。

【入药部位】■中药：全草（伪泥胡菜）。

【采收加工】秋季采收，除去杂质，洗净泥土，晒干。

【功能主治】■中药：伪泥胡菜和胃，止泻，利尿，解毒；用于胃脘痛，呕吐，泄泻，淋病，肿瘤，
感冒咽痛，疟疾。

【用法用量】■中药：伪泥胡菜9~15g，或入丸、散服。

漏　芦　祁州漏芦、和尚头、洪古乐－珠
Stemmacantha uniflora (L.) Dittrich

【标本采集号】150928180520001LY

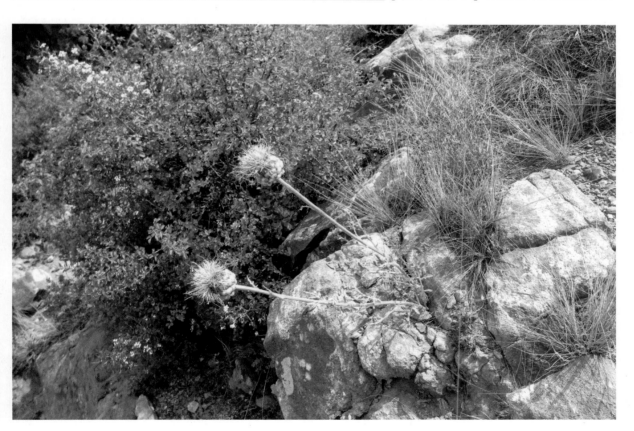

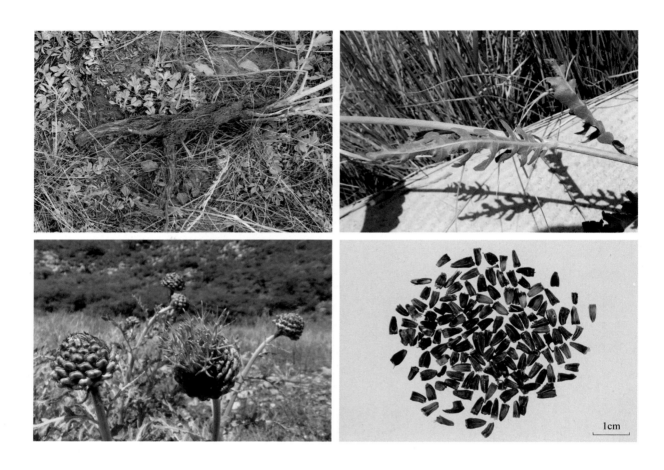

【形态特征】多年生草本。根直伸。根状茎粗厚；茎直立，不分枝，簇生或单生，灰白色，被棉毛。基生叶及下部茎叶全形椭圆形，羽状深裂或几全裂；中上部茎叶渐小，与基生叶及下部茎叶同形并等样分裂；全部叶质地柔软，两面灰白色，被稠密的或稀疏的蛛丝毛及多细胞糙毛和黄色小腺点；总苞半球形；总苞片约9层，覆瓦状排列；全部苞片顶端有膜质附属物；全部小花两性，管状，花冠紫红色。花、果期6~8月。

【适宜生境】中旱生植物。山地草原、山地森林草原地带石质干草原、草甸草原较为常见的伴生种。

【资源状况】分布于乌兰察布市（察哈尔右翼后旗、察哈尔右翼前旗、察哈尔右翼中旗、兴和县）、包头市（固阳县、土默特右旗）、巴彦淖尔市（乌拉特前旗）。十分常见。

【入药部位】■中药：根（漏芦）。

　　　　　　■蒙药：花序（洪格勒朱日）。

【采收加工】春、秋二季采挖，除去须根和泥沙，晒干；夏季采摘花序，除去总苞，阴干。

【功能主治】■中药：漏芦清热解毒，消痈，下乳，舒筋通脉；用于乳痈肿痛，痈疽发背，瘰疬疮毒，乳汁不通，湿痹拘挛。

　　　　　　■蒙药：洪格勒朱日清热解毒，止痛，杀黏；用于流行性感冒，瘟疫，猩红热、麻疹、发症，结喉，痢疾，心热，搏热，实热，久热，伤热，协日热，血热，肠刺痛，阵刺痛。

【用法用量】■中药：漏芦5~9g。

　　　　　　■蒙药：洪格勒朱日多配方用。

红 花

草红花、红蓝花、古日呼木
Carthamus tinctorius L.

【标本采集号】150927180708043LY

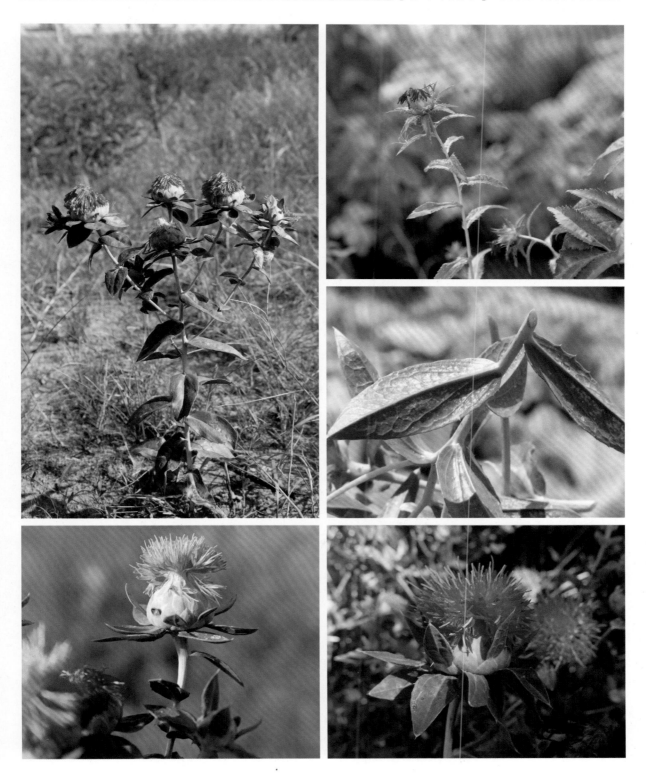

【形态特征】一年生草本。茎枝无毛。中下部茎生叶披针形、卵状披针形或长椭圆形，边缘有锯齿或全缘，稀羽状深裂，齿端有针刺；向上的叶披针形，有锯齿；叶革质，两面无毛无腺点，半抱茎。头状花序排成伞房花序，为苞叶所包，苞片椭圆形或卵状披针形，边缘有针刺或无针刺；总苞卵圆形；总苞片4层，无毛，外层竖琴状，中部或下部收缩，收缩以上叶质；小花红色或橘红色，花丝上部无毛。瘦果倒卵圆形，乳白色，无冠毛。花、果期7~9月。

【适宜生境】中生植物。喜温暖、干燥气候，抗寒性强，耐贫瘠，抗旱怕涝，适宜在排水良好、中等肥沃的沙壤土上种植，以油沙土、紫色夹沙土最为适宜。

【资源状况】作为药材或园林绿化植物，阴山地区有少量栽培。

【入药部位】■中药：花（红花）。

　　　　　　■蒙药：花（古日古木）。

【采收加工】夏季花由黄色变红色时采摘管状花，除去杂质，阴干或晒干。

【功能主治】■中药：红花活血痛经，散瘀止痛；用于经闭，行经腹痛，产后恶露不行，腹部肿块，难产，冠心病，心绞痛，跌打损伤，痈疖肿痛。

　　　　　　■蒙药：古日古木清肝，止血，调经，消肿，止痛；用于肝热，黄疸，血热，月经不调，吐血，鼻出血，便血，创伤出血。

【用法用量】■中药：红花3~10g，或入丸、散服；外用适量，煎汤洗，或研末调敷患处。

　　　　　　■蒙药：古日古木多入丸、散服。

矢车菊 蓝芙蓉、翠兰、荔枝菊
Centaurea cyanus L.

【标本采集号】150824180717057LY

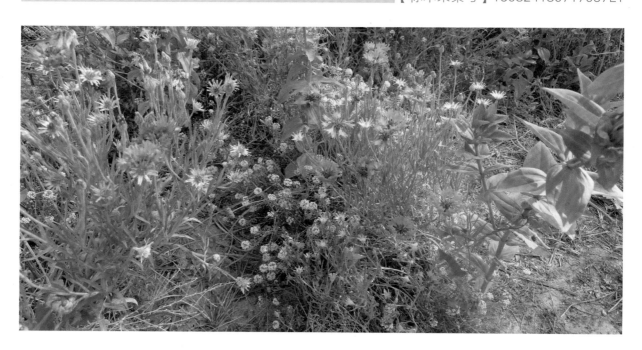

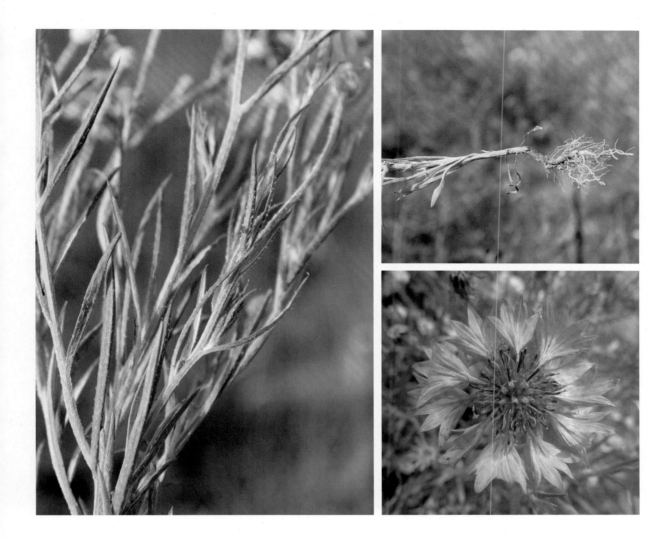

【形态特征】一、二年生草本。茎直立，自中部分枝，极少不分枝；全部茎枝灰白色，被薄蛛丝状卷毛。基生叶及下部茎叶边缘全缘无锯齿或边缘疏锯齿至大头羽状分裂；中部茎叶与上部茎叶线形、宽线形或线状披针形；全部茎叶上面绿色或灰绿色，被稀疏蛛丝毛或脱毛，下面灰白色，被薄绒毛。头状花序多数；全部苞片顶端有浅褐色或白色的附属物；边花增大，超长于中央盘花，蓝色、白色、红色或紫色。瘦果椭圆形，有细条纹，被稀疏的白色柔毛。花、果期 2~8 月。

【适宜生境】中生植物。适应性较强，喜欢阳光充足，不耐阴湿，须栽在阳光充足、排水良好的地方，否则常因阴湿而导致死亡。较耐寒，喜冷凉，忌炎热。喜肥沃、疏松和排水良好的沙质土壤。

【资源状况】作为园林绿化植物，阴山地区有少量栽培。

【入药部位】■中药：全草（矢车菊）。

【采收加工】夏、秋二季采收，洗净，鲜用或晒干。

【功能主治】■中药：矢车菊清热解毒，消肿活血，利尿。

【用法用量】■中药：矢车菊 3~9g。

草地风毛菊

驴耳风毛菊、羊耳朵、塔拉音-哈拉特日干那

Saussurea amara (L.) DC.

【标本采集号】150929180726007LY

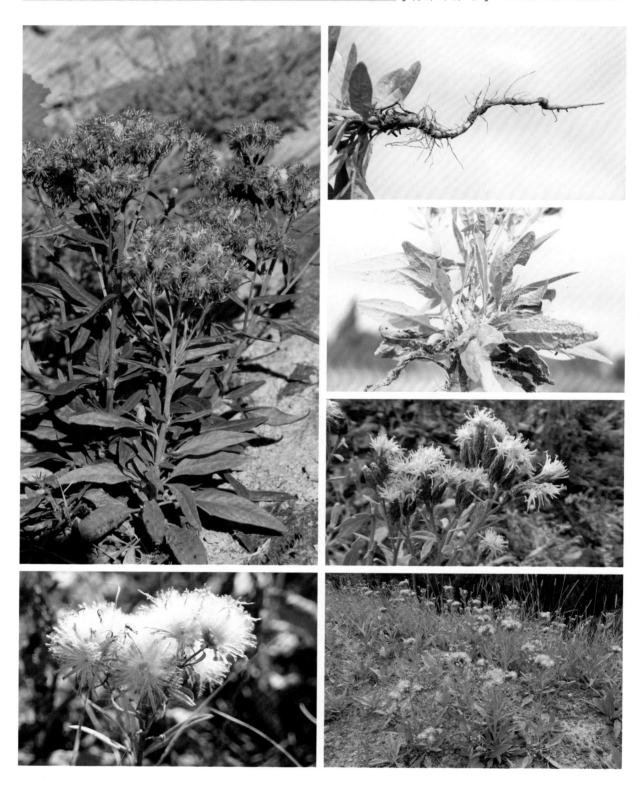

【形态特征】多年生草本。茎无翼，上部或中下部有分枝。基生叶与下部茎生叶全缘，稀有钝齿；中上部茎生叶有短柄或无柄，椭圆形或披针形；叶两面绿色，被柔毛及金黄色腺点。头状花序在茎枝顶端排成伞房状或伞房圆锥花序；总苞窄钟状或圆柱形；苞片绿色，背面疏被柔毛及黄色腺点；小花淡紫色。瘦果长圆形，4肋；冠毛白色，2层。花期8~9月。

【适宜生境】中生植物。村旁、路边常见杂草。

【资源状况】分布于阴山地区各地。十分常见。

【入药部位】■中药：全草（驴耳风毛菊）。

　　　　　　■蒙药：全草（哈拉塔日嘎那）。

【采收加工】夏、秋二季采收，鲜用或晒干。

【功能主治】■中药：驴耳风毛菊清热解毒，消肿；用于瘰疬，痄腮，疖肿。

　　　　　　■蒙药：哈拉塔日嘎那清热解毒，止痛，杀黏，消肿；用于流行性感冒，瘟疫，红疹，猩红热，发症，结喉，痢疾，心热，搏热，实热，久热，伤热，协日热，血热，肠刺痛，阵刺痛。

用法用量】■中药：驴耳风毛菊外用适量，捣敷，或熬膏敷。

　　　　　　■蒙药：哈拉塔日嘎那多配方用。

风毛菊

山苦子、三棱草、八楞木、哈拉特日干那
Saussurea japonica (Thunb.) DC.

【标本采集号】150921150825030LY

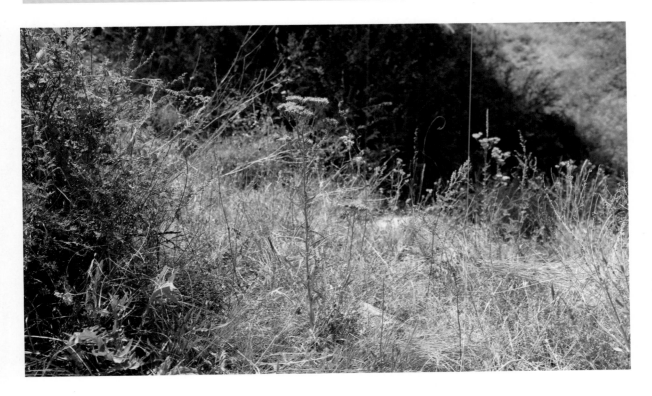

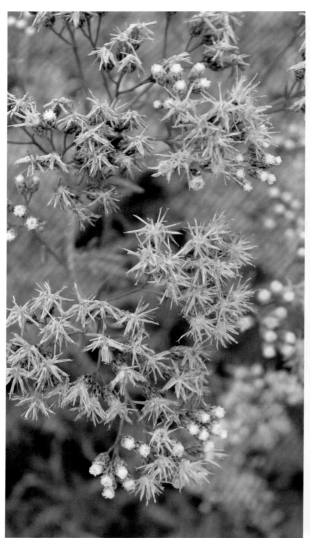
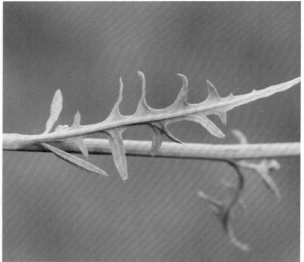
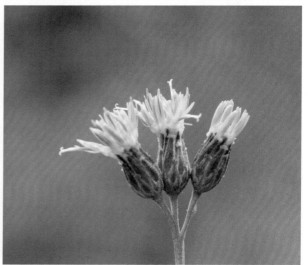

【形态特征】二年生草本。茎无翼，稀有翼，疏被柔毛及金黄色腺点。基生叶与下部茎生叶羽状深裂，裂片 7~8 对，有窄翼；中部叶有短柄；上部叶浅羽裂或不裂，无柄；叶两面绿色，密被黄色腺点。头状花序排成伞房状或伞房圆锥花序；总苞窄钟状或圆柱形，疏被蛛丝状毛；总苞片 6 层，外层长卵形，先端有扁圆形紫红色膜质附片，有锯齿；小花紫色。瘦果圆柱形，深褐色；冠毛白色，外层糙毛状。花、果期 8~9 月。

【适宜生境】中生植物。生于草原地带山地、草甸草原、河岸草甸、路旁及撂荒地。

【资源状况】分布于乌兰察布市（凉城县、兴和县、卓资县）、呼和浩特市（和林格尔县）、巴彦淖尔市（乌拉特前旗）。常见。

【入药部位】■中药：全草（风毛菊）。

【采收加工】夏、秋二季采收，除去杂质，洗净泥土，晒干。

【功能主治】■中药：风毛菊祛风活络，散瘀止痛；用于感冒头痛，风湿痹病，腰腿痛，跌打损伤。

【用法用量】■中药：风毛菊 10~15g，或泡酒服。

盐地风毛菊

高比音－哈拉特日干那

Saussurea salsa (Pall.) Spreng.

【标本采集号】150822190717026LY

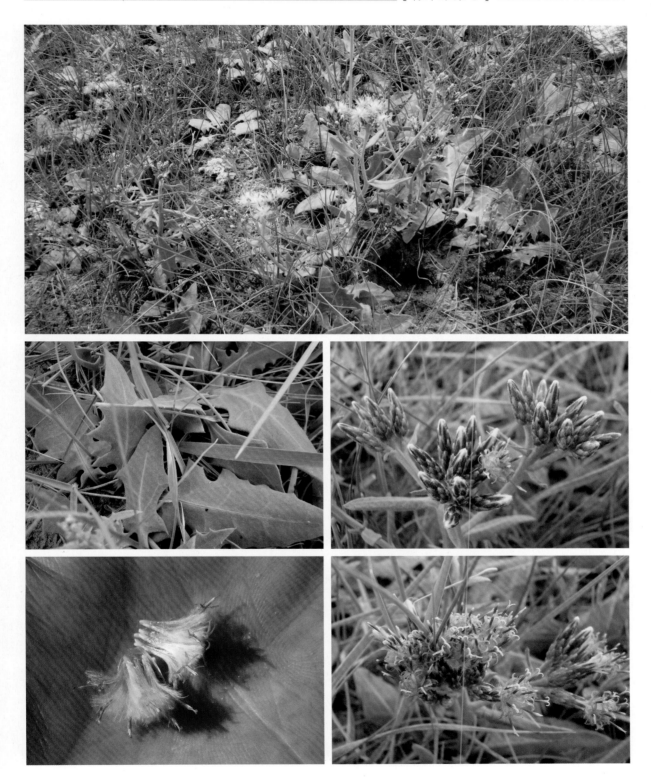

【形态特征】多年生草本，高 15~50cm。根状茎粗；茎被蛛丝状毛。基生叶与下部茎叶全形长圆形，大头羽状深裂或浅裂；中下部茎叶长圆形、长圆状线形或披针形，无柄；上部茎叶明显较小，披针形，无柄，叶下面有白色透明的腺点，叶质地厚，肉质。头状花序多数，在茎枝顶端排成伞房花序；总苞狭圆柱状，（5）7 层，被蛛丝状棉毛；小花粉紫色。瘦果长圆形，红褐色，无毛。冠毛白色，2 层。花、果期 8~9 月。

【适宜生境】耐盐中生植物。草原地带及荒漠地带盐渍低地常见伴生种。

【资源状况】分布于巴彦淖尔市（磴口县）。少见。

【入药部位】■中药：全草（盐地风毛菊）。

【采收加工】夏、秋二季采收，鲜用或晒干。

【功能主治】■中药：盐地风毛菊清热解毒。

紫苞风毛菊　紫苞雪莲、色堆嘎保、年都哇
Saussurea purpurascens Y. L. Chen et S. Y. Liang

【标本采集号】150981180728125LY

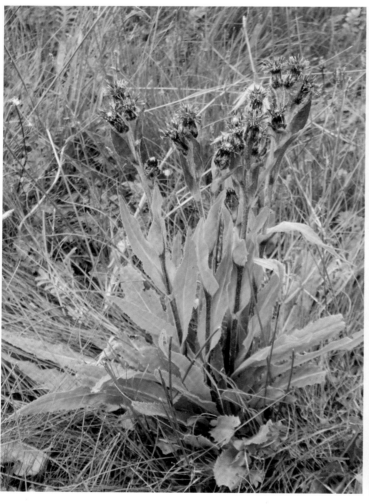
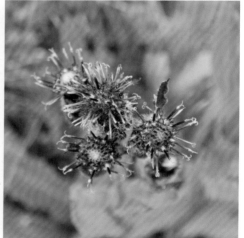
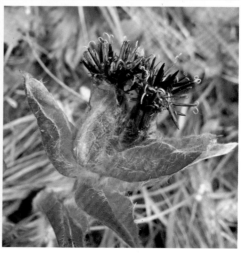

【形态特征】多年生草本。根状茎平伸，颈部密被褐色鳞片状或纤维状残叶柄；茎单生，直立，具纵沟棱，带紫色，密被或疏被白色长柔毛。基生叶条状披针形或披针形，半抱茎，两面疏被白色长柔毛；茎生叶披针形或宽披针形，先端渐尖，基部楔形，无柄，边缘有疏细齿；最上部叶苞叶状。头状花序 4~6 个在茎顶密集成伞房状或复伞房状，有短梗，密被长柔毛；总苞钟形或钟状筒形；总苞片 4 层，近革质；花冠紫色。瘦果圆柱形，褐色；冠毛 2 层，淡褐色。

【适宜生境】中生植物。生于山地草甸或山地草甸草原。

【资源状况】分布于乌兰察布市（丰镇市）。少见。

【入药部位】■中药：全草（风毛菊）。

【采收加工】夏、秋二季采收，除去杂质，洗净泥土，晒干。

【功能主治】■中药：风毛菊祛风活络，散瘀止痛；用于感冒头痛，风湿痹痛，腰腿痛，跌打损伤。

【用法用量】■中药：风毛菊 10~15g，或泡酒服。

蒙古风毛菊
华北风毛菊、蒙古乐－哈拉特日干那
Saussurea mongolica (Franch.) Franch.

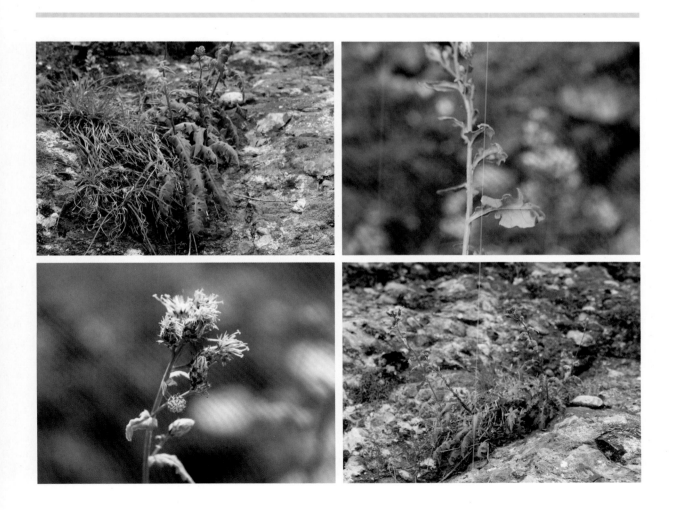

【形态特征】多年生草本。根状茎斜升，颈部被褐色残存的叶柄；茎直立，有棱，无毛或被稀疏的糙毛，叶片全形卵状三角形或卵形，顶端急尖，基部心形或微心形，羽状深裂或下半部羽状深裂或羽状浅裂。头状花序多数，在茎顶或枝端密集成伞房状；总苞长圆状；总苞片5层，被稀疏的蛛丝毛或短柔毛，外层卵形，中层长卵形，内层长椭圆形，全部总苞片顶端有马刀形的附属物，附属物长渐尖，反折；小花紫红色。瘦果，褐色。花、果期7~10月。

【适宜生境】中生植物。生于海拔500~2900m的山坡、林下、灌丛中、路旁及草坡。

【资源状况】分布于呼和浩特市（回民区、土默特左旗、托克托县、武川县、新城区）。少见。

【入药部位】■中药：全草（蒙古风毛菊）。

【采收加工】夏季采收，除去杂质，洗净泥土，晒干。

【功能主治】■中药：蒙古风毛菊清热解毒，活血消肿；用于痈肿疮疡，损伤瘀痛。

【用法用量】■中药：蒙古风毛菊外用适量，捣敷，或熬膏敷。

小花风毛菊
燕尾风毛菊、吉哲格－哈拉特日干那
Saussurea parviflora (Poir.) DC.

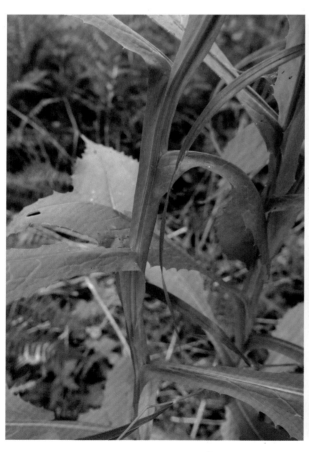
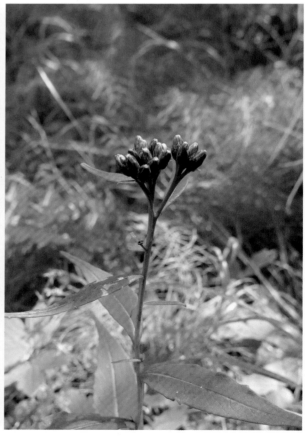

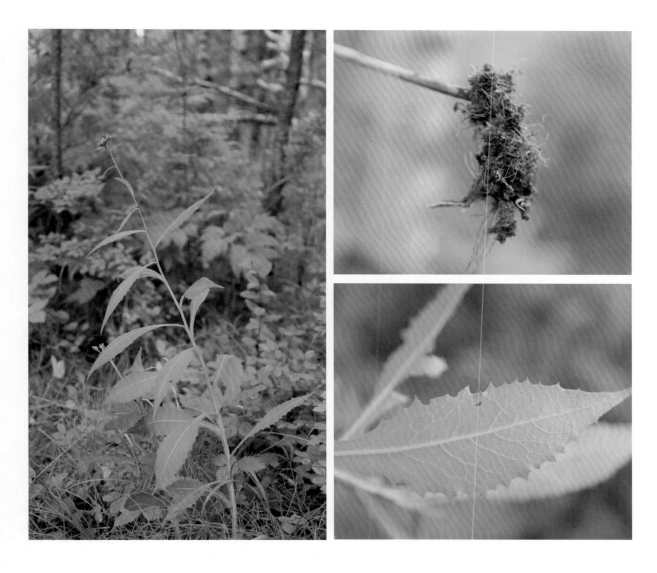

【形态特征】多年生草本。根状茎横走；茎直立。基生叶花期凋落；下部茎叶椭圆形或长圆状椭圆形；中部茎叶披针形或椭圆状披针形；上部茎叶渐小，披针形或线状披针形。头状花序多数，在茎枝顶端排列成伞房状花序，小花梗短，几无毛；总苞钟状；总苞片5层，顶端或全部暗黑色，外层卵形或卵圆形，中层长椭圆形，内层长圆形或线状长椭圆形，顶端钝，常被丛卷毛；小花紫色。瘦果长3mm；冠毛白色，外层短，糙毛状。花、果期7~9月。

【适宜生境】中生植物。生于海拔1600~3500m的山坡阴湿处、山谷灌丛中、林下或石缝中。

【资源状况】分布于乌兰察布市（凉城县）。少见。

【入药部位】■中药：全草（小花风毛菊）。

【采收加工】夏季采收，除去杂质，洗净泥土，晒干。

【功能主治】■中药：小花风毛菊清热解毒，活血消肿；用于痈肿疮疡，损伤瘀痛。

【用法用量】■中药：小花风毛菊外用适量，捣敷，或熬膏敷。

大丁草

臁草、烧金草、哈达嘎存 – 额布斯

Gerbera anandria (Linn.) Sch.-Bip.

【标本采集号】150921150826099LY

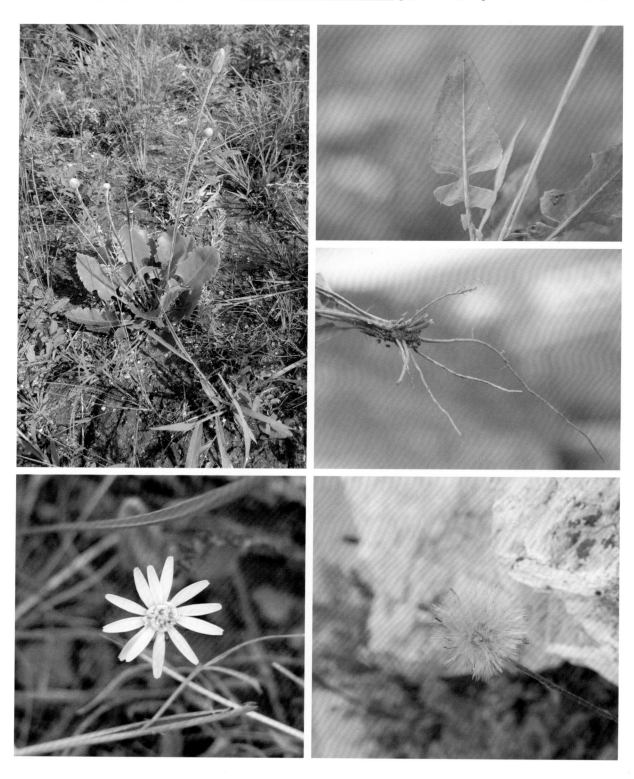

【形态特征】多年生草本，有春、秋二型。春型者植株较矮小，高 5~15cm，花葶纤细，直立，初被白色蛛丝状绵毛，后渐脱落；秋型者植株高达 30cm，叶倒披针状长椭圆形或椭圆状宽卵形。春型的头状花序较小，秋型者较大；总苞钟状；舌状花冠紫红色。瘦果；冠毛淡棕色。春型者花期 5~6 月，秋型者为 7~9 月。

【适宜生境】中生植物。生于山地林缘草甸及林下，也见于田边、路旁。

【资源状况】分布于乌兰察布市（察哈尔右翼中旗、丰镇市、凉城县、四子王旗、卓资县）、呼和浩特市（土默特左旗、武川县）、包头市（土默特右旗）。常见。

【入药部位】■ 中药：全草（大丁草）。

【采收加工】夏、秋二季采收，洗净，鲜用或晒干。

【功能主治】■ 中药：大丁草清热止咳，利湿，解毒；用于肺热咳喘，淋病，水肿，泄泻，痢疾，风湿关节痛，痈疖肿痛，臁疮，烧烫伤，外伤出血。

【用法用量】■ 中药：大丁草 15~30g，或泡酒服；外用适量，捣敷。

菊 苣
蓝花菊苣
Cichorium intybus L.

【标本采集号】150207200624019LY

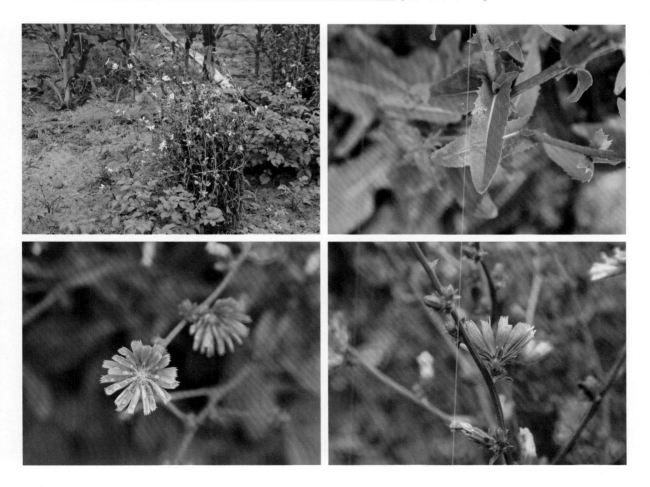

【形态特征】多年生草本，高40~100cm。茎直立，有条棱。基生叶莲座状，倒披针状长椭圆形，大头状倒向羽状深裂或羽状深裂或不分裂而边缘有稀疏的尖锯齿；茎生叶少数，较小，基部圆形或戟形扩大而半抱茎。头状花序多数；总苞片2层；舌状小花蓝色，有色斑。瘦果倒卵状、椭圆状或倒楔形，褐色，有棕黑色色斑；冠毛极短，膜片状。花、果期5~10月。

【适宜生境】中生植物。生于滨海荒地、河边、水沟边或山坡。

【资源状况】作为蔬菜，阴山地区有少量栽培。

【入药部位】■中药：地上部分（菊苣）。

【采收加工】秋季采割，除去杂质，晒干。

【功能主治】■中药：菊苣清肝利胆，健胃消食，利尿消肿；用于湿热黄疸，胃痛食少，水肿尿少。

【用法用量】■中药：菊苣 9~18g；外用适量，煎汤洗。

拐轴鸦葱

苦荬鸦葱、女苦奶、冒瑞－哈比斯干纳
Scorzonera divaricata Turcz.

【标本采集号】150823150826132LY

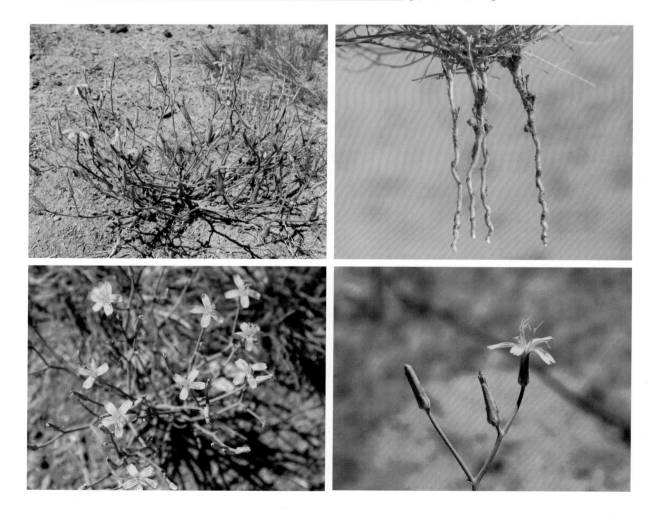

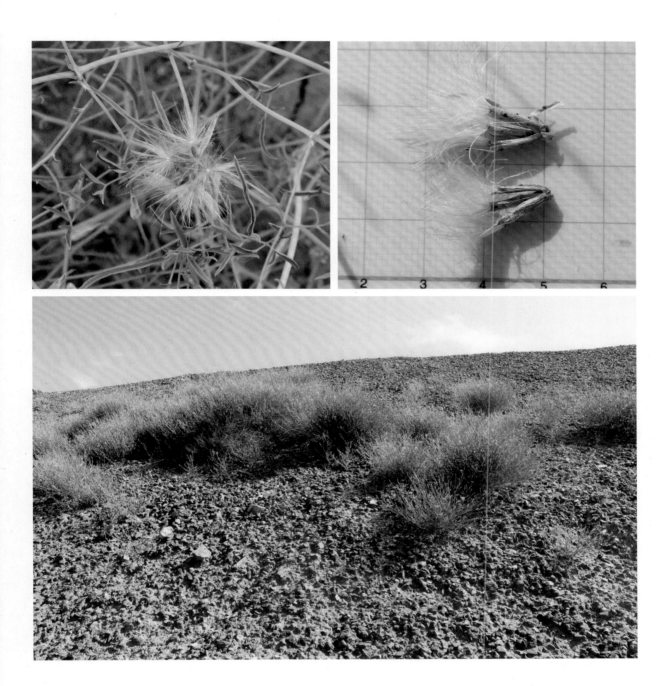

【形态特征】多年生草本。茎直立，基部多分枝；茎枝被尘状柔毛至无毛；茎基无鞘状残迹。叶线
　　　　　形或丝状，先端长渐尖，常卷曲成钩状，两面被微毛至无毛。头状花序单生于茎枝顶
　　　　　端，组成疏散伞房状花序，具4~5个舌状小花；总苞窄圆柱状；总苞片约4层，背面
　　　　　被柔毛，外层宽卵形或长卵形，中内层长椭圆状披针形或线状长椭圆形；舌状小花黄
　　　　　色。瘦果圆柱状，无毛，淡黄色或黄褐色；冠毛污黄色，羽毛状，上部为细锯齿状。
　　　　　花、果期6~8月。

【适宜生境】旱生植物。生于荒漠草原、草原化荒漠群落及荒漠地带的干河床沟谷、沙质及砂砾质
　　　　　土壤上。

【资源状况】分布于乌兰察布市（四子王旗）、包头市（达尔罕茂明安联合旗、固阳县）、巴彦淖尔市（磴口县、乌拉特后旗、乌拉特前旗）、阿拉善盟（阿拉善左旗行政区）。常见。

【入药部位】■中药：全草（鸦葱）。

【采收加工】夏、秋二季采收，洗净，鲜用或晒干。

【功能主治】■中药：鸦葱清热解毒，消肿；用于疔毒恶疮，乳痈。

【用法用量】■中药：鸦葱 9~15g；外用适量，捣敷或取汁涂。

帚状鸦葱

假叉枝鸦葱、疏日利格－哈比斯干那
Scorzonera pseudodivaricata Lipsch.

【标本采集号】152921130108330LY

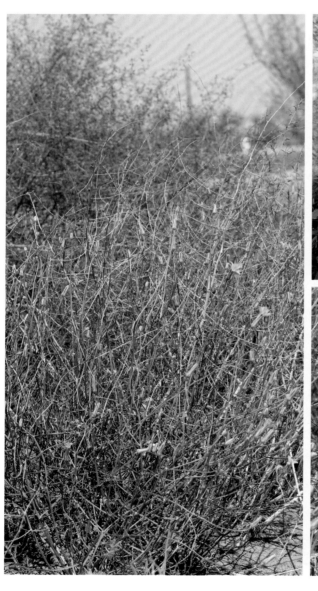
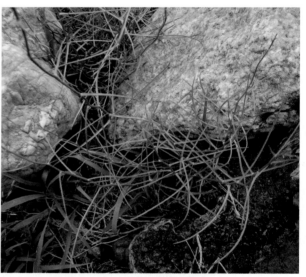
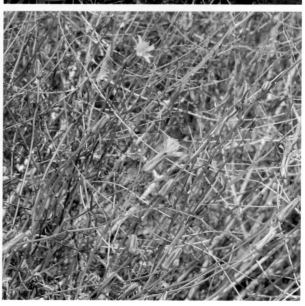

【形态特征】多年生草本，高达 50cm。茎中上部多分枝，成帚状，被柔毛至无毛，茎基被纤维状撕裂残鞘。叶线形，向上的茎生叶短小或成针刺状，基生叶基部半抱茎，茎生叶基部半抱茎；叶先端渐尖，两面被白色柔毛至无毛。头状花序单生于茎枝顶端，呈疏散聚伞圆锥状花序，具 7~12 个舌状小花；总苞窄圆柱状；总苞片约 5 层，背面被白色柔毛；舌状小花黄色。瘦果圆柱状，初淡黄色，成熟后黑绿色，无毛；冠毛污白色，多羽毛状，羽枝蛛丝毛状。花、果期 7~8 月。

【适宜生境】旱生植物。生于荒漠草原至荒漠地带的石质残丘上。

【资源状况】分布于乌兰察布市（凉城县、四子王旗）、包头市（达尔罕茂明安联合旗）、巴彦淖尔市（磴口县、乌拉特后旗、乌拉特前旗、乌拉特中旗）、阿拉善盟（阿拉善左旗行政区）。少见。

【入药部位】■中药：全草（帚状鸦葱）。

【采收加工】夏、秋二季采收，洗净，鲜用或晒干。

【功能主治】■中药：帚状鸦葱清热解毒，消肿，通乳；用于疔毒恶疮，乳痈，乳汁不下，淋巴结结核，跌打损伤，蛇虫咬伤。

【用法用量】■中药：帚状鸦葱 9~15g；外用适量，捣敷或取汁涂。

丝叶鸦葱
好您－哈比斯干那
Scorzonera curvata (Popl.) Lipsch.

【标本采集号】150223180509006LY

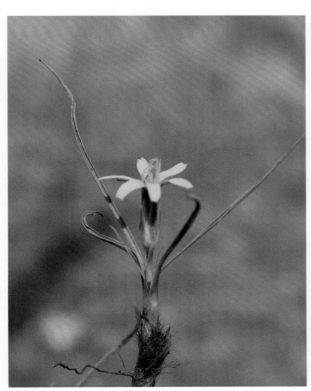
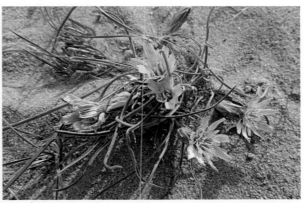
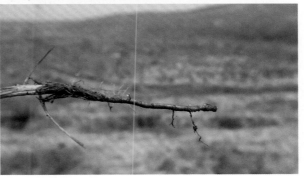

【形态特征】多年生草本，高 4~7cm。根圆柱状，黑褐色。茎单生或簇生，光滑无毛；茎基被纤维状撕裂的鞘状残遗物。基生叶莲座状，丝状或丝状线形，灰绿色；茎生叶少数，鳞片状，钻状披针形，或几无茎生叶。头状花序，总苞钟状或窄钟状，总苞片约 4 层，舌状小花黄色。瘦果圆柱状，有多数纵肋，沿肋有脊瘤或无脊瘤，无毛；冠毛浅褐色，与瘦果连接处有蛛丝状毛环，冠毛刚毛上部为细锯齿状。花期 5~6 月。

【适宜生境】旱生植物。生于草原地带的丘陵坡地及干燥山坡。

【资源状况】分布于乌兰察布市（四子王旗）、包头市（达尔罕茂明安联合旗）。常见。

【入药部位】■ 中药：全草及根（丝叶鸦葱）。

【采收加工】夏、秋二季采收全草及根，鲜用或晒干。

【功能主治】■ 中药：丝叶鸦葱清热解毒，消肿，通乳；用于疔毒恶疮，乳痈，乳汁不下，结核性淋巴结炎，肺结核，跌打损伤，蛇虫咬伤。

【用法用量】■ 中药：丝叶鸦葱 10~15g；外用适量，鲜品捣敷或捣汁搽患处。

桃叶鸦葱 老虎嘴、矛日音－哈比斯干那
Scorzonera sinensis Lipsch. et Krasch. ex Lipsch.

【标本采集号】152921130618013LY

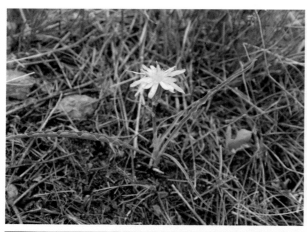
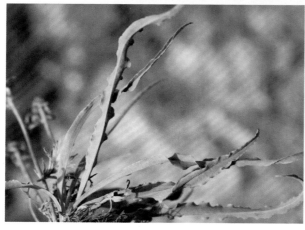
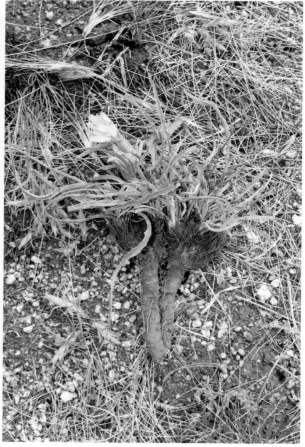

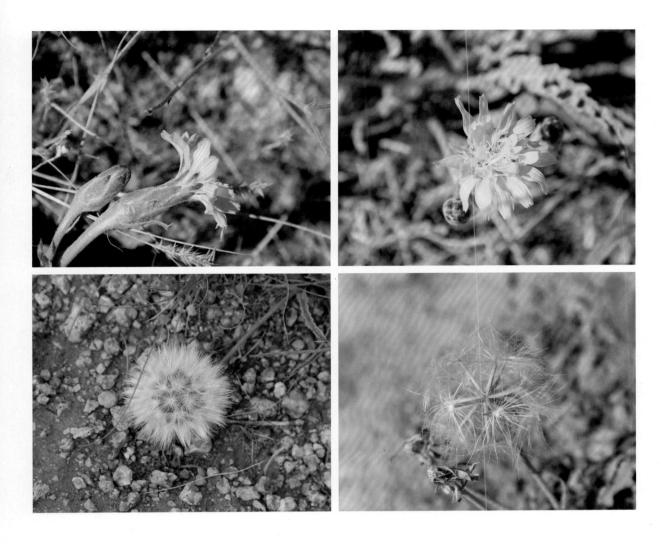

【形态特征】多年生草本，高达53cm。茎光滑，茎基密被纤维状撕裂鞘状残遗物。基生叶宽卵形、宽披针形或线形，向基部渐窄成柄，柄基鞘状，两面光滑，边缘皱波状；茎生叶鳞片状、披针形或钻状披针形，基部心形，半抱茎或贴茎。头状花序单生于茎顶；总苞圆柱状；总苞片约5层，背面光滑，外层三角形，中层长披针形，内层长椭圆状披针形；舌状小花黄色。瘦果圆柱状肉红色，无毛；冠毛污黄色，大部羽毛状。花、果期5~6月。

【适宜生境】中旱生植物。生于草原地带的山地、丘陵与沟谷中，是常见的草原伴生种。

【资源状况】分布于乌兰察布市（察哈尔右翼中旗、化德县、商都县）、包头市（达尔罕茂明安联合旗、固阳县、石拐区）、巴彦淖尔市（乌拉特前旗）、阿拉善盟（阿拉善左旗行政区）。常见。

【入药部位】■中药：根（桃叶鸦葱）。

【采收加工】夏季采挖，洗净，晒干。

【功能主治】■中药：桃叶鸦葱清热解毒，消炎，通乳；用于疔毒恶疮，乳痈，外感风热。

【用法用量】■中药：桃叶鸦葱9~15g。

鸦 葱
奥国鸦葱、羊奶子、塔拉音－哈比斯干那
Scorzonera austriaca Willd.

【标本采集号】150222180510013LY

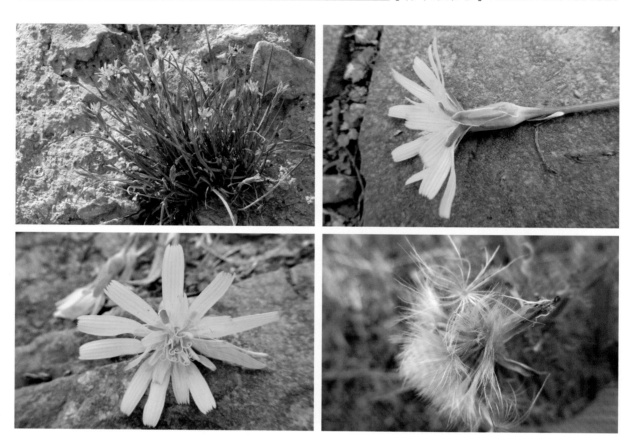

【形态特征】多年生草本，高达 42cm。茎簇生，无毛，茎基密被棕褐色纤维状撕裂鞘状残遗物。基生叶线形或长椭圆形；茎生叶鳞片状，披针形或钻状披针形，基部心形，半抱茎。头状花序单生于茎端；总苞圆柱状；总苞片约 5 层，背面无毛，外层三角形或卵状三角形，中层偏斜披针形或长椭圆形，内层线状长椭圆形；舌状小花黄色。瘦果圆柱状；冠毛淡黄色，羽毛状。花、果期 5~7 月。

【适宜生境】中旱生植物。散生于草原群落及草原带的丘陵坡地或石质山坡。

【资源状况】分布于乌兰察布市（察哈尔右翼前旗、察哈尔右翼中旗、商都县、四子王旗、卓资县）、呼和浩特市（和林格尔县、土默特左旗）、包头市（固阳县）、巴彦淖尔市（乌拉特前旗）、阿拉善盟（阿拉善左旗行政区）。常见。

【入药部位】■中药：全草（鸦葱）。

【采收加工】夏、秋二季采收，洗净，鲜用或晒干。

【功能主治】■中药：鸦葱清热解毒，消肿；用于疔毒恶疮，乳痈。

【用法用量】■中药：鸦葱 9~15g；外用适量，捣敷或取汁涂。

华北鸦葱
笔管草、白茎鸦葱、查干－哈比斯干那
Scorzonera albicaulis Bunge

【标本采集号】150981180507010LY

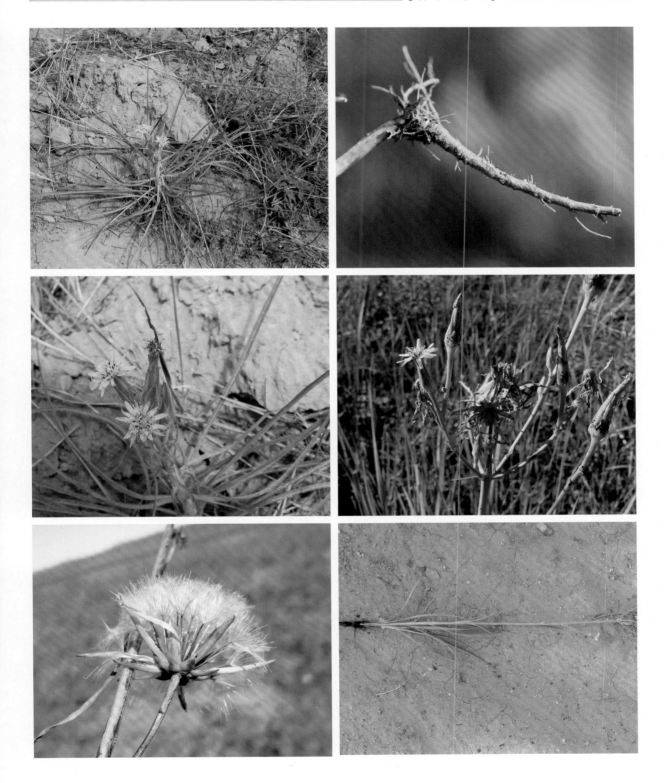

【形态特征】多年生草本。茎枝被白色绒毛，茎基被棕色残鞘。基生叶与茎生叶线形，全缘，稀有浅波状微齿，两面无毛，基生叶基部抱茎。头状花序在茎枝顶端排成伞房花序，花序分枝长或排成聚伞花序；总苞圆柱状；总苞片约5层，被薄柔毛，果期毛稀或无毛，外层三角状卵形或卵状披针形，中内层椭圆状披针形；舌状小花黄色。瘦果圆柱状，无毛，顶端喙状；冠毛污黄色，3~5根超长，冠毛大部羽毛状。花、果期7~8月。

【适宜生境】中生植物。生于山地林下、林缘、灌丛、草甸及路旁。

【资源状况】分布于乌兰察布市（丰镇市、凉城县、兴和县）。少见。

【入药部位】■中药：根（仙茅参）。

【采收加工】夏、秋二季采收，洗净，鲜用或晒干。

【功能主治】■中药：仙茅参祛风除湿，理气活血；用于外感风寒，发热头痛，久年哮喘，风湿痹痛，妇女倒经，跌打损伤，疔疮。

【用法用量】■中药：仙茅参9~15g；外用适量，捣敷或取汁涂。

蒙古鸦葱 羊角菜、蒙古乐－哈比斯干那
Scorzonera mongolica Maxim.

【标本采集号】150825140726130LY

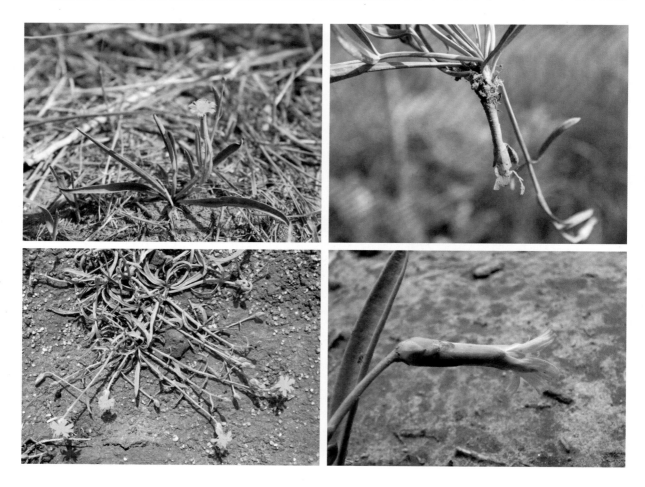

【形态特征】多年生草本。茎直立或铺散，上部有分枝；茎枝灰绿色，无毛；茎基被褐色或淡黄色鞘状残迹。基生叶长椭圆形、长椭圆状披针形或线状披针形；茎生叶互生或对生，披针形或长披针形，基部楔形收窄，无柄；叶肉质，两面无毛，灰绿色。头状花序单生于茎端，或茎生2个头状花序，呈聚伞花序状排列；总苞窄圆柱状；总苞片4~5层，背面无毛或被蛛丝状柔毛，外层卵形。舌状小花黄色。瘦果，淡黄色，被长柔毛，顶端疏被柔毛。花期6~7月。

【适宜生境】旱中生植物。生于荒漠草原至荒漠地带的盐化低地、湖盆边缘与河滩地上。

【资源状况】分布于巴彦淖尔市（磴口县、乌拉特后旗、乌拉特前旗、乌拉特中旗）、阿拉善盟（阿拉善左旗行政区）。少见。

【入药部位】■中药：全草（鸦葱）。

【采收加工】夏、秋二季采收，洗净，鲜用或晒干。

【功能主治】■中药：鸦葱清热解毒，消肿；用于疔毒恶疮，乳痈。

【用法用量】■中药：鸦葱9~15g；外用适量，捣敷或取汁涂。

日本毛连菜
枪刀菜、查希巴－其其格
Picris japonica Thunb.

【标本采集号】150921150828002LY

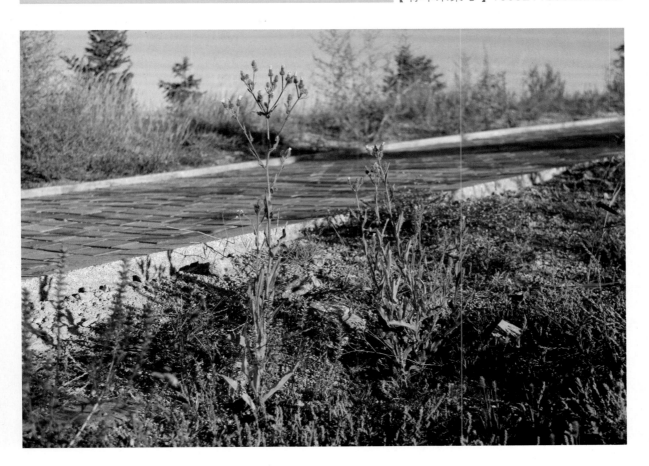

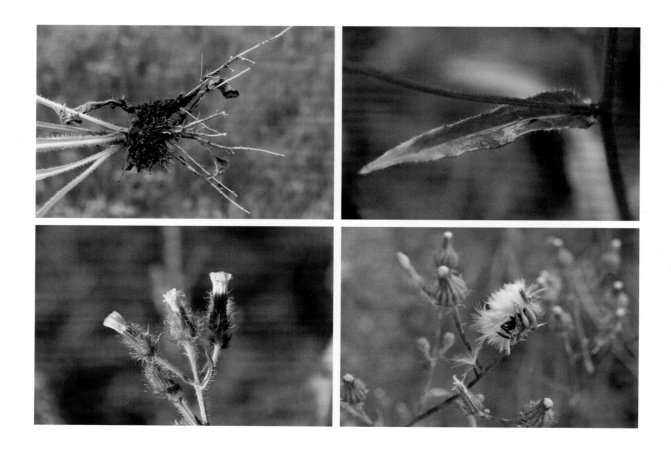

【形态特征】多年生草本。根垂直直伸。茎直立，有纵沟纹。基生叶花期枯萎，脱落；下部茎叶倒披针形、椭圆状披针形或椭圆状倒披针形，先端钝或急尖或渐尖。头状花序多数，在茎枝顶端排成伞房花序或伞房圆锥花序，有线形苞叶；总苞圆柱状钟形；总苞片3层，黑绿色，外层线形，先端渐尖，内层长圆状披针形或线状披针形，全部总苞片外面被黑色或近黑色的硬毛；舌状小花黄色，舌片基部被稀疏的短柔毛。瘦果棕褐色，有高起的纵肋，肋上及肋间有横皱纹。花、果期6~10月。

【适宜生境】中生植物。生于山野路旁、林缘、林下或沟谷中。

【资源状况】分布于乌兰察布市（察哈尔右翼前旗、察哈尔右翼中旗、凉城县、四子王旗、兴和县、卓资县）、呼和浩特市（土默特左旗）、包头市（固阳县、土默特右旗）。常见。

【入药部位】■中药：全草（毛连菜）。

　　　　　　■蒙药：全草（希拉－明站）。

【采收加工】夏、秋二季采收，除去杂质，洗净泥土，晒干。

【功能主治】■中药：毛连菜泻火解毒，祛瘀止痛，利小便；用于疮痈肿毒，跌打损伤，泄泻，小便不利。

　　　　　　■蒙药：希拉－明站清热，解毒，消肿，杀黏，止痛；用于瘟疫，流行性感冒，阵刺痛，发症，乳痈。

【用法用量】■中药：毛连菜15~30g；外用适量，鲜品捣敷患处。

　　　　　　■蒙药：希拉－明站多入丸、散服。

苦苣菜

苦菜、滇苦菜、嘎希棍 – 诺高

Sonchus oleraceus L.

【标本采集号】150921150810001LY

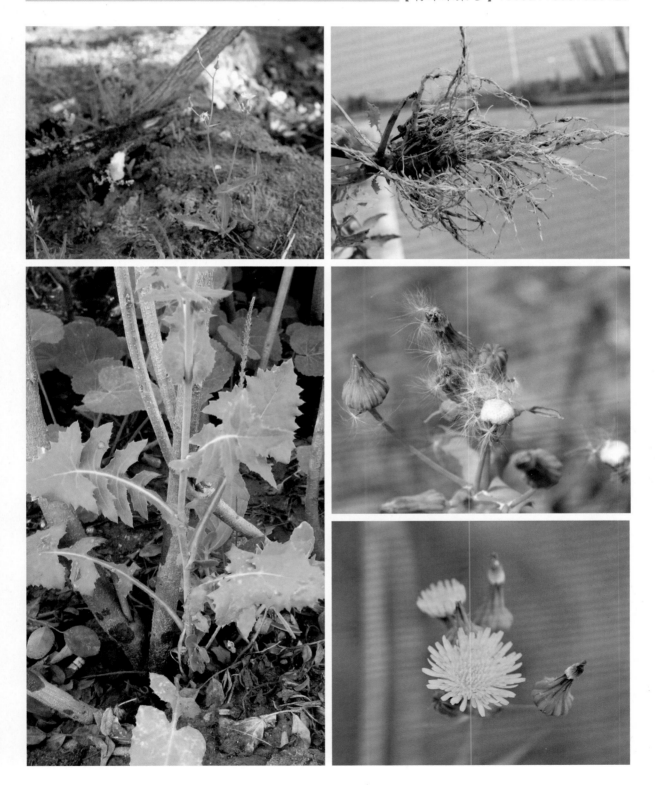

【形态特征】一、二年生草本。茎枝无毛，或上部花序被腺毛。基生叶羽状深裂；中下部茎生叶羽状深裂或大头状羽状深裂，椭圆形或倒披针形；下部叶与中下部叶同形，先端长渐尖，基部半抱茎。头状花序排成伞房或总状花序或单生于茎顶；总苞宽钟状；总苞片3~4层，先端长尖，背面无毛，外层长披针形或长三角形，中内层长披针形至线状披针形；舌状小花黄色。瘦果褐色，长椭圆形，两面各有3条细脉，肋间有横皱纹；冠毛白色。花、果期6~9月。

【适宜生境】中生植物。生于海拔170~3200m的山坡或山谷林缘、林下或平地田间、空旷处或近水处。

【资源状况】分布于乌兰察布市（四子王旗、凉城县、兴和县、卓资县）、呼和浩特市（土默特左旗）、包头市（固阳县）、阿拉善盟（阿拉善左旗行政区）。常见。

【入药部位】■中药：全草（苦苣菜）。
　　　　　　■蒙药：全草（嘎苄－淖高）。

【采收加工】夏、秋二季采收，除去杂质，洗净泥土，晒干。

【功能主治】■中药：苦苣菜清热解毒，凉血止血；用于咽喉肿痛，肠炎，痢疾，黄疸，吐血，衄血，便血，崩漏，血淋，肠痈，乳痈，痔瘘，毒蛇咬伤。
　　　　　　■蒙药：嘎苄－淖高清热解毒，平息协日，开胃；用于协日热，口苦，口渴，发热，不思饮食，泛酸，胃痛，嗳气，巴达干宝日病。

【用法用量】■中药：苦苣菜10~30g，鲜品加倍；外用适量，鲜品捣汁涂，或煎汤熏洗患处。
　　　　　　■蒙药：嘎苄－淖高多入丸、散服。

苣荬菜
取麻菜、苦菜、甜苣、嘎希棍－诺高
Sonchus arvensis L.

【标本采集号】150921150825014LY

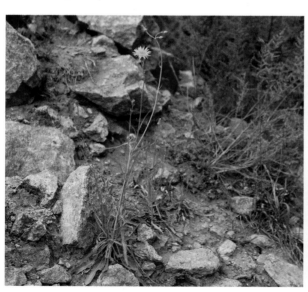
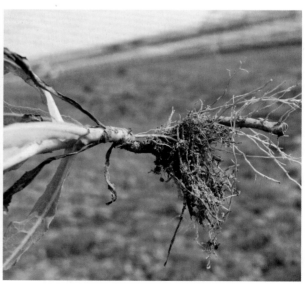

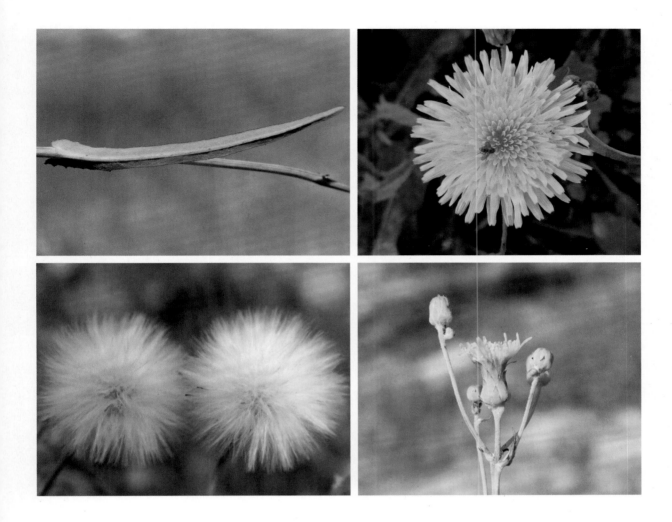

【形态特征】多年生草本。根垂直直伸，多少有根状茎。茎直立，有细条纹，上部或顶部有伞房状花序分枝，花序分枝与花序梗被稠密的头状具柄的腺毛。基生叶多数，与中下部茎叶全形倒披针形或长椭圆形，羽状或倒向羽状深裂或浅裂。头状花序在茎枝顶端排成伞房状花序；总苞钟状，基部有稀疏或稍稠密的长或短绒毛；总苞片3层；舌状小花多数，黄色。瘦果稍压扁，长椭圆形。花、果期6~9月。

【适宜生境】中生植物。生于海拔300~2300m的山坡草地、林间草地、潮湿地或近水旁、村边或河边砾石滩。

【资源状况】分布于阴山地区各地。常见。

【入药部位】■中药：全草（苣荬菜）。

【采收加工】春季开花时采收，鲜用或晒干。

【功能主治】■中药：苣荬菜清热解毒，凉血止血；用于咽喉肿痛，肠炎，痢疾，黄疸，吐血，衄血，便血，崩漏，血淋，痈肿疔疮，肠痈，乳痈，痔瘘，毒蛇咬伤。

【用法用量】■中药：苣荬菜9~15g，鲜品30~60g，或鲜品绞汁服；外用适量，煎汤熏洗，或鲜品捣敷。

山莴苣

北山莴苣、山苦菜、西伯利亚山莴苣、西伯日－伊达日阿

Lagedium sibiricum (L.) Sojak

【标本采集号】150921150825018LY

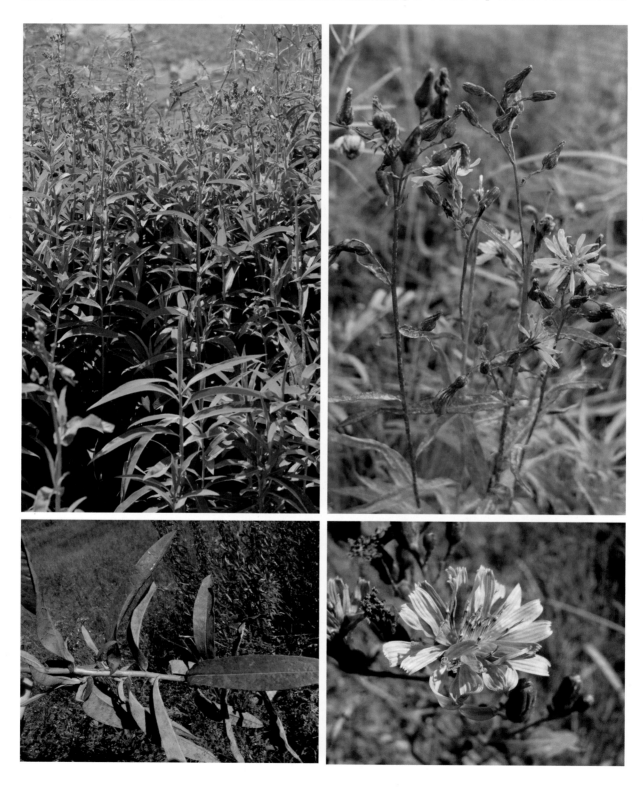

【形态特征】多年生草本，高 50~130cm。根垂直直伸。茎直立，通常单生，常淡红紫色，上部伞房状或伞房圆锥状花序分枝；全部茎枝光滑无毛。中下部茎叶边缘全缘；向上的叶渐小，与中下部茎叶同形；全部叶两面光滑无毛。头状花序含舌状小花约 20 个，多数在茎枝顶端排成伞房花序或伞房圆锥花序；总苞片 3~4 层，不呈明显的覆瓦状排列，通常淡紫红色；舌状小花蓝色或蓝紫色。瘦果长椭圆形或椭圆形，褐色或橄榄色。花、果期 7~9 月。

【适宜生境】中生植物。生于林中、林缘、草甸、河边、湖边。

【资源状况】分布于乌兰察布市（卓资县）、包头市（土默特右旗）。少见。

【入药部位】■中药：根或全草（山莴苣）。

【采收加工】夏、秋二季采收，除去杂质，洗净泥土，晒干。

【功能主治】■中药：山莴苣清热解毒，活血祛瘀；用于阑尾炎，扁桃体炎，疮疖肿毒，宿食不消，产后瘀血。

【用法用量】■中药：山莴苣 9~15g；外用适量，鲜品捣敷。

乳 苣

紫花山莴苣、苦菜、蒙山莴苣

Mulgedium tataricum (L.) DC.

【标本采集号】150222180609004LY

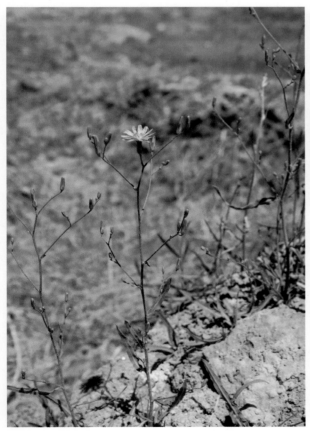
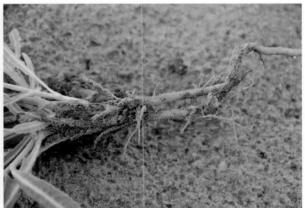
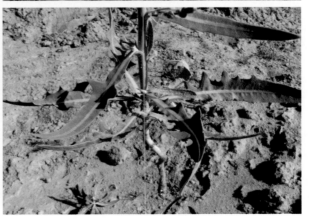

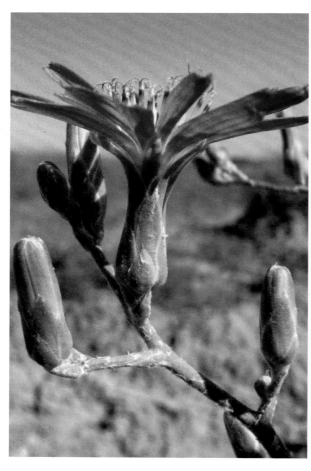
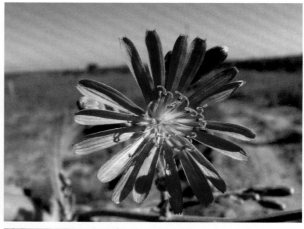
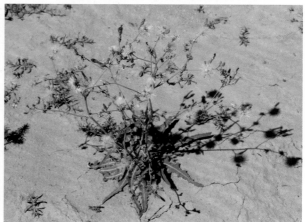

【形态特征】多年生草本，高 30~70cm。具长根状茎；茎直立，具纵沟棱，无毛。茎下部叶稍肉质，
　　　　　柄基扩大而半抱茎，羽状或倒向羽状深裂或浅裂，边缘具浅刺状小齿，上面绿色，下
　　　　　面灰绿色，无毛；中部叶与下部叶同形，基部具短柄或无柄而抱茎，边缘具刺状小齿；
　　　　　上部叶小，披针形；有时叶全部全缘而不分裂。头状花序在茎顶排列成开展的圆锥状，
　　　　　梗不等长，纤细；总苞片 4 层，紫红色，背部有微毛，外层者卵形，内层者披针形，
　　　　　边缘膜质；舌状花蓝紫色。瘦果稍压扁，灰色至黑色，具纵肋 5~7 条，果喙灰白色；
　　　　　冠毛白色。花、果期 6~9 月。

【适宜生境】中生植物。常生于河滩、湖边、盐化草甸、田边、固定沙丘等处。

【资源状况】分布于乌兰察布市（察哈尔布翼后旗、察哈尔右翼中旗、丰镇市、化德县、集宁区、
　　　　　商都县、兴和县）、呼和浩特市（和林格尔县）、包头市（达尔罕茂明安联合旗、固
　　　　　阳县、九原区、石拐区、土默特右旗）、巴彦淖尔市。常见。

【入药部位】■中药：全草（苦菜）。

【采收加工】冬、春、夏三季均可采收，鲜用或晒干。

【功能主治】■中药：苦菜清热解毒，凉血止血；用于肠炎，痢疾，黄疸，淋证，咽喉肿痛，疮痈肿毒，
　　　　　乳腺炎，痔瘘，吐血，衄血，咯血，尿血，便血，崩漏。

【用法用量】■中药：苦菜 15~30g；外用适量，鲜品捣敷，或煎汤熏洗，或取汁涂搽。

山柳菊

伞花山柳菊、哈日查干那

Hieracium umbellatum L.

【标本采集号】150222180830039LY

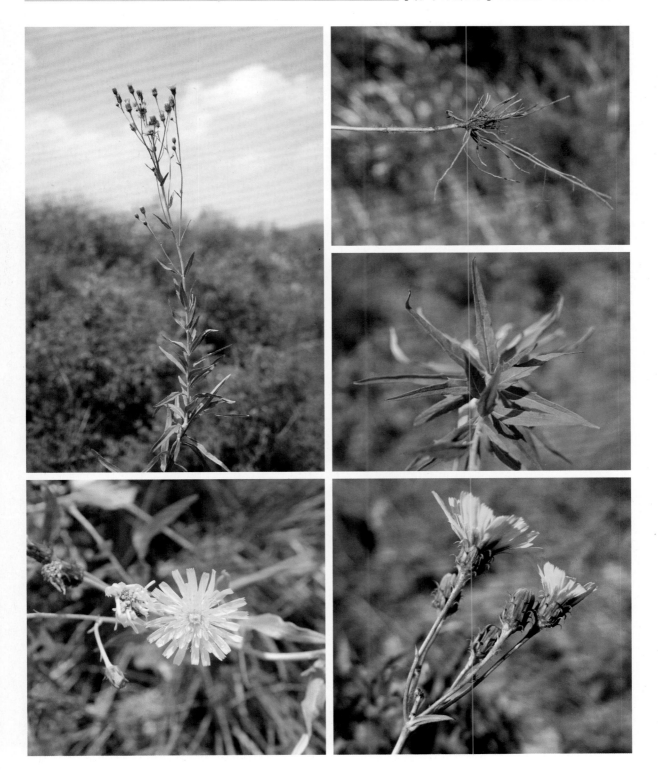

【形态特征】多年生草本。茎被极稀疏小刺毛，稀被长单毛，茎上部及花梗星状毛较多。基生叶及下部茎生叶花期脱落；中上部茎生叶互生，无柄，披针形或窄线形，基部窄楔形，上面疏被蛛丝状柔毛，下面沿脉及边缘被硬毛；向上的叶渐小，与中上部叶同形并具毛。头状花序排成伞房或伞房圆锥花序，花序梗被星状毛及单毛；总苞黑绿色，钟状；总苞片 3~4 层，背面先端无毛；舌状小花黄色。瘦果黑紫色，无毛；冠毛淡黄色，糙毛状。花、果期 8~9 月。

【适宜生境】中生植物。生于山地草甸、林缘、林下。

【资源状况】分布于乌兰察布市（察哈尔右翼中旗、丰镇市、凉城县、兴和县）、呼和浩特市（和林格尔县、武川县）、包头市（固阳县）。少见。

【入药部位】■中药：全草（山柳菊）。

【采收加工】夏、秋二季采收，去除泥土，洗净，鲜用或晒干。

【功能主治】■中药：山柳菊清热解毒，利湿消积；用于疮痈疔肿，淋病，痢疾，腹痛积块。

【用法用量】■中药：山柳菊 9~15g；外用适量，捣敷。

还阳参

屠还阳参、驴打滚儿、北方还阳参、宝黑－额布斯
Crepis rigescens Diels

【标本采集号】15012515050527002LY

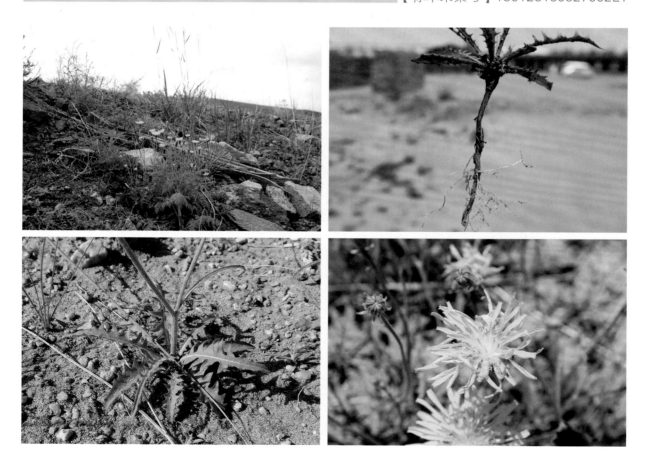

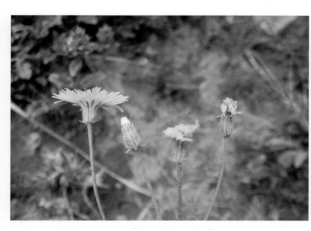
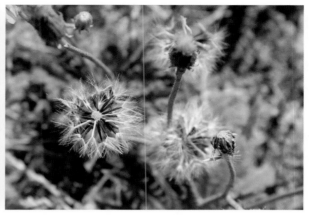

【形态特征】多年生草本。茎上部或中部以上分枝。基部茎生叶鳞片状或线状钻形；中部叶线形。头状花序直立，排成伞房状花序；总苞圆柱状或钟状；总苞片 4 层，背面被白色蛛丝状毛或无毛，外层线形或披针形，内层披针形或椭圆状披针形，边缘白色膜质，内面无毛；舌状小花黄色，花冠管外面无毛。瘦果纺锤形，黑褐色，无喙，具纵肋 10~16 条，肋上疏被刺毛；冠毛白色。花、果期 6~7 月。

【适宜生境】中旱生植物。常生于典型草原和荒漠草原带的丘陵砂砾质坡地以及田边、路旁。

【资源状况】分布于乌兰察布市（凉城县、卓资县）、呼和浩特市（土默特左旗、武川县）、包头市（达尔罕茂明安联合旗）、巴彦淖尔市（乌拉特后旗、乌拉特中旗）。常见。

【入药部位】■中药：根（还阳参）。

【采收加工】秋季采根，洗净，鲜用或晒干。

【功能主治】■中药：还阳参止咳平喘，健脾消食，下乳；用于支气管炎，肺结核，小儿疳积。

【用法用量】■中药：还阳参 15~30g，或入膏、丸服；外用适量，熬膏涂敷。

碱黄鹌菜 碱小苦苣菜、好吉日苏格－杨给日干纳
Youngia stenoma (Turcz.) Ledeb.

【标本采集号】150825150708092LY

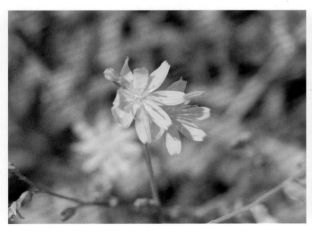
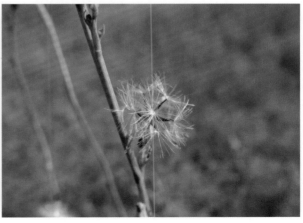

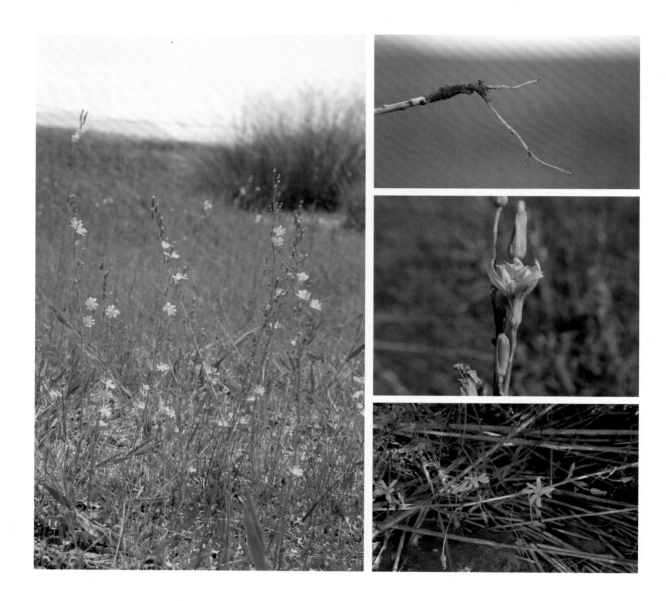

【形态特征】多年生草本，高 10~40cm。茎单一或数条簇生，直立，具纵沟棱，无毛，有时基部淡红紫色。叶质厚，灰绿色，基生叶与茎下部叶条形或条状倒披针形，两面无毛；中部叶与上部叶较小。头状花序具小花 8~12 朵，多数在茎顶排列成总状；总苞圆筒状；总苞片无毛，顶端鸡冠状，背面近顶端有角状突起；舌状花的舌片顶端的齿紫色。瘦果纺锤形，暗褐色，具不等形的纵肋 11~14 条，沿肋密被小刺毛，向上收缩成喙状；冠毛白色。花、果期 7~9 月。

【适宜生境】中生植物。生于河滩盐化低湿地。

【资源状况】分布于巴彦淖尔市（乌拉特后旗）。少见。

【入药部位】■中药：全草（碱黄鹌菜）。

【采收加工】夏、秋二季采收，切段，晒干。

【功能主治】■中药：碱黄鹌菜清热解毒，消肿止痛；用于疔疮肿毒。

【用法用量】■中药：碱黄鹌菜外用适量，研末，蛋清调敷。

细叶黄鹌菜

蒲公幌、杨给日干那

Youngia tenuifolia (Willd.) Babcock et Stebbins

【标本采集号】 150121180529020LY

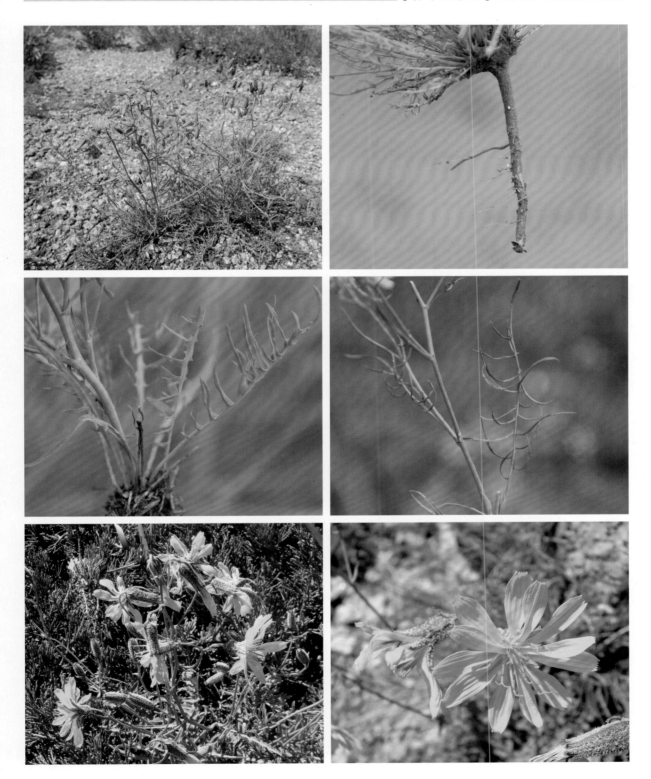

【形态特征】多年生草本。根木质，垂直直伸。茎直立，单生或少数簇生，自下部或基部伞房花序状或伞房圆锥花序状分枝，分枝斜升；全部茎枝无毛。基生叶长椭圆形；中上部茎叶向上渐小，与基生叶同形。头状花序直立、下倾或下垂；总苞圆柱状；总苞片4层，黑绿色，外层及最外层短小，长卵圆形，内层及最内层长，全部总苞片外面被白色稀疏长且弯曲的绢毛；舌状小花黄色，花冠管外面有微柔毛。瘦果黑色，纺锤形。花、果期7~9月。

【适宜生境】中生植物。生于山坡、高山与河滩草甸、水边及沟底砾石地。

【资源状况】分布于乌兰察布市（察哈尔右翼后旗、丰镇市、四子王旗、兴和县）、呼和浩特市（土默特左旗、武川县）、巴彦淖尔市（乌拉特后旗、乌拉特前旗）。常见。

【入药部位】■中药：全草（黄鹌菜）。

【采收加工】夏、秋二季采收，切段，晒干。

【功能主治】■中药：黄鹌菜清热解毒，消肿止痛；用于疔疮肿毒。

【用法用量】■中药：黄鹌菜外用适量，研末，蛋清调敷。

叉枝黄鹌菜 细茎黄鹌菜
Youngia tenuicaulis (Babcock et Stebbins) Czer.

【标本采集号】150822190613020LY

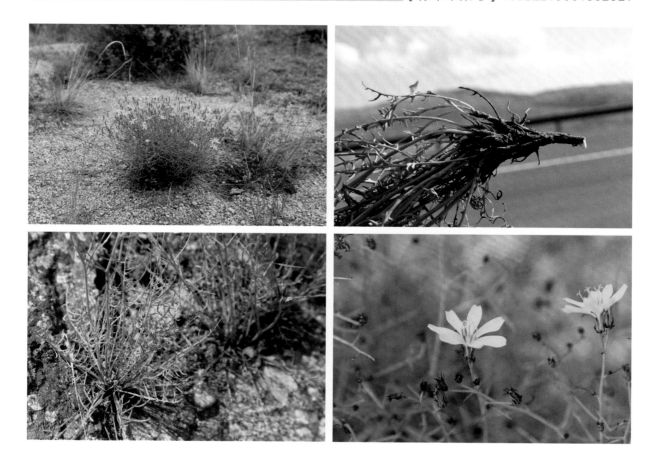

【形态特征】多年生草本，高 25cm。根木质，垂直直伸，向上转变成多分枝的茎基，茎基粗厚，被残存的叶柄。茎多数或极多数，自基部向上多级二叉式分枝，分枝粗壮或纤细；全部茎枝绿色，无毛。基生叶多数，全形倒披针形或长椭圆形，叶柄与叶片等长或较长，柄基扩大；茎生叶不分裂，线形、线状丝形或与基生叶同形并等样分裂，最上部的茎生叶极小。头状花序多数，多数或极多数在茎枝顶端排成伞房花序或伞房圆锥状花序；总苞圆柱状；舌状小花黄色，花冠管外面有短柔毛。瘦果黑色，纺锤形。花、果期 7~9 月。

【适宜生境】中生植物。生于海拔 1400~4900m 的山坡草地、河滩砾石地。

【资源状况】分布于包头市（固阳县、石拐区、土默特右旗）、巴彦淖尔市（磴口县、乌拉特前旗）。常见。

【入药部位】■中药：全草（黄鹌菜）。

【采收加工】夏、秋二季采收，切段，晒干。

【功能主治】■中药：黄鹌菜清热解毒，消肿止痛；用于疗疮肿毒。

【用法用量】■中药：黄鹌菜外用适量，研末，蛋清调敷。

多裂翅果菊

苦麻菜、苦苣、山莴苣、伊达日干那
Pterocypsela laciniata (Houtt.) Shih

【标本采集号】150221130622199LY

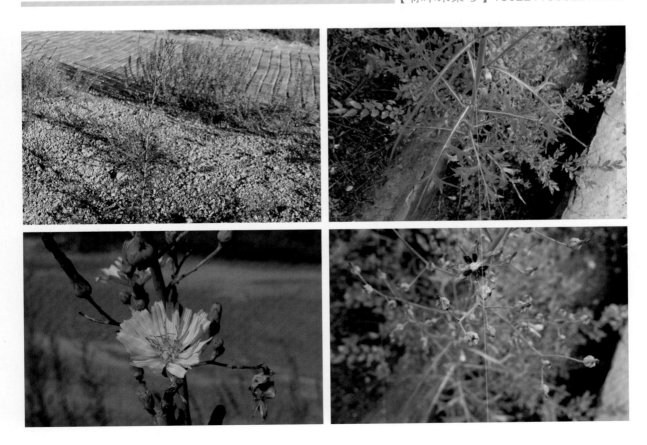

【形态特征】多年生草本。根粗厚，分枝呈萝卜状。茎单生，直立，粗壮，上部圆锥状花序分枝；全部茎枝无毛。全部茎叶或中下部茎叶极少一回羽状深裂，全形披针形、倒披针形或长椭圆形。头状花序多数，在茎枝顶端排成圆锥花序；总苞果期卵球形；总苞片 4~5 层，全部总苞片边缘或上部边缘染红紫色；舌状小花 21 个，黄色。瘦果椭圆形，压扁，棕黑色，边缘有宽翅，每面有 1 条高起的细脉纹，顶端急尖成粗喙；冠毛 2 层，白色。花、果期 7~10 月。

【适宜生境】中生植物。生于沟谷、草甸等处。

【资源状况】作为蔬菜，阴山地区有少量引种栽培。

【入药部位】■中药：全草（多裂翅果菊）。

【采收加工】夏、秋二季采收，除去杂质，洗净泥土，晒干。

【功能主治】■中药：多裂翅果菊清热解毒，活血止血；用于咽喉肿痛，肠痈，疮疖肿毒，宫颈炎，产后瘀血腹痛，崩漏，痔疮出血。

【用法用量】■中药：多裂翅果菊 1~3g。

莴苣 生菜、白苣、莴苣菜、格日音－伊达日阿
Lactuca sativa L.

【标本采集号】150222180831003LY

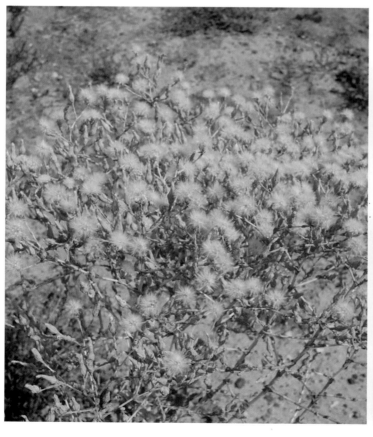
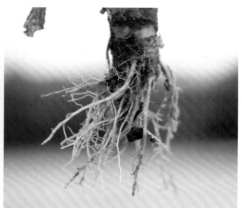
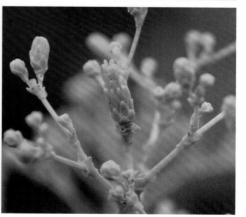

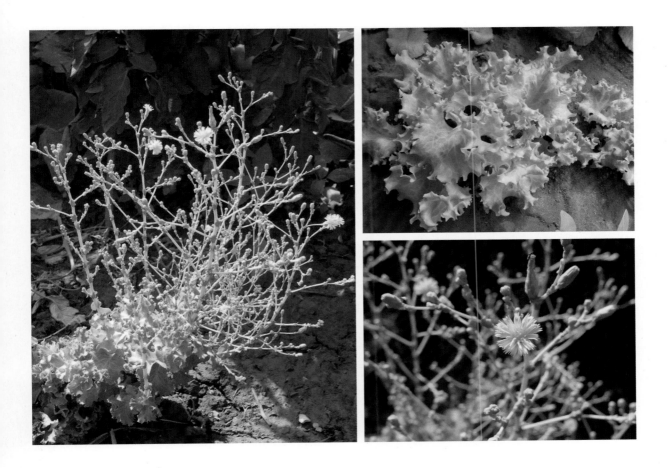

【形态特征】一、二年生草本。茎上部分枝。基生叶及下部茎生叶不裂，基部心形或箭头状半抱茎，边缘波状或有细锯齿；向上的叶渐小，与基生叶及下部叶同形或披针形；全部叶两面无毛。头状花序排成圆锥花序；总苞果期卵球形；总苞片5层。瘦果倒披针形，浅褐色，每面有6~7条细脉纹，顶端喙细丝状。花、果期7~8月。

【适宜生境】中生植物。生于荒地、路旁、河滩砾石地、山坡石缝中及草地。

【资源状况】作为蔬菜，阴山地区有少量栽培。

【入药部位】■中药：茎叶（莴苣）、种子（巨胜子）。

　　　　　　■蒙药：种子（西路黑－诺高）。

【采收加工】春、夏二季采收茎叶，鲜用或晒干；夏、秋二季果实成熟时，割取地上部分，晒干，打下种子，除去杂质。

【功能主治】■中药：莴苣生津止渴，利尿，通乳，解毒；用于消渴，小便不利，尿血，酒精中毒，蛇咬伤。巨胜子活血祛瘀，通乳；用于扭伤腰痛，跌打损伤，骨折，乳汁不通。

　　　　　　■蒙药：西路黑－诺高清肺热，消食开胃，镇赫依；用于肺热咳嗽，痰中带血，消化不良，不思饮食，失眠。

【用法用量】■中药：莴苣10~30g，鲜品加倍，或鲜品捣烂绞汁服；外用适量，捣敷患处。巨胜子10~15g，或研末冲服；外用适量，煎汤熏洗，或加香油捣敷患处。

　　　　　　■蒙药：西路黑－诺高多入丸、散服。

野莴苣 银齿莴苣
Lactuca seriola Torner

【标本采集号】150105200823001LY

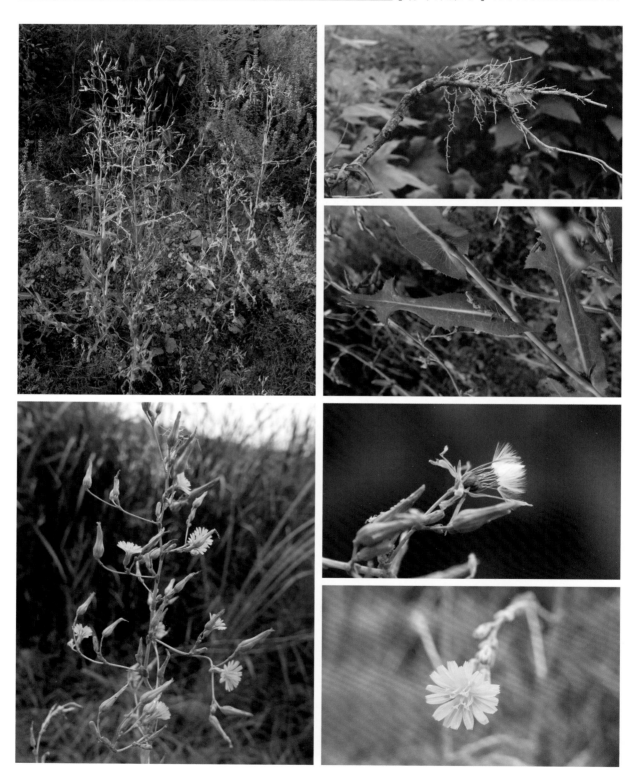

【形态特征】一年生草本，高 50~80cm。茎单生，直立，无毛或有时有白色茎刺。中下部茎叶倒披针形，倒向羽状或羽状浅裂、半裂或深裂，全部叶或裂片边缘有细齿或刺齿或细刺或全缘，下面沿中脉有刺毛，刺毛黄色。头状花序多数，在茎枝顶端排成圆锥状花序；总苞片约 5 层，外层及最外层小，中内层披针形；舌状小花 15~25 个，黄色。瘦果浅褐色，上部有稀疏的上指的短糙毛，每面有 8~10 条高起的细肋；冠毛白色，微锯齿状。花、果期 6~8 月。

【适宜生境】中生植物。生于荒漠带的绿洲撂荒地。

【资源状况】分布于呼和浩特市（和林格尔县、回民区、赛罕区、新城区、玉泉区）。少见。

【入药部位】■中药：全草（野莴苣）。

【采收加工】夏、秋二季采收，鲜用或晒干。

【功能主治】■中药：野莴苣清热解毒，活血祛瘀。

丝叶苦荬菜

丝叶山苦荬、丝叶小苦荬
Ixeris chinensis (Thunb.) Nakai subsp. *graminifolia* (Ledeb.) Kitam.

【标本采集号】150922190605020LY

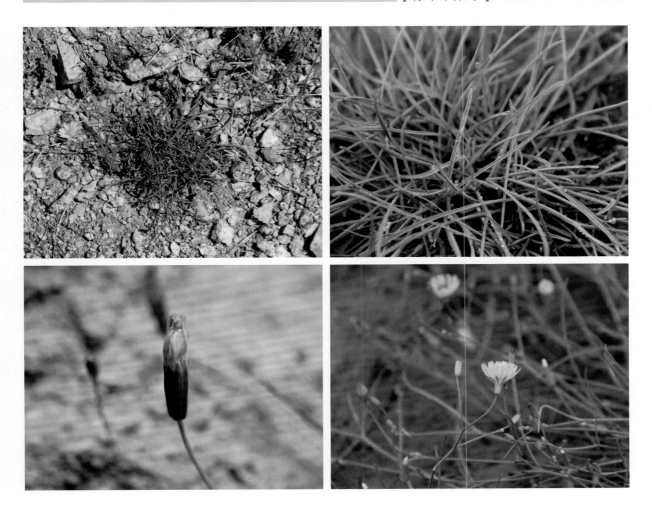

【形态特征】多年生草本，全体无毛。茎少数或多数簇生，直立或斜生。基生叶莲座状，很窄，丝状条形，通常全缘，稀具羽裂片。头状花序多数，排列成稀疏的伞房状，梗细；总苞片无毛，先端尖；舌状花 20~25 个，花冠黄色、白色或变淡紫色。瘦果狭披针形，稍扁，红棕色；冠毛白色。花、果期 6~7 月。

【适宜生境】中旱生植物。生于沙质草原、石质山坡、沙质地、田野、路边。

【资源状况】分布于乌兰察布市（化德县）、巴彦淖尔市（乌拉特后旗）。少见。

【入药部位】■中药：全草（山苦荬）。

　　　　　　■蒙药：全草（苏斯－额布斯）。

【采收加工】夏、秋二季采收，洗净，切段，鲜用或晒干。

【功能主治】■中药：山苦荬清热解毒，凉血，化瘀；用于痢疾，泄泻，肠痈，盆腔炎，肺热咳嗽，吐血，疮痈疖肿，跌打损伤。

　　　　　　■蒙药：苏斯－额布斯平息协日，清热；用于协日热，血热，黄疸。

【用法用量】■中药：山苦荬 10~15g；外用适量，鲜品捣敷患处。

　　　　　　■蒙药：苏斯－额布斯多入丸、散服。

中华小苦荬

山苦荬、中华苦荬菜、苦菜、陶来音－伊达日阿
Ixeridium chinense (Thunb.) Tzvel.

【标本采集号】150929180513003LY

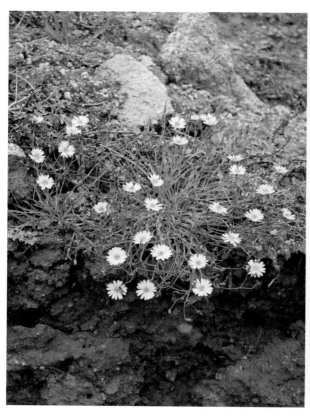
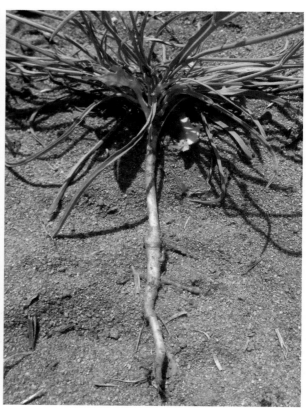

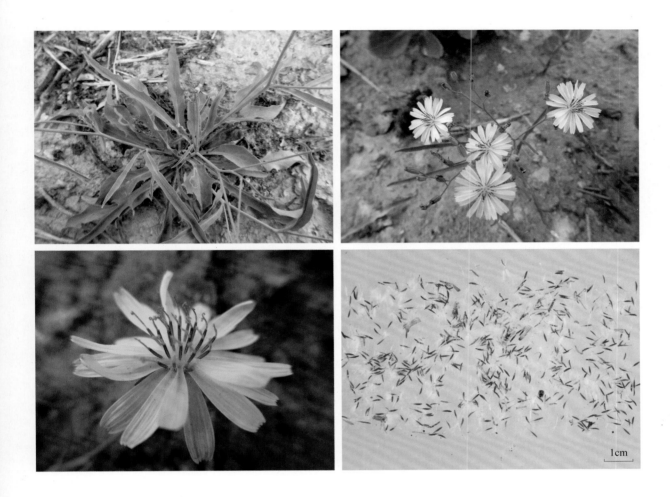

【形态特征】多年生草本，高 5~47cm。根垂直直伸，通常不分枝。根状茎极短缩；茎直立，单生或少数簇生，上部伞房花序状分枝。基生叶舌形；茎生叶 2~4 枚，长披针形，不裂，边缘全缘；全部叶两面无毛。头状花序通常在茎枝顶端排成伞房花序，含舌状小花 21~25 个；总苞圆柱状；总苞片 3~4 层；舌状小花黄色，干时带红色。瘦果褐色，长椭圆形，有 10 条高起的钝肋，肋上有小刺毛，顶端急尖成细喙，喙细，细丝状；冠毛白色，微糙。花、果期 6~7 月。

【适宜生境】中旱生植物。生于山野、田间、撂荒地、路旁。

【资源状况】分布于阴山地区各地。常见。

【入药部位】■中药：全草（山苦荬）。

■蒙药：全草（苏斯 – 额布斯）。

【采收加工】夏、秋二季采收，洗净，切段，鲜用或晒干。

【功能主治】■中药：山苦荬清热解毒，凉血，化瘀；用于痢疾，泄泻，肠痈，盆腔炎，肺热咳嗽，吐血，疮痈疖肿，跌打损伤。

■蒙药：苏斯 – 额布斯平息协日，清热；用于协日热，血热，黄疸。

【用法用量】■中药：山苦荬 10~15g；外用适量，鲜品捣敷患处。

■蒙药：苏斯 – 额布斯多入丸、散服。

抱茎小苦荬

苦碟子、抱茎苦荬菜、陶日格－陶来音－伊达日阿

Ixeridium sonchifolium (Maxim.) Shih

【标本采集号】150205190528029LY

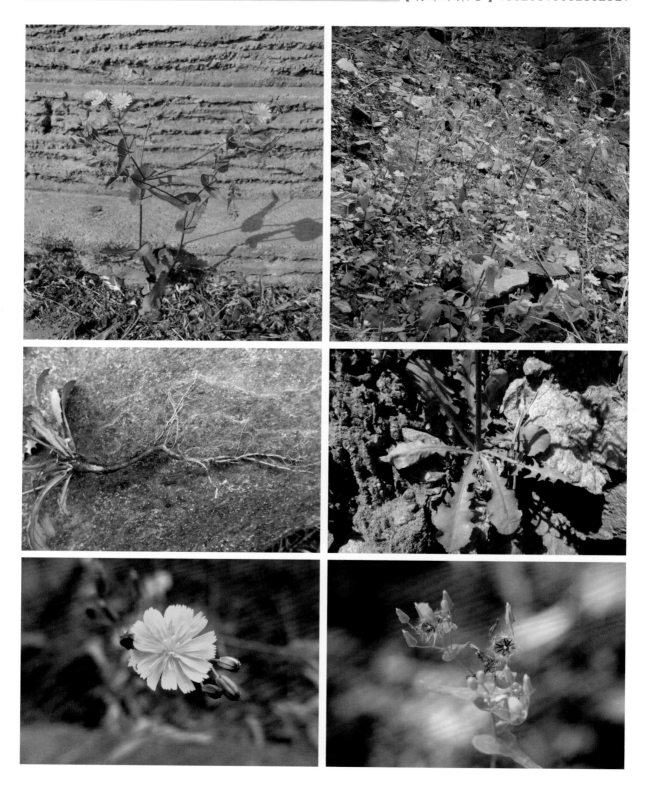

【形态特征】多年生草本，高 30~50cm，无毛。根圆锥形，伸长，褐色。茎直立，具纵条纹。基生叶多数，铺散，矩圆形；茎生叶较狭小，卵状矩圆形或矩圆形，基部扩大成耳形或戟形而抱茎，羽状浅裂或深裂或具不规则缺刻状牙齿。头状花序多数，排列成密集或疏散的伞房状，具细梗；总苞圆筒形；总苞片无毛；舌状花黄色。瘦果纺锤形，黑褐色，喙短，约为果身的 1/4，通常为黄白色；冠毛白色。花、果期 6~7 月。

【适宜生境】中生植物。常生于草甸、山野、路旁、撂荒地。

【资源状况】分布于乌兰察布市（察哈尔右翼中旗、凉城县、兴和县、卓资县）、呼和浩特市（土默特左旗）、包头市（东河区、固阳县、九原区、昆都仑区、青山区、土默特右旗）、巴彦淖尔市（乌拉特前旗）。少见。

【入药部位】■中药：全草（苦碟子）。
　　　　　　■蒙药：全草（巴杜拉）。

【采收加工】夏、秋二季采收，除去杂质，洗净泥土，晒干。

【功能主治】■中药：苦碟子清热解毒，消肿止痛；用于头痛，牙痛，吐血，衄血，痢疾，泄泻，肠痈，胸腹痛，疮痈肿毒，外伤肿痛。
　　　　　　■蒙药：巴杜拉杀虫，开音；用于虫积，音哑。

【用法用量】■中药：苦碟子 10~30g；外用适量，鲜品捣敷，或煎汤熏洗患处。
　　　　　　■蒙药：巴杜拉多入丸、散服。

晚抱茎苦荬菜　尖裂黄瓜菜
Ixeris sonchifolia (Bunge.) Hance var. *serotina* (Maxim.) Kitag.

【标本采集号】150924180710088LY

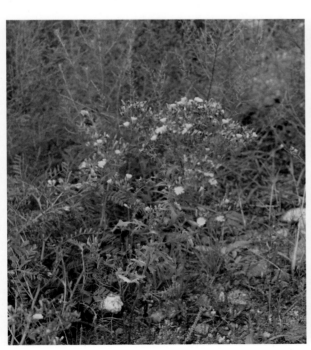
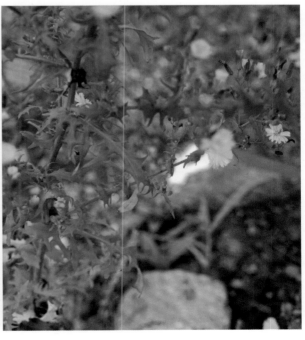

【形态特征】多年生草本，高30~50cm，无毛。根圆锥形，褐色。茎较粗壮，具纵条纹。叶裂片分裂较深，基生叶多数，铺散，基部渐狭成具窄翅的柄，茎生叶较狭小，基部扩大成耳形或戟形而抱茎。头状花序多数，排列成伞房状，总苞长约5 mm；总苞片无毛，外层者5，短小，卵形，内层者8~9，较长，条状披针形，背部各具中肋1条；舌状花淡黄色。瘦果纺锤形，黑褐色，喙短，约为果身的1/8，通常为黄白色；冠毛白色。花、果期6~7月。

【适宜生境】中生草本。生于草原带的林下、草甸。

【资源状况】分布于乌兰察布市（兴和县）。少见。

【入药部位】■中药：全草（抱茎苦荬菜）。

　　　　　　■蒙药：全草（巴道拉）。

【采收加工】早春采收，洗净，鲜用或晒干。

【功能主治】■中药：抱茎苦荬菜清热解毒，消肿止痛；用于头痛，牙痛，吐血，衄血，痢疾，泄泻，肠痈，胸腹痛，痈疮肿毒，外伤肿痛。

　　　　　　■蒙药：巴道拉杀虫，开音；用于虫积，音哑。

【用法用量】■中药：抱茎苦荬菜10~30g；外用适量，鲜品捣敷，或煎汤熏洗患处。

　　　　　　■蒙药：巴道拉多入丸、散服。

粉绿蒲公英　哇库尔嘎保
Taraxacum dealbatum Hand.-Mazz.

【标本采集号】1502061907120120112LY

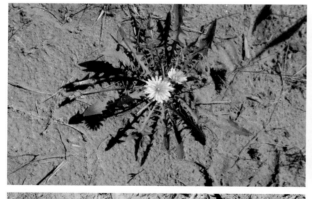
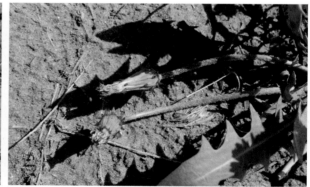
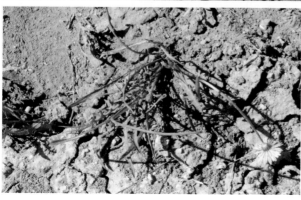
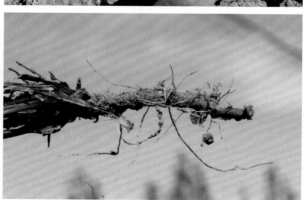

【形态特征】多年生草本。根颈部密被黑褐色残存叶基，叶基腋部有丰富的褐色皱曲毛。叶倒披针形或倒披针状线形，羽状深裂；叶柄常显紫红色。花葶1~7条，花时等长或稍长于叶，果时伸长，长于叶，常带粉红色，顶端被密蛛丝状短毛；头状花序；总苞钟状；总苞片先端常显紫红色，无角；舌状花淡黄色或白色，基部喉部及舌片下部外面被短柔毛，边缘花舌片背面有紫色条纹，柱头深黄色。瘦果淡黄褐色或浅褐色。花、果期6~8月。

【适宜生境】中生植物。生于河漫滩草甸、农田水边。

【资源状况】分布于包头市（白云鄂博矿区）、巴彦淖尔市（磴口县）。少见。

【入药部位】■中药：全草（蒲公英）。

【采收加工】春、夏、秋三季花初开时采收，除去杂质，洗净泥土，鲜用或晒干。

【功能主治】■中药：蒲公英清热解毒，消肿散结，利尿通淋；用于疔疮肿毒，乳痈，肺痈，肠痈，瘰疬，疔腮，目赤肿痛，咽喉肿痛，泄泻，痢疾，急性黄疸性肝炎，胆囊炎，热淋涩痛，白带异常，蛇虫叮咬，烧烫伤。

【用法用量】■中药：蒲公英10~15g；外用适量，鲜品捣敷，或煎汤熏洗患处。

华蒲公英
碱地蒲公英、扑灯儿、胡吉日色格－巴格巴盖－其其格
Taraxacum borealisinense Kitam.

【标本采集号】150923190514014LY

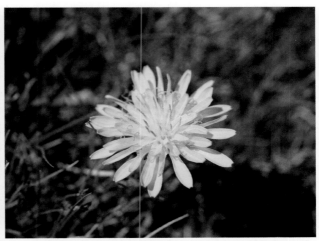
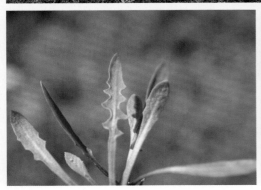
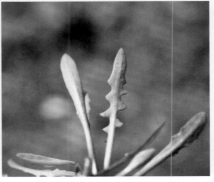
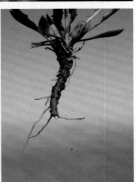

【形态特征】多年生草本。根颈部有褐色残存叶基。叶倒卵状披针形或狭披针形，稀线状披针形，边缘叶羽状浅裂或全缘，具波状齿，叶柄和下面叶脉常紫色。花葶1至数条，长于叶，顶端被蛛丝状毛或近无毛；头状花序；舌状花黄色，稀白色，边缘花舌片背面有紫色条纹。瘦果倒卵状披针形，淡褐色，上部有刺状突起，下部有稀疏的钝小瘤，顶端逐渐收缩为圆锥至圆柱形喙基；冠毛白色。花期5~6月，果期7~8月。

【适宜生境】中生植物。生于海拔300~2900m的稍潮湿的盐碱地或原野、砾石中。

【资源状况】分布于乌兰察布市（化德县、商都县）、包头市（白云鄂博矿区、九原区）。少见。

【入药部位】■中药：全草（蒲公英）。

　　　　　　■蒙药：全草（巴格巴盖-其其格）。

【采收加工】春、夏、秋三季花初开时采收，除去杂质，洗净泥土，鲜用或晒干。

【功能主治】■中药：蒲公英清热解毒，消肿散结，利尿通淋；用于疔疮肿毒，乳痈，肺痈，肠痈，瘰疬，疔腮，目赤肿痛，咽喉肿痛，泄泻，痢疾，急性黄疸性肝炎，胆囊炎，热淋涩痛，白带异常，蛇虫叮咬，烧烫伤。

　　　　　　■蒙药：巴格巴盖-其其格清热解毒，平息协日，开胃；用于乳痈，瘟疫，淋巴结炎，黄疸，口苦，口渴，发热，胃热，不思饮食，宝日病，食物中毒，陈热。

【用法用量】■中药：蒲公英10~15g；外用适量，鲜品捣敷，或煎汤熏洗患处。

　　　　　　■蒙药：巴格巴盖-其其格多入丸、散服。

亚洲蒲公英

蒲公草、食用蒲公英、尿床草
Taraxacum asiaticum Dahlst.

【标本采集号】150825140726085LY

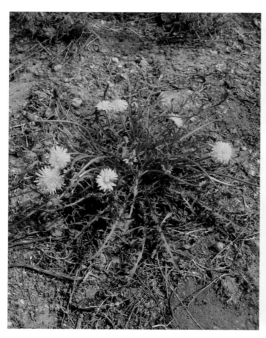
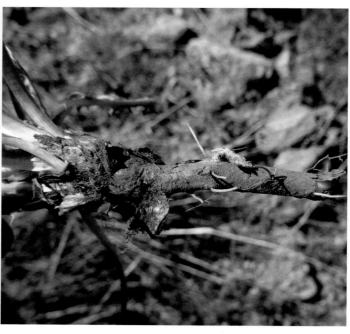

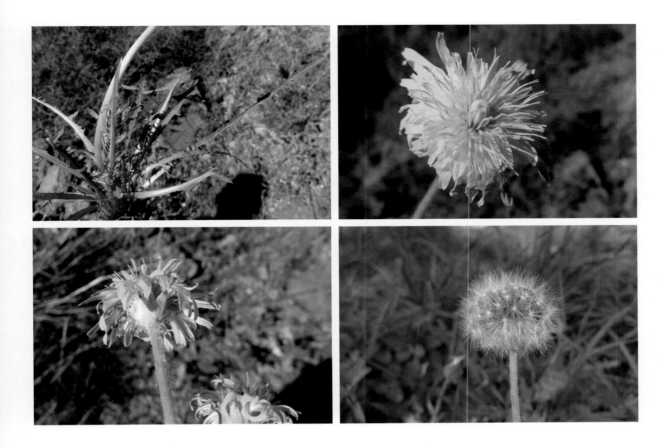

【形态特征】多年生草本。根颈部有暗褐色残存叶基。叶线形，具波状齿，羽状浅裂至羽状深裂。花葶数条，与叶等长或长于叶，顶端光滑或被蛛丝状柔毛；头状花序；总苞基部卵形；外层总苞片有明显的宽膜质边缘，先端有紫红色突起或较短的小角，内层总苞片先端有紫色略钝突起或不明显的小角；舌状花黄色，稀白色，边缘花舌片背面有暗紫色条纹，柱头淡黄色或暗绿色。瘦果，麦秆黄色或褐色，上部有短刺状小瘤，下部近光滑。花、果期4~9月。

【适宜生境】中生植物。广泛生于河滩、草甸、村舍附近。

【资源状况】分布于阴山地区各地。十分常见。

【入药部位】■ 中药：全草（蒲公英）。

■ 蒙药：全草（巴格巴盖 – 其其格）。

【采收加工】春、夏、秋三季花初开时采收，除去杂质，鲜用或晒干。

【功能主治】■ 中药：蒲公英清热解毒，消肿散结，利尿通淋；用于疔疮肿毒，乳痈，肺痈，肠痈，瘰疬，疔腮，目赤肿痛，咽喉肿痛，泄泻，痢疾，急性黄疸性肝炎，胆囊炎，热淋涩痛，白带异常，蛇虫叮咬，烧烫伤。

■ 蒙药：巴格巴盖 – 其其格清热解毒，平息协日，开胃；用于乳痈，瘟疫，淋巴结炎，黄疸，口苦，口渴，发热，胃热，不思饮食，宝日病，食物中毒，陈热。

【用法用量】■ 中药：蒲公英10~15g；外用适量，鲜品捣敷，或煎汤熏洗患处。

■ 蒙药：巴格巴盖 – 其其格多入丸、散服。

多裂蒲公英

裂叶蒲公英、婆婆丁

Taraxacum dissectum (Ledeb.) Ledeb.

【标本采集号】150823150826012LY

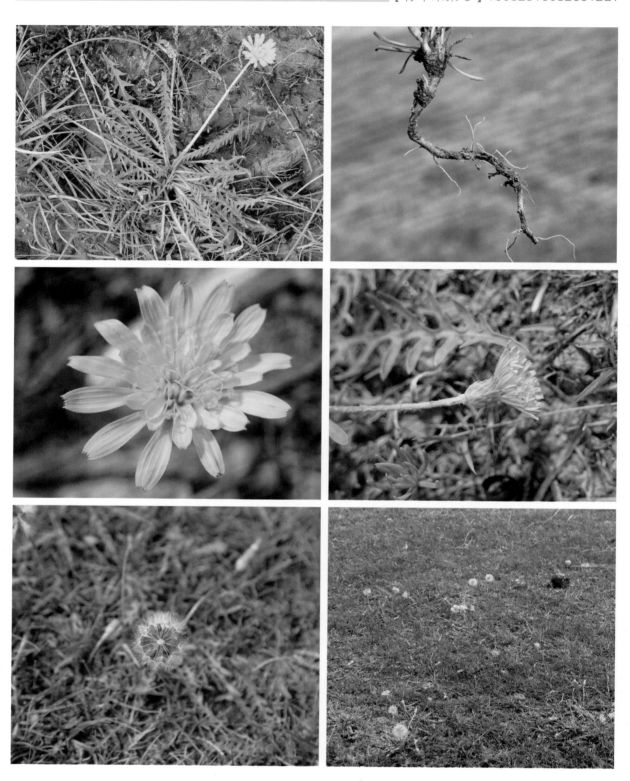

【形态特征】多年生草本。根颈部密被黑褐色残存叶基，叶腋有褐色细毛。叶线形，稀少披针形，羽状全裂，两面被蛛丝状短毛，叶基有时显紫红色。花葶 1~6 条，长于叶，花时常整个被丰富的蛛丝状毛；头状花序；总苞钟状；舌状花黄色或亮黄色，花冠喉部的外面疏生短柔毛，边缘花舌片背面有紫色条纹，柱头淡绿色。瘦果淡灰褐色，中部以上具大量小刺，以下具小瘤状突起，顶端逐渐收缩为喙基；冠毛白色。花、果期 6~9 月。

【适宜生境】中生植物。生于高山湿草甸。

【资源状况】分布于乌兰察布市（察哈尔右翼中旗、凉城县）、包头市（达尔罕茂明安联合旗）、巴彦淖尔市（磴口县、乌拉特前旗）。常见。

【入药部位】■中药：全草（蒲公英）。

【采收加工】春、夏、秋三季花初开时采收，除去杂质，洗净泥土，鲜用或晒干。

【功能主治】■中药：蒲公英清热解毒，消肿散结，利尿通淋；用于疔疮肿毒，乳痈，肺痈，肠痈，瘰疬，痄腮，目赤肿痛，泄泻，痢疾，急性黄疸性肝炎，胆囊炎，热淋涩痛，白带异常，蛇虫叮咬，烧烫伤。

【用法用量】■中药：蒲公英 10~15g；外用适量，鲜品捣敷，或煎汤熏洗患处。

蒲公英

婆婆丁、蒙古蒲公英、巴嘎巴盖－其其格
Taraxacum mongolicum Hand.-Mazz.

【标本采集号】150222180510004LY

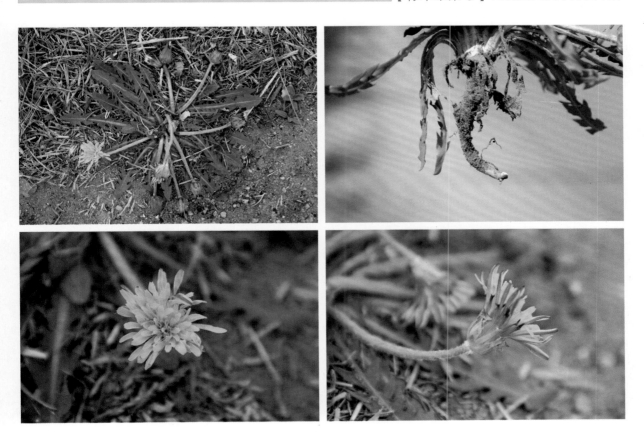

【形态特征】多年生草本。叶倒卵状披针形，顶端裂片较大，叶柄及主脉常带红紫色，疏被蛛丝状白色柔毛或几无毛。花葶1至数条，上部紫红色；总苞钟状，淡绿色；总苞片2~3层；舌状花黄色，边缘花舌片背面具紫红色条纹，花药和柱头暗绿色。瘦果暗褐色，上部具小刺，下部具成行小瘤，顶端渐收缩成圆锥形喙基，纤细；冠毛白色。花期4~9月，果期5~10月。

【适宜生境】中生植物。广泛生于山坡草地、路边、田野、河岸沙质地。

【资源状况】分布于阴山地区各地。十分常见。

【入药部位】■中药：全草（蒲公英）。

　　　　　　■蒙药：全草（巴格巴盖－其其格）。

【采收加工】春、夏、秋三季花初开时采收，除去杂质，洗净泥土，鲜用或晒干。

【功能主治】■中药：蒲公英清热解毒，消肿散结，利尿通淋；用于疔疮肿毒，乳痈，肺痈，肠痈，瘰疬，疔腮，目赤肿痛，咽喉肿痛，泄泻，痢疾，急性黄疸性肝炎，胆囊炎，热淋涩痛，白带异常，蛇虫叮咬，烧烫伤。

　　　　　　■蒙药：巴格巴盖－其其格清热解毒，平息协日，开胃；用于乳痈，瘟疫，淋巴结炎，黄疸，口苦，口渴，发热，胃热，不思饮食，宝日病，食物中毒，陈热。

【用法用量】■中药：蒲公英10~15g，或入丸、散服；外用适量，鲜品捣敷，或煎汤熏洗患处。

　　　　　　■蒙药：巴格巴盖－其其格多入丸、散服。

斑叶蒲公英

红梗蒲公英、淡红座蒲公英、乌兰－巴格巴盖－其其格
Taraxacum variegatum Kitag.

【标本采集号】150921150826017LY

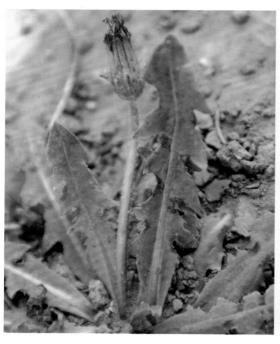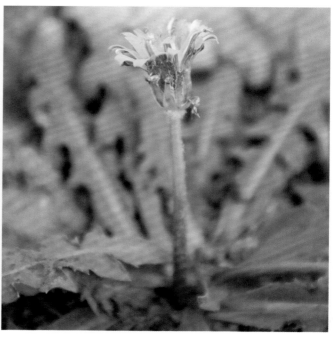

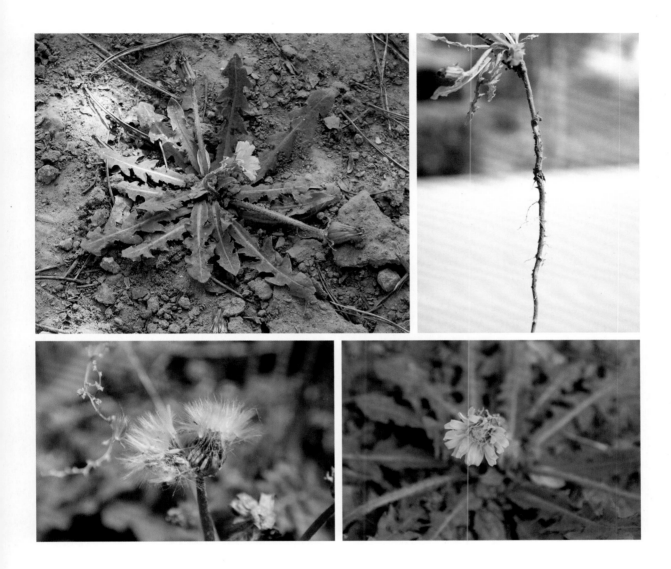

【形态特征】多年生草本。根粗壮，深褐色，圆柱状。叶倒披针形，近全缘，不分裂或具倒向羽状深裂，每侧裂片 4~5 枚，上面有暗紫色斑点。花葶上端疏被蛛丝状毛；头状花序；总苞钟状；外层总苞片卵形，内层总苞片线状披针形，边缘白色膜质；舌状花黄色，边缘花舌片背面具暗绿色宽带。瘦果倒披针形，淡褐色，上部有刺状突起，下部有小钝瘤，顶端略突然缢缩为圆锥至圆柱形喙基；冠毛白色。花、果期 4~6 月。

【适宜生境】中生植物。生于山地草甸或轻盐渍化草甸。

【资源状况】分布于乌兰察布市（卓资县）。少见。

【入药部位】■中药：全草（蒲公英）。

【采收加工】春、夏、秋三季花初开时采收，除去杂质，鲜用或晒干。

【功能主治】■中药：蒲公英清热解毒，消肿散结，利尿通淋；用于疔疮肿毒，乳痈，肺痈，肠痈，瘰疬，疔腮，目赤肿痛，咽喉肿痛，泄泻，痢疾，急性黄疸性肝炎，胆囊炎，热淋涩痛，白带异常，蛇虫叮咬，烧烫伤。

【用法用量】■中药：蒲公英 10~15g；外用适量，鲜品捣敷，或煎汤熏洗患处。

芥叶蒲公英

婆婆丁
Taraxacum brassicaefolium Kitag.

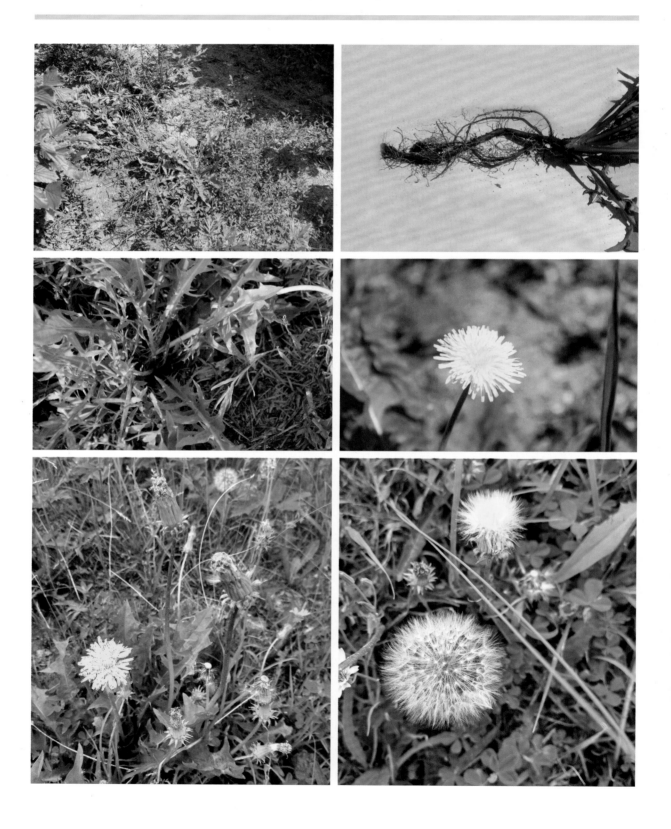

【形态特征】多年生草本。叶宽倒披针形或宽线形，似芥叶，羽状深裂或大头羽裂半裂，基部渐狭成短柄，具翅。花葶数条，高 30~50cm，较粗壮，疏被蛛丝状柔毛，后光滑，常为紫褐色；头状花序直径达 55mm；总苞宽钟状，基部圆形或截圆形，先端具短角状突起；外层总苞片狭卵形或线状披针形，内层总苞片线状披针形，先端带紫色；舌状花黄色，边缘花舌片背面具紫色条纹。瘦果倒卵状长圆形，淡绿褐色，上部具刺状突起，中部有短而钝的小瘤，下部渐光滑，顶端略突然缢缩为圆柱形喙基；冠毛白色。花、果期 5~7 月。

【适宜生境】中生杂草。生于林缘、河边和路旁。

【资源状况】分布于阴山地区各地。少见。

【入药部位】■中药：全草（蒲公英）。

【采收加工】春、夏、秋三季花初开时采收，除去杂质，洗净泥土，鲜用或晒干。

【功能主治】■中药：蒲公英清热解毒，消肿散结，利尿通淋；用于疔疮肿毒，乳痈，肺痈，肠痈，瘰疬，痄腮，目赤肿痛，咽喉肿痛，泄泻，痢疾，急性黄疸性肝炎，胆囊炎，热淋涩痛，白带异常，蛇虫叮咬，烧烫伤。

【用法用量】■中药：蒲公英 10~15g；外用适量，鲜品捣敷，或煎汤熏洗患处。

白缘蒲公英　热河蒲公英、山蒲公英
Taraxacum platypecidum Diels

【标本采集号】1509231906220170LY

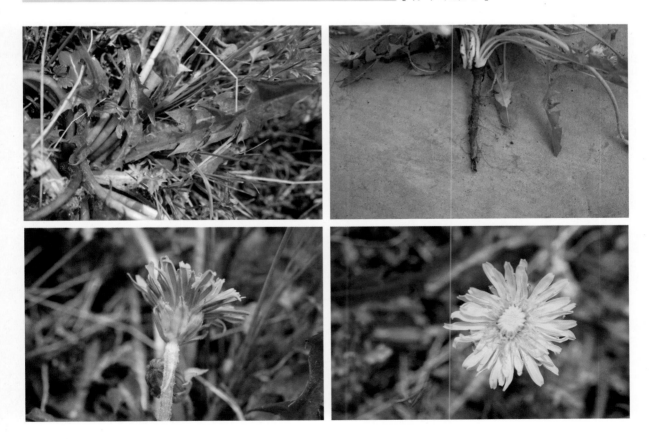

【形态特征】多年生草本。叶宽倒披针形或披针状倒披针形，疏被蛛丝状柔毛或几无毛，羽状分裂。花葶1至数条，上部密被白色蛛丝状绵毛；头状花序；总苞宽钟状；总苞片3~4层，外层宽卵形，中央有暗绿色宽带，边缘宽白色膜质，上端粉红色，疏被睫毛；舌状花黄色，边缘花舌片背面有紫红色条纹，花柱和柱头暗绿色，干时多少黑色。瘦果淡褐色，上部有刺瘤，顶端缢缩成圆锥形或圆柱形喙基；冠毛白色。花、果期3~6月。

【适宜生境】中生植物。生于山地阔叶林下及沟谷草甸。

【资源状况】分布于乌兰察布市（商都县）、包头市（白云鄂博矿区、石拐区）。少见。

【入药部位】■中药：全草（蒲公英）。

【采收加工】4~5月开花前或刚开花时连根挖取，除净泥土，晒干。

【功能主治】■中药：蒲公英清热解毒，消肿散结，利尿通淋；用于疔疮肿毒，乳痈，肺痈，肠痈，瘰疬，疔腮，目赤肿痛，咽喉肿痛，泄泻，痢疾，急性黄疸性肝炎，胆囊炎，热淋涩痛，白带异常，蛇虫咬伤，烧烫伤。

【用法用量】■中药：蒲公英10~15g；外用适量，鲜品捣敷，或煎汤熏洗患处。

东北蒲公英

婆婆丁
Taraxacum ohwianum Kitam.

【标本采集号】150923190514023LY

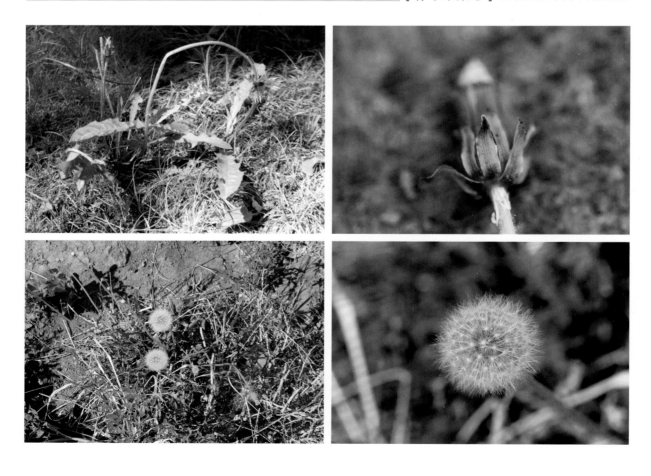

【形态特征】多年生草本。叶倒披针形，两面疏生柔毛或无毛，不规则羽状浅裂至深裂。花葶多数，微被疏柔毛，近顶端密被白色蛛丝状毛；头状花序；总苞片外层花期伏贴，宽卵形，暗紫色，具白色膜质窄边缘；舌状花黄色，边缘花舌片背面有紫色条纹。瘦果长椭圆形，麦秆黄色，上部有刺突，向下近平滑，顶端稍缢缩成圆锥状或圆柱形喙基，喙纤细；冠毛污白色。花、果期 4~6 月。

【适宜生境】中生植物。生于低海拔地区的山野或山坡路旁。

【资源状况】分布于乌兰察布市（商都县）。少见。

【入药部位】■中药：全草（蒲公英）。

　　　　　　■蒙药：全草（巴格巴盖 – 其其格）。

【采收加工】春、夏、秋三季花初开时采收，除去杂质，洗净泥土，鲜用或晒干。

【功能主治】■中药：蒲公英清热解毒，消肿散结，利尿通淋；用于疔疮肿毒，乳痈，肺痈，肠痈，瘰疬，疔腮，目赤肿痛，咽喉肿痛，泄泻，痢疾，急性黄疸性肝炎，胆囊炎，热淋涩痛，白带异常，蛇虫叮咬，烧烫伤。

　　　　　　■蒙药：巴格巴盖 – 其其格清热解毒，平息协日，开胃；用于乳痈，瘟疫，淋巴结炎，黄疸，口苦，口渴，发热，胃热，不思饮食，宝日病，食物中毒，陈热。

【用法用量】■中药：蒲公英 10~15g；外用适量，鲜品捣敷，或煎汤熏洗患处。

　　　　　　■蒙药：巴格巴盖 – 其其格多入丸、散服。

香蒲科

无苞香蒲
拉式香蒲、蒲草、呼和－哲格斯
Typha laxmannii Lepech.

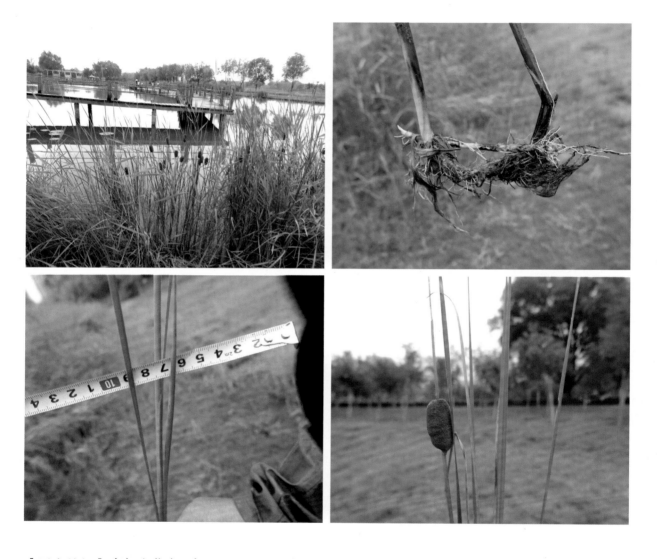

【形态特征】多年生草本，高 80~100cm。根状茎褐色，横走泥中，须根多数，纤细，圆柱形，土黄色；茎直立。叶狭条形，基部具长宽的鞘，两边稍膜质。穗状花序，雌雄花序通常不连接；雄花序长圆柱形，花丝丝状，下部合生，花粉单粒，花序轴具毛，雌花序圆柱形，雌花无小苞片；不育雌蕊倒卵形，先端圆形，褐色，比毛短，子房条形，花柱柱头菱状披针形，棕色，向一侧弯曲，基部具乳白色的长毛，比柱头短。果实褐色，具细长的柄。花、果期 6~9 月。

【适宜生境】水生植物。生于水沟、水塘、河岸边等浅水中。

【资源状况】分布于乌兰察布市（察哈尔右翼前旗、丰镇市、凉城县）、呼和浩特市。少见。

【入药部位】■中药：花粉（蒲黄）、全草（香蒲）。

【采收加工】夏季采收蒲棒上部的黄色雄花序，晒干后辗轧，筛取花粉；秋季采收全草，除去杂质，晒干。

【功能主治】■中药：蒲黄止血，化瘀，通淋；用于吐血，衄血，咯血，崩漏，外伤出血，经闭，痛经，胸腹刺痛，跌扑肿痛，血淋涩痛。香蒲利尿，消肿；用于小便不利，痈肿等。

【用法用量】■中药：蒲黄 5~10g，包煎；外用适量，敷患处。香蒲 5~15g，或研末服，或烧灰入丸、散服；外用适量，捣敷。

水 烛

狭叶香蒲、水蜡烛、香蒲、毛日音－哲格斯

Typha angustifolia Linn.

【标本采集号】150822190717003LY

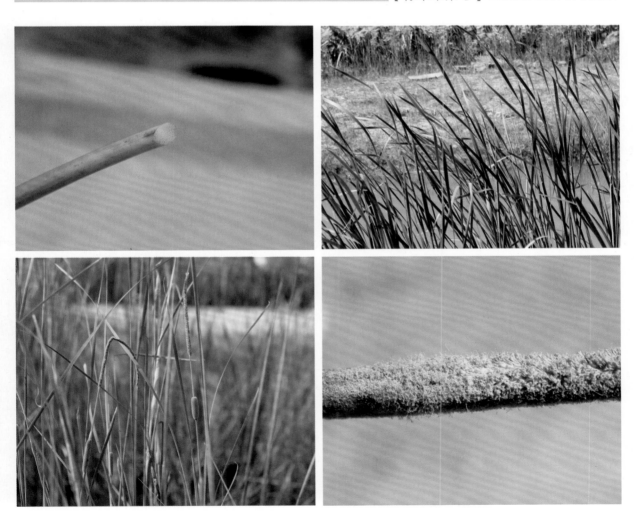

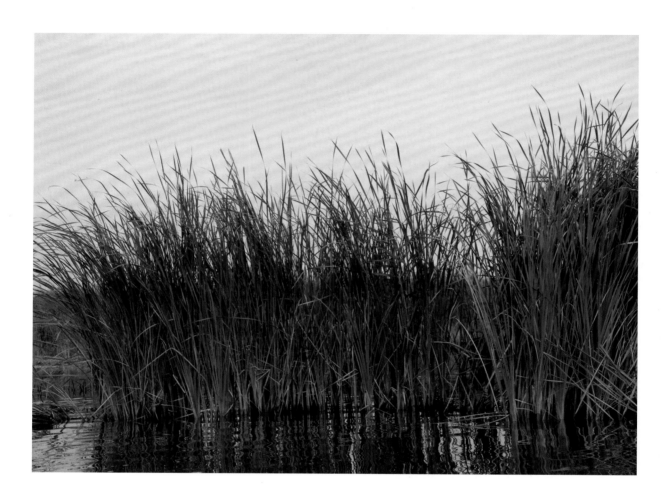

【形态特征】多年生草本。根状茎乳黄色；地上茎直立，粗壮。叶片上部扁平，中部以下腹面微凹，细胞间隙大，呈海绵状；叶鞘抱茎。雌雄花序相距 2.5~6.9cm；雄花序轴具褐色扁柔毛，单出；雌花序基部具叶状苞片 1 枚，花后脱落；孕性雌花柱头窄条形或披针形，子房纺锤形，具褐色斑点；不孕雌花子房倒圆锥形，具褐色斑点，先端黄褐色。小坚果长椭圆形，具褐色斑点，纵裂。种子深褐色。花、果期 6~9 月。

【适宜生境】水生植物。生于河边、池塘、湖泊边浅水中。

【资源状况】分布于乌兰察布市（丰镇市）、包头市（东河区、固阳县、九原区、昆都仑区、青山区、土默特右旗）、巴彦淖尔市（磴口县、乌拉特前旗）、阿拉善盟（阿拉善左旗行政区）。常见。

【入药部位】■中药：花粉（蒲黄）、全草（香蒲）。

【采收加工】夏季采收蒲棒上部的黄色雄花序，晒干后辗轧，筛取花粉；秋季采收全草，除去杂质，晒干。

【功能主治】■中药：蒲黄止血，化瘀，通淋，用于吐血，衄血，咯血，崩漏，外伤出血，经闭痛经，胸腹刺痛，跌扑肿痛，血淋涩痛。香蒲利尿，消肿；用于小便不利，痈肿等。

【用法用量】■中药：蒲黄 5~10g，包煎；外用适量，敷患处。香蒲 5~15g，或研末服，或烧灰入丸、散服；外用适量，捣敷。

小香蒲 蒲草、好宁－哲格斯
Typha minima Funk.

【标本采集号】150206190918003LY

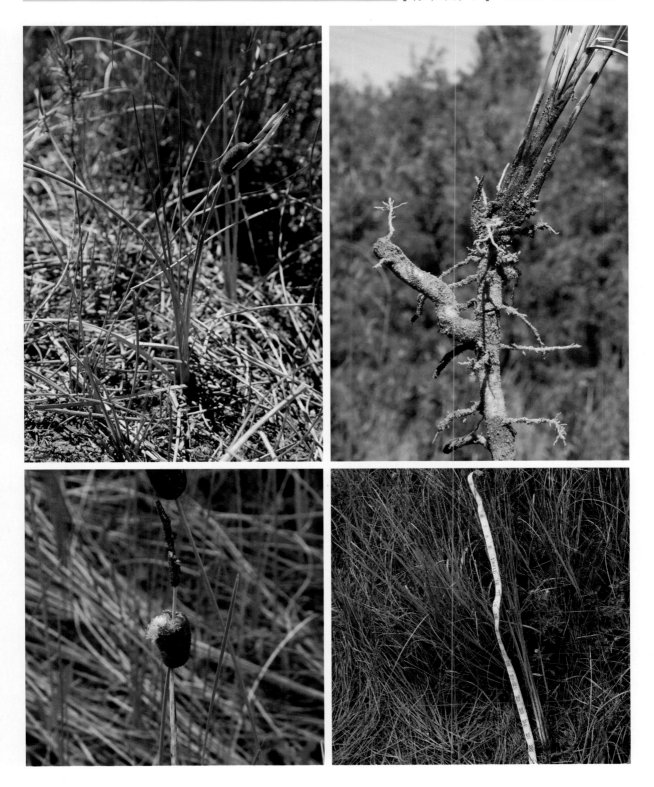

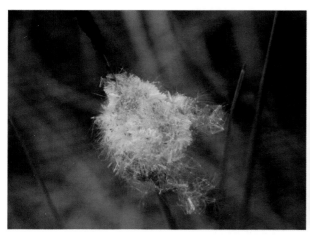
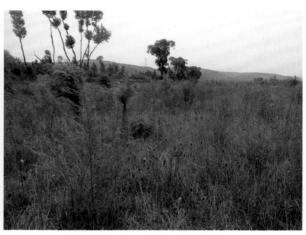

【形态特征】多年生沼生或水生草本。根状茎横走，姜黄或黄褐色，顶端乳白色；茎直立，高20~50cm。叶通常基生，鞘状，无叶片。雌雄花序远离，雄花序基部具1枚叶状苞片，脱落；雌花序叶状苞片宽于叶片。雄花无花被，雄蕊单生，有时2~3枚合生，基部具短柄；雌花具小苞片；孕性雌花子房纺锤形，柱头线形；不孕雌花子房倒圆锥形，白色丝状毛先端膨大成圆形，生于子房柄基部，与不孕雌花及小苞片近等长。小坚果纵裂；果皮膜质。种子黄褐色，椭圆形。花、果期5~7月。

【适宜生境】湿生植物。生于河、湖边浅水或河滩、低湿地，可耐盐碱。

【资源状况】分布于乌兰察布市（凉城县）、包头市（白云鄂博矿区、土默特右旗）、巴彦淖尔市（磴口县、乌拉特前旗）。常见。

【入药部位】■中药：花粉（蒲黄）、全草（香蒲）。

【采收加工】夏季采收蒲棒上部的黄色雄花序，晒干后辗轧，筛取花粉；秋季采收全草，除去杂质，晒干。

【功能主治】■中药：蒲黄止血，化瘀，通淋；用于吐血，衄血，咯血，崩漏，外伤出血，经闭痛经，胸腹刺痛，跌扑肿痛，血淋涩痛。香蒲利尿，消肿；用于小便不利，痈肿等。

【用法用量】■中药：蒲黄5~10g，包煎；外用适量，敷患处。香蒲5~15g，或研末服，或烧灰入丸、散服；外用适量，捣敷。

黑三棱科

黑三棱 京三棱、哈日－古日巴拉吉
Sparganium stoloniferum (Graebn.) Buch.-Ham. ex Juz.

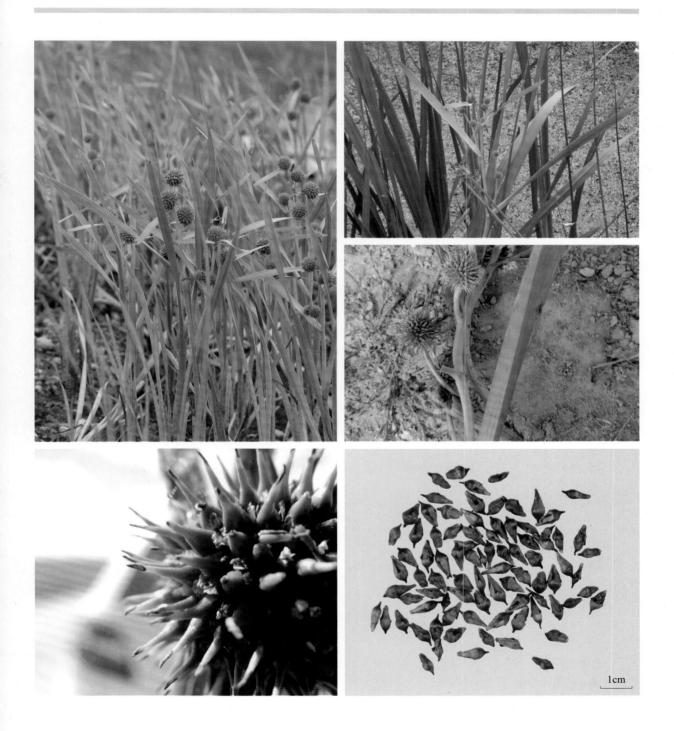

1cm

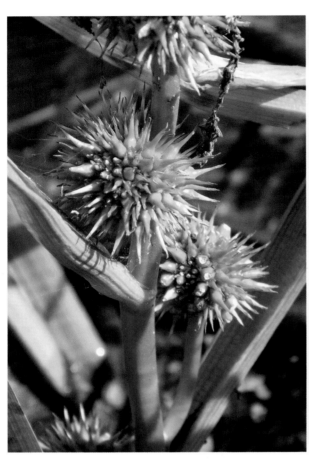
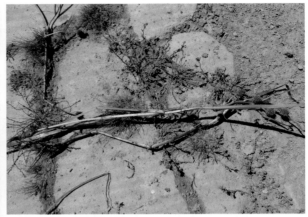
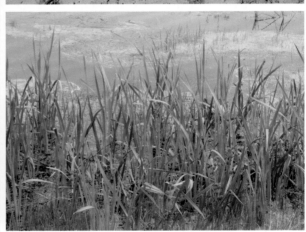

【形态特征】多年生水生或沼生草本。根状茎粗壮；茎直立，挺水。叶上部扁平，下部下面呈龙骨状突起或呈三棱形，基部鞘状。圆锥花序开展，具3~7条侧枝，每条侧枝上着生7~11个雄性头状花序和1~2个雌性头状花序；雄性头状花序呈球形；雌花花被生于子房基部，宿存，子房顶端骤缩，无柄，柱头分叉或否，向上渐尖。果倒圆锥形，上部通常膨大成冠状，具棱，成熟时褐色。花、果期7~9月。

【适宜生境】湿生植物。生于河边或池塘边浅水中。

【资源状况】分布于乌兰察布市（凉城县）。少见。

【入药部位】■中药：块茎（三棱）。

　　　　　　■蒙药：块茎（哈日 – 古日巴拉吉 – 额布斯）。

【采收加工】春、秋二季采挖块茎，除去茎叶及须根，削去外皮，洗净泥土，晒干。

【功能主治】■中药：三棱破血行气，消积止痛；用于癥瘕痞块，痛经，瘀血，经闭，胸痹心痛，食积胀痛。

　　　　　　■蒙药：哈日 – 古日巴拉吉 – 额布斯清热，利肺，疏肝，凉血；用于肺热咳嗽，气喘痰多，肝热，脉热，劳热骨蒸，宝日病，骨折。

【用法用量】■中药：三棱5~10g。

　　　　　　■蒙药：哈日 – 古日巴拉吉 – 额布斯多入丸、散服。

眼子菜科

水麦冬 西乐－额布苏
Triglochin palustre Linn.

【标本采集号】150921150827033LY

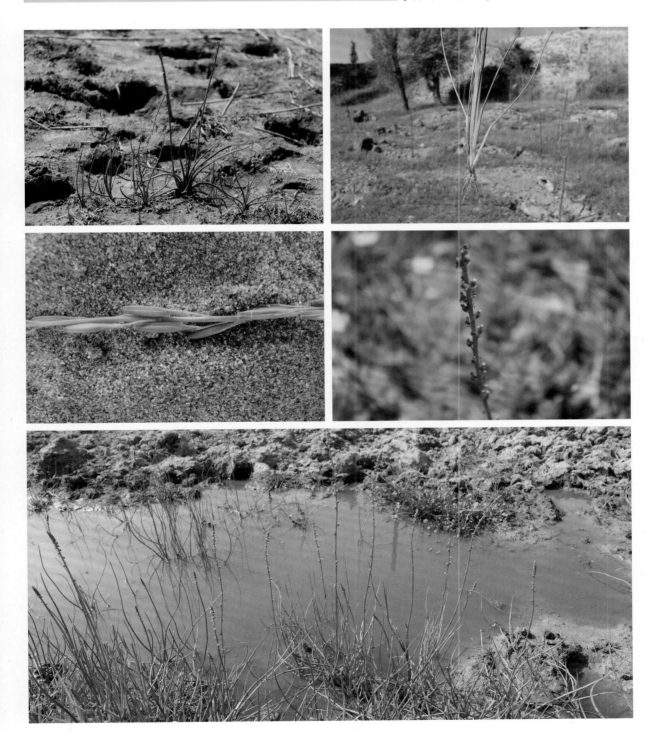

【形态特征】多年生湿生草本，植株弱小。根状茎短，生有多数须根。叶全部基生，条形，先端钝，基部具鞘，两侧鞘缘膜质，残存叶鞘纤维状。花葶细长，直立，圆柱形，无毛；总状花序，花排列较疏散，无苞片；花被片6枚，绿紫色，椭圆形或舟形；雄蕊6枚，近无花丝，花药卵形，2室；雌蕊由3个合生心皮组成，柱头毛笔状。蒴果棒状条形，成熟时自下至上呈3瓣开裂，仅顶部联合。花期6月，果期7~8月。

【适宜生境】湿生植物。生于河滩及林缘草甸。

【资源状况】分布于阴山地区各地。常见。

【入药部位】■中药：果实（水麦冬）。

　　　　　　■蒙药：果实（希勒－额布斯）。

【采收加工】秋季采收果实，晒干。

【功能主治】■中药：水麦冬清热养阴，生津止渴；用于阴虚潮热，胃热烦渴，口干舌燥。

　　　　　　■蒙药：希勒－额布斯止泻，健胃；用于久泻腹痛，嗳气。

【用法用量】■中药：水麦冬6~12g。

　　　　　　■蒙药：希勒－额布斯多入丸、散服。

海韭菜 圆果水麦冬、马日查－西乐－额布斯
Triglochin maritimum Linn.

【标本采集号】150825140726173LY

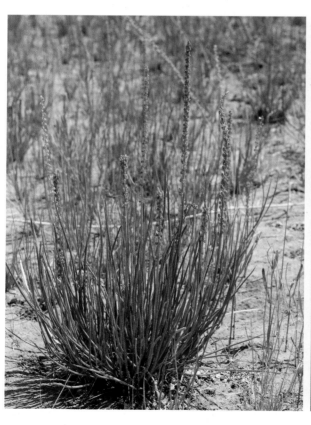
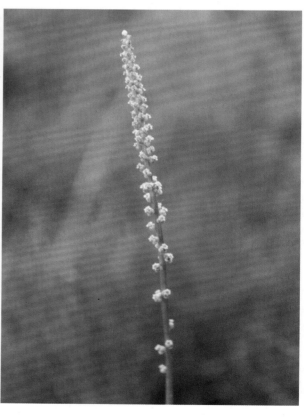

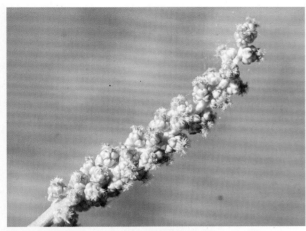
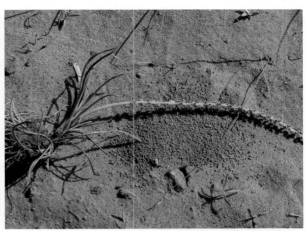
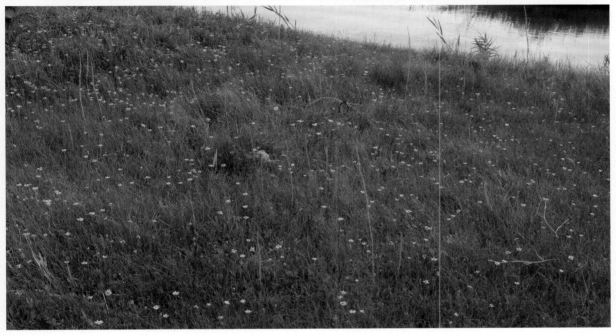

【形态特征】多年生草本，植株稍粗壮。根状茎短，着生多数须根，常有棕色叶鞘残留物。叶全部基生，
条形，基部具鞘，鞘缘膜质，顶端与叶舌相连。花葶直立，较粗壮，圆柱形，光滑，
中上部着生多数排列较紧密的花，呈顶生总状花序，无苞片；花两性；花被片 6 枚，
绿色，2 轮排列，外轮呈宽卵形，内轮较狭；雄蕊 6 枚，分离，无花丝；雌蕊淡绿色，
由 6 个合生心皮组成，柱头毛笔状。蒴果六棱状椭圆形，成熟后呈 6 瓣开裂。花期 6 月，
果期 7~8 月。

【适宜生境】湿生植物。生于河湖边盐渍化草甸。

【资源状况】分布于巴彦淖尔市（乌拉特后旗）。少见。

【入药部位】■中药：全草（海韭菜）。

　　　　　　■蒙药：果实（马日查－西乐－额布苏）。

【采收加工】夏、秋二季采收全草，除去杂质，晒干；秋季采收果实，晒干。

【功能主治】■中药：海韭菜清热养阴，生津止渴；用于阴虚潮热，胃热烦渴，口干舌燥。

　　　　　　■蒙药：马日查－西乐－额布苏止泻，健胃；用于久泻腹痛，嗳气。

【用法用量】■中药：海韭菜6~12g。

　　　　　　■蒙药：马日查－西乐－额布苏多入丸、散服。

小眼子菜　线叶眼子菜、丝藻、巴嘎－奥存－呼日西
Potamogeton pusillus Linn.

【标本采集号】150824180823016LY

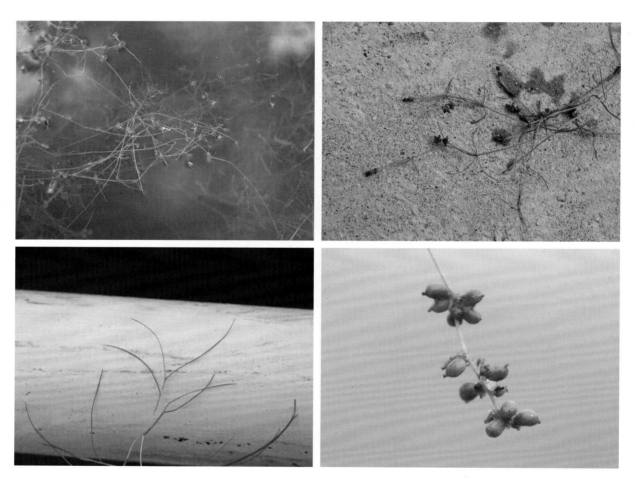

【形态特征】多年生沉水草本。根状茎纤细，伸长，淡黄白色；茎丝状，多分枝。叶互生，花序梗下的叶对生，狭条形，先端渐尖，全缘，通常具3脉，少具1脉，中脉常在下面凸起，托叶白色膜质，披针形至条形，与叶片分离而早落，先端常分裂。花序梗纤细，不增粗，基部具膜质总苞2枚，早落；穗状花序长约5cm，由2~3朵簇花间断排列而成。小坚果斜卵形，稍扁，背部具龙骨状突起，腹部外凸，顶端具短喙。花、果期7~9月。

【适宜生境】水生植物。生于静水池沼、沟渠中。

【资源状况】分布于巴彦淖尔市（乌拉特中旗）。常见。

【入药部位】■中药：全草（小眼子菜）。

【采收加工】夏、秋二季采收，从水中捞出后，除去杂质，晒干。

【功能主治】■中药：小眼子菜清热解毒，利水，驱虫；用于黄疸，水肿，带下病，结膜炎，蛔虫病；
外用于疔疮肿毒。

【用法用量】■中药：小眼子菜 15~30g；外用适量，捣敷患处。

菹 草

扎草、虾藻、乌日其格日－奥存－呼日西

Potamogeton crispus Linn.

【标本采集号】150922190623030LY

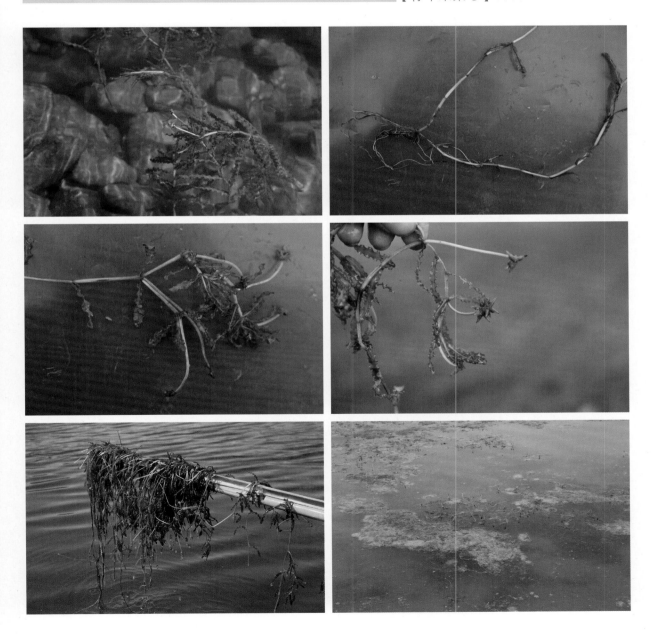

【形态特征】多年生沉水草本。具近圆柱形的根状茎；茎稍扁，多分枝，近基部常匍匐地面，于节处生出疏或稍密的须根。叶条形，无柄，基部与托叶合生，但不形成叶鞘；叶脉 3~5 条，平行，中脉近基部两侧伴有通气组织形成的细纹；托叶薄膜质，早落；休眠芽腋生，略似松果，革质叶左右 2 列密生，基部扩张，肥厚，坚硬，边缘具有细锯齿。穗状花序顶生，具花 2~4 轮，初时每轮 2 朵对生，穗轴伸长后常稍不对称；花序梗棒状，较茎细；花小，被片 4 枚，淡绿色；雌蕊 4 枚，基部合生。果实卵形，果喙向后稍弯曲，背脊约 1/2 以下具齿牙。花、果期 4~7 月。

【适宜生境】水生植物。生于静水池沼、沟渠中。

【资源状况】分布于乌兰察布市（化德县）、包头市（达尔罕茂明安联合旗）、巴彦淖尔市（磴口县）、阿拉善盟（阿拉善左旗行政区）。常见。

【入药部位】■中药：全草（菹草）。

【采收加工】夏、秋二季采收，鲜用或晒干。

【功能主治】■中药：菹草清热利水，止血，消肿，驱蛔虫。

穿叶眼子菜 抱茎眼子菜、奥格拉日存－奥存－呼日西
Potamogeton perfoliatus Linn.

【标本采集号】15022218 0831039LY

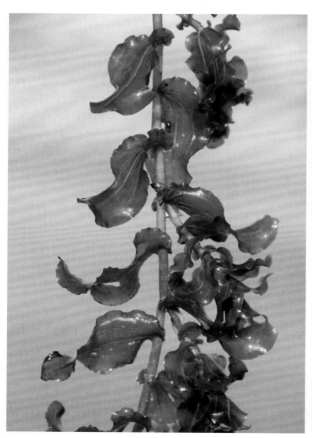
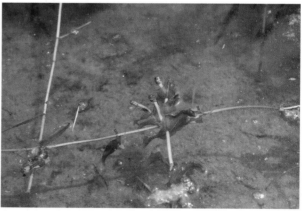
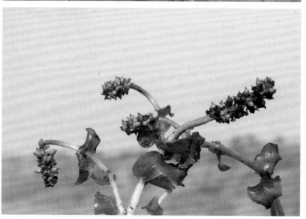

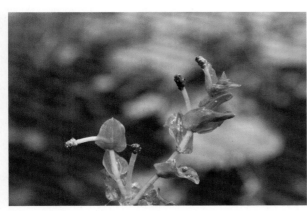
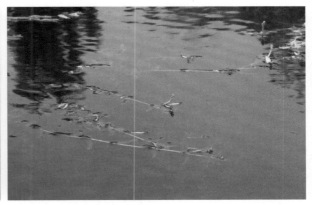

【形态特征】多年生沉水草本。根状茎横生土中，淡黄白色，节部生出许多不定根；茎常多分枝，稍扁。叶全部沉水，互生，花序梗基部叶对生，质较薄，宽卵形或披针状卵形，先端钝或渐尖，基部心形且抱茎，全缘且有波状皱褶，中脉在下面明显凸起，每边具弧状侧脉 1~2 条，侧脉间常具细脉 2 条，无柄；托叶透明膜质。花序梗圆柱形；穗状花序密生多花，具花 4~7 轮。小坚果，具锐尖的脊，背部具 3 条圆形的脊，侧脊不明显。花、果期 5~10 月。

【适宜生境】水生植物。生于湖泊、水沟或池沼中。

【资源状况】分布于包头市（东河区、固阳县、九原区、昆都仑区、青山区）、巴彦淖尔市（磴口县、乌拉特前旗、乌拉特中旗）。少见。

【入药部位】■中药：全草（酸水草）。

【采收加工】夏、秋二季采收，除去杂质，鲜用或晒干。

【功能主治】■中药：酸水草渗湿，解表；用于湿疹，皮肤瘙痒。

【用法用量】■中药：酸水草外用 30~60g，煎汤外洗。

篦齿眼子菜
龙须眼子菜、线性眼子菜、萨门 – 奥存 – 呼日西
Potamogeton pectinatus Linn.

【标本采集号】150823150911238LY

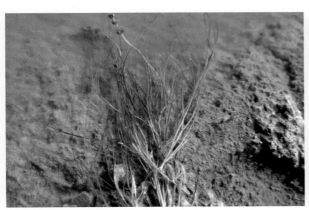
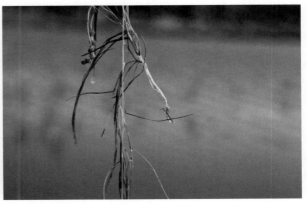

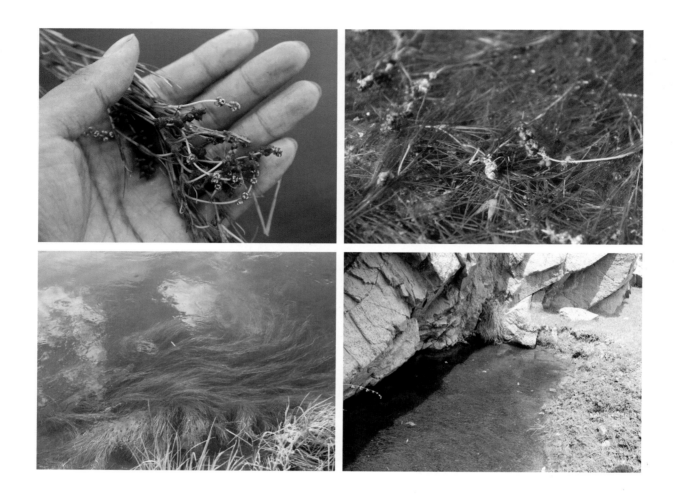

【形态特征】多年生沉水草本。根状茎纤细，伸长，淡黄白色，在节部生出多数不定根，秋季常于顶端生出白色卵形的块茎；茎丝状，长短与粗细变化较大，淡黄色，多分枝，且上部分枝较多。叶互生，淡绿色，狭条形，全缘，具3脉；鞘状托叶绿色，与叶基部合生，顶部分离，呈叶舌状，白色膜质。花序梗淡黄色，与茎等粗，基部具膜质总苞2枚，早落；穗状花序，疏松或间断。果实棕褐色，背部外凸具脊，腹部直，顶端具短喙。花、果期7~9月。

【适宜生境】水生植物。生于浅河、池沼中。

【资源状况】分布于包头市（固阳县）、巴彦淖尔市（乌拉特前旗）、阿拉善盟（阿拉善左旗行政区）。常见。

【入药部位】■中药：全草（篦齿眼子菜）。
　　　　　　■蒙药：全草（奥孙－胡日西）。

【采收加工】夏季采收，除去杂质，洗净泥土，晒干。

【功能主治】■中药：篦齿眼子菜清热解毒；用于肺炎，疮疖肿毒。
　　　　　　■蒙药：奥孙－胡日西清肺，愈伤；用于肺热咳嗽，疮疡，烧伤。

【用法用量】■中药：篦齿眼子菜3~10g；外用适量，熬膏涂患处。
　　　　　　■蒙药：奥孙－胡日西多入丸、散服。

泽泻科

野慈姑

水慈姑、剪刀草、比地巴拉
Sagittaria trifolia Linn.

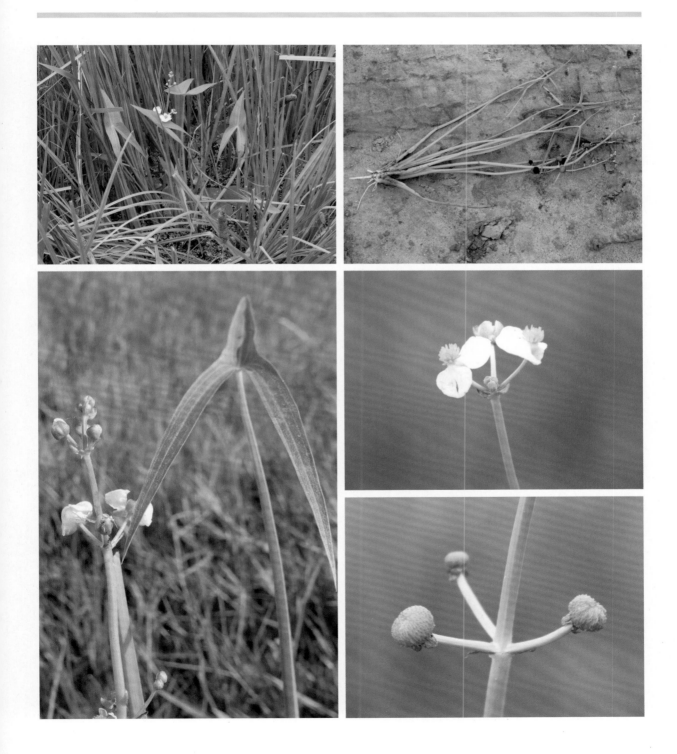

【形态特征】多年生草本。须根多数，绳状。根状茎球状。叶箭形，两面光滑，具 3~7 条弧形脉，脉间具多数横脉，叶柄基部具宽叶鞘，叶鞘边缘膜质。花茎单一或分枝，花 3 朵轮生，形成总状花序，苞片卵形，宿存；花单一，萼片 3 枚，卵形，宿存；花瓣 3 片，近圆形，明显大于萼片，白色，膜质，果期脱落；雄蕊多数，花药多数；心皮多数，聚成球形。瘦果扁平，斜倒卵形，具宽翅。花期 7 月，果期 8~9 月。

【适宜生境】水生植物。生于浅水及水边沼泽。

【资源状况】分布于乌兰察布市（凉城县、商都县）。少见。

【入药部位】■中药：全草（慈姑）。

【采收加工】夏、秋二季采挖全草，除去杂质，洗净泥土，晒干。

【功能主治】■中药：慈姑清热解毒，凉血破瘀，消肿散结；用于咯血，吐血，崩漏，带下病，难产，产后胞衣不下，砂石淋；外用于瘰疬，疮痈肿毒，毒蛇咬伤。

【用法用量】■中药：慈姑 10~30g；外用适量，鲜品捣敷，或研末调敷患处。

东方泽泻 泽泻
Alisma orientale (Samuel.) Juz.

【标本采集号】150925150817042LY

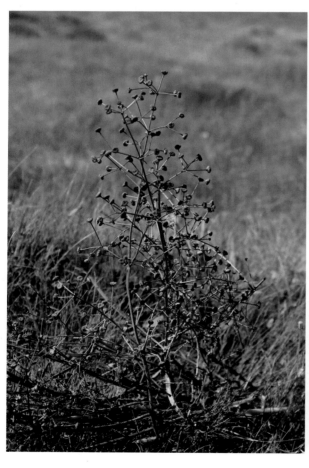
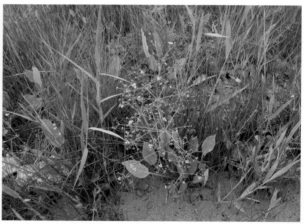
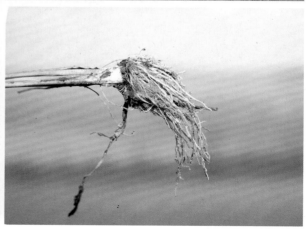

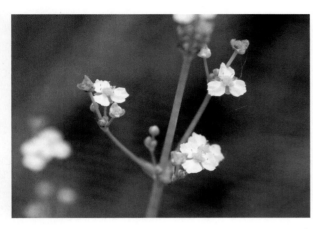
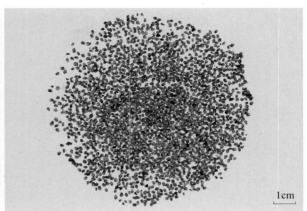

【形态特征】多年生水生或沼生草本。叶多数；挺水叶宽披针形、椭圆形，先端渐尖，基部近圆形或浅心形；叶柄基部渐宽，边缘窄膜质。花两性；外轮花被片卵形，边缘窄膜质，内轮花被片近圆形，比外轮大，白色、淡红色，边缘波状；花托在果期呈凹凸。瘦果椭圆形，背部具 1~2 条浅沟，腹部自果喙处凸起，呈膜质翅，两侧果皮纸质，半透明，自腹侧中上部伸出。种子紫红色。花、果期 5~9 月。

【适宜生境】水生植物。生于海拔几十米至 2500m 左右的湖泊、水塘、沟渠、沼泽中。

【资源状况】分布于乌兰察布市（凉城县、商都县）、包头市（达尔罕茂明安联合旗）。少见。

【入药部位】■中药：块茎（泽泻）。

【采收加工】冬季茎叶开始枯萎时采挖，洗净，干燥，除去须根和粗皮。

【功能主治】■中药：泽泻利水渗湿，泄热，化浊降脂；用于小便不利，水肿胀满，泄泻尿少，痰饮眩晕，热淋涩痛，高脂血症。

【用法用量】■中药：泽泻 6~10g。

草泽泻 那林－奥存－图如
Alisma gramineum Lej.

【标本采集号】150223140903277LY

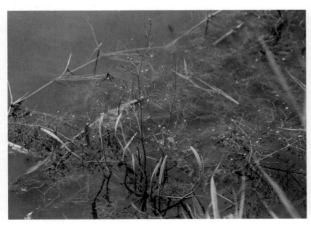
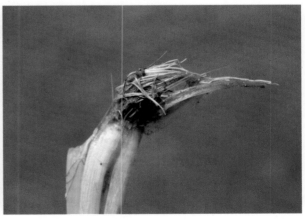

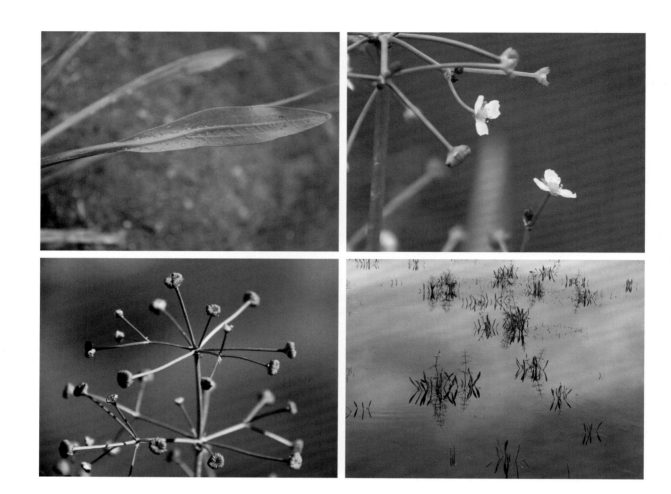

【形态特征】多年生沼生草本。块茎较小，或不明显。叶多数，丛生；叶片披针形，先端渐尖，基部楔形；叶柄基部膨大成鞘状。花两性；外轮花被片广卵形，内轮花被片白色，大于外轮，近圆形，边缘整齐；花药椭圆形，黄色；心皮轮生，排列整齐，柱头小，为花柱的 1/3~1/2，向背部反卷；花托平突。瘦果两侧压扁，倒卵形，两侧果皮厚纸质，不透明，有光泽；果喙很短，侧生。种子紫褐色，中部微凹。花期 6 月，果期 8 月。

【适宜生境】水生植物。生于沼泽。

【资源状况】分布于呼和浩特市（托克托县）、包头市（达尔罕茂明安联合旗、土默特右旗）、巴彦淖尔市（磴口县、乌拉特前旗）、阿拉善盟（阿拉善左旗行政区）。少见。

【入药部位】■中药：块茎（草泽泻）。

【采收加工】秋后采挖，洗净，晒干。

【功能主治】■中药：草泽泻清热，渗湿，利尿；用于小便不利，水肿，淋浊，白带异常，痰饮，眩晕，脚气病。

【用法用量】■中药：草泽泻 3~15g。

花蔺科

花 蔺
蒲子莲
Butomus umbellatus Linn.

【标本采集号】150925150818033LY

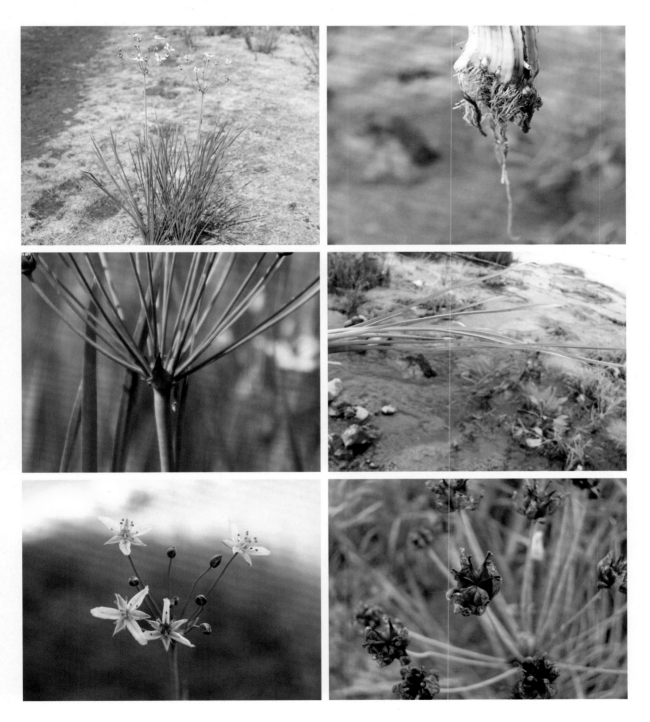

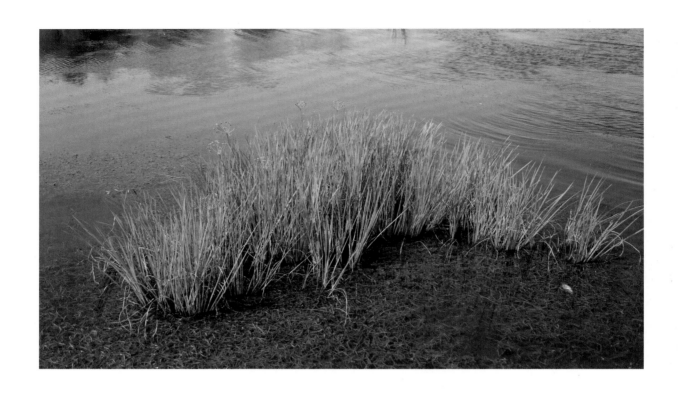

【形态特征】多年生水生草本，通常成丛生长。根状茎横走或斜向生长，节生须根多数。叶基生，无柄，先端渐尖，基部扩大成鞘状，鞘缘膜质。花葶圆柱形；花序基部具苞片3枚，卵形，先端渐尖；花被片外轮较小，萼片状，绿色而稍带红色，内轮较大，花瓣状，粉红色；雄蕊花丝扁平，基部较宽；雌蕊柱头纵折状向外弯曲。蓇葖果成熟时沿腹缝线开裂，顶端具长喙。种子多数，细小。花、果期7~9月。

【适宜生境】水生植物。生于湖泊、水塘、沟渠的浅水中或沼泽里。

【资源状况】分布于乌兰察布市（凉城县）。少见。

【入药部位】■中药：茎叶（花蔺）。

【采收加工】春、夏二季采收茎叶，除去杂质，鲜用或晒干。

【功能主治】■中药：花蔺清热解毒，止咳平喘。

【用法用量】■中药：花蔺15~25g；外用适量，鲜品捣烂外敷，或煎汤外洗。

禾本科

稻 糯、粳、谷芽
Oryza sativa L.

【标本采集号】150822190813060LY

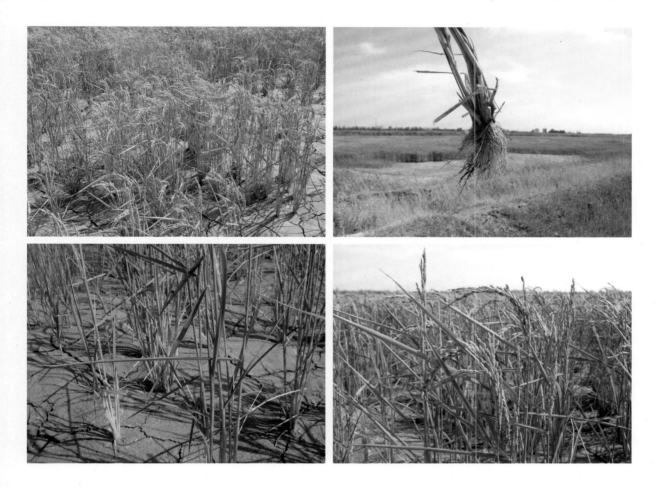

【形态特征】一年生草本。秆直立，高 0.5~1.5m，随品种而异。叶鞘松弛，无毛；叶舌披针形，两侧基部下延长成叶鞘边缘，具 2 枚镰形抱茎的叶耳；叶片线状披针形，无毛，粗糙。圆锥花序大型疏展，分枝多，棱粗糙，成熟期向下弯垂；小穗含成熟花 1 朵，两侧甚压扁，长圆状卵形；颖极小，仅在小穗柄先端留下半月稻形的痕迹，退化外稃 2 枚，锥刺状；两侧孕性花外稃质厚，具 5 脉，中脉成脊，表面有方格状小乳状突起，厚纸质，遍布细毛端毛较密，有芒或无芒；内稃与外稃同质，具 3 脉，先端尖而无喙；雄蕊 6 枚。颖果长约 5mm；胚小，约为颖果长的 1/4。

【适宜生境】中生植物。喜高温、多湿、短日照，对土壤要求不严，但是水稻土最好。

【资源状况】作为粮食作物，阴山地区有少量栽培。

【入药部位】■ 中药：颖果经发芽而成（谷芽）、颖果经加工而脱下的果皮（米皮糠）、果实上的细芒刺（稻谷芒）、茎叶（稻草）。

【采收加工】谷芽一般在春、秋二季加工，取拣净的稻谷，用水浸泡 1~2 天，捞出，置于能排水的容器内，盖好，每日淋水 1 次，保持湿润，使发芽，待须根长 3.3~7mm 时，取出晒干即得谷芽；加工粳米、籼米时收集米糠，晒干即为米皮糠；脱粒、晒谷或扬谷时收集稻谷芒，晒干；收获稻谷时收集脱粒后的稻秆，晒干，即为稻草。

【功能主治】■ 中药：谷芽消食化积，健脾开胃；用于食积停滞，胀满泄泻，脾虚少食，脚气浮肿。米皮糠开胃，下气；用于噎膈，反胃，脚气病。稻谷芒利湿退黄；用于黄疸。稻草宽中，下气，消食，解毒；用于噎膈，反胃，食滞，腹痛，泄泻，消渴，黄疸，喉痹，痔疮，烫火伤。

【用法用量】■ 中药：谷芽 9~15g，大剂量 30g，或研末服。米皮糠 9~30g，或入丸、散服。稻谷芒适量，炒黄，研末酒冲服。稻草 50~150g，或烧灰淋汁澄清；外用适量，煎汤浸洗。

芦 苇　芦草、苇子、呼勒斯 – 额布斯
Phragmites australis (Cav.) Trin. ex Steud.

【标本采集号】150921150827027LY

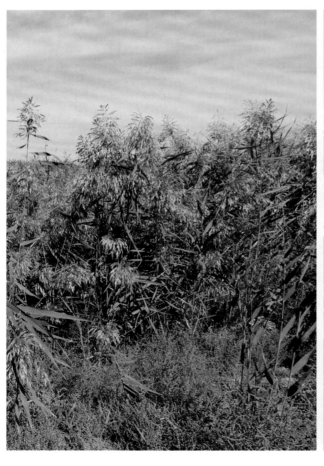
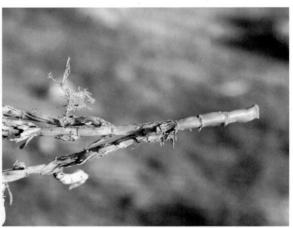
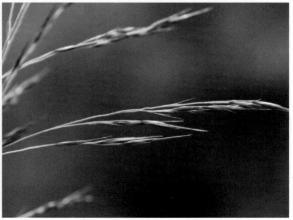

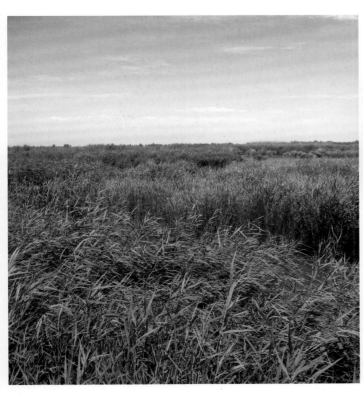
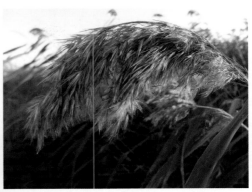
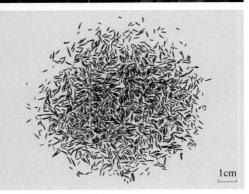

【形态特征】 多年生水生草本。根状茎十分发达；秆直立，具 20 多节，基部和上部的节间较短，最长节间位于下部第 4~6 节，节下被蜡粉。叶舌边缘密生 1 圈短纤毛；叶片披针状线形，无毛。圆锥花序大型，分枝多数；颖具 3 脉；第一不孕外稃雄性，第二外稃具脉 3 条，顶端长渐尖，基盘延长，两侧密生等长于外稃的丝状柔毛，与无毛的小穗轴相连接处具明显关节，成熟后易自关节上脱落；内稃两脊粗糙；雄蕊 3 枚，花药黄色。颖果。花、果期 7~9 月。

【适宜生境】 湿生植物。生于江河湖泽、池塘沟渠沿岸和低湿地。

【资源状况】 分布于阴山地区各地。十分常见。

【入药部位】 ■中药：根茎（芦根）、嫩茎（芦茎）、叶（芦叶）。

　　　　　　　■蒙药：根茎（胡芦森 – 温都苏）。

【采收加工】 夏、秋二季采挖根茎，除去茎叶及须根，洗净泥土，晒干；夏、秋二季采收嫩茎，除去根茎及上部茎叶，洗净泥土，晒干；芦苇生长旺盛时采收叶，鲜用或阴干。

【功能主治】 ■中药：芦根清热泻火，生津止渴，止呕，除烦，利尿；用于热病烦渴，胃热呕哕，肺热咳嗽，肺痈吐脓，热淋涩痛。芦茎清肺热，排脓；用于肺痈烦热，吐脓血。芦叶和胃止呕，消热解毒，止血；用于霍乱吐泻，肺痈，吐血，衄血，痈疽。

　　　　　　　■蒙药：胡芦森 – 温都苏利尿，清热；用于伤热，陈热，水肿，小便短赤。

【用法用量】 ■中药：芦根 15~30g，鲜品加倍，或捣汁服。芦茎 5~10g。芦叶 10~20g，或烧存性，研末服；外用适量，研末撒。

　　　　　　　■蒙药：胡芦森 – 温都苏鲜品 60~120g，或干品入散剂服。

草地早熟禾

六月禾、肯塔基、塔拉音－伯页力格－额布苏

Poa pratensis L.

【标本采集号】150222180608067LY

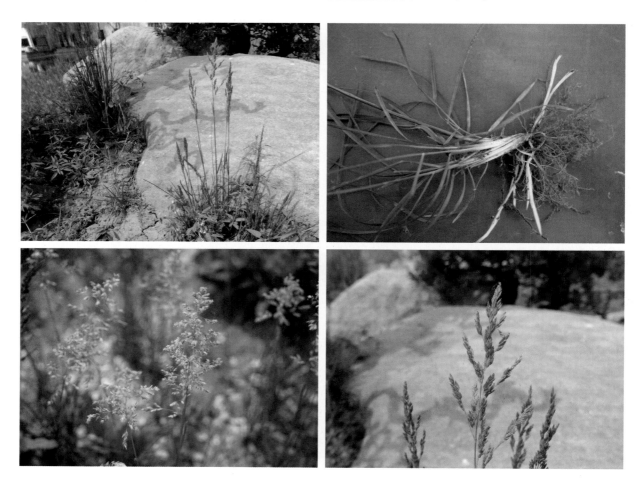

【形态特征】多年生草本。具根状茎；秆单生或疏丛生，直立，高30~75cm。叶鞘疏松裹茎，具纵条纹，光滑；叶舌膜质，先端截平；叶片条形，扁平或有时内卷，上面微粗糙，下面光滑。圆锥花序卵圆形或金字塔形，开展；小穗卵圆形，绿色或罕稍带紫色；颖卵状披针形，先端渐尖，脊上稍粗糙；外稃披针形，先端尖且略膜质，基盘具稠密而长的白色棉毛；内稃稍短于或最上者等长于外稃，脊具微纤毛。花期5~6月，7~9月结实。

【适宜生境】中生植物。生于草甸、草甸化草原、山地林缘及林下。

【资源状况】分布于包头市（东河区、固阳县、九原区、昆都仑区、青山区、土默特右旗）。少见。

【入药部位】■中药：根茎（草地早熟禾）。

【采收加工】夏、秋二季挖取根茎，除去须根及泥土，鲜用或晒干。

【功能主治】■中药：草地早熟禾清热利尿，生津止渴；用于伤暑发热，口渴，尿赤，消渴。

【用法用量】■中药：草地早熟禾10~15g。

硬质早熟禾

龙须草、疏如棍 – 柏页力格 – 额布苏
Poa sphondylodes Trin.

【标本采集号】150222180608068LY

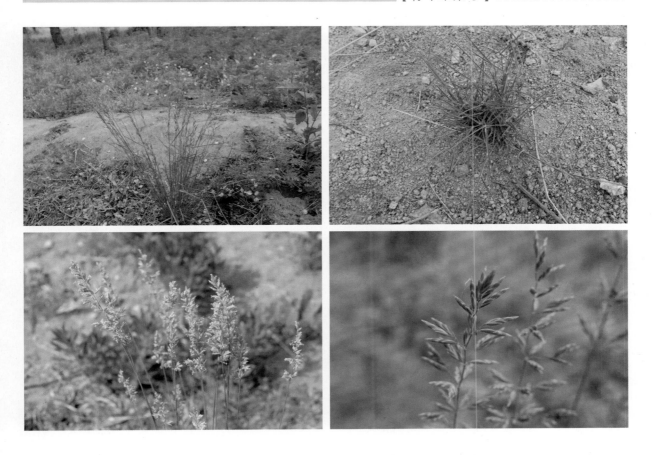

【形态特征】多年生草本。秆高 30~60cm，3~4 节，顶节位于中部以下，上部裸露，紧接花序以下和节下均多少糙涩。叶鞘基部带淡紫色；叶片稍粗糙。圆锥花序稠密；分枝 4~5 个着生于主轴，粗糙；小穗柄短于小穗，侧枝基部着生小穗；小穗绿色，熟后草黄色，具小花 4~6 朵；颖具 3 脉，先端锐尖，硬纸质，稍粗糙；外稃坚纸质，5 脉，间脉不明显，先端极窄，膜质，下带黄铜色；内稃等长或稍长于外稃，脊粗糙具微细纤毛，先端稍凹。颖果。花期 6 月，果期 7 月。

【适宜生境】旱生植物。生于草原、沙地、山地、草甸和盐化草甸。

【资源状况】分布于乌兰察布市（察哈尔右翼前旗、察哈尔右翼中旗）、包头市（东河区、固阳县、九原区、昆都仑区、青山区）、阿拉善盟（阿拉善左旗行政区）。常见。

【入药部位】■中药：地上部分（龙须草）。

【采收加工】秋季割取地上部分，洗净，晒干。

【功能主治】■中药：龙须草清热解毒，利尿，止痛；用于黄水疮，小便涩痛。

【用法用量】■中药：龙须草 6~15g；外用花序适量，研末撒患处。

星星草

萨日巴嘎日 – 乌龙

Puccinellia tenuiflora (Griseb.) Scribn. et Merr.

【标本采集号】150222180712038LY

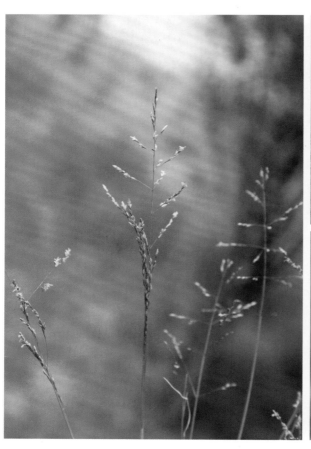
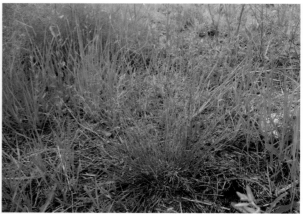
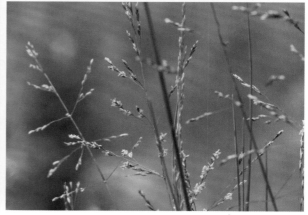

【形态特征】多年生草本，疏丛型。秆直立，高 30~60cm，具 3~4 节，节膝曲，顶节位于下部 1/3 处。叶鞘短于其节间，叶舌膜质；叶片对折或稍内卷，上面微粗糙。圆锥花序疏松开展，分枝 2~3 个生于各节；小穗含小花 2~3（~4）朵，带紫色；颖质地较薄，边缘具纤毛状细齿裂，第一颖具 1 脉，第二颖具 3 脉，外稃具不明显 5 脉，内稃等长于外稃。花、果期 6~8 月。

【适宜生境】盐生中生植物。生于盐化草甸，可成为建群种，组成星星草草甸群落，也可见于草原区盐渍低地的盐生植被中。

【资源状况】分布于呼和浩特市（和林格尔县）、包头市（固阳县）、巴彦淖尔市（磴口县）。常见。

【入药部位】■中药：地上部分（星星草）。

【采收加工】秋季割取地上部分，洗净，晒干。

【功能主治】■中药：星星草清热解毒，利尿，止痛；用于黄水疮，小便涩痛。

【用法用量】■中药：星星草 6~9g。

臭 草

肥马草、枪草、少格书日嘎
Melica scabrosa Trin.

【标本采集号】150222180610013LY

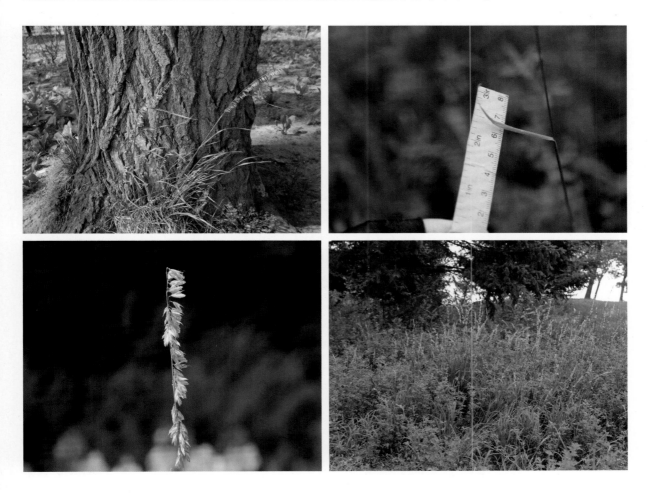

【形态特征】多年生草本。秆高 20~90cm，基部密生分蘖。叶鞘闭合近鞘口，常撕裂，光滑或微粗糙，叶舌膜质，顶端撕裂而两侧下延；叶片较薄，宽 2~7mm，两面粗糙或上面疏被柔毛。圆锥花序；分枝直立或斜上；小穗柄短，被微毛；颖膜质，窄披针形，背面中脉常生微小纤毛；外稃草质，7 脉隆起，背面颗粒状粗糙；内稃短于外稃或相等，倒卵形，脊被微小纤毛。颖果褐色，纺锤形，有光泽。花、果期 6~8 月。

【适宜生境】中生植物。生于山地阳坡、田野及沙地上。

【资源状况】分布于包头市（固阳县、青山区、石拐区）、巴彦淖尔市（乌拉特前旗）。少见。

【入药部位】■中药：全草（金丝草）。

【采收加工】夏季采收，除去杂质，洗净泥土，晒干。

【功能主治】■中药：金丝草利水通淋，清热；用于淋病，肾炎，黄疸性肝炎，消渴。

【用法用量】■中药：金丝草 30~60g。

羊 草 碱草、黑雅嘎

Leymus chinensis (Trin.) Tzvel.

【标本采集号】150922190605012LY

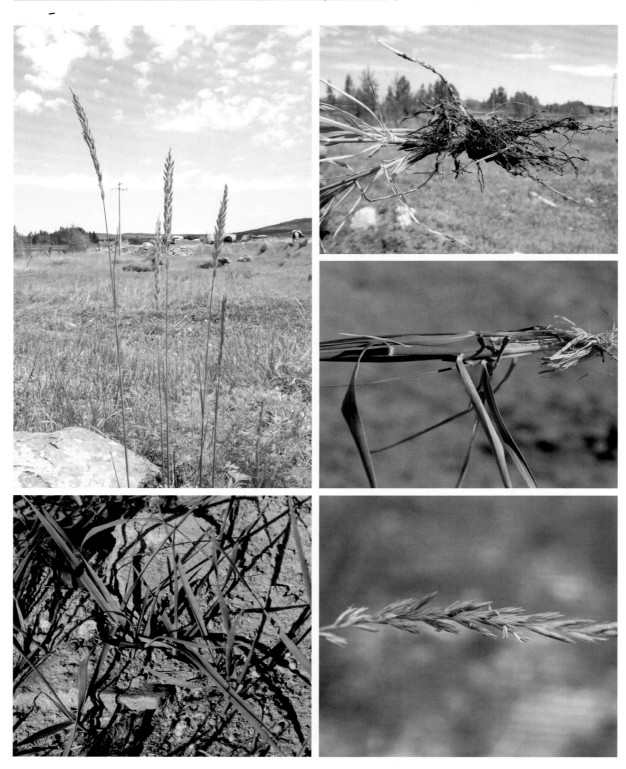

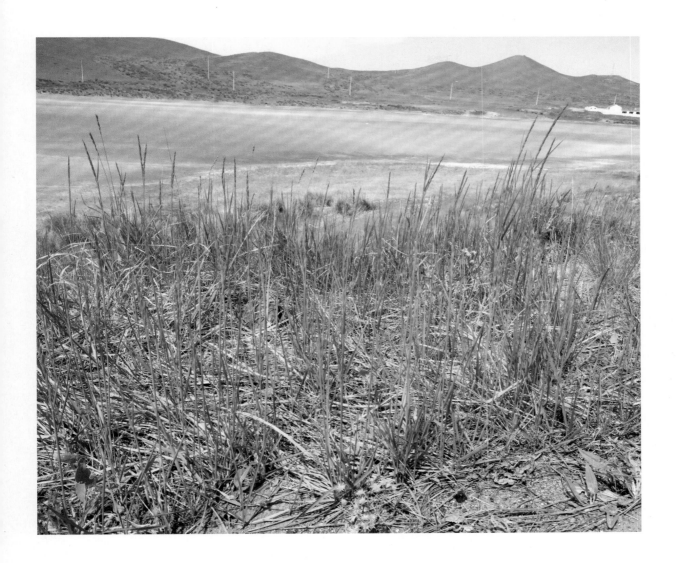

【形态特征】多年生草本。须根具沙套。具下伸或横走根状茎；秆散生，直立。叶鞘光滑；叶舌截平，顶具裂齿，纸质；叶片扁平或内卷，上面及边缘粗糙，下面较平滑。穗状花序直立；穗轴边缘具细小睫毛；小穗通常在上端及基部者常单生，粉绿色，成熟时变黄；小穗轴节间光滑；颖锥状，等于或短于第一小花，背面中下部光滑，上部粗糙，边缘微具纤毛；外稃披针形，具狭窄膜质的边缘，顶端渐尖或形成芒状小尖头，背部具不明显的5脉，基盘光滑；内稃与外稃等长。花、果期6~8月。

【适宜生境】中旱生植物。生于开阔平原、起伏的低山丘陵、以及河滩和盐渍低地，发育在黑钙化栗钙土、碱化草甸土、甚至柱状碱土上。

【资源状况】分布于阴山地区各地。十分常见。

【入药部位】■中药：根茎（羊草）。

【采收加工】夏、秋二季挖取根茎，除去须根及泥土，晒干。

【功能主治】■中药：羊草清热利湿，止血；用于感冒，淋病，赤白带下，衄血，痰中带血，水肿。

【用法用量】■中药：羊草15~30g。

赖 草

老披碱、厚穗碱草、乌伦－黑雅嘎

Leymus secalinus (Georgi) Tzvel.

【标本采集号】150824180602012LY

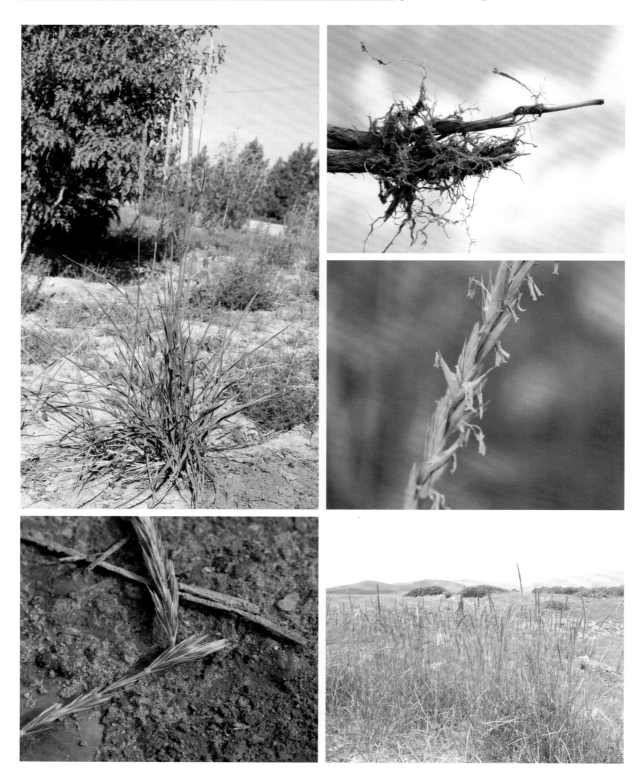

【形态特征】多年生草本。植株具下伸和横走根状茎；秆单生或疏丛生，直立，高 0.4~1m，上部密生柔毛，花序下部毛密，具 3~5 节。叶鞘无毛或幼时上部具纤毛；叶平展或干时内卷，上面及边缘粗糙或被柔毛，下面无毛，微粗糙或被微毛。穗状花序灰绿色，直立；穗轴被柔毛；小穗轴节间贴生毛；颖线状披针形，1~3 脉，先端芒尖，边缘被纤毛；外稃披针形，5 脉，被柔毛，基盘被柔毛；内稃与外稃近等长，脊上半部被纤毛。花、果期 6~9 月。

【适宜生境】旱生植物。生境范围较广，可见于沙地、平原绿洲及山地草原带。

【资源状况】分布于阴山地区各地。十分常见。

【入药部位】■中药：全草（赖草）。

【采收加工】夏、秋二季采收，除去杂质，洗净泥土，晒干。

【功能主治】■中药：赖草清热利尿，止血；用于淋病，肾炎，赤白带下，感冒，哮喘，鼻出血。

【用法用量】■中药：赖草 9~15g。

大 麦
牟、稞麦、饸麦
Hordeum vulgare Linn.

【标本采集号】150924180724011LY

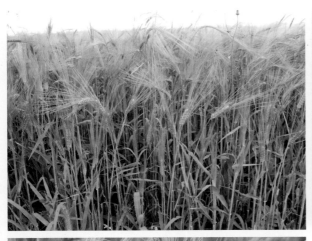
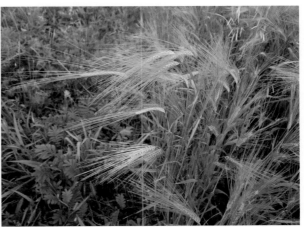
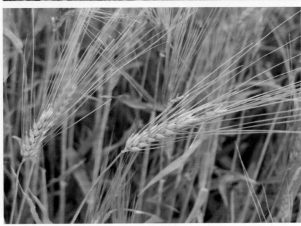
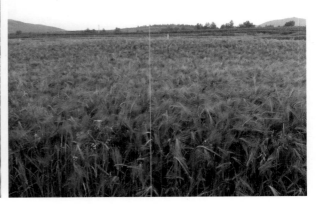

【形态特征】一年生草本。秆粗壮，光滑无毛，直立，高 50~100cm。叶鞘松弛抱茎，多无毛或基部具柔毛；两侧有 2 枚披针形叶耳；叶舌膜质，叶片扁平。穗状花序长 3~8cm（芒除外），直径约 1.5cm，小穗稠密，每节着生 3 个发育的小穗；小穗均无柄，长 1~1.5cm（芒除外）；颖线状披针形，外被短柔毛，先端常延伸为 8~14mm 的芒；外稃具 5 脉，先端延伸成芒，芒长 8~15cm，边棱具细刺；内稃与外稃几等长。颖果熟时黏着于稃内，不脱出。

【适宜生境】中生植物。适应性强，分布很广，寒冷和温暖的气候均能生长。以疏松、肥沃的微碱性土壤栽培为宜，酸性强的红壤不宜栽培。

【资源状况】作为粮食作物，阴山地区有少量栽培。

【入药部位】■中药：颖果（大麦）、发芽颖果（麦芽）。

　　　　　　■蒙药：果实（阿日伯）。

【采收加工】4~5 月果实成熟时采收，晒干；冬、春二季取净大麦，用清水浸泡 3~4 小时，捞出，置能排水的容器内，盖好，每日淋水 2~3 次，保持湿润，至芽长 2~3mm 时，取出，晒干。

【功能主治】■中药：大麦健脾和胃，宽肠，利水；用于腹胀，食滞泄泻，小便不利。麦芽消食化积，回乳；用于食积不消，腹满泄泻，恶心呕吐，食欲不振，乳汁郁积，乳房胀痛。

　　　　　　■蒙药：阿日伯滋补，强壮，平喘；用于久病体虚，肺虚咳嗽，气喘，协日巴达干病。

【用法用量】■中药：大麦 30~60g，或研末服；外用适量，炒研调敷，或煎汤洗。麦芽 10~15g，大剂可用 30~120g，或入丸、散服。

　　　　　　■蒙药：阿日伯多入丸、散服。

普通小麦 浮小麦、宝古代
Triticum aestivum Linn.

【标本采集号】150824180601019LY

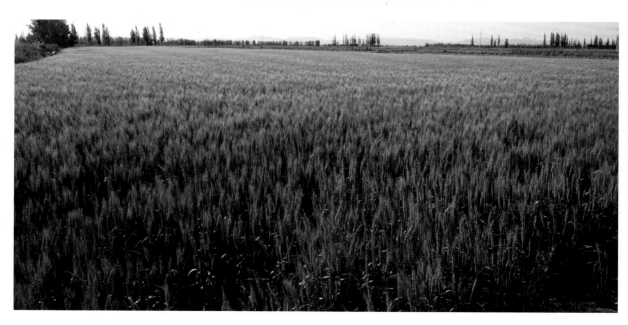

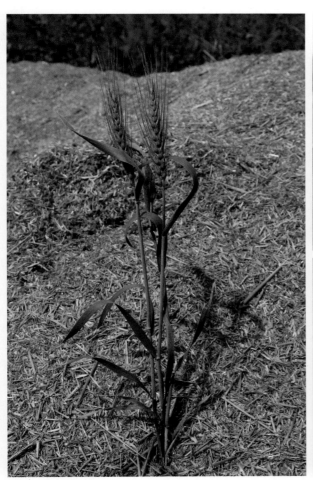
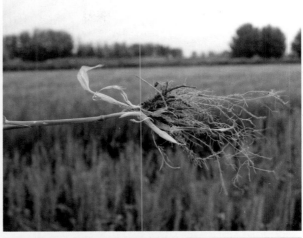
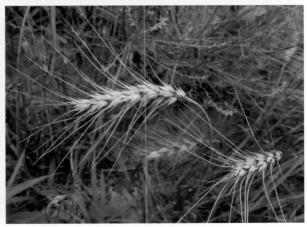

【形态特征】一年生草本。秆直立，高 30~120cm。叶鞘平滑无毛；叶舌短小，膜质；叶片条状
　　　　　　披针形，扁平或边缘稍内卷。穗状花序直立，穗轴每节着生 1 个小穗；颖卵形，近
　　　　　　革质，具 5~9 脉，中部主脉隆起成锐利的脊，顶端延伸成短尖头或短芒；外稃扁圆形，
　　　　　　具 5~9 脉，背部稍具脊，顶端无芒或有芒，其芒长短不一，芒上密生斜上的细短刺；
　　　　　　内稃与外稃近等长，具 2 脊。颖果。花、果期 7~9 月。

【适宜生境】中生植物。在中性的酸碱性土壤中生长较好。

【资源状况】作为粮食作物，阴山地区广泛栽培。

【入药部位】■中药：成熟果实（小麦）、未成熟果实（浮小麦）。
　　　　　　■蒙药：果实（宝代）。

【采收加工】秋季采收果穗，晾晒，打下果实，除去杂质，分别取成熟果实和未成熟果实，晒干。

【功能主治】■中药：小麦养心安神，除烦；用于心神不宁，失眠，妇女脏躁，烦躁不安，精神抑郁，
　　　　　　悲伤欲哭。浮小麦益气，除热，止汗；用于自汗，盗汗，骨蒸劳热。
　　　　　　■蒙药：宝代滋补，接骨，镇赫依协日；用于体虚，骨折损伤，赫依协日病。

【用法用量】■中药：小麦 30~60g；外用小麦面适量，调敷烫火伤处。浮小麦 15~30g；生用或炒香用。
　　　　　　■蒙药：宝代多入丸、散服。

鹅观草
茅草箭、黑雅嘎拉吉
Roegneria kamoji Ohwi

【标本采集号】150928180904012LY

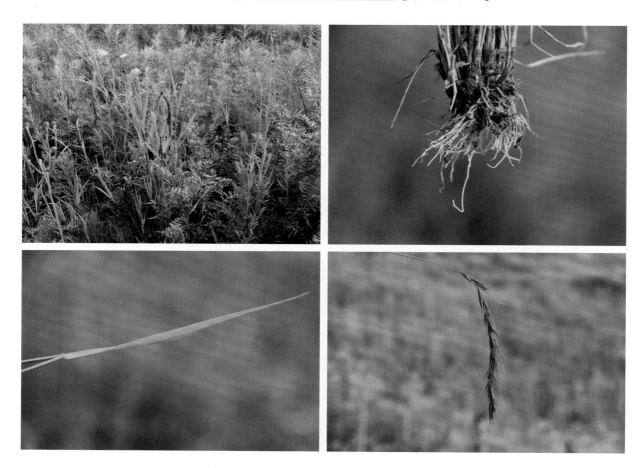

【形态特征】多年生草本。秆丛生，直立或基部倾斜，高 45~80cm。叶鞘光滑，常于外侧边缘具纤毛；叶舌短，截平；叶片扁平，无毛。穗状花序，弯曲下垂，穗轴边缘粗糙或具小纤毛；颖卵状披针形至矩圆状披针形，具 3~5 粗壮的脉，边缘白色膜质；外稃披针形，具宽的膜质边缘，背部无毛，有时基盘两侧可具极微小的短毛，上部具明显的 5 脉，先端具直芒或芒的上部稍有弯曲；内稃比外稃稍长或稍短，先端钝头，脊显著具翼，翼缘具微小纤毛。

【适宜生境】中生植物。生于山坡、山沟林缘湿润草地。

【资源状况】分布于乌兰察布市（察哈尔右翼后旗、凉城县）。少见。

【入药部位】■中药：全草（鹅观草）。

【采收加工】夏、秋二季采收，除去杂质，洗净泥土，晒干。

【功能主治】■中药：鹅观草清热凉血，止痛；用于肺热咳嗽，痰中带血，劳伤疼痛。

【用法用量】■中药：鹅观草 20~30g，或浸酒服。

冰 草

油日呼格

Agropyron cristatum (Linn.) Gaertn.

【标本采集号】150222180711060LY

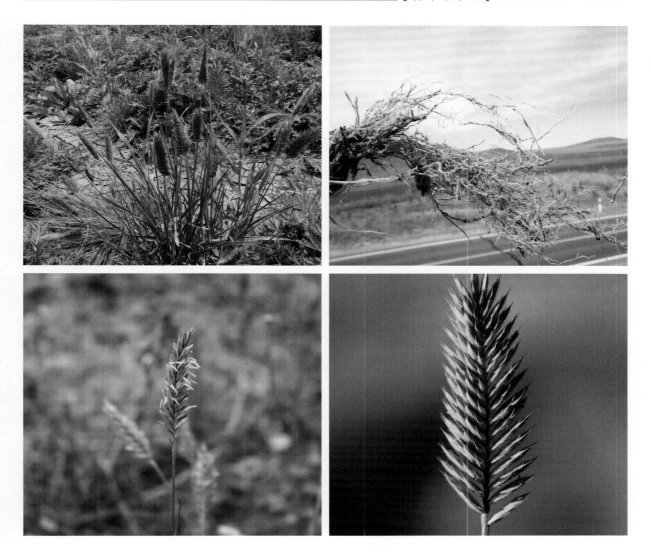

【形态特征】多年生草本。秆丛生，高 15~75cm，上部被柔毛。叶鞘粗糙或边缘微具毛；叶片内卷，上面叶脉隆起并密被小硬毛。穗状花序长圆形或两端稍窄；小穗紧密排成两行，篦齿状，具小花（3~）5~7 朵；颖舟形，背部被长柔毛，或粗糙，稍无毛，具稍短或稍长于颖的芒。外稃被长柔毛，边缘窄膜质，被刺毛；内稃与外稃近等长，脊具刺毛。花、果期 7~9 月。

【适宜生境】中生植物。生于干燥草地、山坡、丘陵以及沙地。

【资源状况】分布于包头市（东河区、固阳县、九原区、昆都仑区、青山区）、巴彦淖尔市（磴口县、乌拉特前旗、乌拉特中旗）。常见。

【入药部位】■蒙药：根（优日胡格）。

【采收加工】夏、秋二季采收，切段，晒干。

【功能主治】■蒙药：优日胡格止血，利尿；用于水肿，尿血，子宫出血，月经不调，咯血，吐血，外伤出血。

【用法用量】■蒙药：优日胡格 3~5g，或代茶饮。

沙生冰草

荒漠冰草、额乐森－油日呼格
Agropyron desertorum (Fisch.) Schult.

【标本采集号】150824180601048LY

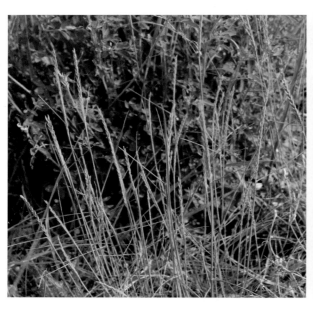
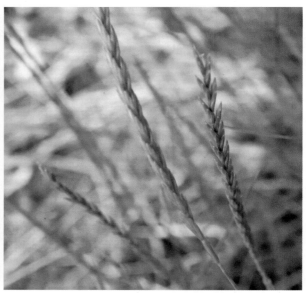

【形态特征】多年生草本。植株根外具沙套。秆细，呈疏丛或密丛，基部节膝曲，光滑，有时在花序上被柔毛，高 20~55cm。叶鞘紧密裹茎，无毛；叶片多内卷成锥状。穗状花序瘦细，条状圆柱形或矩圆状条形，穗轴光滑或于棱边具微柔毛；小穗覆瓦状排列，紧密而向上斜升，不呈篦齿状，含小花 5~7 朵，小穗轴具微毛；颖舟形，光滑无毛，脊上粗糙或具稀疏的短纤毛；外稃舟形，背部以及边脉上常多少具短柔毛；内稃与外稃等长或稍长，先端 2 裂，脊微糙涩。

【适宜生境】中生植物。生于干燥草原、沙地、丘陵地、山坡。

【资源状况】分布于包头市（固阳县）、巴彦淖尔市（磴口县、乌拉特中旗）。常见。

【入药部位】■蒙药：根（额乐森－油日呼格）。

【采收加工】夏、秋二季采收，切段，晒干。

【功能主治】■蒙药：额乐森－油日呼格止血，利尿；用于尿血，肾盂肾炎，功能失调性子宫出血，月经不调，咯血，吐血，外伤出血。

【用法用量】■蒙药：额乐森－油日呼格 3~5g，或代茶饮。

沙芦草

额乐存乃 - 优日呼格

Agropyron mongolicum Keng

【标本采集号】150927180607073LY

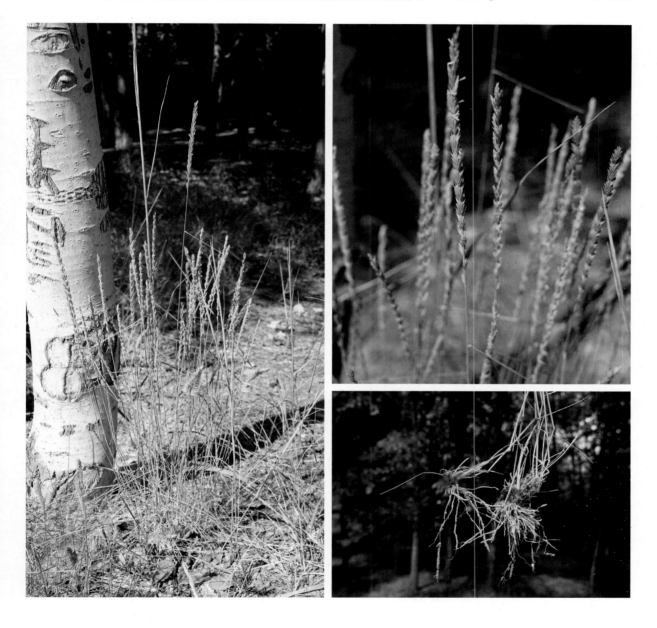

【形态特征】多年生草本。秆成疏丛,直立,高20~60cm,有时基部横卧而节生根成匍茎状,具2~3(6)节。叶片内卷成针状,叶脉隆起成纵沟,脉上密被微细刚毛。穗状花序,穗轴节间长3~5(10)mm,光滑或生微毛;小穗向上斜升,长8~14mm,宽3~5mm,含小花(2)3~8朵;颖两侧不对称,具3~5脉,第一颖长3~6mm,第二颖长4~6mm,先端具长约1mm的短尖头,外稃无毛或具稀疏微毛,具5脉,先端具短尖头,长约1mm,第一外稃长5~6mm;内稃脊具短纤毛。

【**适宜生境**】中生植物。生于干燥草原、沙地。

【**资源状况**】分布于乌兰察布市（察哈尔右翼后旗、察哈尔右翼中旗、化德县、商都县）、呼和浩特市（回民区、赛罕区、新城区、玉泉区）、包头市（白云鄂博矿区、九原区、青山区）、巴彦淖尔市（磴口县、乌拉特中旗）。常见。

【**入药部位**】■蒙药：根（蒙高勒 – 油日呼格）。

【**采收加工**】秋季采挖，除去茎叶及杂质，洗净泥土，晒干。

【**功能主治**】■蒙药：蒙高勒 – 油日呼格利尿，止血；用于水肿，尿血，子宫出血，月经不调，咯血，吐血，外伤出血。

【**用法用量**】■蒙药：蒙高勒 – 油日呼格 3~5g，或入丸、散服。

莜　麦　油麦、青稞、尤麦

Avena chinensis (Fisch. ex Roem. et Schult.) Metzg.

【**标本采集号**】150222180712008LY

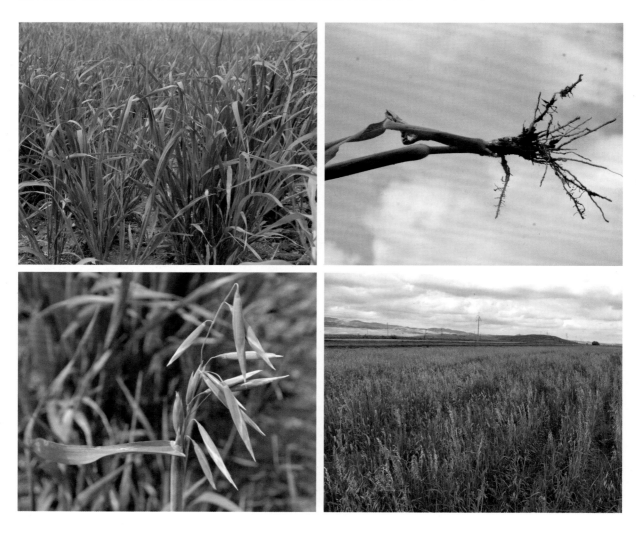

【形态特征】一年生草本。秆丛生，高0.6~1m，具2~4节。叶鞘基生者长于节间，常被微毛；叶片质软。圆锥花序开展；分枝纤细，刺状粗糙；小穗具小花3~6朵；小穗轴坚韧，无毛，弯曲；颖近相等，7~11脉；外稃草质，较软，9~11脉，先端2裂，第一外稃基盘无毛，背部无芒或上部1/4以上伸出1~2cm的芒，芒细弱，直立或反曲；内稃先端芒尖，2脊密被纤毛。颖果与稃体分离。花、果期6~8月。

【适宜生境】中生植物。适宜于富含腐殖质的湿润土壤中栽培。

【资源状况】作为粮食作物，阴山地区有大面积栽培。

【入药部位】■中药：种子（莜麦）。

【采收加工】秋季果穗成熟时采收，晒干，打下种子，除去外稃及杂质，晒干。

【功能主治】■中药：莜麦下气宽中，壮筋益力，除湿止泻；用于脘腹胀满，体倦乏力，大便溏泄。

【用法用量】■中药：莜麦15~30g。

野燕麦
燕麦草、乌麦、哲日力格－胡西古－希达
Avena fatua Linn.

【标本采集号】150927180905011LY

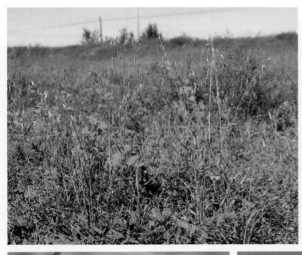
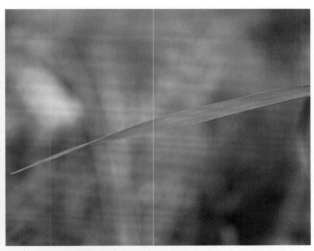
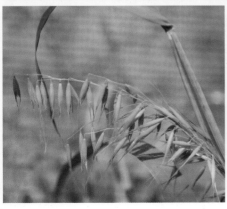
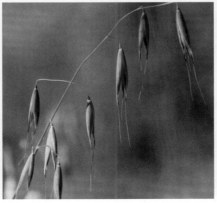
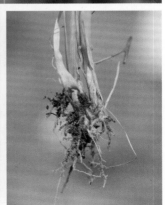

【形态特征】一年生草本。秆高 0.6~1.2m，无毛，2~4 节。叶鞘光滑或基部者被微毛；叶舌膜质；叶片微粗糙，或上面和边缘疏生柔毛。圆锥花序金字塔形；分枝具棱角，粗糙；小穗具小花 2~3 朵；小穗柄下垂，先端膨胀；小穗轴密生淡棕色或白色硬毛，节脆硬易断落；颖草质，几相等，9 脉；外稃坚硬，第一外稃背面中部以下具淡棕色或白色硬毛，芒自稃体中部稍下处伸出，芒柱棕色，扭转，第二外稃有芒。颖果被淡棕色柔毛，腹面具纵沟。花、果期 4~9 月。

【适宜生境】中生植物。生于山坡林缘、田间路旁。

【资源状况】分布于乌兰察布市（察哈尔右翼前旗、察哈尔右翼中旗）、包头市（土默特右旗）、巴彦淖尔市（乌拉特前旗）。少见。

【入药部位】■中药：全草（野燕麦）、种子（野麦子）。

【采收加工】夏、秋二季采收全草，除去杂质，洗净泥土，晒干；果穗成熟时采收种子，除去外稃及杂质，晒干。

【功能主治】■中药：野燕麦敛汗，止血；用于虚汗，崩漏，吐血，便血。野麦子敛汗补虚；用于虚汗不止。

【用法用量】■中药：野燕麦 15~60g。野麦子 9~15g。

燕 麦 铃铛麦、香麦、胡西古－希达
Avena sativa Linn.

【标本采集号】150223140909091LY

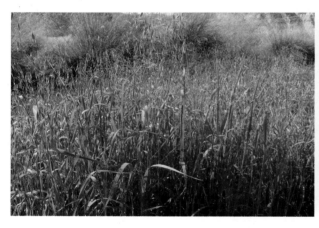 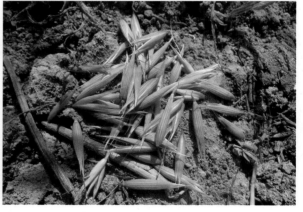

【形态特征】一年生草本。秆高 0.7~1.5m。叶鞘无毛，叶舌膜质。圆锥花序顶生，开展。小穗具小花 1~2 朵，小穗轴近无毛或疏生毛，不易断落，第一节间长不及 5mm；颖质薄，卵状披针形；外稃坚硬，无毛，5~7 脉，第一外稃无芒或背部有 1 较直的芒，第二外稃无芒；内稃与外稃近等长。颖果长圆柱形，黄褐色。

【适宜生境】中生植物。适宜于富含腐殖质的湿润土壤中栽培。

【资源状况】作为粮食作物，阴山地区有少量栽培。

【入药部位】■中药：种子（燕麦）。

【采收加工】秋季果穗成熟时采收种子，除去外稃及杂质，晒干。

【功能主治】■中药：燕麦止虚汗，安神；用于体虚多汗，心烦失眠。

【用法用量】■中药：燕麦 15~30g。

䅟 草 草芦、马羊草、宝拉格 – 额布苏
Phalaris arundinacea Linn.

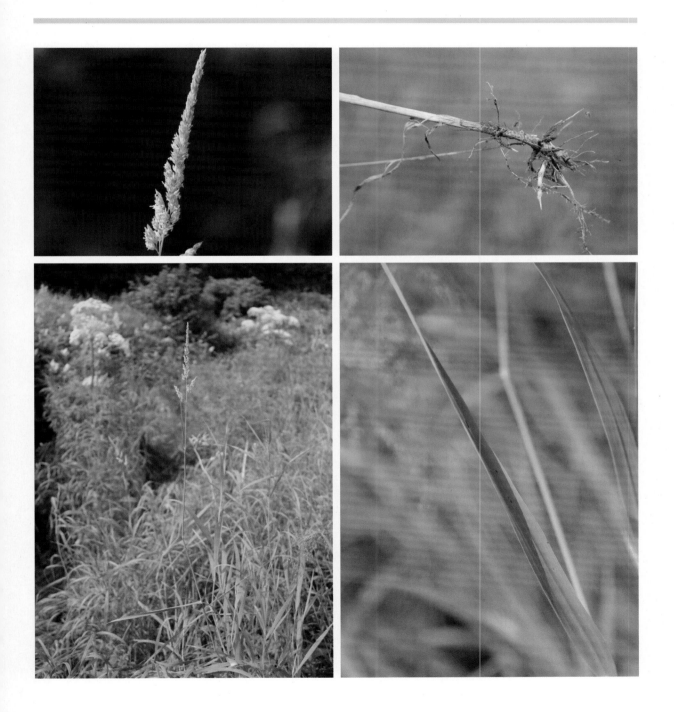

【形态特征】多年生草本，有根状茎。秆通常单生或少数丛生，高 60~140cm，有 6~8 节。叶鞘无毛，下部者长于而上部者短于节间；叶舌薄膜质；叶片扁平，幼嫩时微粗糙。圆锥花序紧密狭窄，分枝直向上举，密生小穗，无毛或有微毛；颖沿脊上粗糙，上部有极狭的翼；孕花外稃宽披针形，上部有柔毛；内稃舟形，背具 1 脊，脊的两侧疏生柔毛，不孕外稃 2 枚，退化为线形，具柔毛。花、果期 6~8 月。

【适宜生境】湿中生植物。生于森林草原带的河滩草甸、沼泽草甸、水湿地。

【资源状况】分布于乌兰察布市（卓资县）、呼和浩特市（回民区、土默特左旗、武川县、新城区）、包头市（固阳县、九原区、石拐区、土默特右旗）。少见。

【入药部位】■中药：全草（䅟草）。

【采收加工】夏、秋二季采收，晒干。

【功能主治】■中药：䅟草调经，止带；用于月经不调，赤白带下。

【用法用量】■中药：䅟草 9~15g。

光稃香草 香茅、光稃茅香、黄香草、给鲁给日－搔日乃
Hierochloe glabra Trin.

【标本采集号】150222180508015LY

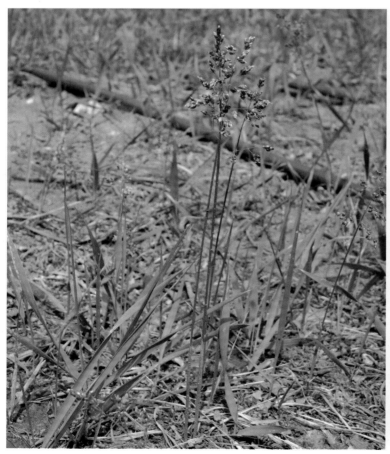
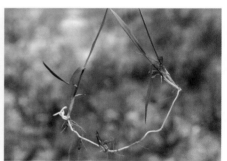
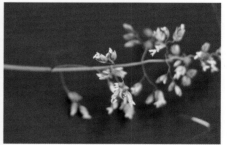
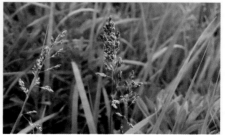

【形态特征】多年生草本。根状茎细长；秆高 15~22cm，具 2~3 节，上部常裸露。叶鞘密生微毛，长于节间；叶舌透明膜质，长 2~5mm，先端啮蚀状；叶片披针形，质较厚，上面被微毛，秆生者较短，长 2~5cm，宽约 2mm，基生者较长而窄狭。圆锥花序长约 5cm；小穗黄褐色，有光泽，长 2.5~3mm；颖膜质，具 1~3 脉，等长或第一颖稍短；雄花外稃等长或较长于颖片，背部向上渐被微毛或几乎无毛，边缘具纤毛；两性花外稃锐尖，长 2~2.5mm，上部被短毛。花、果期 6~9 月。

【适宜生境】中生植物。生于草原带、森林草原带的河谷草甸、湿润草地和田野。

【资源状况】分布于包头市（东河区、固阳县、九原区、昆都仑区、青山区）。常见。

【入药部位】■中药：全草或根（光稃茅香）。

【采收加工】夏、秋二季采收，除去泥沙，晒干。

【功能主治】■中药：光稃茅香清热利尿，凉血止血；用于急、慢性肾炎，浮肿，热淋，吐血，尿血等。

【用法用量】■中药：光稃茅香 50~100g。

拂子茅

怀绒草、狼尾草、山拂草、水茅草、哈布它钙 – 查干

Calamagrostis epigeios (Linn.) Roth

【标本采集号】150923190910038LY

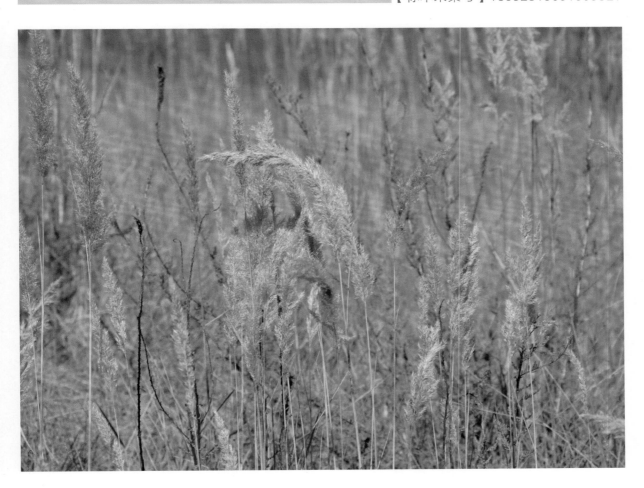

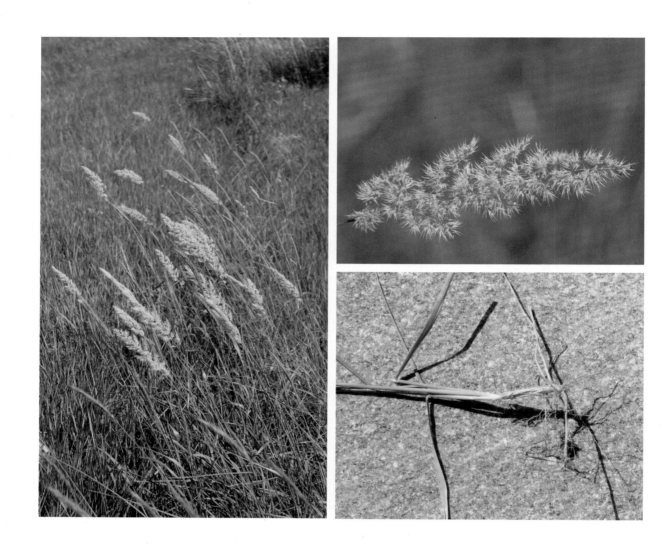

【形态特征】多年生草本。具根状茎；秆直立，高45~100cm，直径2~3mm。叶鞘平滑或稍粗糙；叶舌膜质；叶片扁平或边缘内卷，上面及边缘粗糙，下面较平滑。圆锥花序紧密，劲直、具间断，分枝粗糙，直立或斜向上升；小穗长5~7mm，淡绿色或带淡紫色；两颖近等长或第二颖微短，先端渐尖，具1脉，第二颖具3脉，主脉粗糙；外稃透明膜质，长约为颖之半，顶端具2齿，基盘的柔毛几与颖等长，芒自稃体背中部附近伸出，细直，内稃长约为外稃的2/3，顶端细齿裂；小穗轴不延伸于内稃之后，或有时仅于内稃之基部残留1微小的痕迹；雄蕊3枚，花药黄色。花、果期7~9月。

【适宜生境】湿生植物。生于潮湿地及河岸沟渠旁。

【资源状况】分布于乌兰察布市（化德县、商都县）、呼和浩特市（回民区、赛罕区、新城区、玉泉区）、包头市（九原区、青山区）。常见。

【入药部位】■中药：全草（拂子茅）。

【采收加工】夏、秋二季麦熟时采收，阴干。

【功能主治】■中药：拂子茅催产助生；用于催产，产后止血。

【用法用量】■中药：拂子茅6~9g。

茵 草

水稗子

Beckmannia syzigachne (Steud.) Fern.

【标本采集号】150927180905036LY

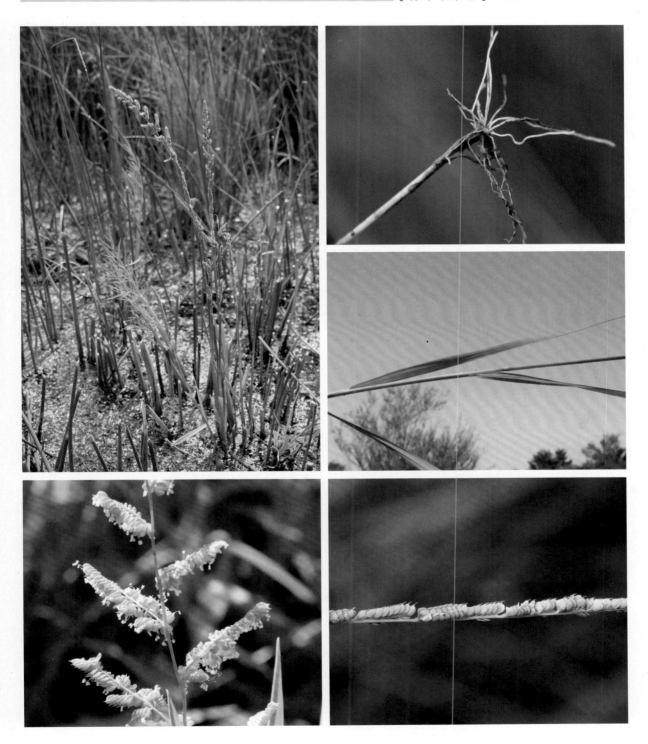

【形态特征】一年生草本。秆直立，高 15~90cm，具 2~4 节。叶鞘无毛，多长于节间；叶舌透明膜质；叶片扁平，粗糙或下面平滑。圆锥花序，分枝稀疏，直立或斜升；小穗扁平，圆形，灰绿色，常含小花 1 朵；颖草质；边缘质薄，白色，背部灰绿色，具淡色的横纹；外稃披针形，具 5 脉，常具伸出颖外之短尖头；花药黄色。颖果黄褐色，长圆形，先端具丛生短毛。花、果期 4~10 月。

【适宜生境】湿生植物。生于水边及湿地。

【资源状况】分布于乌兰察布市（察哈尔右翼中旗、丰镇市、化德县）、呼和浩特市（武川县）、包头市（土默特右旗）。少见。

【入药部位】■中药：种子（菵草）。

【采收加工】夏、秋二季果实成熟时采收，打下种子，除去杂质，晒干。

【功能主治】■中药：菵草清热，利肠胃，益气；用于胃热烦渴，食欲不振，倦怠乏力。

【用法用量】■中药：菵草 15~30g。

大看麦娘

草原看麦娘、套木－乌纳根－苏乐
Alopecurus pratensis Linn.

【标本采集号】150823150826211LY

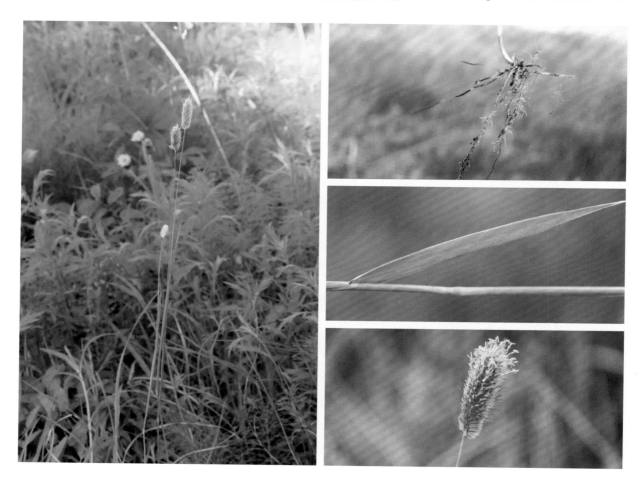

【形态特征】多年生草本。具短根状茎；秆少数丛生，直立或基部稍膝曲，高达 1.5m，具 3~5 节。叶鞘光滑，大都短于节间，松弛；叶舌膜质；叶片上面平滑。圆锥花序，灰绿色；小穗椭圆形；颖下部 1/3 互相联合，脊上具纤毛，侧脉也具短毛；外稃等长或稍长于颖，顶端生微毛，近稃体基部伸出，中部膝曲，上部粗糙，显著外露；雄蕊 3 枚，花药黄色。颖果半椭圆形。花、果期 7~9 月。

【适宜生境】湿生植物。生于河滩草甸、潮湿草地。

【资源状况】分布于巴彦淖尔市（乌拉特前旗）。少见。

【入药部位】■中药：全草（看麦娘）。

【采收加工】春、夏二季采收，晒干或鲜用。

【功能主治】■中药：看麦娘清热利湿，止泻，解毒；用于水肿，水痘，泄泻，黄疸性肝炎，赤眼，毒蛇咬伤；外用于小儿腹泻，消化不良。

【用法用量】■中药：看麦娘 30~60g；外用适量，捣敷，或煎汤洗。

看麦娘 道旁谷、乌纳根 – 苏乐
Alopecurus aequalis Sobol.

【标本采集号】150222180829023LY

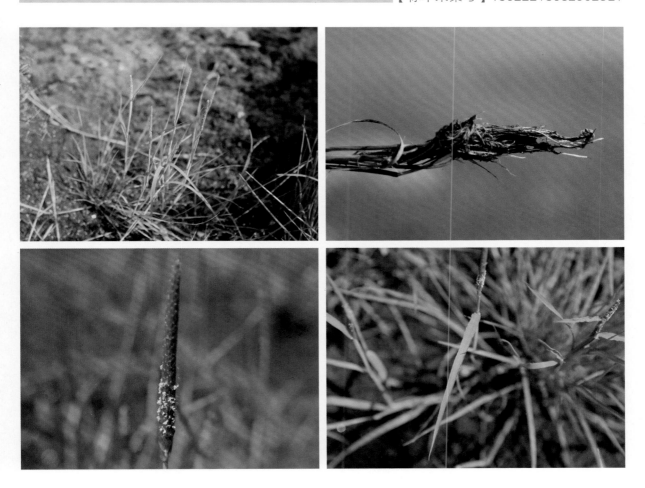

【形态特征】一年生草本。秆少数丛生，高 15~45cm，光滑。叶鞘无毛，短于节间，叶舌膜质；叶片上面脉疏被微刺毛，下面粗糙。圆锥花序，灰绿色，细条状圆柱形；小穗椭圆形或卵状长圆形；颖近基部联合，脊被纤毛，侧脉下部被毛；外稃膜质，等于或稍长于颖，先端钝，芒自稃体下部 1/4 处伸出，内藏或稍外露；花药橙黄色。颖果长约 1mm。花、果期 7~9 月。

【适宜生境】湿生植物。生于河滩、潮湿低地草甸、田边。

【资源状况】分布于乌兰察布市（察哈尔右翼中旗）、包头市（固阳县）。少见。

【入药部位】■中药：全草（看麦娘）。

【采收加工】春、夏二季采收，晒干或鲜用。

【功能主治】■中药：看麦娘清热利湿，止泻，解毒；用于水肿，水痘，泄泻，黄疸性肝炎，赤眼，毒蛇咬伤；外用于小儿腹泻，消化不良。

【用法用量】■中药：看麦娘 30~60g；外用适量，捣敷，或煎汤洗。

芨芨草
积机草、蓆箕草、德日苏
Achnatherum splendens (Trin.) Nevski

【标本采集号】150825150824094LY

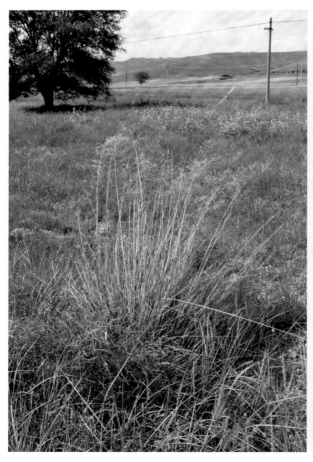
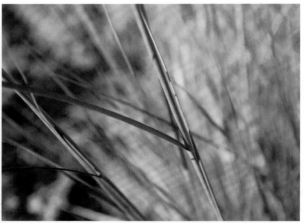
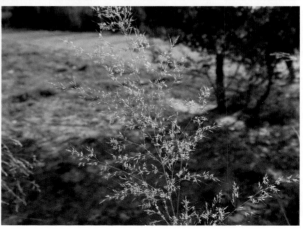

【形态特征】多年生草本，植株密丛，具鞘内分枝。秆具白色髓，高 0.5~2.5m，2~3 节，无毛。叶鞘无毛，具膜质边缘，叶舌披针形；叶片纵卷，质坚韧，上面粗糙，下面无毛。圆锥花序开展；分枝每节 2~6 个；小穗灰绿色，基部带紫褐色，成熟后常草黄色；颖披针形，均具 3 脉；外稃先端 2 微齿裂，背部密被柔毛，5 脉，基盘钝圆，被柔毛，直立或微弯，不扭转，粗糙，基部具关节，早落；花药顶端具毫毛。花、果期 6~9 月。

【适宜生境】中生植物。生于微碱性的草滩及沙土山坡上。

【资源状况】分布于乌兰察布市（察哈尔右翼后旗、四子王旗）、呼和浩特市（土默特左旗）、包头市（固阳县、土默特右旗）、巴彦淖尔市（乌拉特后旗）。常见。

【入药部位】■中药：茎（芨芨草）。

【采收加工】茎全年均可采收，晒干。

【功能主治】■中药：芨芨草清热，利尿；用于小便不利，淋病，尿闭。

【用法用量】■中药：芨芨草 15~30g。

醉马草
药草、德日存－好日
Achnatherum inebrians (Hance) Keng

【标本采集号】150222180831041LY

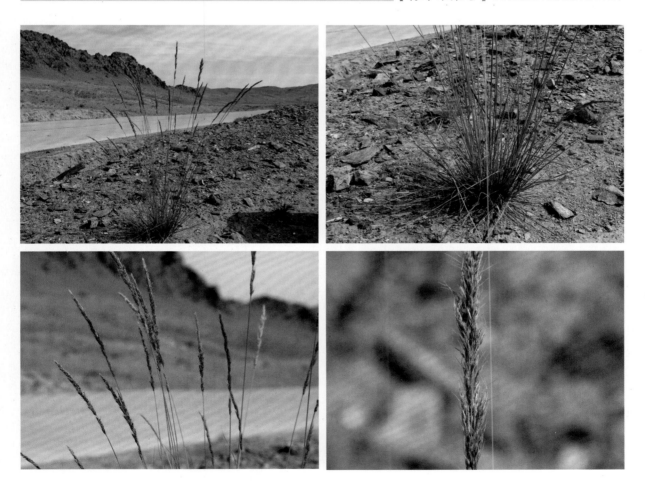

【形态特征】多年生草本。须根柔韧。秆直立，少数丛生，平滑，高60~100cm，通常具3~4节，节下贴生微毛，基部具鳞芽。叶鞘稍粗糙，上部者短于节间，叶鞘口具微毛；叶舌厚膜质；叶片质地较硬，直立，边缘常卷折，上面及边缘粗糙。圆锥花序紧密呈穗状，小穗灰绿色或基部带紫色，成熟后变褐铜色，颖膜质，先端尖常破裂，具3脉；外稃长约4mm，背部密被柔毛，顶端具2微齿，具3脉，脉于顶端汇合且延伸成芒，芒长10~13mm，一回膝曲，芒柱稍扭转且被微短毛，基盘钝，具短毛；内稃具2脉，脉间被柔毛；花药顶端具毫毛。颖果圆柱形。花、果期7~9月。

【适宜生境】中生植物。多生于高草原、山坡草地、田边、路旁、河滩。

【资源状况】分布于包头市（固阳县、土默特右旗）、巴彦淖尔市（乌拉特后旗）。少见。

【入药部位】■中药：全草（药老）。

【采收加工】夏季采收，除去杂质，洗净泥土，鲜用或晒干。

【功能主治】■中药：药老解毒消肿；用于化脓肿毒（未溃），腮腺炎，关节疼痛。

【用法用量】■中药：药老外用适量，鲜品捣敷患处，或煎汤洗，或泡酒涂敷搽患处。

獐 毛

小獐毛、阿查麻格

Aeluropus sinensis (Debeaux) Tzvel.

【标本采集号】150121180506030LY

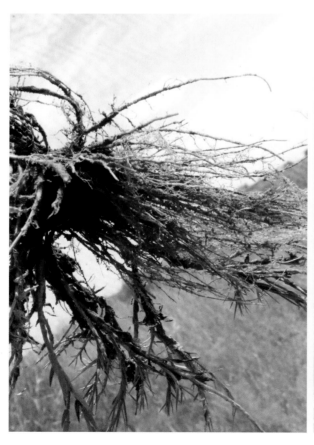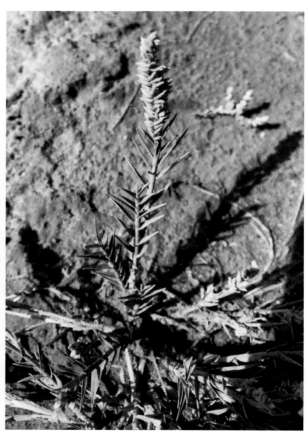

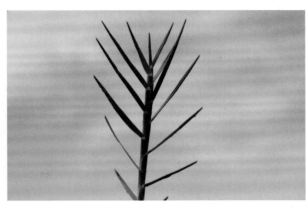
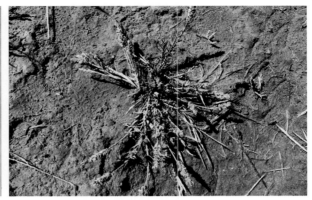

【形态特征】多年生草本，植株基部密生鳞片状叶。秆直立或倾斜，基部常膝曲，高 20~35cm，花序以下被微细毛，节上被柔毛；叶鞘无毛或被毛，鞘口常密生长柔毛；叶舌为 1 圈纤毛；叶片狭条形，尖硬，两面粗糙，疏被细纤毛。圆锥花序穗状，分枝单生；小穗卵形，含小花 4~7 朵；颖宽卵形，边缘膜质，脊上粗糙，被微细毛；外稃具 9 脉，先端中脉成脊，粗糙，并延伸成小芒尖，边缘膜质，先端粗糙至被微细毛；内稃先端具缺刻，脊上具微纤毛。花、果期 7~9 月。

【适宜生境】旱中生植物。生于盐化草甸或盐土生境中，如干旱区的盐湖外围、盐渍低地、海滨盐滩地等。

【资源状况】分布于呼和浩特市（土默特左旗）。少见。

【入药部位】■中药：全草（獐毛）。

【采收加工】夏、秋二季采收，除去杂质，晒干。

【功能主治】■中药：獐毛清热利尿，退黄；用于急、慢性黄疸性肝炎，胆囊炎，肝硬化腹水。

【用法用量】■中药：獐毛 30~60g。

画眉草
星星草、呼日嘎拉吉
Eragrostis pilosa (L.) Beauv.

【标本采集号】150925150820019LY

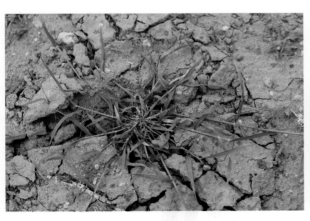
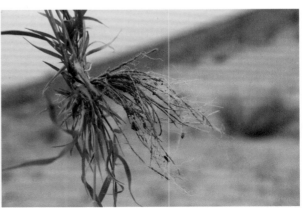

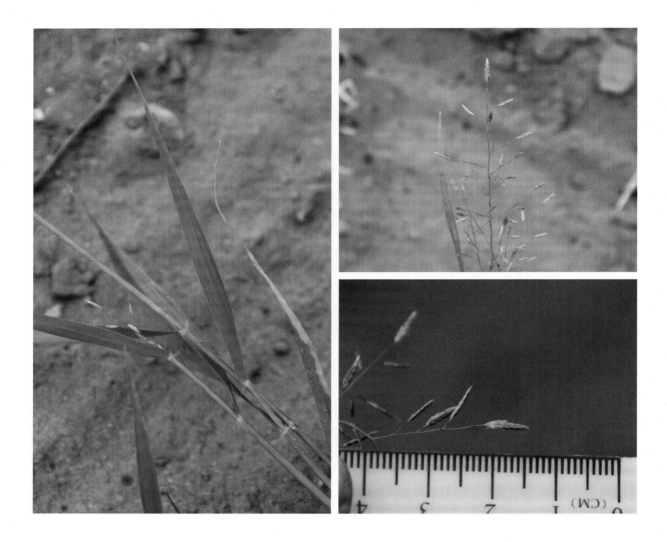

【形态特征】一年生草本。秆高 15~60cm，4 节。叶鞘扁，疏散包茎，鞘缘近膜质，鞘口有长柔毛；叶舌为 1 圈纤毛；叶无毛，线形扁平或卷缩。圆锥花序开展或紧缩；分枝单生、簇生或轮生，上举，腋间有长柔毛。小穗具小花 4~14 朵；颖膜质，披针形，第一颖无脉，第二颖 1 脉；外稃宽卵形，先端尖；内稃迟落或宿存，稍弓形弯曲，脊有纤毛；雄蕊 3 枚。颖果长圆形。花、果期 7~9 月。

【适宜生境】旱中生植物。生于田野、撂荒地、路边。

【资源状况】分布于乌兰察布市（察哈尔右翼后旗、察哈尔右翼前旗、察哈尔右翼中旗、丰镇市、凉城县、四子王旗）、呼和浩特市（和林托尔县、托克托县）、巴彦淖尔市（乌拉特后旗、乌拉特前旗、乌拉特中旗）。常见。

【入药部位】■中药：全草（画眉草）、花序（画眉草花）。

【采收加工】夏、秋二季采收，除去杂质，洗净泥土，晒干；花期采收花序，阴干。

【功能主治】■中药：画眉草利尿通淋，清热解毒；用于热淋，石淋，目赤痒痛，跌打损伤。画眉草花解毒，止痒；用于黄水疮。

【用法用量】■中药：画眉草 9~15g。画眉草花外用适量，炒黑存性，研末，用香油调敷患处。

大画眉草

星星草、蚊蚊草、套木 – 呼日嘎拉吉

Eragrostis cilianensis (All.) Link. ex Vignolo-Lutati

【标本采集号】150825150824305LY

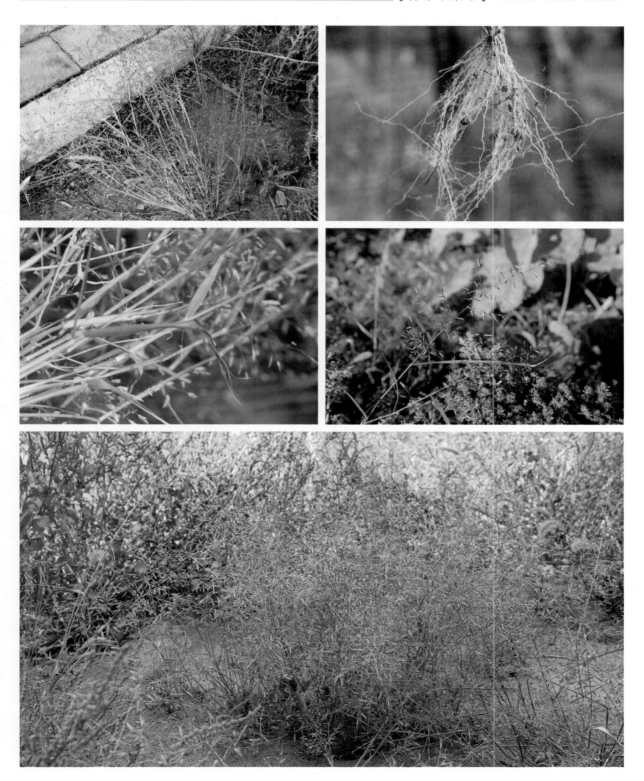

【形态特征】一年生草本。秆粗，高 30~90cm，节下有 1 圈腺体。叶鞘脉上有腺体，鞘口具长柔毛；叶舌为 1 圈成束短毛；叶线形，无毛，叶脉及叶缘有腺点。圆锥花序长圆形或尖塔形；分枝粗，单生；小枝及小穗柄有腺点；小穗铅绿色、淡绿色或乳白色，具小花 5~40 朵；颖近等长，具 1 条脉或第二颖具 3 条脉，脊有腺点；外稃宽卵形，侧脉明显，主脉有腺点；内稃宿存，稍短于外稃，脊具纤毛；雄蕊 3 枚。颖果近圆形。花、果期 7~9 月。

【适宜生境】中生植物。生于田野、路边、撂荒地。

【资源状况】分布于乌兰察布市（察哈尔右翼后旗、四子王旗）、巴彦淖尔市（乌拉特后旗）。常见。

【入药部位】■中药：全草（大画眉草）、花序（大画眉草花）。

【采收加工】夏、秋二季采收全草，除去杂质，洗净泥土，晒干；花期采收花序，阴干。

【功能主治】■中药：大画眉草疏风清热，利尿，排石；用于尿路感染，肾炎，膀胱炎，肾结石，膀胱结石，目赤肿痛，目生云翳。大画眉草花解毒，止痒；用于黄水疮。

【用法用量】■中药：大画眉草 15~30g。大画眉草花外用适量，炒黑存性，研末，用香油调敷患处。

小画眉草 吉吉格－呼日嘎拉吉
Eragrostis minor Host

【标本采集号】150927180905024LY

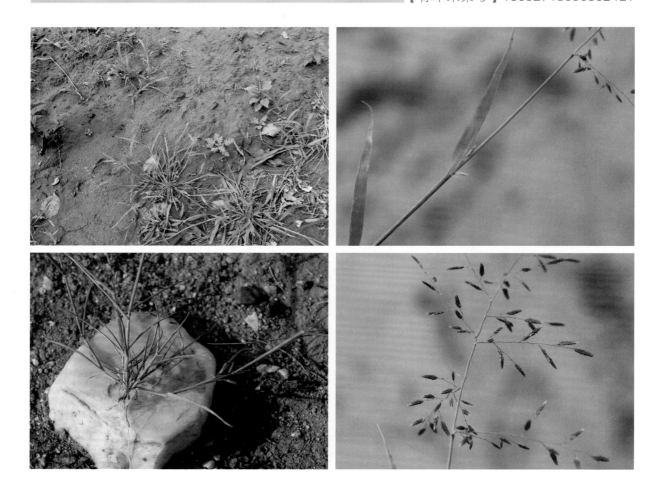

【形态特征】一年生草本。秆纤细，膝曲上升，高 15~50cm，3~4 节，节下有 1 圈腺体。叶鞘松包秆，短于节间，脉有腺点，鞘口有长毛；叶舌为 1 圈长柔毛；叶线形，扁平或干后内卷，下面平滑，上面粗糙并疏生柔毛，主脉及边缘有腺点。圆锥花序开展；分枝单生，腋间无毛；花序轴、小枝及小穗柄均具腺点；外稃宽卵形，先端圆钝，侧脉靠近边缘，主脉有腺点；内稃宿存，弯曲，沿脊有纤毛；雄蕊 3 枚。颖果红褐色，近球形。花、果期 7~9 月。

【适宜生境】中生植物。生于荒芜田野、草地和路旁。

【资源状况】分布于乌兰察布市（察哈尔右翼后旗、察哈尔右翼中旗）、呼和浩特市（托克托县）、包头市（固阳县、土默特右旗）、巴彦淖尔市（乌拉特前旗）。少见。

【入药部位】■中药：全草（小画眉草）、花序（小画眉草花）。

【采收加工】夏、秋二季采收全草，除去杂质，洗净泥土，晒干；花期采收花序，阴干。

【功能主治】■中药：小画眉草疏风清热，凉血，利尿；用于崩漏，热淋，小便不利，目赤肿痛，目生云翳。小画眉草花解毒，止痒；用于黄水疮。

【用法用量】■中药：小画眉草 15~30g。小画眉草花外用适量，炒黑存性，研末，用香油调敷患处。

多叶隐子草

萨格拉嘎日 – 哈扎嘎日 – 额布苏

Cleistogenes polyphylla Keng

【标本采集号】150205200815006LY

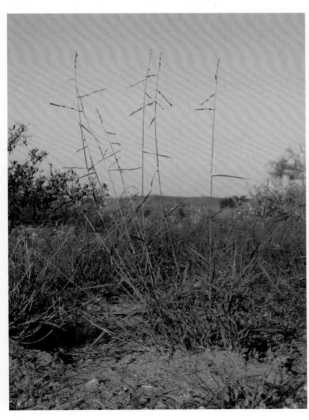
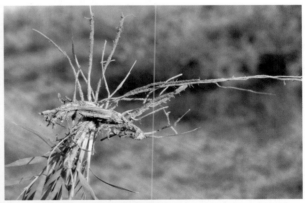
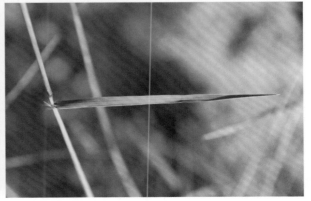

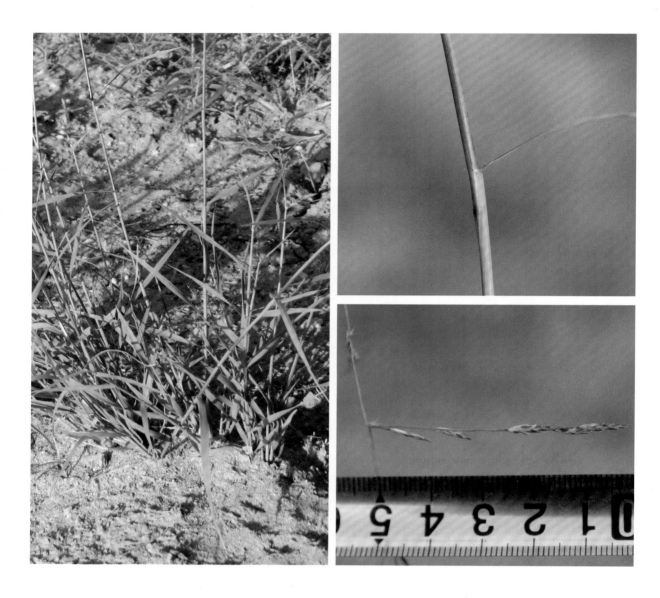

【形态特征】多年生草本。秆直立，丛生，粗壮，高 15~40cm，具多节，干后叶片常自鞘口处脱落，秆上部左右弯曲，与鞘口近于叉状分离。叶鞘多少具疣毛，层层包裹直达花序基部。叶舌截平，具短纤毛；叶片披针形至线状披针形，多直立上升，扁平或内卷，坚硬。花序狭窄，基部常为叶鞘所包；小穗绿色或带紫色，含 3~7 朵小花；颖披针形或长圆形，具 1~3（5）脉；外稃披针形，5 脉，第一外稃先端具短芒；内稃与外稃近等长。花、果期 7~10 月。

【适宜生境】中旱生植物。生于向阳山坡、丘陵、砾石质草原。

【资源状况】分布于乌兰察布市（卓资县）、呼和浩特市（回民区、土默特左旗、武川县、新城区）、包头市（固阳县、九原区、石拐区、土默特右旗）。常见。

【入药部位】■中药：全草（多叶隐子草）。

【采收加工】夏、秋二季采收，除去泥土，晒干。

【功能主治】■中药：多叶隐子草利尿，消肿。

牛筋草

蟋蟀草、宝古尼－少布文－塔日阿
Eleusine indica (L.) Gaertn.

【标本采集号】150207190930003LY

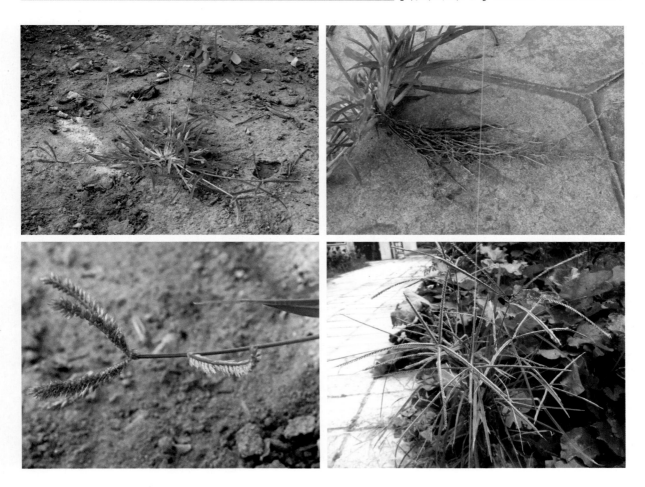

【形态特征】一年生草本。根系发达。秆丛生，高 10~90cm，基部倾斜。叶鞘两侧扁而具脊，松散，无毛或疏生疣毛；叶线形，无毛或上面被疣基柔毛。穗状花序 2~7 个指状着生于秆顶，稀单生；小穗具小花 3~6 朵；颖披针形，脊粗糙，第一颖长 1.5~2mm，第二颖长 2~3mm；第一外稃长 3~4mm，膜质，脊带窄翼；内稃短于外稃，具 2 脊，脊具窄翼；鳞被 2 枚，折叠，5 脉。果基部下凹，具波状皱纹。花、果期 7~8 月。

【适宜生境】中生植物。生于居民点、路边。

【资源状况】分布于包头市（东河区、九原区、昆都仑区、青山区）。少见。

【入药部位】■中药：全草（牛筋草）。

【采收加工】夏、秋二季采收，除去杂质，洗净泥土，晒干。

【功能主治】■中药：牛筋草清热利湿，退黄；用于伤暑发热，黄疸，痢疾，淋病，小便不利。

【用法用量】■中药：牛筋草 9~30g。

虎尾草

棒锤草、刷子头、盘草、宝拉根－苏乐
Chloris virgata Sw.

【标本采集号】150823150826228LY

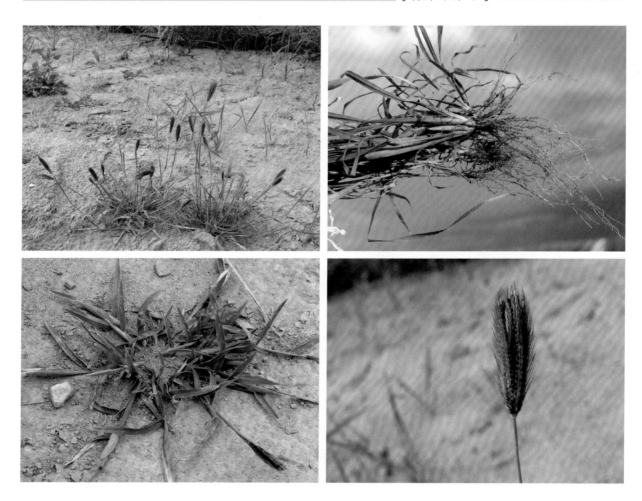

【形态特征】一年生草本。秆直立或基部膝曲。叶鞘松散包秆；叶舌无毛或具纤毛；叶线形。穗状花序顶生；小穗成熟后紫色，无柄；颖膜质，第二颖等长或略短于小穗；第一小花两性，倒卵状披针形，外稃纸质，芒自顶端稍下方伸出；内稃膜质，稍短于外稃；第二小花不孕，长楔形，先端平截或微凹。颖果淡黄色，纺锤形。花、果期6~10月。

【适宜生境】中生植物。多生于路旁荒野、河岸沙地、土墙及房顶上。

【资源状况】分布于阴山地区各地。十分常见。

【入药部位】■中药：全草（虎尾草）。

【采收加工】夏季采收，除去杂质，洗净泥土，晒干。

【功能主治】■中药：虎尾草清热除湿，杀虫，止痒。

【用法用量】■中药：虎尾草3~9g；外用适量，捣绒敷。

稷 黍、糜子、黄米、蒙古乐－阿木、囊给－阿木

Panicum miliaceum L. var. *effusum* Alaf.

【标本采集号】150222180711091LY

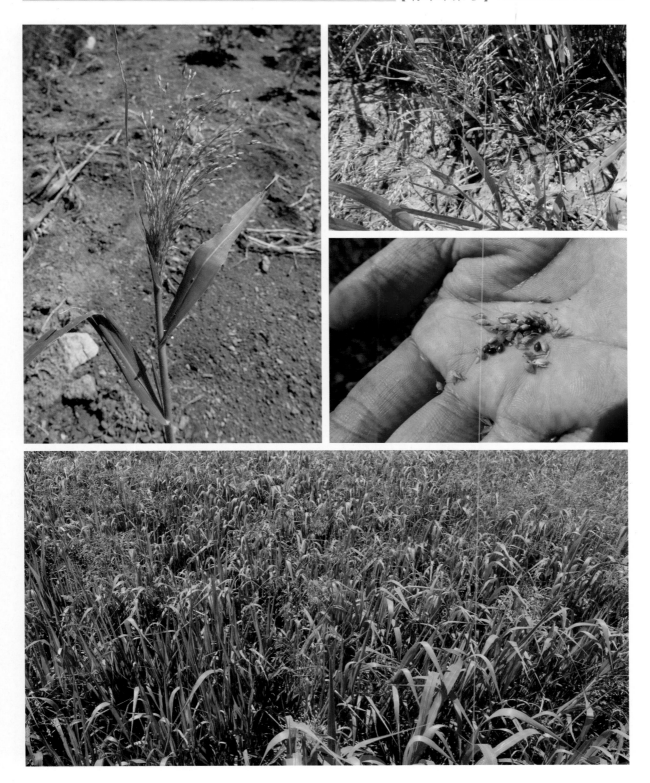

【形态特征】一年生草本。秆粗壮,直立,高40~120cm,单生或少数丛生,有时有分枝,无毛或疏生毛。叶鞘松弛,被疣基毛;叶舌膜质,顶端具长约2mm的睫毛;叶片线形或线状披针形,两面具疣基的长柔毛或无毛。圆锥花序较疏松,不下垂,分枝粗或纤细,具棱槽,边缘具糙刺毛;颖纸质,无毛;内稃透明膜质,短小,顶端微凹或深2裂;第二外稃背部圆形,平滑,具7脉,内稃具2脉。胚乳长为谷粒的1/2,谷粒不黏,种脐点状,黑色。花、果期7~10月。

【适宜生境】中生植物。是一种好温喜湿的短日照作物,最适温度25~30(35)℃,相对湿度要求在50%以上。适于生长在夏季高温多雨的北方地区,分布可达50° N。

【资源状况】作为杂粮作物,阴山地区有少量栽培。

【入药部位】■中药:颖果(黍米)、茎及根(稷)。

【采收加工】秋季果穗成熟时,打下果实,除去外皮(黍米),晒干;打下果实后,采收茎,晒干;割茎后挖根,洗净泥土,晒干。

【功能主治】■中药:黍米益气补中;用于泻痢,烦渴,吐逆。稷利水消肿,止血;用于小便不利,水肿,妊娠尿血。

【用法用量】■中药:黍米30~60g,或煮粥服;外用适量,煮汁涂患处。稷9~15g,或烧存性,研末冲服。

黍

黄米、稷、糜子、蒙古乐－阿木、囊给－阿木

Panicum miliaceum L. var. *glutinosa* Bretsch.

【标本采集号】150822190717059LY

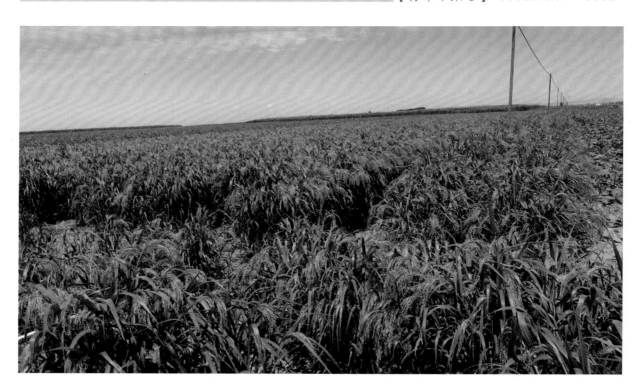

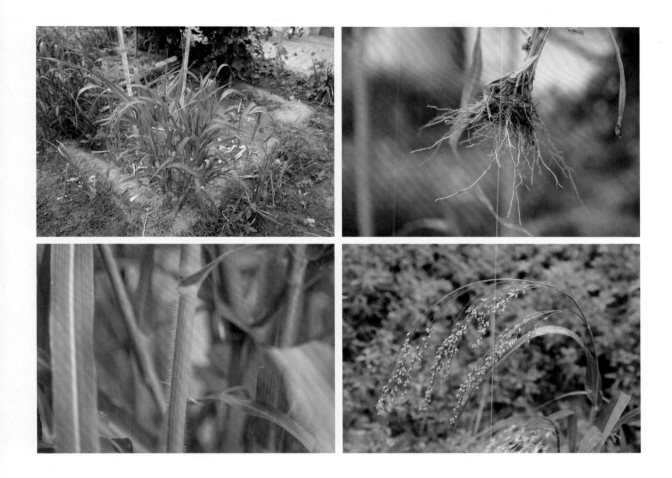

【形态特征】一年生草本。秆粗壮，直立，高40~120cm，单生或少数丛生，具密生长毛，节密被髭毛，节下被疣基毛。叶鞘松弛，被疣基毛；叶舌膜质，顶端具长约2mm的睫毛；叶片线形。圆锥花序较紧密，成熟时向一侧偏垂；内稃透明膜质，短小，顶端微凹或深2裂；第二外稃背部圆形，平滑，具7脉，内稃具2脉；鳞被较发育，多脉，并由1级脉分出次级脉。胚乳长为谷粒的1/2，谷粒黏，种脐点状，黑色。花、果期7~10月。

【适宜生境】中生植物。适宜于肥沃的土壤，对水分的要求不太严格，抗旱性强，病虫害少，较耐盐碱。

【资源状况】作为杂粮作物，阴山地区有较广泛栽培。

【入药部位】■中药：果实（黍米）、茎及根（稷）。

【采收加工】秋季果穗成熟时，打下果实，除去外皮（黍米），晒干；打下果实，采收茎，除去杂质，晒干；割茎后挖根，洗净泥土，晒干。

【功能主治】■中药：黍米益气补中；用于泻痢，吐逆；外用于烫伤。稷利水消肿，止血；用于小便不利，水肿，妊娠尿血。

【用法用量】■中药：黍米30~60 g，或煮粥服；外用适量，煮汁涂患处。稷9~15 g，或烧存性，研末冲服。

稗
旱稗、稗子、水稗、奥存 – 好努格
Echinochloa crusgalli (L.) Beauv.

【标本采集号】150825150824106LY

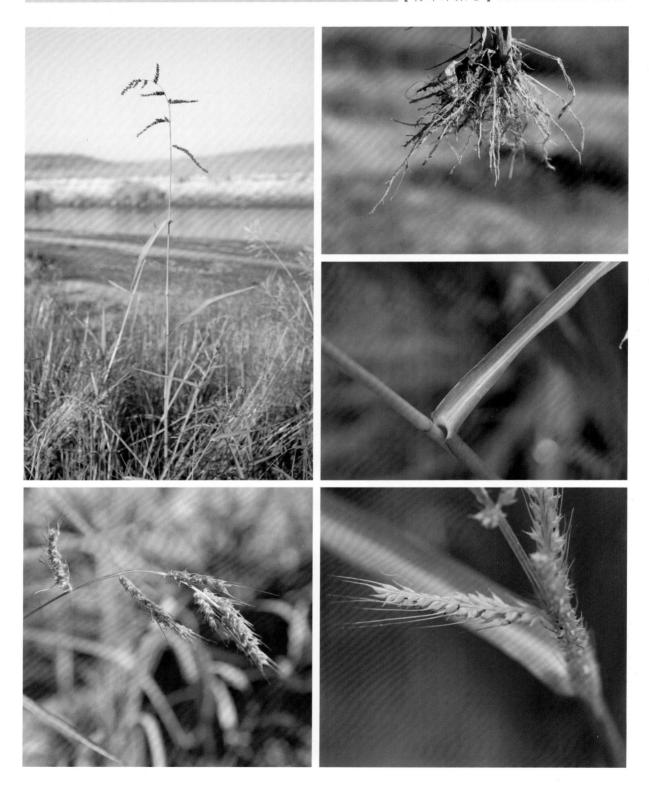

【形态特征】一年生草本。秆高50~150cm，光滑无毛，基部倾斜或膝曲。叶鞘疏松裹秆，平滑无毛，下部者长于而上部者短于节间；叶舌缺；叶片扁平，线形，无毛，边缘粗糙。圆锥花序直立，近尖塔形；主轴具棱，粗糙或具疣基长刺毛；穗轴粗糙或生疣基长刺毛；小穗卵形，脉上密被疣基刺毛；第一颖三角形；第二颖与小穗等长，具5脉，脉上具疣基毛；第一小花通常中性，其外稃草质，上部具7脉，脉上具疣基刺毛。花、果期6~9月。

【适宜生境】湿生植物。生于田野、耕地旁、宅旁、路边、渠沟边水湿地和沼泽地、水稻田中。

【资源状况】分布于阴山地区各地。常见。

【入药部位】■中药：全草（稗）、种子（稗米）。

【采收加工】夏、秋二季采收全草，除去杂质，洗净泥土，晒干；果实成熟时采收，打下种子，除去杂质，晒干。

【功能主治】■中药：稗消肿，止血；用于跌打损伤，出血不止。稗米益气健脾；用于不思饮食，倦怠无力。

【用法用量】■中药：稗外用适量，捣烂或研末敷患处。稗米15~30g。

无芒稗

落地稗、搔日归－奥存－好努格

Echinochloa crusgalli (L.) Beauv. var. *mitis* (Pursh) Peterm.

【标本采集号】150222180829007LY

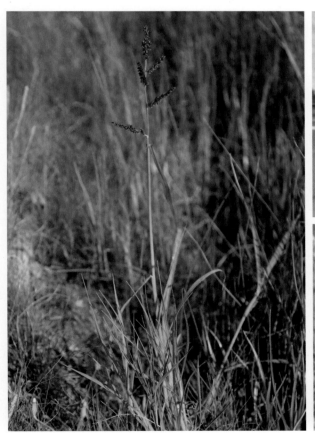
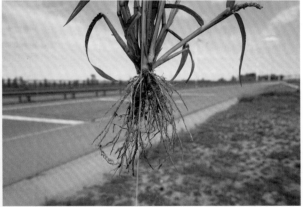
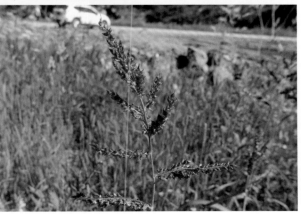

【形态特征】多年生草本。秆丛生，直立或基部倾斜，秆高 50~120cm，直立，粗壮。叶片长 20~30cm，宽 6~12mm。圆锥花序直立，长 10~20cm，分枝斜上举而开展，常再分枝；小穗卵状椭圆形，长约 3mm，无芒或具极短芒，芒长常不超过 0.5mm，脉上被疣基硬毛。花、果期 7~8 月。

【适宜生境】湿生植物。生于田野、耕地旁、宅旁、路边、渠沟边水湿地和沼泽地、水稻田中。

【资源状况】分布于乌兰察布市（化德县、商都县、兴和县、卓资县）、包头市（白云鄂博矿区、固阳县、石拐区）、巴彦淖尔市（磴口县）。常见。

【入药部位】■中药：全草（稗）、种子（稗米）。

【采收加工】夏、秋二季采收全草，除去杂质，洗净泥土，晒干；果实成熟时采收，打下种子，除去杂质，晒干。

【功能主治】■中药：稗消肿，止血；用于跌打损伤，出血不止。稗米益气健脾；用于不思饮食，倦怠无力。

【用法用量】■中药：稗外用适量，捣烂或研末敷患处。稗米 15~30g。

长芒稗

长芒野稗、搔日特 – 奥存 – 好努格
Echinochloa caudata Roshev.

【标本采集号】150223140902026LY

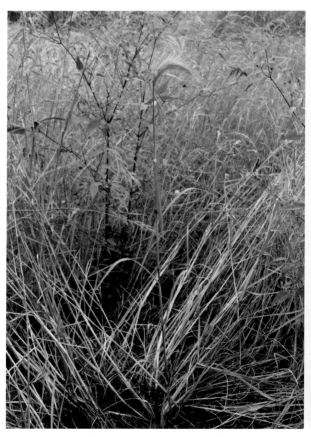
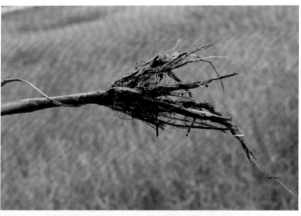
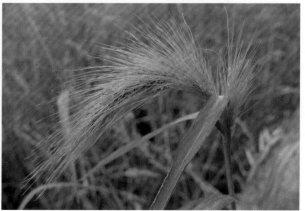

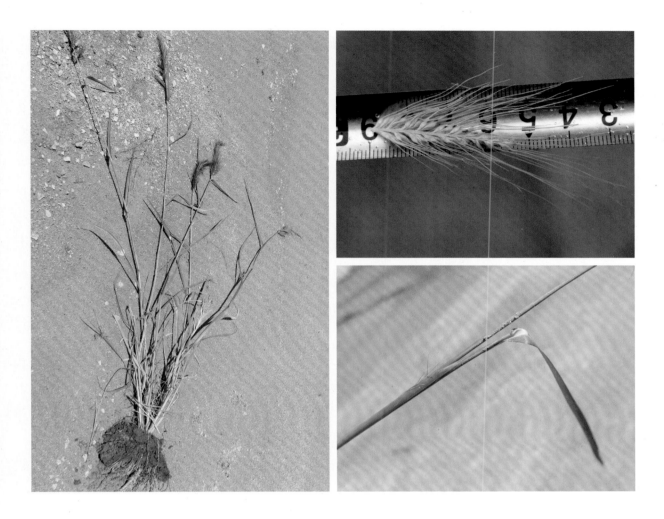

【形态特征】秆高 1~2m。叶舌缺；叶片线形，两面无毛，边缘增厚而粗糙。圆锥花序稍下垂；
主轴粗糙，具棱，疏被疣基长毛；小穗卵状椭圆形，常带紫色，脉上具硬刺毛，有时
疏生疣基毛；第一颖三角形，先端尖，具 3 脉；第二颖顶端具芒，具 5 脉；第一外稃
草质，顶端具芒，具 5 脉，内稃膜质，先端具细毛，边缘具细睫毛；第二外稃革质，
光亮；鳞被 2 枚，楔形，折叠，具 5 脉；雄蕊 3 枚；花柱基分离。花、果期 6~9 月。

【适宜生境】湿生植物，田间杂草。生于田野、宅旁、路边、耕地旁、渠沟边水湿地、沼泽地、水
稻田中。

【资源状况】分布于呼和浩特市（和林格尔县、土默特左旗）、包头市（达尔罕茂明安联合旗）。
常见。

【入药部位】■中药：全草（稗）、种子（稗米）。

【采收加工】夏、秋二季采收全草，除去杂质，洗净泥土，晒干；果实成熟时采收，打下种子，除
去杂质，晒干。

【功能主治】■中药：稗消肿，止血；外用于跌打损伤，出血不止。稗米益气健脾；用于不思饮食，
倦怠无力。

【用法用量】■中药：稗外用适量，捣烂或研末敷患处。稗米 15~30g。

野 黍

勒勒草、唤猪草

Eriochloa villosa (Thunb.) Kunth

【标本采集号】150824180717017LY

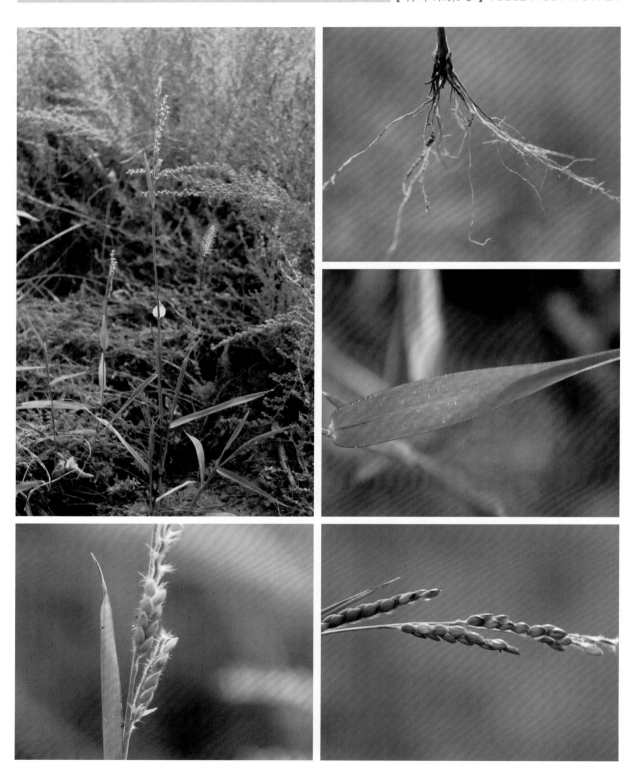

【形态特征】一年生草本。秆直立，基部分枝，稍倾斜。叶鞘无毛或被毛或鞘缘一侧被毛，松弛包茎，节具髭毛；叶片扁平，表面具微毛，背面光滑，边缘粗糙。圆锥花序狭长，由4~8个总状花序组成；总状花序密生柔毛；小穗卵状椭圆形；小穗柄极短，密生长柔毛；第一颖微小，短于或长于基盘；第二颖与第一外稃皆为膜质，等长于小穗，均被细毛，前者具5~7脉，后者具5脉；第二外稃革质，稍短于小穗，先端钝，具细点状皱纹；鳞被2枚，折叠，具7脉；雄蕊3枚；花柱分离。颖果卵圆形。花、果期7~10月。

【适宜生境】中生植物。生于山坡和潮湿地区。

【资源状况】分布于乌兰察布市（察哈尔右翼后旗、察哈尔右翼前旗、丰镇市、兴和县）、呼和浩特市（和林格尔县）、包头市（固阳县）、巴彦淖尔市（乌拉特中旗）。常见。

【入药部位】■中药：全草（野黍）。

【采收加工】夏、秋二季采收全草，除去杂质，洗净泥土，晒干。

【功能主治】■中药：野黍疏风清热明目；用于风火眼，结膜炎，视力模糊。

【用法用量】■中药：野黍外用适量，研末敷患处。

止血马唐
哈日－西巴棍－塔布格
Digitaria ischaemum (Schreb.) Schreb. ex Muhl.

【标本采集号】150222180829026LY

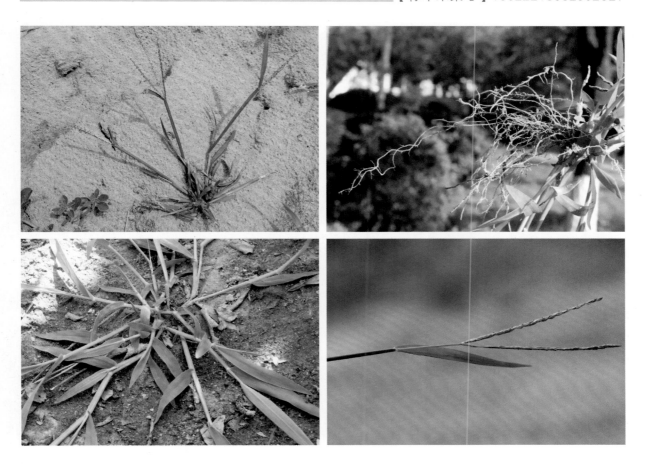

【形态特征】一年生草本。秆直立或基部倾斜，高 15~40cm，下部常有毛。叶鞘具脊，无毛或疏生柔毛；叶片扁平，线状披针形，顶端渐尖，基部近圆形，多少生长柔毛。总状花序，具白色中肋，两侧翼缘粗糙；小穗 2~3 个着生于各节；第一颖不存在；第二颖具 3~5 脉，等长或稍短于小穗；第一外稃具 5~7 脉，与小穗等长，脉间及边缘具细柱状棒毛与柔毛；第二外稃成熟后紫褐色，有光泽。花、果期 7~9 月。

【适宜生境】中生植物。生于田野、路边、沙地。

【资源状况】分布于乌兰察布市（兴和县）、呼和浩特市（清水河县）、包头市（东河区、固阳县、九原区、昆都仑区、青山区、土默特右旗）、巴彦淖尔市（乌拉特前旗）。常见。

【入药部位】■中药：全草（止血马唐）。

【采收加工】夏季采收，除去杂质，洗净泥土，晒干。

【功能主治】■中药：止血马唐凉血止血；用于鼻衄，咯血，呕血，便血，尿血，痔血，崩漏等。

【用法用量】■中药：止血马唐 3~9g；外用适量。

毛马唐 升马唐
Digitaria chrysoblephara Fig. et De Not.

【标本采集号】15020719071200LY

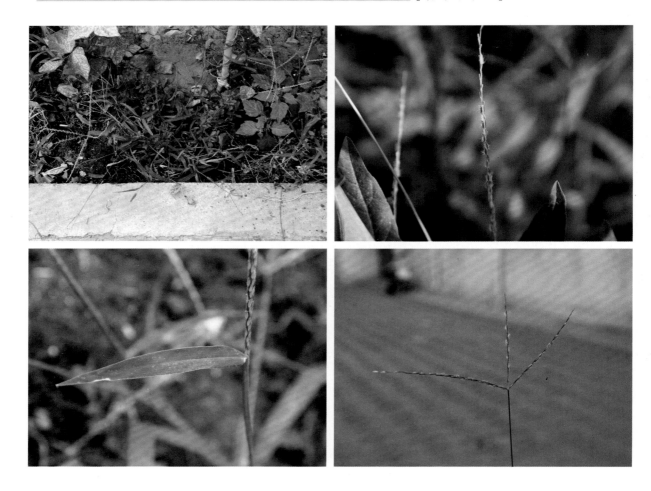

【形态特征】一年生草本。秆基部倾卧，着土后节易生根，具分枝。叶鞘多短于其节间，常具柔毛；叶舌膜质；叶片线状披针形，两面多少生柔毛，边缘微粗糙。总状花序 4~10 个，呈指状排列于秆顶；小穗披针形；小穗柄三棱形，粗糙；第一外稃等长于小穗，具 7 脉，脉平滑，中脉两侧的脉间较宽而无毛，间脉与边脉间具柔毛及疣基刚毛，成熟后，两种毛均平展张开；第二外稃淡绿色，等长于小穗。花、果期 6~10 月。

【适宜生境】中生植物。生于田野、路旁。

【资源状况】分布于包头市（九原区）。少见。

【入药部位】■中药：全草（马唐）。

【采收加工】夏、秋二季采割全草，晒干。

【功能主治】■中药：马唐调中，明目，润肺，利水，除痹；用于烦渴多饮，目赤肿痛，肺燥咳嗽，小便不利，虚肿，脚气湿痹。

【用法用量】■中药：马唐 9~15g。

马 唐
 菟草、羊粟、马饭
 Digitaria sanguinalis (L.) Scop.

【标本采集号】150222180829094LY

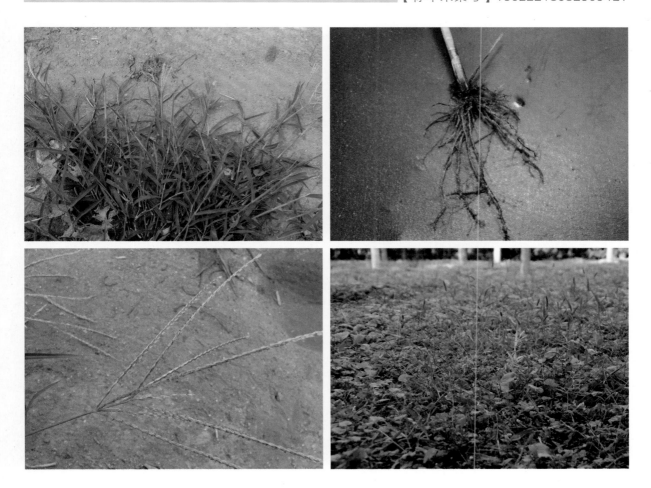

【形态特征】一年生草本。秆直立或下部倾斜，膝曲上升，高 10~80cm，无毛或节生柔毛。叶片线状披针形，基部圆形，具柔毛或无毛。总状花序，4~12 个呈指状着生于主轴上；穗轴两侧具宽翼，边缘粗糙；小穗椭圆状披针形；第一颖小，短三角形，无脉；第二颖具 3 脉，披针形，脉间及边缘大多具柔毛；第一外稃等长于小穗，具 7 脉，中脉平滑，无毛，边脉上具小刺状粗糙，脉间及边缘生柔毛；第二外稃近革质，灰绿色，顶端渐尖，等长于第一外稃。花、果期 6~9 月。

【适宜生境】中生植物。生于草地和荒野路旁。

【资源状况】分布于包头市（固阳县）。少见。

【入药部位】■中药：全草（马唐）。

【采收加工】夏季采收，除去杂质，洗净泥土，晒干。

【功能主治】■中药：马唐调中，明目，润肺，利水，除痹；用于烦渴多饮，目赤肿痛，肺燥咳嗽，小便不利，虚肿，脚气湿痹。

【用法用量】■中药：马唐 9~15g。

狗尾草

光明草、毛莠莠、西日－达日

Setaria viridis (L.) Beauv.

【标本采集号】150929180802002LY

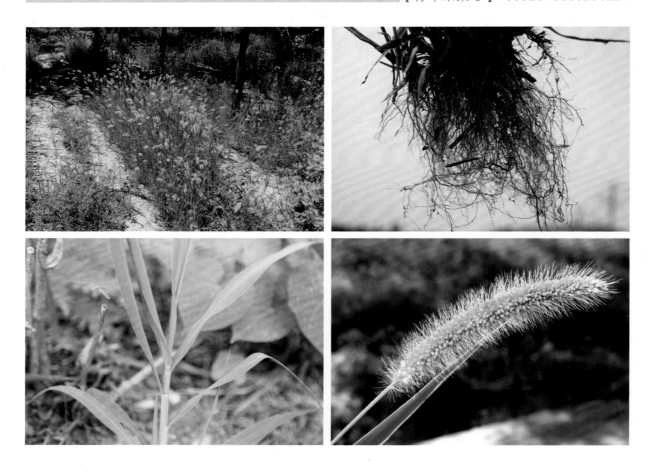

【形态特征】一年生草本。根为须状，高大植株具支持根。秆直立或基部膝曲，高 10~100cm。叶鞘松弛，边缘具较长的密绵毛状纤毛；叶舌极短；叶片扁平，通常无毛或疏被疣毛，边缘粗糙。圆锥花序紧密，呈圆柱状，或基部稍疏离，主轴被较长柔毛；小穗 2~5 个簇生于主轴上或更多的小穗着生于短小枝上；第一颖卵形、宽卵形，具 3 脉；第二颖几与小穗等长，椭圆形，具 5~7 脉；第一外稃与小穗等长，具 5~7 脉；第二外稃椭圆形，顶端钝，具细点状皱纹，边缘内卷，狭窄。颖果灰白色。花期 7~9 月。

【适宜生境】中生植物。生于荒地、田野、河边、坡地。

【资源状况】分布于阴山地区各地。常见。

【入药部位】■ 中药：全草（狗尾草）。

　　　　　　■ 蒙药：果实（乌仁素勒）。

【采收加工】夏、秋二季采收全草，除去杂质，洗净泥土，晒干；秋季采收果实，除去杂质，晒干。

【功能主治】■ 中药：狗尾草祛风明目，清热除湿，利尿，消肿排脓；用于风热感冒，目赤肿痛，目翳，沙眼，黄疸性肝炎，小便不利，痈肿，疮癣，瘰疬。

　　　　　　■ 蒙药：乌仁素勒止泻；用于久泻腹痛，嗳气。

【用法用量】■ 中药：狗尾草 15~30 g；外用适量，煎汤洗患处。

　　　　　　■ 蒙药：乌仁素勒多入丸、散服。

巨大狗尾草　套木 - 西日 - 达日

Setaria viridis (L.) Beauv. subsp. *pycnocoma* (Steud.) Tzvel.

【标本采集号】150926180903022LY

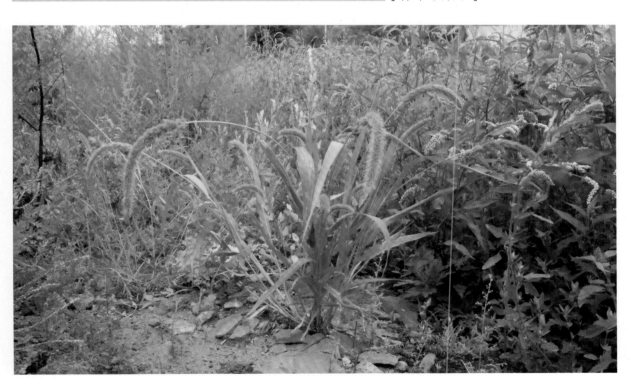

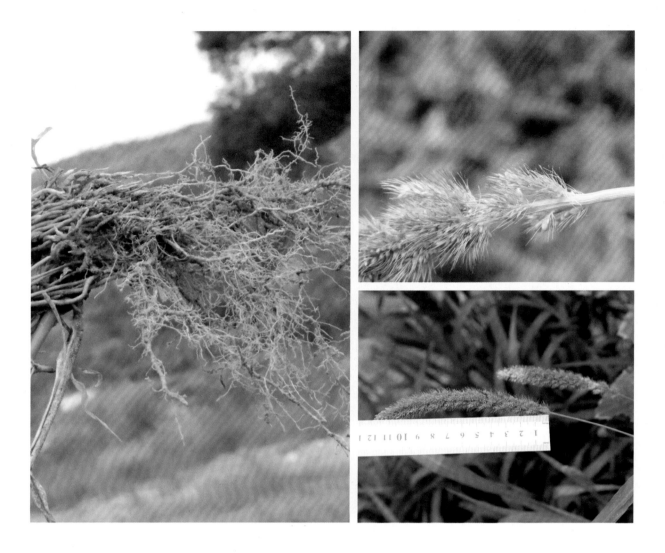

【形态特征】一年生草本，植株粗壮高大，高80~110cm。基部数节具不定根，基部茎约7mm。叶鞘较松，上部不太包秆，无毛，边缘具密生细长纤毛；叶舌为1圈密长纤毛；叶片线形，两面无毛。圆锥花序长7~24cm，宽1.5~2.5cm（包括刚毛），刚毛长7~12mm，浅紫色、浅褐色、绿色；花序大，小穗密集，花序基部簇生小穗的小枝延伸而稍疏离等特征近似粱。花期7~9月。

【适宜生境】中生植物。生于山坡、路边。

【资源状况】分布于乌兰察布市（察哈尔右翼前旗）、包头市（固阳县）、巴彦淖尔市（乌拉特后旗）。少见。

【入药部位】■中药：全草（狗尾草）。

【采收加工】夏、秋二季采收全草，除去杂质，洗净泥土，晒干。

【功能主治】■中药：狗尾草祛风明目，清热除湿，利尿，消肿排脓；用于风热感冒，目赤肿痛，目翳，沙眼，黄疸性肝炎，小便不利，痈肿，疮癣，瘰疬。

【用法用量】■中药：狗尾草15~30 g；外用适量，煎汤洗患处。

厚穗狗尾草

萨呼鲁格－西日－达日

Setaria viridis (L.) P. Beauv. subsp. *pachystachys* (Franch. et Sav.) Masam. et Yanag

【标本采集号】150102200823002LY

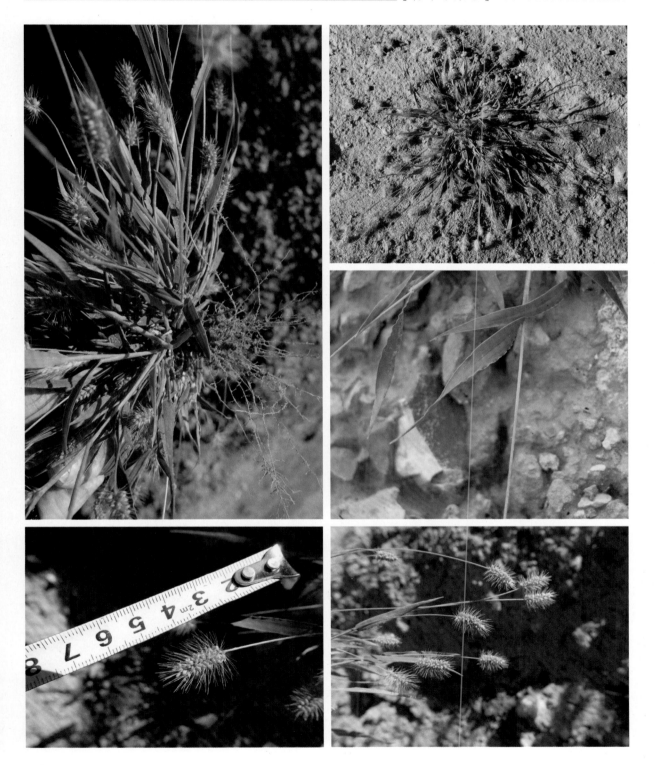

【形态特征】一年生草本。植株矮小。叶鞘松弛，边缘具较长的密绵毛状纤毛；叶舌极短；叶片扁平，通常无毛或疏被疣毛，边缘粗糙。圆锥花序卵形或矩圆形，长与宽之比小于2；小穗2~5个簇生于主轴上；第一颖卵形、宽卵形，具3脉；第二颖几与小穗等长，椭圆形，具5~7脉；第一外稃与小穗等长，具5~7脉；第二外稃椭圆形，顶端钝，具细点状皱纹，边缘内卷，狭窄。颖果灰白色。花、果期7~9月。

【适宜生境】中生杂草。生于荒漠带和荒漠草原带的路边、田野。

【资源状况】分布于呼和浩特市（新城区）、包头市（固阳县、九原区、石拐区、土默特右旗）、阿拉善盟（阿拉善左旗行政区）。少见。

【入药部位】■中药：全草（狗尾草）。

■蒙药：果实（乌仁素勒）。

【采收加工】夏、秋二季采收全草，除去杂质，洗净泥土，晒干；秋季采收果实，除去杂质，晒干。

【功能主治】■中药：狗尾草祛风明目，清热除湿，利尿，消肿排脓；用于风热感冒，目赤肿痛，目翳，沙眼，黄疸性肝炎，小便不利，痈肿，疮癣，瘰疬。

■蒙药：乌仁素勒止泻；用于久泄腹痛，嗳气。

【用法用量】■中药：狗尾草15~30 g；外用适量，煎汤洗患处。

■蒙药：乌仁素勒多入丸、散服。

紫穗狗尾草

紫狗尾草、宝日－西日－达日

Setaria viridis (L.) Beauv. var. *purpurascens* Maxim.

【标本采集号】150206190918070LY

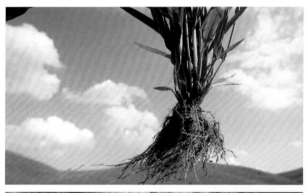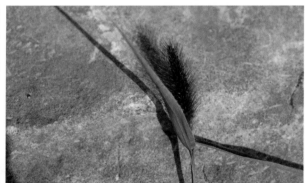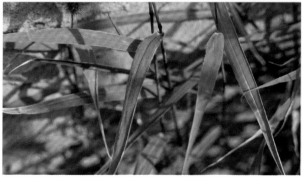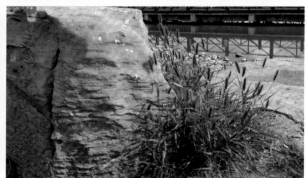

【形态特征】一年生，直立或基部稍膝曲，单生或疏丛生。叶鞘较松弛，无毛或具柔毛；叶舌由 1 圈纤毛所成；叶片扁平，条形。圆锥花序紧密成圆柱状，直立，有时下垂，刚毛或连同小穗的颖片及外稃均变为紫红色至紫褐色；第一颖卵形，长约为小穗的 1/3，具脉 3 条，第二颖与小穗几乎等长，具脉 5 条；第一外稃与小穗等长，具脉 5 条，内稃狭窄；第二外稃具有细点皱纹。花期 7~9 月。

【适宜生境】中生植物。生于沙丘、田野、河边、水边等地。

【资源状况】分布于阴山地区各地。常见。

【入药部位】■中药：全草（紫穗狗尾草）。

【采收加工】夏、秋二季采收全草，除去杂质，洗净泥土，晒干。

【功能主治】■中药：紫穗狗尾草清热解毒，利湿消积，活血止痛。

【用法用量】■中药：紫穗狗尾草 15~30g；外用适量，煎汤洗患处。

断穗狗尾草

宝古尾 – 西日 – 达日
Setaria arenaria Kitag.

【标本采集号】150825150824304LY

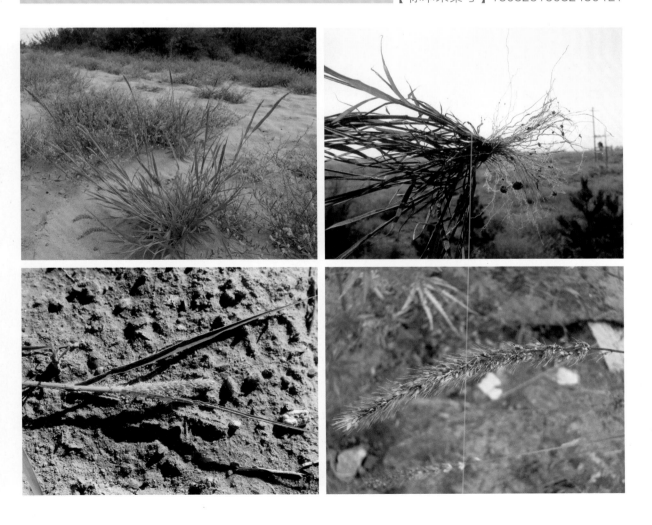

【形态特征】一年生草本。须根纤细，长可达20cm。秆细，微膝曲斜向上升，高20~100cm，光滑无毛。叶鞘松弛，基部叶鞘具较细疣毛，枯萎后呈橘黄色，薄纸质；前出叶边缘膜质，脊上具细纤毛；叶片薄，狭长披针形，主脉粗呈脊状，两面无毛，稍粗糙。圆锥花序紧缩，呈圆柱形，主轴密具长柔毛；第一颖卵形，薄纸质，具3脉；第二颖与小穗等长，具5脉；第一外稃与小穗等长，具5脉；鳞被2枚，楔形，顶端微凹；花柱基分离。颖果狭椭圆形。花、果期7~9月。

【适宜生境】中生植物。生于沙地、沙丘、阳坡或下湿滩地。

【资源状况】分布于巴彦淖尔市（磴口县、乌拉特后旗、乌拉特中旗）。常见。

【入药部位】■中药：全草（狗尾草）。

【采收加工】夏、秋二季采收全草，除去杂质，洗净泥土，晒干。

【功能主治】■中药：狗尾草祛风明目，清热利湿，利尿，消肿排脓；用于风热感冒，目赤肿痛，目翳，沙眼，黄疸性肝炎，小便不利，痈肿，疮癣，瘰疬。

【用法用量】■中药：狗尾草9~15g。

粟

谷子、小米、梁、那日衣木

Setaria italica (L.) Beauv. var. *germanica* (Mill.) Schred.

【标本采集号】150222180711075LY

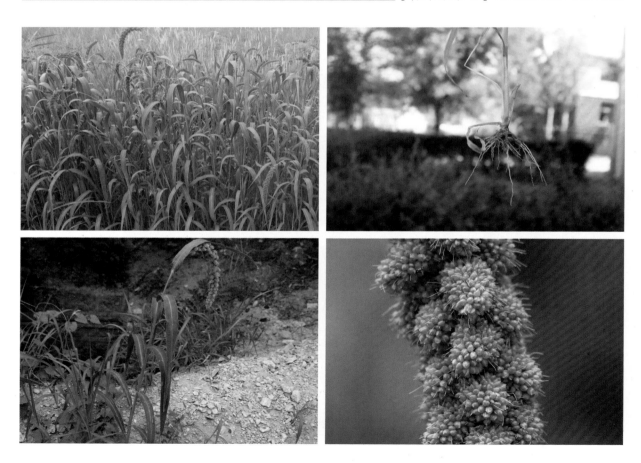

【形态特征】一年生，栽培作物（有时可逸生）。植物细弱矮小，高 20~70cm。叶鞘无毛；叶舌短，具纤毛；叶片条状披针形。圆锥花序穗状下垂，其簇丛明显，呈圆柱形，紧密，长 6~12cm，宽 5~10mm；小穗卵形或卵状披针形，长 2~2.5mm，黄色，刚毛长约为小穗的 1~3 倍，小枝不延伸；第一颖长为小穗的 1/3~1/2，具脉 3 条，第二颖长仅为小穗的 1/5~1/4；第一外稃与小穗等长，其内稃短小；第二外稃与第一外稃等长，卵形，黄色、红色或紫黑色，具细点状皱纹，成熟时圆球形，自颖片与第一外稃上脱落。

【适宜生境】中生植物。具有耐旱、贫瘠土壤和耐储藏的优势，适合在干旱而缺乏灌溉的地区生长。

【资源状况】分布于阴山地区各地。常见。

【入药部位】■中药：种仁（粟米）、发芽颖果（粟芽）。

　　　　　　■蒙药：果实（那日衣木）。

【采收加工】秋季果实成熟时采收，晒干，打下果实；果实除去杂质，碾去粟皮，取种仁；将果实用水浸泡，捞出发芽颖果，晒干。

【功能主治】■中药：粟米和中，益肾，除热，解毒；用于脾胃虚热，反胃呕吐，腹满食少，消渴，泻痢，烫火伤。粟芽健脾，消食；用于食积胀满，不思饮食。

　　　　　　■蒙药：那日衣木愈伤，接骨；用于骨折，创伤。

【用法用量】■中药：粟米 15~30g，或煮粥食用；外用适量，研末撒，或熬汁涂。粟芽 10~15g，或研末服，入丸、散服。

　　　　　　■蒙药：那日衣木多入丸、散服。

金色狗尾草

阿拉担－西日－达日

Setaria glauca (L.) Beauv.

【标本采集号】150121180909007LY

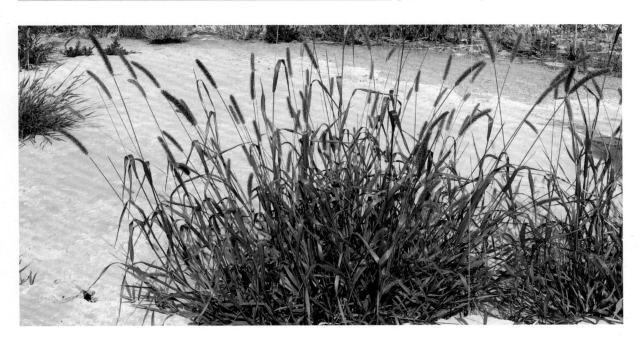

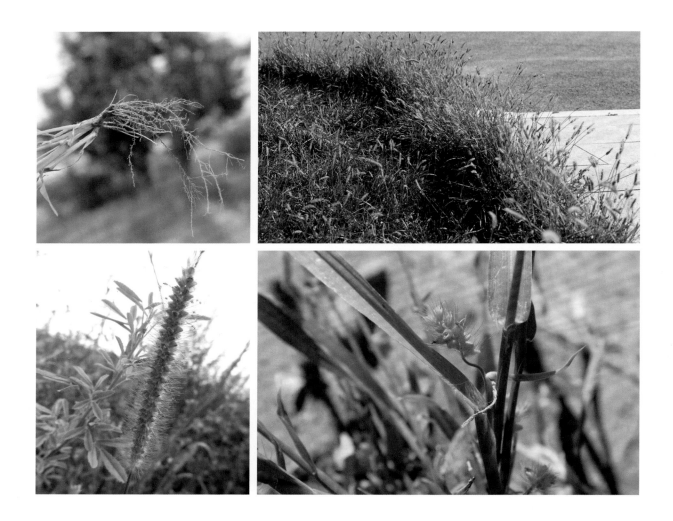

【形态特征】一年生草本，单生或丛生。秆直立或基部倾斜膝曲，近地面节可生根，高 20~90cm，光滑无毛，仅花序下面稍粗糙。叶鞘下部扁压具脊，上部圆形，光滑无毛；叶舌具 1 圈纤毛。圆锥花序紧密，呈圆柱状或狭圆锥状；第一小花雄性或中性，第一外稃与小穗等长或微短，具 5 脉，其内稃膜质；第二小花两性，外稃革质，等长于第一外稃；花柱基部联合。花、果期 7~9 月。

【适宜生境】中生植物。生于田野、路边、荒地、山坡等处。

【资源状况】分布于阴山地区各地。常见。

【入药部位】■中药：全草（狗尾草）。

■蒙药：果实（乌仁素勒）。

【采收加工】夏、秋二季采收全草，除去杂质，洗净泥土，晒干；秋季采收果实，除去杂质，晒干。

【功能主治】■中药：狗尾草祛风明目，清热除湿，利尿，消肿排脓；用于风热感冒，目赤肿痛，目翳，沙眼，黄疸性肝炎，小便不利，痈肿，疮癣，瘰疬。

■蒙药：乌仁素勒止泻；用于久泻腹痛，嗳气。

【用法用量】■中药：狗尾草 15~30 g；外用适量，煎汤洗患处。

■蒙药：乌仁素勒多入丸、散服。

白 草

倒生草、五龙、昭巴拉格

Pennisetum centrasiaticum Tzvel.

【标本采集号】150926180709026LY

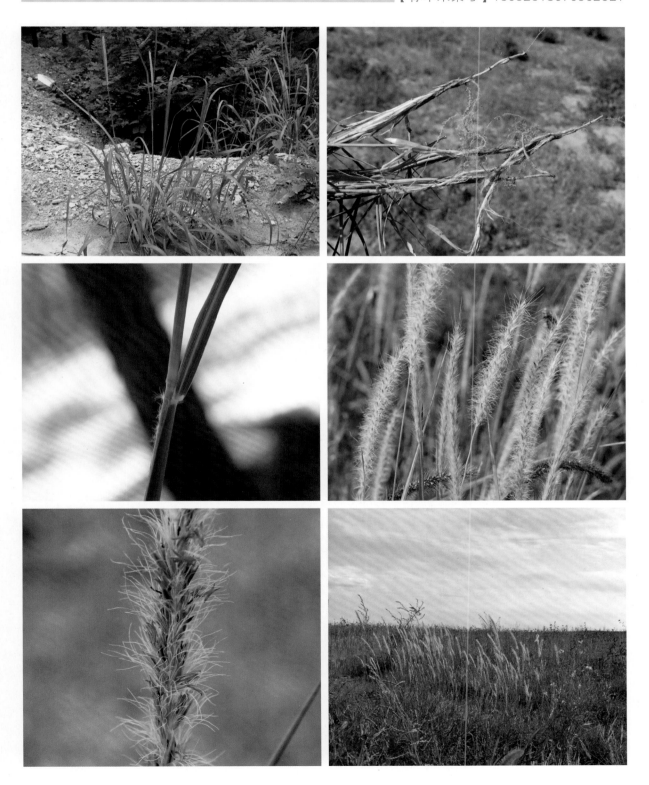

【形态特征】多年生草本。具横走根状茎；秆直立，单生或丛生，高 20~90cm。叶鞘疏松包茎，近无毛，基部者密集近跨生，上部短于节间；叶舌短，具纤毛；叶片狭线形，两面无毛。圆锥花序紧密，直立或稍弯曲；主轴具棱角；刚毛柔软，细弱，微粗糙；小穗通常单生；第一小花雄性，罕或中性，第一外稃与小穗等长，厚膜质，第一内稃透明，膜质或退化；第二小花两性，第二外稃具 5 脉，先端芒尖，与其内稃同为纸质；花柱近基部联合。颖果长圆形。花、果期 7~9 月。

【适宜生境】中生植物。生于干燥的丘陵坡地、沙地、沙丘间洼地、田野，为沙质草原和草甸的建群植物，或撂荒地次生群聚的建群植物。

【资源状况】分布于乌兰察布市（察哈尔右翼前旗、察哈尔右翼中旗、凉城县、四子王旗）、呼和浩特市（和林格尔县）、包头市（白云鄂博矿区、达尔罕茂明安联合旗、固阳县）、巴彦淖尔市（乌拉特前旗）。常见。

【入药部位】■中药：根茎（白草）。
　　　　　　■蒙药：根茎（照巴拉嘎）。

【采收加工】秋季采挖，除去残茎，洗净泥土，晒干。

【功能主治】■中药：白草清热凉血，利尿；用于急性肾炎尿血，鼻衄，肺热咳嗽，胃热烦渴。
　　　　　　■蒙药：照巴拉嘎利尿，止血，杀虫，敛疮，解毒；用于尿闭，毒热，吐血，衄血，尿血，创伤出血，口舌生疮等。

【用法用量】■中药：白草 15~30 g。
　　　　　　■蒙药：照巴拉嘎多入丸、散服。

白 茅　茅根、乌拉乐吉 – 嘎纳
Imperata cylindrica (Linn.) Beauv.

【标本采集号】150822190612037LY

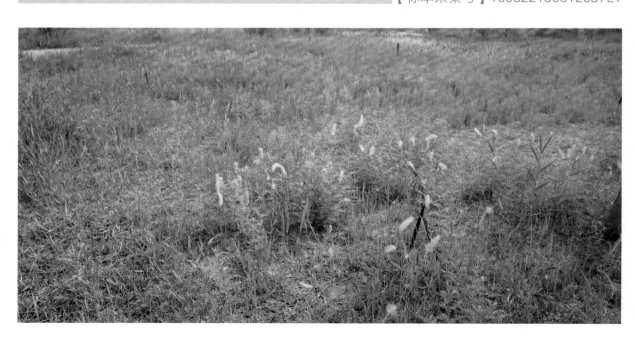

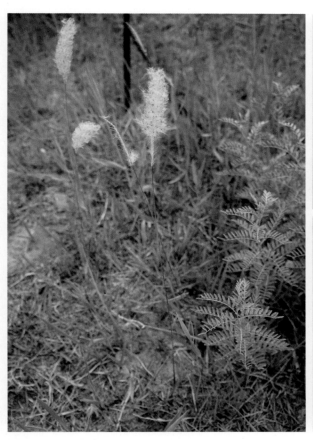
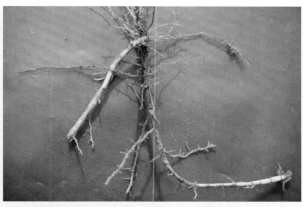
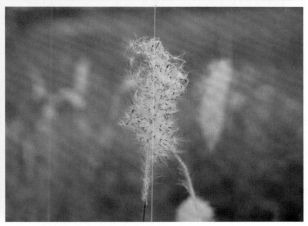

【形态特征】多年生草本。具粗壮的长根状茎；秆直立，高 30~80cm，具 1~3 节，节无毛。叶鞘聚
集于秆基，甚长于其节间，质地较厚，老后破碎，呈纤维状；叶舌膜质，分蘖叶扁平，
质地较薄；秆生叶片窄线形，通常内卷，顶端渐尖呈刺状，质硬，被有白粉。圆锥花
序稠密，基盘具丝状柔毛；两颖草质及边缘膜质，近相等，具 5~9 脉，常具纤毛，脉
间疏生长丝状毛；花柱细长，柱头 2 个，紫黑色，羽状，自小穗顶端伸出。颖果，胚
长为颖果的一半。花、果期 7~9 月。

【适宜生境】中生植物。生于路旁、撂荒地、山坡、草甸、沙地。

【资源状况】分布于巴彦淖尔市（磴口县）。少见。

【入药部位】■ 中药：根茎（白茅根）。

　　　　　　■ 蒙药：根茎（乌拉拉吉）。

【采收加工】春、秋二季采挖，洗净，晒干，除去须根和膜质叶鞘，捆成小把。

【功能主治】■ 中药：白茅根凉血止血，清热利尿；用于血热吐血，衄血尿血，热病烦渴，湿热黄疸，
水肿尿少，热淋涩痛。

　　　　　　■ 蒙药：乌拉拉吉利尿，解毒，止血，生津；用于尿闭，淋病，水肿，各种出血，中毒症，
体虚。

【用法用量】■ 中药：白茅根 9~30g。

　　　　　　■ 蒙药：乌拉拉吉多入丸、散服。

大油芒 山黄管、大荻
Spodiopogon sibiricus Trin.

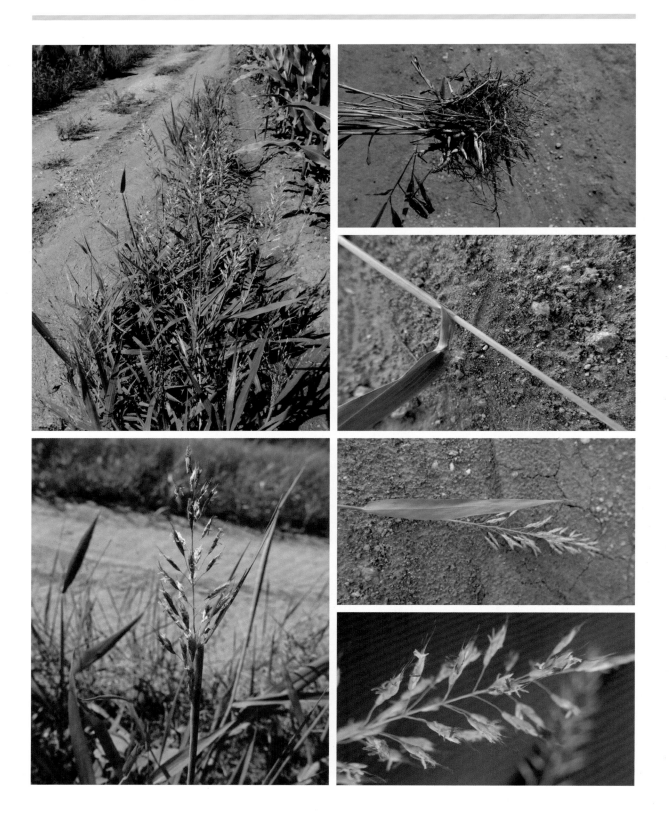

【形态特征】多年生草本。秆通常不分枝。叶片阔条形。圆锥花序；总状花序具 2~4 节，生于细长的枝端，穗轴逐节断落，节间及小穗柄呈棒状；小穗成对，1 个有柄，1 个无柄，均结实且同形，多少呈圆筒形，含小花 2 朵，仅第二小花结实；第一颖遍布柔毛，顶部两侧有不明显的脊；芒自第二外稃二深裂齿间伸出，中部膝曲。颖果长圆状披针形，棕栗色，长约 2mm，胚长约为果体的一半。花、果期 7~10 月。

【适宜生境】中旱生植物。生于山地阳坡、砾石质草原、山地灌丛、草甸草原。

【资源状况】分布于乌兰察布市（卓资县）。少见。

【入药部位】■中药：全草（大油芒）。

【采收加工】夏、秋二季采收，除去杂质，洗净泥土，晒干。

【功能主治】■中药：大油芒止血，催产；用于月经过多，难产，胸闷气胀。

【用法用量】■中药：大油芒 15~30g。

高 粱 蜀黍、西喜

Sorghum bicolor (Linn.) Moench

【标本采集号】150825150824306LY

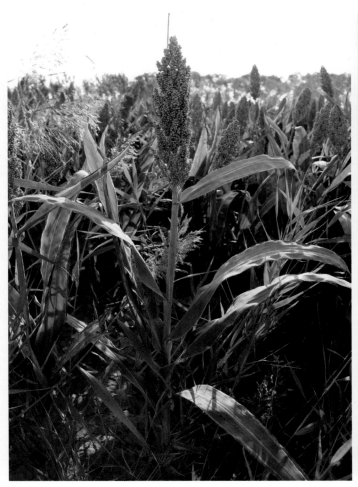
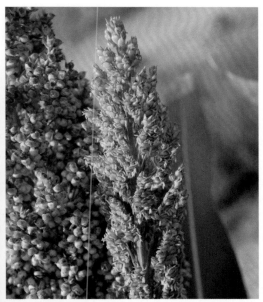
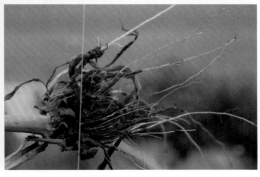

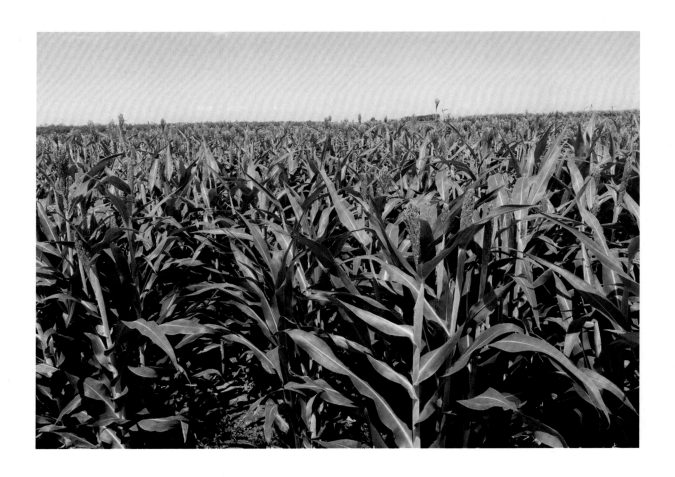

【形态特征】一年生草本。秆实心充满髓，高2~3m。叶鞘无毛，常被白粉；叶舌短，硬膜质，先端钝圆，具纤毛；叶片无毛，具锐尖粗糙的边缘，基部与叶舌之间被密毛。圆锥花序卵形或椭圆形，紧缩似穗状或略开展，分枝轮生，上升；无柄小穗宽卵形至卵状椭圆形，有柄小穗披针形；颖革质，被微毛或于成熟时光滑无毛；第一外稃（不孕小花）透明膜质，第二外稃透明膜质，先端具芒，芒基部扭转或否。花、果期6~9月。

【适宜生境】中生植物。喜温、喜光，并有一定的耐高温特性，全国各地均有栽培，适宜栽培于富含有机质、土层深厚的壤土。

【资源状况】作为杂粮作物，阴山地区有小面积栽培。

【入药部位】■中药：种仁（高粱）、根（高粱根）、黑穗病花序（高粱火焰苞）。

【采收加工】秋季种仁成熟时采收，晒干；收割高粱后，采挖根，洗净泥土，晒干；夏季随时采收黑穗（火焰苞），晒干。

【功能主治】■中药：高粱健脾，涩肠，止泻；用于脾虚泄泻，小便不利，消化不良，脘痞不舒，失眠多梦。高粱根利尿，平喘，止血，催产；用于小便不利，喘满，难产，血崩，产后出血，膝痛，足跟痛。高粱火焰苞止血，止痢；用于吐血，便血，血痢。

【用法用量】■中药：高粱30~60g。高粱根15~30g，难产烧炭，研末，每服6g，黄酒冲服。高粱火焰苞9~15g。

荩 草

绿竹、希日－宝都格－额布苏
Arthraxon hispidus (Thunb.) Makino

【标本采集号】150124180930009LY

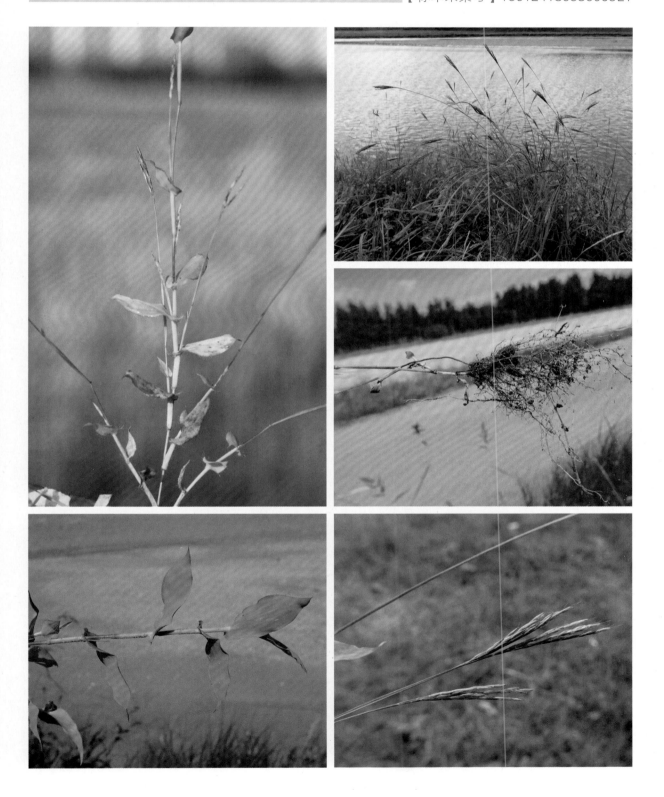

【形态特征】一年生草本。秆细弱，无毛，基部倾斜，高30~60cm，具多节，常分枝，基部节着地易生根。叶鞘短于节间，生短硬疣毛；叶舌膜质，边缘具纤毛；叶片卵状披针形，基部心形，抱茎。总状花序细弱，2~10个呈指状排列或簇生于秆顶；总状花序轴节间无毛；无柄小穗卵状披针形，呈两侧压扁，灰绿色或带紫色；第一颖草质，边缘膜质；第二颖近膜质，与第一颖等长。颖果长圆形，与稃体等长。有柄小穗退化仅剩针状刺。花、果期7~9月。

【适宜生境】中生植物。生于山坡草地、水边湿地、河滩沟谷草甸、山地灌丛、沙地、田野。

【资源状况】分布于呼和浩特市（清水河县）。少见。

【入药部位】■中药：全草（荩草）。

【采收加工】7~9月割取全草，晒干。

【功能主治】■中药：荩草止咳定喘，解毒杀虫；用于久咳气喘，肝炎，咽喉炎，口腔炎，鼻炎，淋巴结炎，乳腺炎，疮疡疥癣。

【用法用量】■中药：荩草 10~20g；外用适量，煎汤洗，或捣敷。

玉蜀黍 玉米、额尔敦尼西喜
Zea mays Linn.

【标本采集号】150926180903027LY

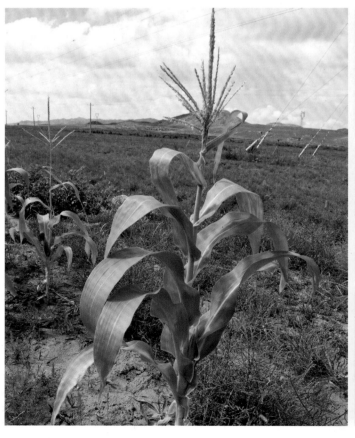
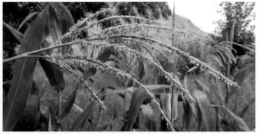
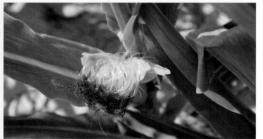
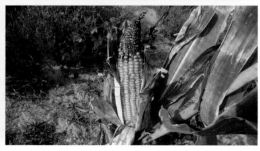

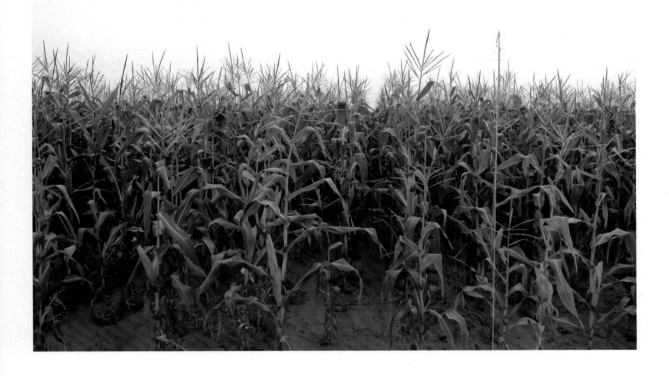

【形态特征】一年生高大草本。秆直立,通常不分枝,高 1~4m,基部各节具气生支柱根。叶鞘具横脉;
叶舌膜质;叶片扁平宽大,线状披针形,基部圆形呈耳状。顶生雄性圆锥花序大型,
主轴与总状花序轴及其腋间均被细柔毛;雄性小穗孪生;两颖近等长,膜质,被纤毛;
外稃及内稃透明膜质;花药橙黄色。雌花序被多数宽大的鞘状苞片所包藏;雌小穗孪
生,呈 16~30 纵行排列于粗壮之序轴上,两颖等长,宽大,无脉,具纤毛。颖果球形
或扁球形,成熟后露出颖片和稃片之外。花、果期秋季。

【适宜生境】中生植物。全国各地均有栽培,具有很强的耐旱性、耐寒性、耐贫瘠性以及极好的环
境适应性。

【资源状况】作为粮食作物,阴山地区有大规模栽培。

【入药部位】■中药:花柱(玉米须)、根(玉蜀根)、叶(玉蜀叶)。

【采收加工】秋季玉米成熟时,采收花柱,晒干;收割玉米后挖根,洗净泥土,晒干;夏季叶随时
可采收,鲜用或阴干。

【功能主治】■中药:玉米须利尿,通淋,清湿热,平肝,利胆;用于肾炎水肿,小便不利,黄疸
性肝炎,胆囊炎,糖尿病,高血压。玉蜀根、玉蜀叶利尿,通淋,祛瘀排石,止痛;
用于热淋,砂淋,石淋,小便涩痛。

【用法用量】■中药:玉米须 30~60g。玉蜀根、玉蜀叶 60~120g。

薏 苡
薏米、苡仁、图布特－陶部其
Coix lacryma-jobi Linn.

【标本采集号】150203190427032LY

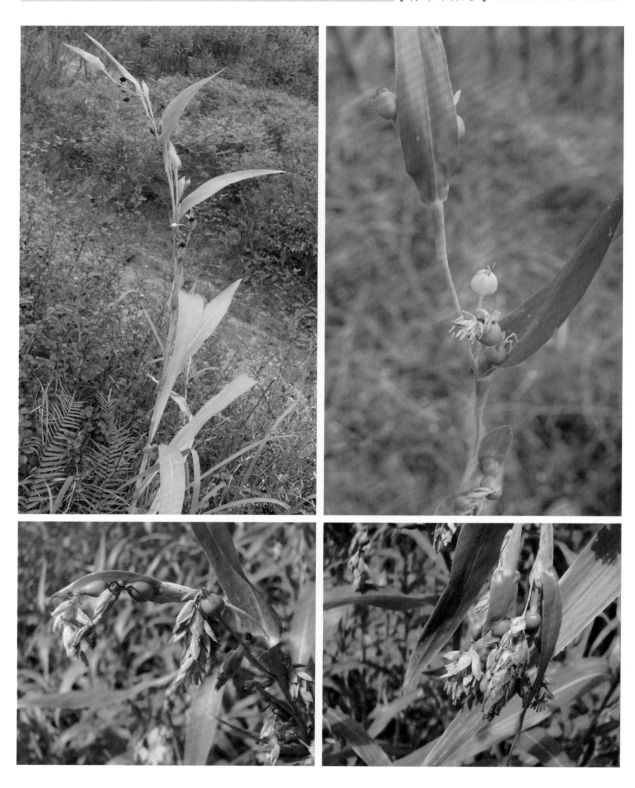

【**形态特征**】一年生草本。秆直立丛生，多分枝。叶鞘短于其节间，叶舌干膜质，叶片扁平宽大，开展，基部圆形或近心形。总状花序腋生成束；雌小穗位于下部，外面包以骨质念珠状总苞，雄蕊常退化，雌蕊具细长柱头，伸出，颖果小；雄小穗着生于上部，具有柄、无柄二型。花、果期6~12月。

【**适宜生境**】湿生植物。生于湿润的屋旁、池塘、河沟、山谷、溪涧或易受涝的农田等。

【**资源状况**】呼和浩特市、包头市有少量栽培。

【**入药部位**】■中药：种仁（薏苡仁）、根（薏苡根）。

【**采收加工**】秋季果实成熟时采收，晒干，打下果实，除去外壳及种皮，取种仁；秋季采挖根，洗净泥土，晒干。

【**功能主治**】■中药：薏苡仁健脾，利尿渗湿，除痹，清热排脓；用于小便不利，水肿，脚气病，脾虚泄泻，风湿痹痛，筋脉挛急，肺痈，肠痈，白带异常。薏苡根清热，利湿，杀虫；用于白带异常，水肿，淋病，虫积腹痛。

【**用法用量**】■中药：薏苡仁 3~10g，或入散剂服。薏苡根 10~30g，或入丸、散服，或浸酒服，或煮粥，或作羹。

莎草科

扁秆藨草 扁秆荆三棱、三棱草、哈布塔盖－塔巴牙
Scirpus planiculmis Fr. Schmidt

【标本采集号】150824180603007LY

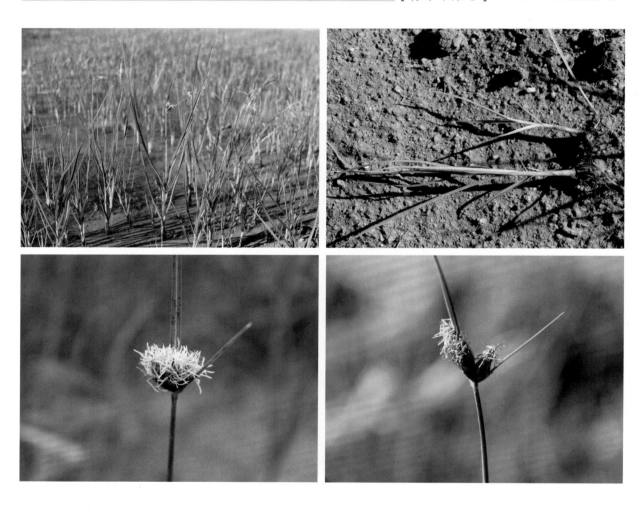

【形态特征】多年生草本。具匍匐根状茎和块茎；秆高 60~100cm，一般较细，三棱形，平滑，靠近花序部分粗糙，基部膨大，具秆生叶。叶扁平，向顶部渐狭，具长叶鞘。叶状苞片 1~3 枚，常长于花序，边缘粗糙；小穗卵形或长圆状卵形，锈褐色，具多数花；鳞片膜质，褐色或深褐色，外面被稀少的柔毛，背面具 1 条稍宽的中肋，具芒；下位刚毛 4~6 条，上生倒刺；花柱长，柱头 2 个。小坚果宽倒卵形。花期 5~6 月，果期 7~9 月。

【适宜生境】湿生植物。生于海拔 2~1600m 的湖边、河边近水处。

【资源状况】分布于乌兰察布市（商都县）、包头市（东河区、九原区、昆都仑区、青山区、土默特右旗）、巴彦淖尔市（乌拉特前旗、乌拉特中旗）。常见。

【入药部位】■ 中药：块茎（扁秆蔗草）。

【采收加工】夏、秋二季采挖块茎，除去茎叶及须根，洗净泥土，晒干。

【功能主治】■ 中药：扁秆蔗草止咳，破血通经，行气，消积，止痛；用于慢性支气管炎，癥瘕积聚，产后瘀血，腹痛，闭经，消化不良，胸腹胁痛。

【用法用量】■ 中药：扁秆蔗草 6~9g。

蔗　草　三棱蔗草、三棱水葱、塔巴牙

Scirpus triqueter Linn.

【标本采集号】150921150826035LY

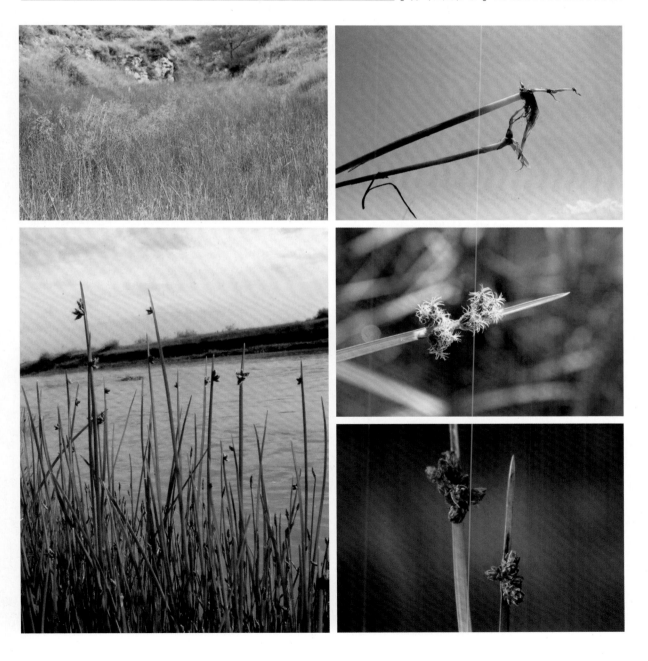

【形态特征】多年生草本。匍匐根状茎长，干时呈红棕色；秆散生，粗壮，高 20~90cm，三棱形，基部具 2~3 枚鞘，鞘膜质，横脉明显隆起。叶片扁平。苞片 1 枚，三棱形；简单长侧枝聚伞花序假侧生，有 1~8 个辐射枝；辐射枝三棱形；小穗卵形或长圆形，密生许多花；鳞片顶端微凹，黄棕色，边缘疏生缘毛；下位刚毛 3~5 条，全长都生有倒刺；雄蕊 3 枚，花药线形，药隔暗褐色，稍突出；花柱短，柱头 2 个，细长。小坚果成熟时褐色，具光泽。花、果期 6~9 月。

【适宜生境】湿生植物。生于河边或湖边沼泽。

【资源状况】分布于乌兰察布市（察哈尔右翼前旗、察哈尔右翼中旗、凉城县、商都县、卓资县）、包头市（达尔罕茂明安联合旗、九原区）、巴彦淖尔市（磴口县、乌拉特前旗）。常见。

【入药部位】■中药：全草（藨草）。

【采收加工】夏、秋二季采收，除去杂质，洗净泥土，晒干。

【功能主治】■中药：藨草消食开胃，行气降逆；用于食积胀满，气滞呃逆。

【用法用量】■中药：藨草 15~60g。

水　葱　莞蒲、奥存－塔巴牙
Scirpus validus Vahl

【标本采集号】1502231409031 06LY

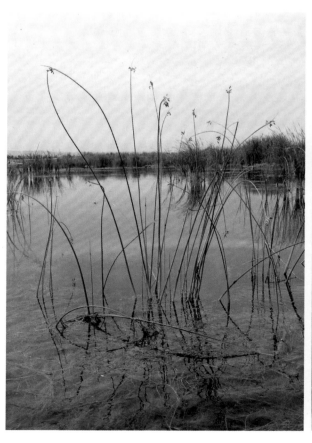
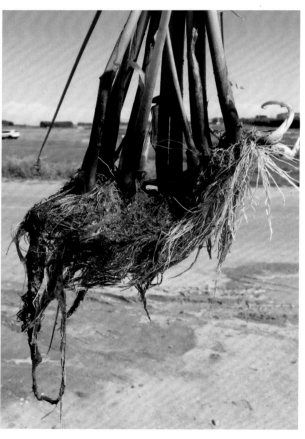

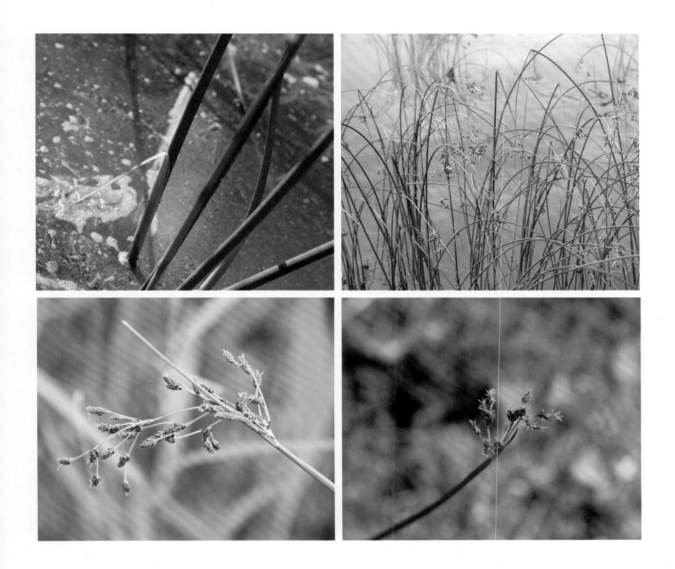

【形态特征】多年生草本。匍匐根状茎粗壮，具许多须根；秆高大，圆柱状，高1~2m，平滑，基部具3~4枚叶鞘，管状，膜质，最上面1枚叶鞘具叶片。叶片线形。苞片1枚，为秆的延长，直立，钻状；长侧枝聚伞花序简单或复出，具4~13或更多个辐射枝；辐射枝一面凸，一面凹，边缘有锯齿；小穗单生或2~3个簇生于辐射枝顶端，具多数花；雄蕊3枚，花药线形，药隔突出；花柱中等长，柱头2个。小坚果倒卵形，双凸状，少有三棱形。花、果期7~9月。

【适宜生境】湿生植物。生于浅水沼泽、沼泽化草甸中。

【资源状况】分布于乌兰察布市（商都县）、包头市（达尔罕茂明安联合旗、东河区、九原区、昆都仑区、青山区）、巴彦淖尔市（磴口县、乌拉特前旗）。少见。

【入药部位】■中药：全草（水葱）。

【采收加工】夏、秋二季采收，除去杂质，洗净泥土，晒干。

【功能主治】■中药：水葱渗湿利尿；用于水肿胀满，小便不利。

【用法用量】■中药：水葱9~15g。

水莎草 少日乃
Juncellus serotinus (Rottb.) C. B. Clarke

【标本采集号】150207190610037LY

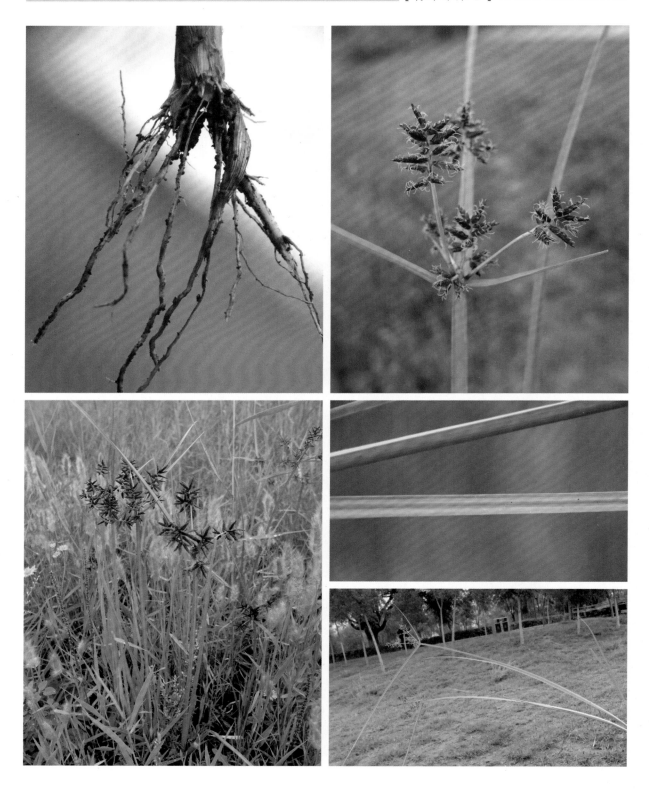

【形态特征】多年生草本，散生。根状茎长；秆高 35 ~100cm，粗壮，扁三棱形，平滑。叶片少，平滑，基部折合，上面平张，背面中肋呈龙骨状突起。苞片常 3 枚，叶状；辐射枝向外展开，长短不等。每一辐射枝上具 1~3 个穗状花序，每一穗状花序具 5~17 个小穗；小穗轴具白色透明的翅；雄蕊 3 枚，花药线形，药隔暗红色；花柱很短，柱头 2 个，细长，具暗红色斑纹。小坚果椭圆形或倒卵形，平凸状，棕色，稍有光泽，具凸起的细点。花期 8~9 月。

【适宜生境】湿生植物。生于浅水沼泽、沼泽草甸和水边沙土上。

【资源状况】分布于乌兰察布市（察哈尔右翼前旗、察哈尔右翼中旗、凉城县、卓资县）、呼和浩特市（托克托县）、包头市（达尔罕茂明安联合旗、东河区、九原区、昆都仑区、青山区）、巴彦淖尔市（磴口县、乌拉特中旗）。常见。

【入药部位】■中药：全草（水莎草）。

【采收加工】夏、秋二季采收，洗净，晒干。

【功能主治】■中药：水莎草止咳，化痰；用于慢性支气管炎。

【用法用量】■中药：水莎草 10~20g。

天南星科

菖 蒲

水菖蒲、大菖蒲、石菖蒲

Acorus calamus L.

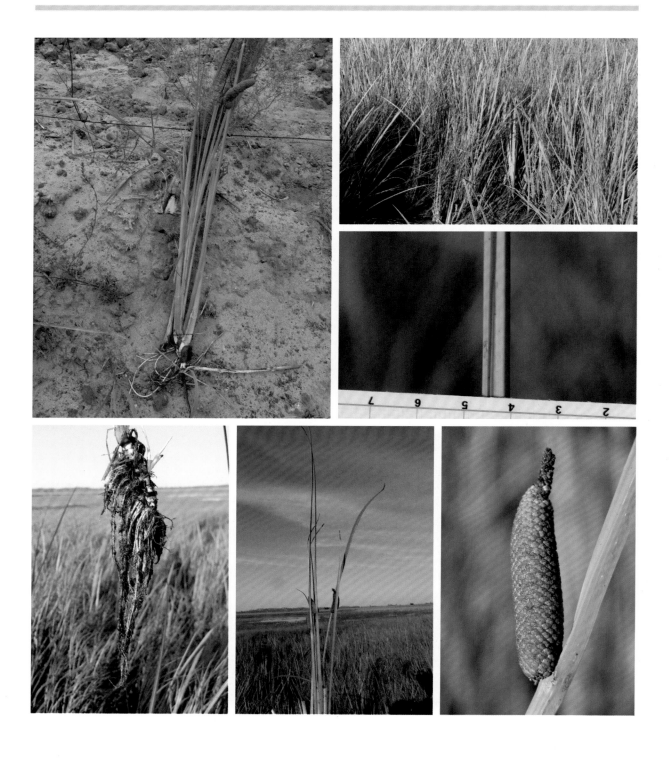

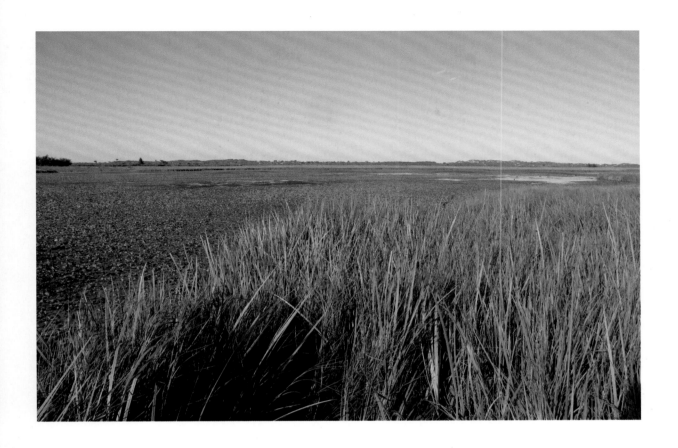

【形态特征】多年生草本。根状茎横走，稍扁，分枝，黄褐色，芳香。叶基生，基部两侧膜质叶鞘，向上渐窄，脱落；叶片剑状线形，基部对褶，中部以上渐窄，草质，绿色，光亮，两面中肋隆起，侧脉 3~5 对，平行，纤弱，伸至叶尖。花序柄三棱形；叶状佛焰苞剑状线形；肉穗花序斜上或近直立，圆柱形；花黄绿色，花被片倒披针形。浆果长圆形，成熟时红色。花、果期 6~8 月。

【适宜生境】水生草本。生于沼泽、河流边、湖泊边。

【资源状况】分布于阴山地区各地。少见。

【入药部位】■中药：根茎（水菖蒲）。

　　　　　　■蒙药：根茎（乌莫黑－吉格苏）。

【采收加工】四季均可采挖，除去茎枝及须根，洗净泥土，晒干。

【功能主治】■中药：水菖蒲化痰，开窍，健脾利湿，辟秽杀虫；用于癫痫，神志不清，惊悸健忘，脘腹痞胀，食欲不振，泄泻，痢疾，风寒湿痹，痈肿疥疮。

　　　　　　■蒙药：乌莫黑－吉格苏杀黏，温胃，消食，祛腐，祛协日乌素，滋补，健脑；用于消化不良，胃寒，食积，发症，结喉，协日乌素病，关节痛，麻风病。

【用法用量】■中药：水菖蒲 3~9g，或研末冲服；外用适量，煎汤洗，或研末调敷患处。

　　　　　　■蒙药：乌莫黑－吉格苏多入丸、散服。

浮萍科

浮 萍
青萍、浮萍草、拉布萨嘎
Lemna minor L.

【标本采集号】150927180816013LY

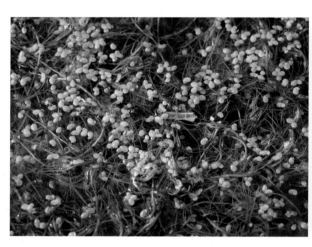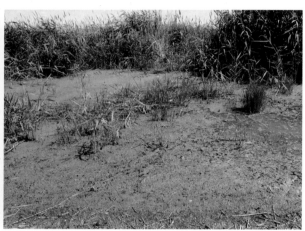

【形态特征】多年生漂浮植物。叶状体对称，上面绿色，下面浅黄色、绿白色或紫色，近圆形、倒卵形或倒卵状椭圆形，全缘，脉 3 条，下面垂生丝状根 1 条；叶状体下面一侧具囊，新叶状体于囊内形成，浮出，以极短的柄与母体相连，后脱落。胚珠弯生。果近陀螺状。种子具纵肋 12~15 条。花期 6~7 月。

【适宜生境】水生植物。生于静水中、小水池及河湖边缘。

【资源状况】分布于乌兰察布市（察哈尔右翼前旗、察哈尔右翼中旗）。少见。

【入药部位】■中药：全草（青萍）。

【采收加工】夏、秋二季从水中捞取后，洗净，除去杂质，晒干。

【功能主治】■中药：青萍祛风发汗，利尿，消肿，清热解毒；用于风热感冒，麻疹不透，风热瘾疹，皮肤瘙痒，荨麻疹，肾炎水肿，小便不利，疮癣，丹毒，烫伤。

【用法用量】■中药：青萍 3~12 g，或入丸、散服；外用适量，煎汤熏洗，或研末调敷患处。

鸭跖草科

鸭跖草　鸭子菜、鸭脚草、努古存－塔布格
Commelina communis Linn.

【标本采集号】150222180829022LY

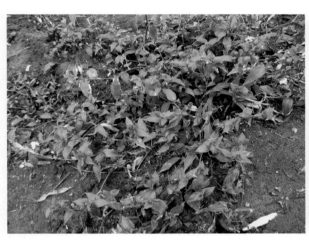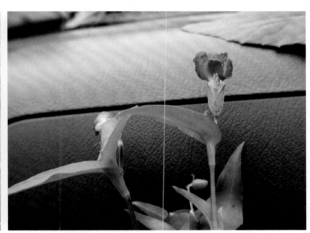

【形态特征】一年生披散草本。茎匍匐生根，多分枝，长达 1m，下部无毛，上部被短毛。叶披针形或卵状披针形。总苞片佛焰苞状，与叶对生，折叠状，展开后心形，顶端短尖，基部心形，边缘常有硬毛；聚伞花序，下面 1 个具花 1 朵，不孕；上面 1 个具花 3~4 朵，具短梗，几不伸出总苞片；花梗果期弯曲；萼片膜质，内面 2 枚常靠近或合生；花瓣深蓝色，内面 2 片具爪。蒴果椭圆形，2 室，2 片裂。种子 4 枚，棕黄色，一端平截，腹面平，有不规则窝孔。花、果期 7~9 月。

【适宜生境】湿中生植物。生于山沟溪边林下、山坡阴湿处、田间。

【资源状况】分布于包头市（东河区、固阳县、九原区、昆都仑区、青山区）。少见。

【入药部位】■中药：全草（鸭跖草）。

【采收加工】夏、秋二季采挖，除去杂质，洗净泥土，晒干。

【功能主治】■中药：鸭跖草清热解毒，利水消炎；用于水肿，小便不利，感冒，咽喉肿痛，黄疸性肝炎，热痢，丹毒等。

【用法用量】■中药：鸭跖草 15~30g，鲜品 60~90g，或捣汁服；外用适量，捣敷。

灯心草科

小灯心草

莫乐黑音 – 高乐 – 额布苏
Juncus bufonius Linn.

【标本采集号】150123180721092LY

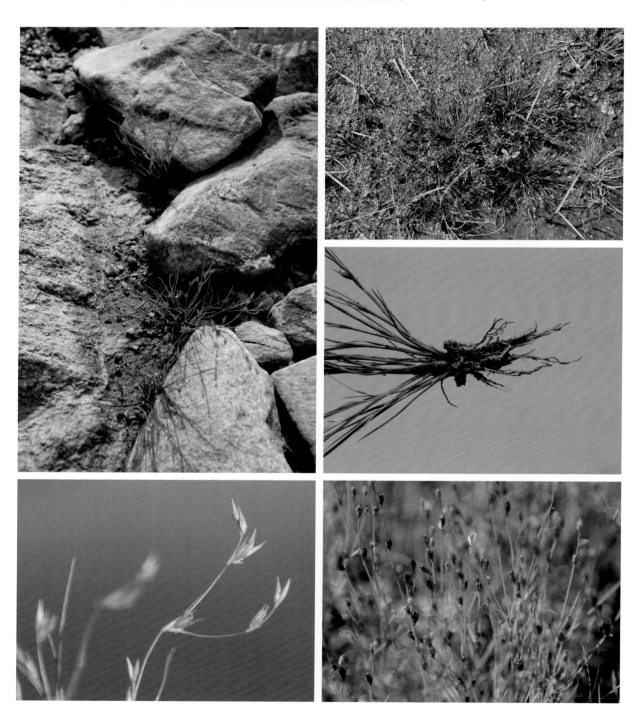

【形态特征】一年生草本，高 4~20（~30）cm。有多数细弱、浅褐色须根。茎丛生，细弱，基部常红褐色。叶基生和茎生；叶鞘具膜质边缘，无叶耳。花序呈二歧聚伞状，或排列成圆锥状，生于茎顶，约占整个植株的 1/4~4/5；叶状总苞片常短于花序；花排列疏松，很少密集；花被片披针形，边缘宽膜质，白色，顶端锐尖，内轮者稍短；雄蕊 6 枚；雌蕊具短花柱。蒴果三棱状椭圆形，黄褐色。种子椭圆形，两端细尖，黄褐色，有纵纹。花常闭花受精。花、果期 6~9 月。

【适宜生境】湿生植物。生于沼泽草甸和盐化沼泽草甸。

【资源状况】分布于乌兰察布市（商都县）、呼和浩特市（和林格尔县）、包头市（白云鄂博矿区、固阳县、石拐区）。常见。

【入药部位】■中药：全草（野灯草）。

【采收加工】夏季采收，洗净，晒干。

【功能主治】■中药：野灯草清热，通淋，利尿，止血；用于热淋，小便涩痛，水肿，尿血。

【用法用量】■中药：野灯草 3~6g。

细灯心草 那林－高乐－额布苏
Juncus gracillimus (Buch.) Krecz. et Gontsch.

【标本采集号】150822190724033LY

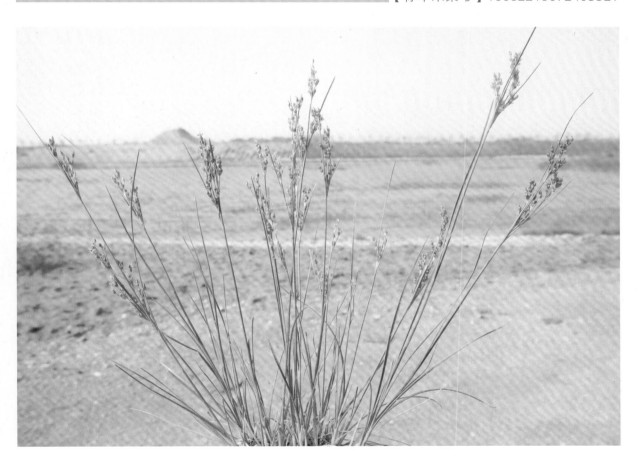

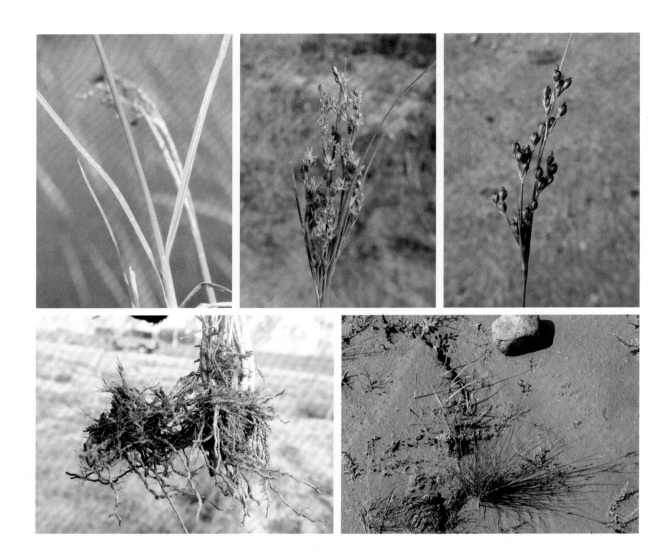

【形态特征】多年生草本，高 30~50cm。根状茎横走，密被褐色鳞片；茎丛生，直立，绿色。基生叶 2~3 枚，茎生叶 1~2 枚，叶片狭条形；叶鞘松弛抱茎，其顶部具圆形叶耳。复聚伞花序生于茎顶部，具多数花；总苞片叶状，常 1 枚；从总苞片腋部发出多个长短不一的花序分枝，其顶部有一至数回的聚伞花序；花小，彼此分离；小苞片 2 枚，膜质；花被片近等长，常稍向内卷成兜状；雄蕊 6 枚；花柱柱头 3 分叉。蒴果，褐色，具光泽。种子褐色，表面具纵向梯纹。花、果期 6~8 月。

【适宜生境】湿生植物。生于河边、湖边、沼泽化草甸或沼泽中。

【资源状况】分布于巴彦淖尔市（磴口县、乌拉特前旗）。少见。

【入药部位】■中药：全草（细灯心草）。

【采收加工】夏、秋二季采收，除去杂质，洗净泥土，晒干。

【功能主治】■中药：细灯心草清心火，利小便；用于心烦失眠，尿少涩痛，口舌生疮。

【用法用量】■中药：细灯心草 3~10g。

百合科

知　母
兔子油草、蒜辫子草、陶来音－汤乃
Anemarrhena asphodeloides Bunge

【标本采集号】150825140623099LY

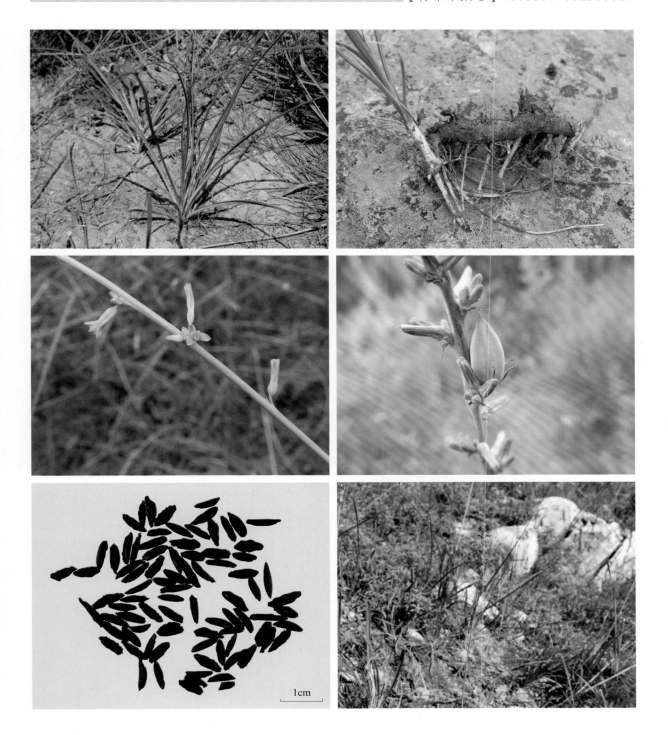

1cm

【形态特征】多年生草本。根较粗。根状茎横走，为残存叶鞘覆盖。叶基生，禾叶状，先端渐尖近丝状，基部渐宽成鞘状，具多条平行脉，中脉不明显。花葶生于叶丛中或侧生，直立；花2~3朵簇生，排成总状花序；花粉红色、淡紫色或白色；花被片6枚，基部稍合生，条形，中央具3脉，宿存；雄蕊3枚，花丝短，扁平；子房3室，每室2枚胚珠，花柱与子房近等长，柱头小。蒴果窄椭圆形，顶端有短喙，室背开裂，每室具1~2枚种子。种子黑色，具3~4窄翅。花期7~8月，果期8~9月。

【适宜生境】中旱生植物。生于草原、草甸草原、山地砾质草原。

【资源状况】分布于乌兰察布市（察哈尔右翼后旗、凉城县、四子王旗、卓资县）、呼和浩特市（和林格尔县、托克托县、武川县）、包头市（石拐区、土默特右旗）、巴彦淖尔市（乌拉特后旗、乌拉特前旗）、阿拉善盟（阿拉善左旗行政区）。十分常见。

【入药部位】■中药：根茎（知母）。

【采收加工】春、秋二季采挖，除去须根和泥沙，晒干，习称"毛知母"，或除去外皮，晒干。

【功能主治】■中药：知母清热泻火，滋阴润燥；用于外感热病，高热烦渴，肺热咳嗽，骨蒸潮热，内热，消渴，肠燥便秘。

【用法用量】■中药：知母6~12g。

玉簪 白玉簪、小芭蕉、哈斯－哈特呼日－其其格
Hosta plantaginea (Lam.) Aschers.

【标本采集号】150204190830009LY

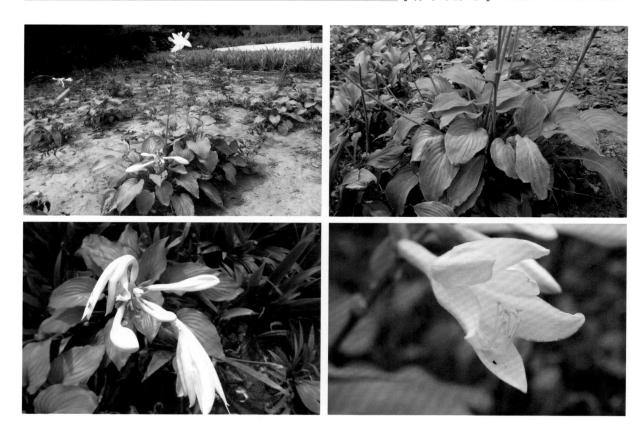

【形态特征】多年生草本。根状茎粗厚。叶卵状心形，侧脉 6~10 对；叶柄长 20~40cm。花葶高 40~80cm，具几朵至 10 余朵花，外苞片卵形，内苞片很小；花单生或 2~3 朵簇生，长 10~13cm，白色，芳香；雄蕊与花被近等长或略短。蒴果圆柱状，具 3 棱，长约 6cm。花、果期 8~9 月。

【适宜生境】中生植物。生于林下、草坡或岩石边。

【资源状况】作为园林绿化植物，阴山地区有少量栽培。

【入药部位】■中药：根茎（玉簪根）、叶或全草（玉簪）、花（玉簪花）。
　　　　　　■蒙药：根（哈斯－哈特呼日－其其格）。

【采收加工】秋季采挖根茎，除去茎叶、须根，洗净，鲜用，或切片，晾干；夏、秋二季采收叶或全草，洗净，鲜用或晾干；7~8 月花似开非开时采摘，晒干。

【功能主治】■中药：玉簪根清热解毒，消骨鲠；用于痈肿疮疡，乳痈瘰疬，咽喉肿痛，骨鲠。玉簪清热解毒，散结消肿；用于乳痈，痈肿疮疡，瘰疬，毒蛇咬伤。玉簪花清热解毒，利水，通经；用于咽喉肿痛，疮痈肿痛，小便不利，经闭。
　　　　　　■蒙药：哈斯－哈特呼日－其其格清热解毒，止咳，利咽喉；用于肺热，咽喉肿痛，嘶哑，毒热。

【用法用量】■中药：玉簪根 9~15g，鲜品倍量，或捣汁服；外用适量，捣敷。玉簪鲜品 15~30g，或捣汁和酒服；外用适量，捣敷，或捣汁涂。玉簪花 3~6g；外用适量，捣敷。
　　　　　　■蒙药：哈斯－哈特呼日－其其格内服，煮散剂，6~9g。

紫萼
紫玉簪、紫萼玉簪
Hosta ventricosa (Salisb.) Stearn

【标本采集号】150204190830010LY

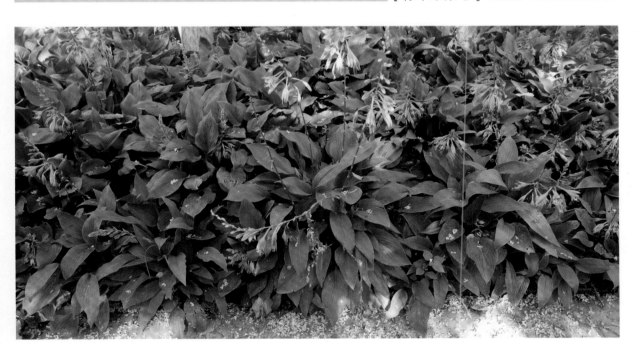

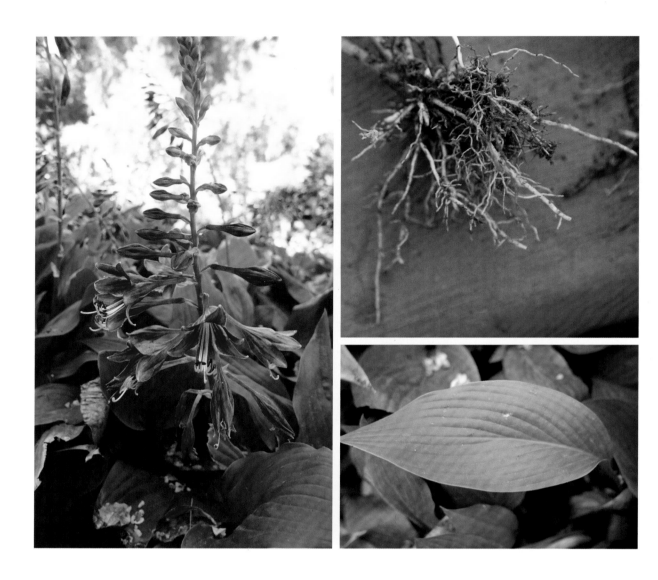

【形态特征】多年生草本。根状茎直径 0.3~1cm。叶卵状心形、卵形至卵圆形，先端通常近短尾状或骤尖，基部心形或近截形，极少叶片基部下延而略呈楔形，具 7~11 对侧脉。具花 10~30 朵；苞片矩圆状披针形，白色，膜质；花单生，盛开时从花被管向上骤然作近漏斗状扩大，紫红色；雄蕊伸出花被之外，完全离生。蒴果圆柱状，具 3 棱。花期 7 月中旬至 9 月上旬，果期 8~9 月。

【适宜生境】中生植物。生于海拔 500~2400m 的林下、草坡或路旁。各地常见栽培，供观赏。

【资源状况】作为园林绿化植物，阴山地区有少量栽培。

【入药部位】■中药：花（紫玉簪）、叶（紫玉簪叶）、根（紫玉簪根）。
　　　　　　■蒙药：根（哈斯 – 哈特呼日 – 其其格）。

【采收加工】夏、秋间采收花，晾干；夏、秋间采收叶，洗净，鲜用；全年均可采根，洗净，鲜用或晒干。

【功能主治】■中药：紫玉簪凉血止血，解毒；用于吐血，崩漏，湿热带下，咽喉肿痛。紫玉簪叶凉血止血，解毒；用于崩漏，湿热带下，疮肿，溃疡。紫玉簪根清热解毒，散瘀止痛，止血，下骨鲠；用于咽喉肿痛，痈肿疮疡，跌打损伤，胃痛，牙痛，吐血，崩漏，骨鲠。

■蒙药：哈斯－哈特呼日－其其格用于胃痛，跌打损伤；外用于蛇虫咬伤，痈肿疔疮。

【用法用量】■中药：紫玉簪 9~15g。紫玉簪叶 9~15g，鲜品加倍；外用适量，捣敷，或用沸水泡软敷。紫玉簪根 9~15g，鲜品加倍；外用适量，捣敷。

■蒙药：哈斯－哈特呼日－其其格入丸、散服。

黄花菜 金针菜、西日－其其格

Hemerocallis citrina Baroni

【标本采集号】150221130719222LY

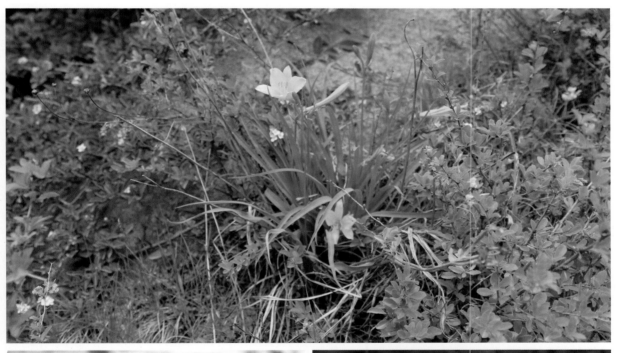

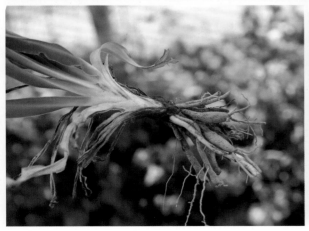

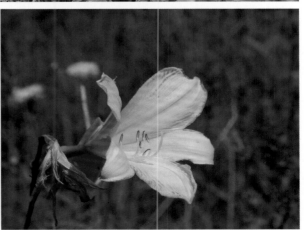

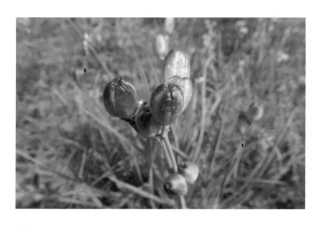
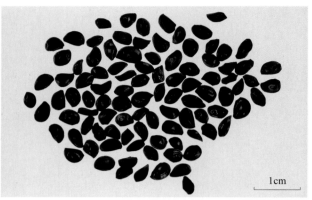

1cm

【形态特征】多年生草本，植株一般较高大。根近肉质，中下部常有纺锤状膨大。叶 7~20 枚。花
葶长短不一，一般稍长于叶，基部三棱形，上部多少圆柱形，有分枝；苞片披针形，
自下向上渐短；花梗较短；花多朵，最多可达 100 朵以上；花被淡黄色，有时在花蕾
时顶端带黑紫色。蒴果钝三棱状椭圆形。种子 20 多枚，黑色，有棱，从开花到种子
成熟需 40~60 天。花、果期 7~9 月。

【适宜生境】中生植物。生于林缘及谷地。

【资源状况】分布于乌兰察布市（察哈尔右翼后旗）、呼和浩特市（土默特左旗）、包头市（土默
特右旗）。常见。作为园林绿化植物，阴山地区亦有少量栽培。

【入药部位】■中药：全草（黄花菜）。

【采收加工】秋季采收，鲜用或晒干。

【功能主治】■中药：黄花菜清热利水，凉血止血，利湿解毒；用于小便不利，淋病，带下病，衄血，
尿血，便血，崩漏，肝炎，乳痈，劳伤腰痛。

【用法用量】■中药：黄花菜 6~9g；外用适量，捣敷，或煎汤洗，或研末撒敷。

小黄花菜 黄花菜、小萱草、哲日利格－西日－其其格
Hemerocallis minor Mill.

【标本采集号】150823151026163LY

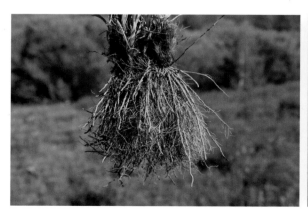
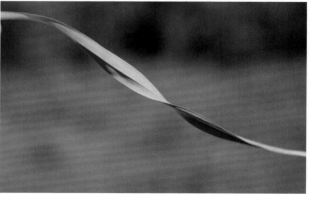

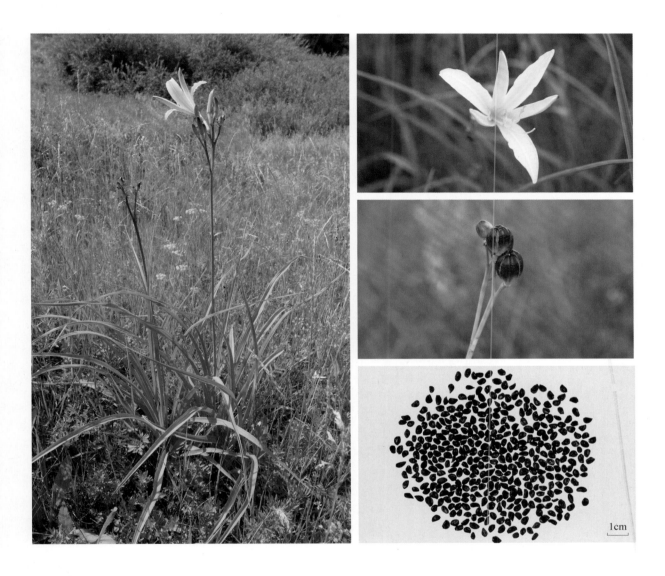

【形态特征】多年生草本。根绳索状。花葶稍短于叶或近等长，顶端具花 1~2 朵，稀具花 3 朵；花梗很短，苞片近披针形；花被淡黄色；花被管长 1~2.5（~3）cm，花被裂片长 4.5~6cm，内 3 枚宽 1.5~2.3cm。蒴果椭圆形或长圆形。花期 5~7 月，果期 7~8 月。

【适宜生境】中生植物。生于山地草原、林缘、灌丛中。

【资源状况】分布于乌兰察布市（凉城县、兴和县）、呼和浩特市（土默特左旗）、包头市（固阳县、土默特右旗）、巴彦淖尔市（乌拉特前旗）。常见。作为园林绿化植物，阴山地区亦有少量栽培。

【入药部位】■中药：根及花蕾（萱草）。

【采收加工】夏、秋二季采挖根，除去残茎及杂质，洗净泥土，晒干；夏季花未开时采花蕾，置沸水略烫或蒸后，晒干。

【功能主治】■中药：萱草清热利水，凉血止血，利湿解毒；用于小便不利，淋病，带下病，衄血，尿血，便血，崩漏，肝炎，乳痈，劳伤腰痛。

【用法用量】■中药：萱草 6~15g；外用适量，鲜品捣敷患处。

萱草

摺叶萱草、黄花菜、西日－其其格

Hemerocallis fulva (L.) L.

【标本采集号】150923190801023LY

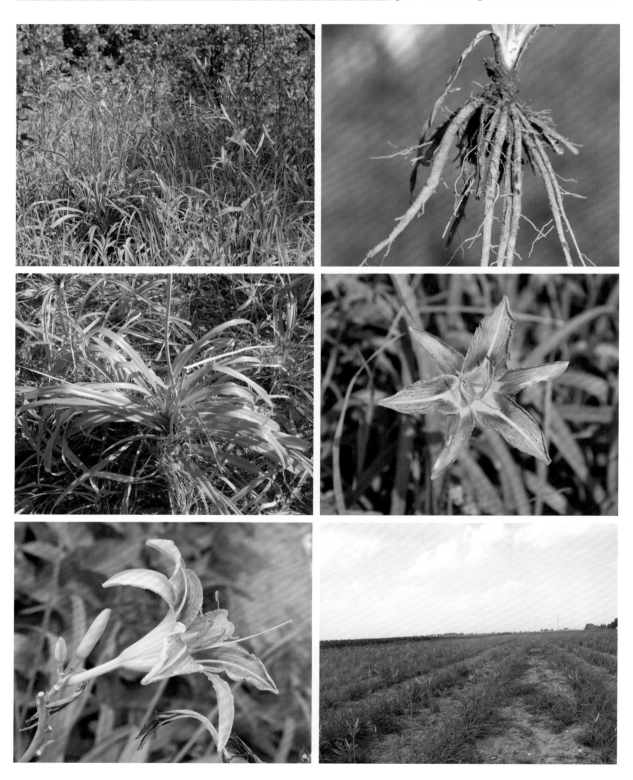

【形态特征】多年生宿根草本。根近肉质，中下部有纺锤状膨大。叶基生，成丛，条状披针形。花早上开放晚上凋谢，无香味，橘红色至橘黄色，内花被裂片下部一般有"∧"字形彩斑。花、果期 5~7 月。

【适宜生境】中生植物。生于林缘及谷地。

【资源状况】作为园林绿化植物，阴山地区有栽培。

【入药部位】■中药：根（萱草根）。

【采收加工】夏、秋二季采挖根，除去残茎及杂质，洗净泥土，晒干。

【功能主治】■中药：萱草根清热利湿，凉血止血，解毒消肿；用于黄疸，水肿，淋浊，带下病，衄血，便血，崩漏，乳痈，乳汁不通。

【用法用量】■中药：萱草根 6~9g；外用适量，捣敷。

小顶冰花 *Gagea hiensis* Pasch.

【标本采集号】150902190513014LY

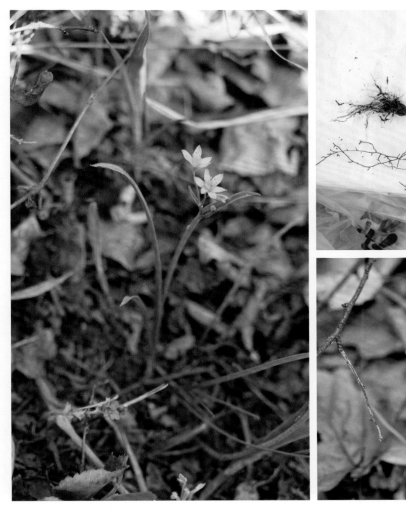
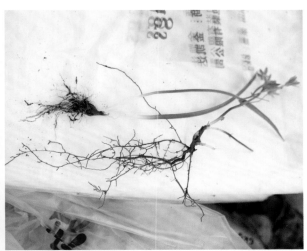
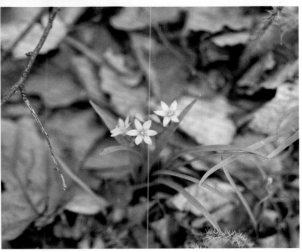

【形态特征】多年生草本，鳞茎卵形，鳞茎皮褐黄色，通常在鳞茎皮内基部具1团小鳞茎。基生叶1枚，扁平。总苞片狭披针形，约与花序等长；花通常3~5朵，排成伞形花序；花梗略不等长，无毛；花被片条形或条状披针形，先端锐尖或钝圆，内面淡黄色，外面黄绿色；雄蕊长为花被片的一半，花丝基部扁平，花药矩圆形；子房长倒卵形，花柱长为子房的1.5倍。蒴果倒卵形，长为宿存花被的一半。花期4月，果期5月。

【适宜生境】中生植物。生于林缘、灌丛中和山地草原等处。

【资源状况】分布于乌兰察布市（察哈尔右翼中旗、集宁区、兴和县）。少见。

【入药部位】■中药：鳞茎（小顶冰花）。

【采收加工】秋季挖取鳞茎，洗净，晒干。

【功能主治】■中药：小顶冰花养心利尿；用于血不养心所致的虚烦不眠，惊悸怔忡等。

【用法用量】■中药：小顶冰花 12~15g。

少花顶冰花　楚很其其格图－哈布暗－西日阿
Gagea pauciflora Turcz.

【标本采集号】150927180514002LY

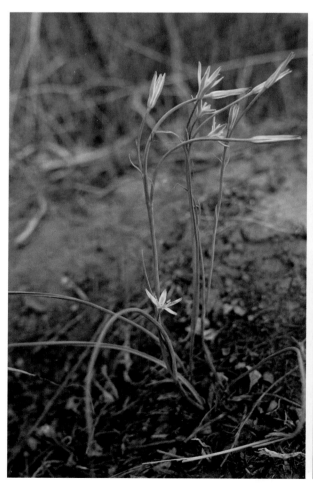
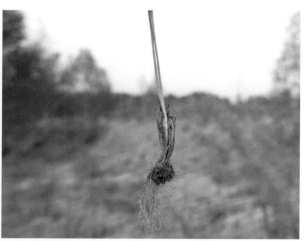
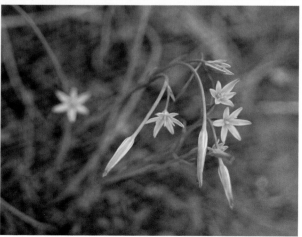

【形态特征】多年生草本，植株高达 28cm，全株多少被微柔毛，下部较密。鳞茎窄卵形，上端圆筒状，多少撕裂，抱茎。基生叶 1 枚，脉上和边缘疏生微柔毛；茎生叶 1~3 枚，下部 1 枚披针状线形，比基生叶稍宽，上部的苞片状，基部边缘具疏柔毛。花 1~3 朵，近总状花序；花被片条形，绿黄色；雄蕊长为花被片的 1/2；子房长圆形，花柱与子房近等长或略短，柱头 3 深裂。蒴果近倒卵圆形，长为宿存花被的 1/2~3/5。种子三角状，长宽均约 1mm。花期 5~6 月，果期 7 月。

【适宜生境】中生植物。生于山地草甸或灌丛。

【资源状况】分布于乌兰察布市（察哈尔右翼中旗、卓资县）、巴彦淖尔市（乌拉特前旗）。少见。

【入药部位】■中药：鳞茎（少花顶冰花）。

【采收加工】秋季采挖，除去茎叶，洗净泥土，剥取鳞片，置沸水中略烫或蒸后，晒干或焙干。

【功能主治】■中药：少花顶冰花强心利尿；用于血不养心所致的虚烦不眠、惊悸怔忡等症。

【用法用量】■中药：少花顶冰花 1~3g。

有斑百合

渥丹、朝哈日－萨日娜

Lilium concolor Salisb. var. *pulchellum* (Fisch.) Regel

【标本采集号】150981180728078LY

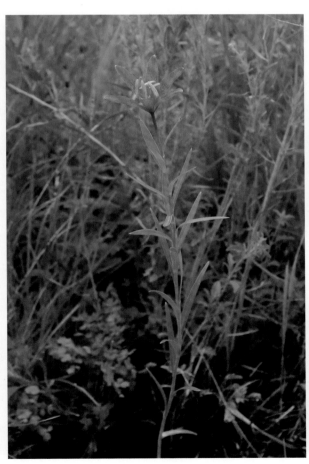
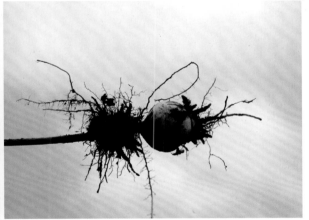
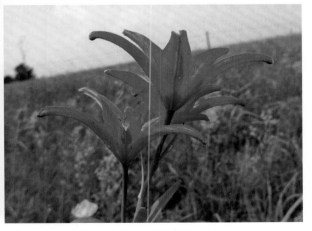

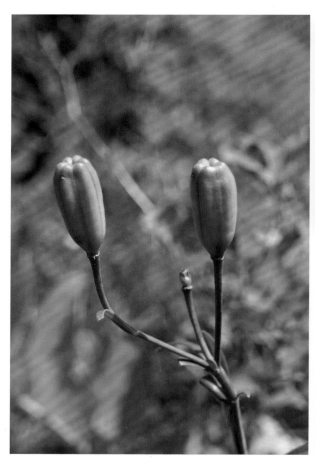
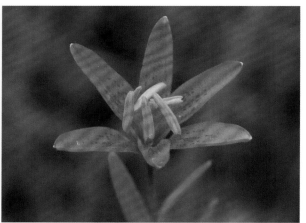
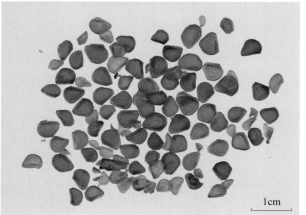

【形态特征】多年生草本。鳞茎卵状球形，白色，鳞茎上方茎上生不定根；茎直立，高 28~60cm，有纵棱，有时近基部带紫色。叶散生，条形或条状披针形，脉 3~7 条，边缘有小乳头状突起，两面无毛。花 1 至数朵，生于茎顶端；花直立，呈星状开展，深红色，有褐色斑点；花被片矩圆状披针形，蜜腺两边具乳头状突起；子房圆柱形，花柱稍短于子房，柱头稍膨大。蒴果矩圆形。花期 6~7 月，果期 8~9 月。

【适宜生境】中生植物。生于山地草甸、林缘及草甸草原。

【资源状况】分布于乌兰察布市（丰镇市）。少见。

【入药部位】■中药：鳞茎（有斑百合）。

　　　　　　■蒙药：鳞茎（萨日娜）。

【采收加工】秋季采挖，除去茎叶，洗净泥土，剥取鳞片，置沸水中略烫或蒸后，晒干或焙干。

【功能主治】■中药：有斑百合润肺止咳，宁心安神；用于肺虚久咳，痰中带血，神经衰弱，惊悸，失眠。

　　　　　　■蒙药：萨日娜清热，解毒，清协日乌素，接骨，愈伤，止咳；用于毒热，筋骨损伤，创伤出血，肺热咳嗽，肺宝日，月经过多，虚热证。

【用法用量】■中药：有斑百合 6~15g，或煮粥食。

　　　　　　■蒙药：萨日娜多入丸、散服。

山 丹

细叶百合、山丹丹花、萨日娜
Lilium pumilum DC.

【标本采集号】150823130724106LY

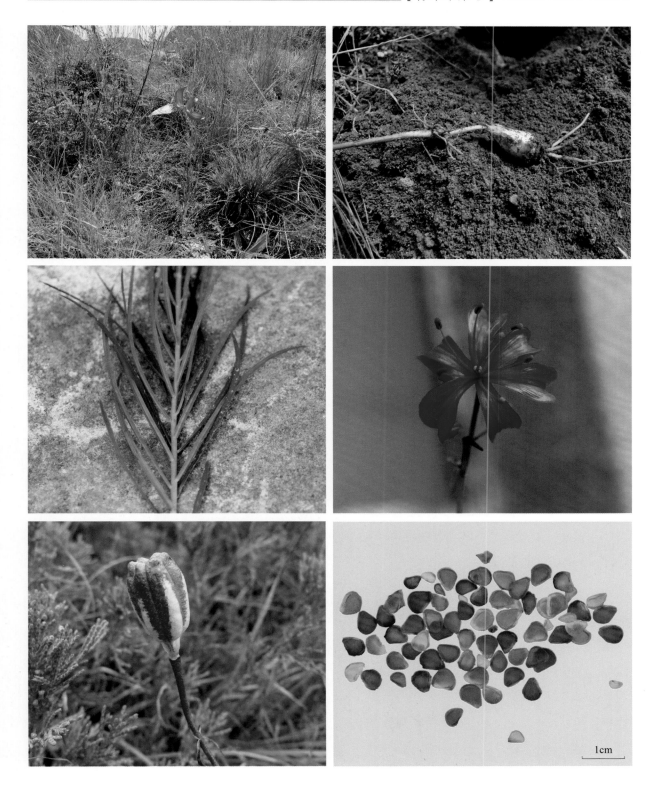

1cm

【形态特征】多年生草本。鳞茎卵形或圆锥形；鳞片长圆形或长卵形，白色。茎高达60cm，有小乳头状突起，有的带紫色条纹。叶散生于茎中部，线形，中脉下面突出，边缘有乳头状突起。花单生或数朵排成总状花序，鲜红色，常无斑点，有时有少数斑点，下垂；花被片反卷，蜜腺两侧有乳头状突起；花丝无毛，花药黄色；柱头膨大，3裂。蒴果长圆形。花期7~8月，果期9~10月。

【适宜生境】中生植物。生于草甸草原、山地草甸及山地林缘。

【资源状况】分布于乌兰察布市（凉城县、卓资县）、包头市（达尔罕茂明安联合旗、固阳县、土默特右旗）、巴彦淖尔市（乌拉特前旗）。少见。

【入药部位】■中药：肉质鳞叶（百合）。
　　　　　　■蒙药：鳞茎（萨日娜）。

【采收加工】秋季采挖肉质鳞叶，洗净，剥取鳞叶，置沸水中略烫，干燥；秋季采挖鳞茎，除去地上部分，洗净泥土，剥取鳞片，用沸水捞过或微蒸后，烘干或晒干。

【功能主治】■中药：百合养阴润肺，清心安神；用于阴虚燥咳，劳嗽咳血，虚烦惊悸，失眠多梦，精神恍惚。
　　　　　　■蒙药：萨日娜清热解毒，清协日乌素，接骨，愈伤，止咳；用于毒热，筋骨损伤，创伤出血，肺热咳嗽，肺宝日，月经过多，虚热证。

【用法用量】■中药：百合6~12g。
　　　　　　■蒙药：萨日娜多入丸、散服。

卷　丹　黄百合、虎皮百合
Lilium lancifolium Thunb.

【标本采集号】150922190820003LY

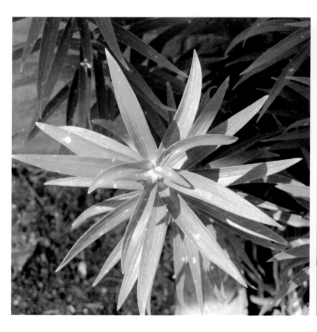
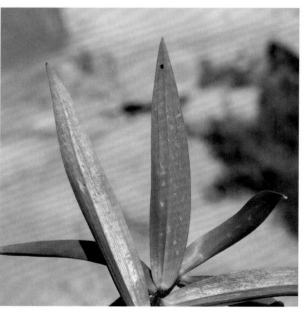

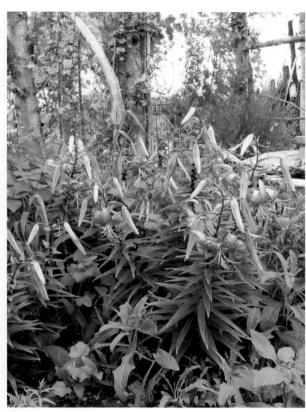
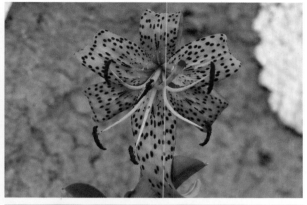
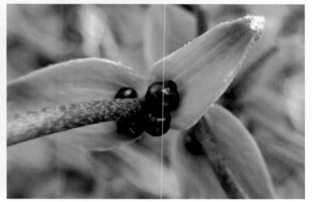

【形态特征】多年生草本。鳞茎近宽球形；鳞片宽卵形，白色。茎高 0.8~1.5m，带紫色条纹，具白色绵毛。叶散生，矩圆状披针形或披针形，两面近无毛，先端有白毛，边缘有乳头状突起，具 5~7 条脉，上部叶腋有珠芽。花 3~6 朵或更多；苞片叶状，卵状披针形，先端钝，有白绵毛；花梗紫色，有白色绵毛；花下垂，花被片披针形，反卷，橙红色，有紫黑色斑点；子房圆柱形；柱头稍膨大，3 裂。蒴果狭长卵形。花期 7~8 月，果期 9~10 月。

【适宜生境】中生植物。生于海拔 400~2500m 的山坡灌木林下、草地、路边或水旁。

【资源状况】作为庭院绿化植物，阴山地区有少量栽培。

【入药部位】■中药：肉质鳞叶（百合）。

　　　　　　■蒙药：鳞茎（萨日娜）。

【采收加工】秋季采挖肉质鳞叶，洗净，剥取鳞叶，置沸水中略烫，干燥；秋季采挖鳞茎，除去地上部分，洗净泥土，剥取鳞片，用沸水捞过或微蒸后，烘干或晒干。

【功能主治】■中药：百合养阴润肺，清心安神；用于阴虚燥咳，劳嗽咳血，虚烦惊悸，失眠多梦，精神恍惚。

　　　　　　■蒙药：萨日娜清热解毒，清协日乌素，接骨，愈伤，止咳；用于毒热，筋骨损伤，创伤出血，肺热咳嗽，肺宝日，月经过多，虚热证。

【用法用量】■中药：百合 6~12g。

　　　　　　■蒙药：萨日娜多入丸、散服。

茖 葱 鹿耳葱、哈力牙日
Allium victorialis L.

【标本采集号】150121180904010LY

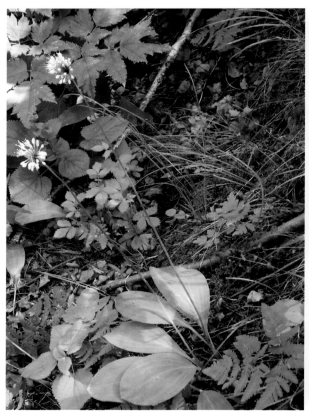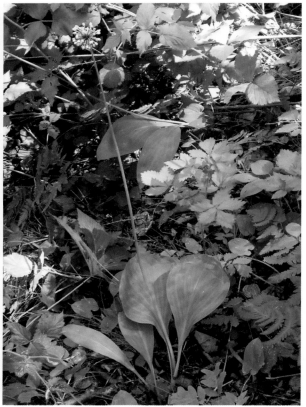

【形态特征】多年生草本。鳞茎单生或聚生，近圆柱状，外皮灰褐色或黑褐色，网状。叶2~3枚，叶倒披针状椭圆形或椭圆形，基部楔形，沿基部下延；叶柄长2~10cm。花葶圆柱状，1/4~1/2被叶鞘；总苞2裂，宿存；伞形花序球状；花梗等长，长为花被片的2~4倍，无小苞片；花白色或带绿色，极稀带红色；内轮花被片椭圆状卵形，常具小齿，外轮舟状；花丝比花被片长1/4至1倍，基部合生并与花被片贴生，内轮窄三角形，外轮锥形，基部比内轮窄；子房具长约1mm的柄，每室1枚胚珠。花、果期6~7月。

【适宜生境】中生植物。生于山地林下、林缘及林间草甸。

【资源状况】分布于呼和浩特市（土默特左旗）。少见。

【入药部位】■中药：鳞茎或全草（茖葱）。

【采收加工】夏、秋二季采挖，除去杂质，洗净泥土，阴干。

【功能主治】■中药：茖葱散瘀，止血，止痛，化痰；用于跌打损伤，瘀血肿痛，衄血，咳嗽痰多，高血压。

【用法用量】■中药：茖葱15~30g；外用适量，捣敷患处。

贺兰韭

贺兰葱、当给日
Allium eduardii Stearn

【标本采集号】150824180823005LY

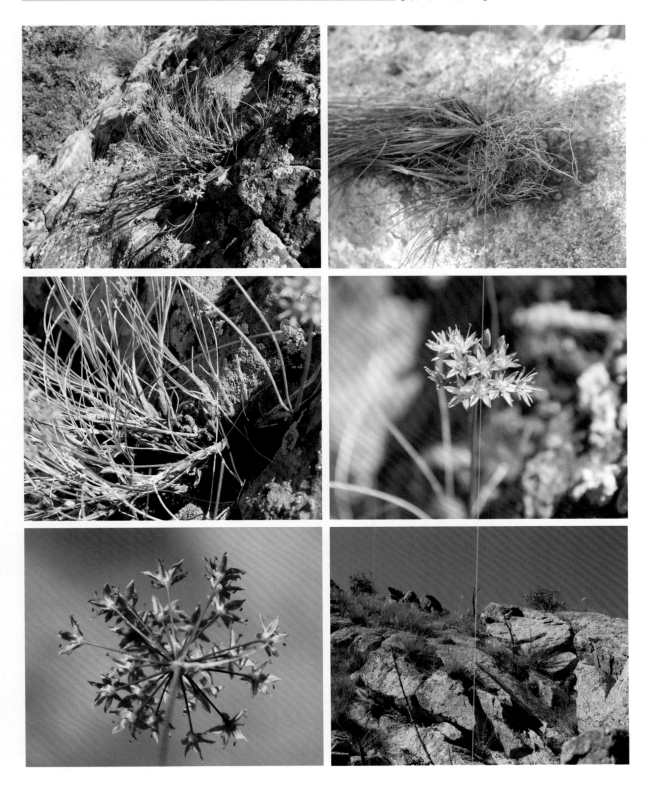

【形态特征】鳞茎数个紧密地聚生，外皮黄褐色，破裂成纤维状，呈明显的网状，紧密地包围鳞茎。叶半圆柱状，上面具纵沟，比花葶短。花葶圆柱状，下部被叶鞘；总苞单侧开裂，具比裂片长近3倍的喙，宿存；伞形花序半球状，花较疏散；小花梗近等长，基部具小苞片；花淡紫红色至紫色；花被片矩圆状卵形至矩圆状披针形，先端具反折的小尖头；子房近球状，基部不具凹陷的蜜穴；花柱远比子房长，伸出花被外。花期8月。

【适宜生境】中旱生植物。生于山顶石缝。

【资源状况】分布于乌兰察布市（卓资县）、呼和浩特市（土默特左旗）、巴彦淖尔市（乌拉特前旗、乌拉特中旗）。少见。

【入药部位】■中药：全草及种子（贺兰韭）。

【采收加工】夏、秋二季采收全草，除去杂质，鲜用；秋季采收种子，晒干。

【功能主治】■中药：贺兰韭健胃，止泻痢。

辉 韭

辉葱、条纹葱、乌木黑 – 松根

Allium strictum Schrader

【标本采集号】150823150826088LY

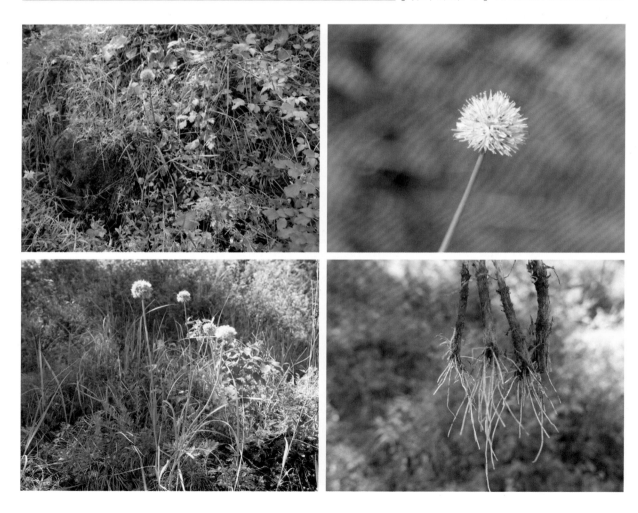

【形态特征】多年生草本。鳞茎单生或 2 个聚生，近圆柱状，外皮黄褐色或灰褐色，网状。叶线形，中空，短于花葶，叶缘光滑或具细糙齿。花葶圆柱状，1/3~1/2 被疏离叶鞘；总苞 2 裂，宿存；伞形花序球状或半球状，多花密集；花梗近等长，长 0.5~1cm；花淡紫色或淡紫红色；花丝等长，基部合生并与花被片贴生，内轮基部扩大，其扩大部分长小于宽，两侧具短齿，稀具长齿或无齿，外轮锥形；子房倒卵圆形，腹缝线基部具凹陷蜜穴，花柱稍伸出花被，柱头近头状。花、果期 7~8 月。

【适宜生境】中生植物。生于山地林下、林缘、沟边、低湿地上。

【资源状况】分布于巴彦淖尔市（乌拉特后旗、乌拉特前旗）。常见。

【入药部位】■中药：全草（辉韭）。

【采收加工】8~9 月采收，抖净泥土，鲜用。

【功能主治】■中药：辉韭发汗解表，温中祛寒；用于感冒风寒，寒热无汗，中寒腹痛，泄泻。

【用法用量】■中药：辉韭 6~12g。

韭

韭菜子、韭菜、高戈得

Allium tuberosum Rottl. ex Spreng.

【标本采集号】150923190801002LY

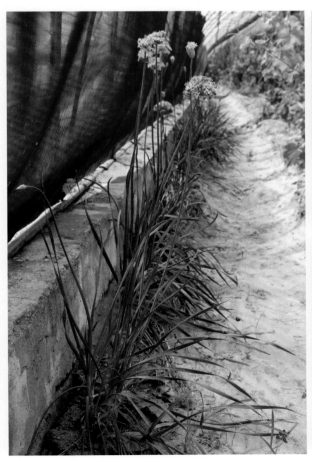
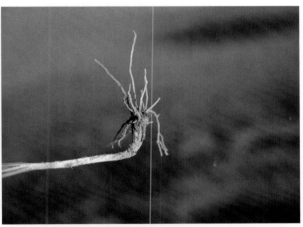
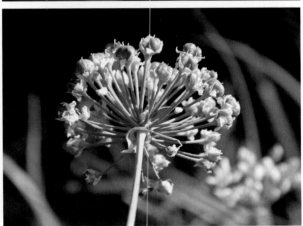

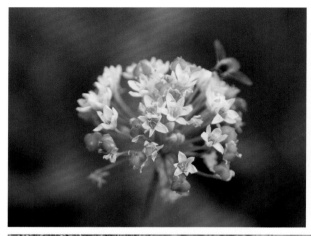
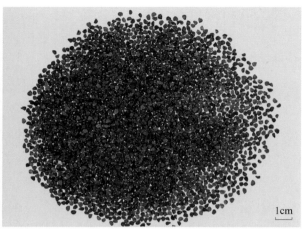
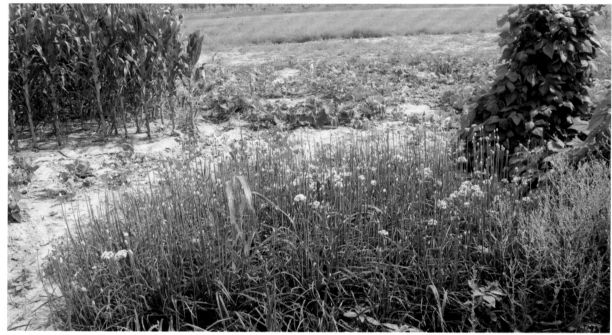

【形态特征】多年生草本。鳞茎簇生，圆柱状，外皮暗黄色或黄褐色，网状或近网状。叶线形，扁平，实心，短于花葶，叶缘光滑。花葶圆柱状，常具2纵棱，下部被叶鞘；总苞单侧开裂，或2~3裂，宿存；伞形花序半球状或近球状，多花疏散；花梗近等长，比花被片长2~4倍，具小苞片，数条花梗基部为1枚苞片所包；花白色；花被片中脉绿色或黄绿色；花丝等长，长为花被片的2/3~4/5，基部合生并与花被片贴生，窄三角形，内轮基部稍宽；子房倒圆锥状球形，具疣状突起，基部无凹陷蜜穴。花、果期7~9月。

【适宜生境】中生植物。对土壤要求不太严格，黏土、沙土、壤土均可栽培，但由于根系较小，吸水、吸肥能力强，因此最适宜种植在富含有机质、土层深厚、保水保肥能力强的壤土上。

【资源状况】作为蔬菜，阴山地区广泛栽培。

【入药部位】■中药：种子（韭子）。

　　　　　　■蒙药：种子（高嘎得）。

【采收加工】秋季果实成熟时采收果序，搓出种子，除去杂质，晒干。

【功能主治】■中药：韭子补肝肾，暖腰膝，助阳固精；用于阳痿，遗精，小便频数，遗尿，尿频，腰膝酸软冷痛，泻痢，白带过多，淋浊。

■蒙药：高嘎得祛巴达干赫依，温胃，开胃，消积，杀虫，祛协日乌素；用于食积，不思饮食，失眠，协日乌素病，巴木病。

【用法用量】■中药：韭子 3~10g，或入丸、散服。

■蒙药：高嘎得多入丸、散服。

野 韭 哲日勒格－高戈得
Allium ramosum L.

【标本采集号】150823140826033LY

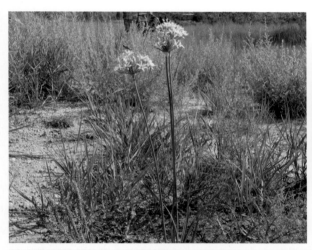
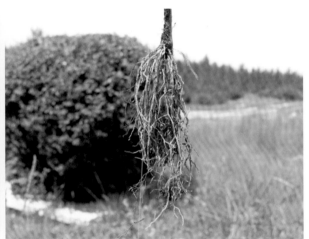
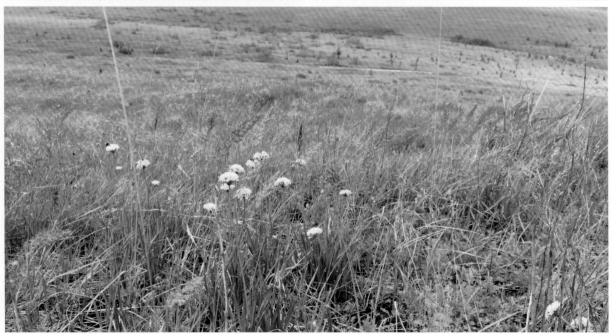

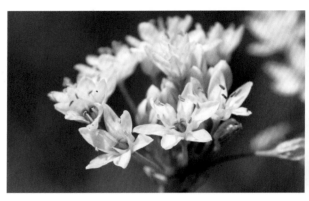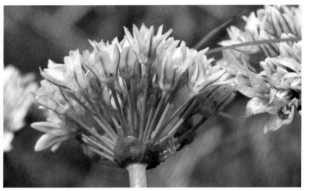

【形态特征】多年生草本。具横生的粗壮根状茎；鳞茎近圆柱状，外皮暗黄色至黄褐色，破裂成纤维状。叶三棱状条形，背面具呈龙骨状隆起的纵棱，中空，比花序短。花葶圆柱状，具纵棱，有时棱不明显，下部被叶鞘；总苞单侧开裂至 2 裂，宿存；伞形花序半球状或近球状，多花；小花梗；花白色，稀淡红色；花被片具红色中脉；花丝等长，基部合生并与花被片贴生，分离部分狭三角形，内轮的稍宽；子房倒圆锥状球形，具 3 圆棱，外壁具细的疣状突起。花、果期 7~9 月。

【适宜生境】中旱生植物。生于草原砾石质坡地、草甸草原、草原化草甸等群落中。

【资源状况】分布于乌兰察布市（丰镇市、凉城县、四子王旗、兴和县）、包头市（白云鄂博矿区、固阳县）、巴彦淖尔市（乌拉特前旗）。常见。

【入药部位】■中药：种子（野韭）。

【采收加工】秋季采收种子，晒干。

【功能主治】■中药：野韭益肾，补虚；用于阴虚内热。

【用法用量】■中药：野韭 10~15g，或煮作羹。

碱　韭　多根葱、碱葱、蒙蒙、塔干那

Allium polyrhizum Turcz. ex Regel

【标本采集号】150824180821021LY

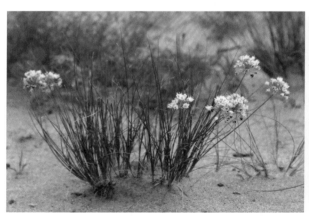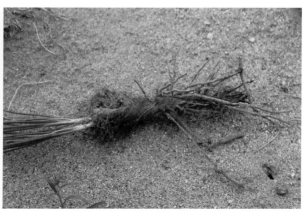

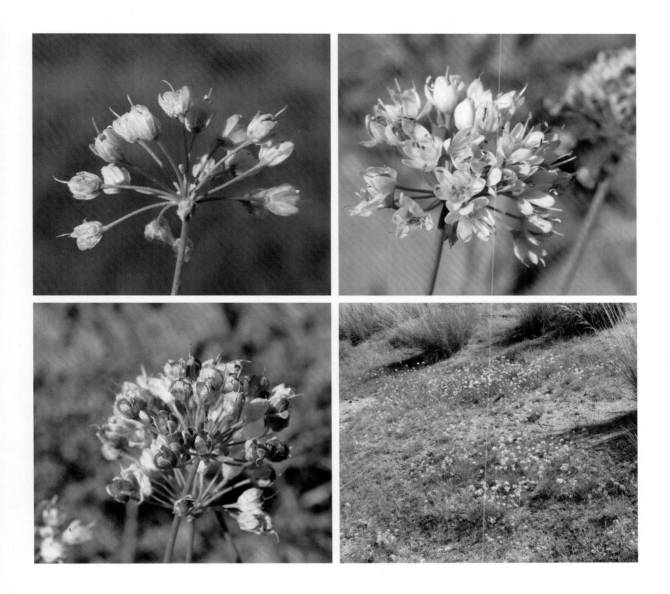

【形态特征】多年生草本。鳞茎成丛地紧密簇生，圆柱状，外皮黄褐色，破裂成纤维状，呈近网状，紧密或松散。叶半圆柱状，边缘具细糙齿。花葶圆柱状，下部被叶鞘；总苞 2~3 裂，宿存；伞形花序半球状，具多而密集的花；花紫红色或淡紫红色，稀白色；子房卵形，腹缝线基部深绿色，不具凹陷的蜜穴，花柱比子房长。花粉粒长扁球形，极面观为扁球形；单沟，沟细长，达两极，沟缘整齐，一侧微加厚；花粉粒表面为脑纹状纹饰，在沟缘附近有零星穿孔。花、果期 6~8 月。

【适宜生境】中生植物。生于海拔 900~3700m 的向阳山坡以及草地上。

【资源状况】分布于乌兰察布市（四子王旗）、包头市（东河区、九原区、昆都仑区、青山区）、巴彦淖尔市（乌拉特后旗、乌拉特中旗）。常见。

【入药部位】■中药：全草（碱韭）。

【采收加工】秋季采收，阴干。

【功能主治】■中药：碱韭发汗解表，通阳健胃。

蒙古韭
蒙古葱、野葱、山葱、呼木乐
Allium mongolicum Regel

【标本采集号】150825130716048LY

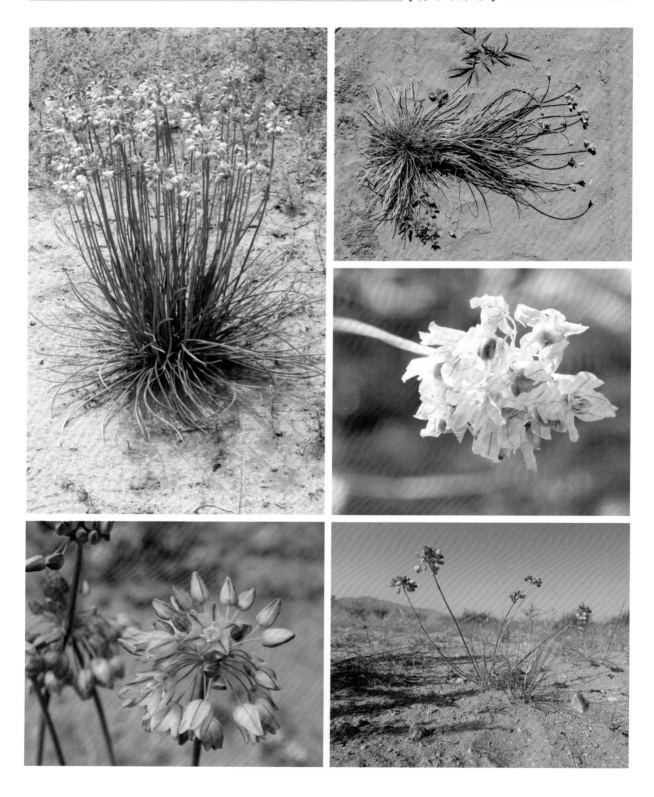

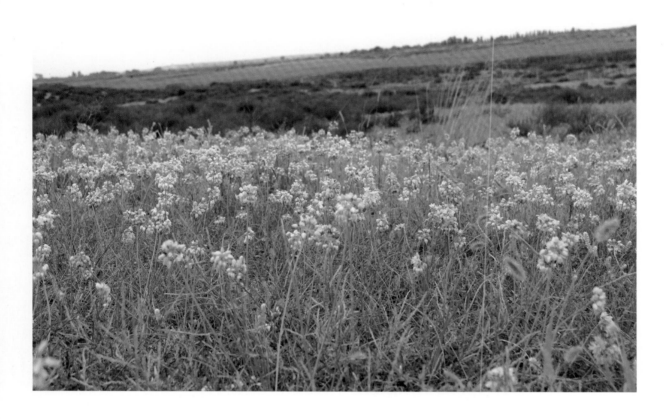

【形态特征】多年生草本。鳞茎密集丛生，圆柱状，外皮褐黄色，纤维状。叶半圆柱状或圆柱状，短于花葶。花葶圆柱状，下部被叶鞘；总苞单侧开裂，宿存；伞形花序半球状或球状，多花密集；花梗近等长，与花被片近等长或长 1 倍，无小苞片；花淡红色、淡紫色或紫红色；花被片卵状长圆形，先端钝圆，内轮常稍长；花丝近等长，长为花被片的 1/2~2/3，基部合生并与花被片贴生，内轮下部约 1/2 卵形，外轮锥形；子房倒卵状球形，花柱略比子房长，不伸出花被外。花、果期 7~9 月。

【适宜生境】旱生植物。生于荒漠草原及荒漠地带的沙地和干旱山坡。

【资源状况】分布于乌兰察布市（四子王旗）、包头市（东河区、固阳县、九原区、昆都仑区、青山区）、巴彦淖尔市（磴口县、乌拉特后旗、乌拉特前旗、乌拉特中旗）。常见。作为蔬菜，阴山地区亦有少量栽培。

【入药部位】■蒙药：地上部分（呼木勒）。

【采收加工】夏、秋二季割取地上部分，除去杂质，鲜用。

【功能主治】■蒙药：呼木勒开胃，消食，杀虫；用于消化不良，不思饮食，秃疮，巴木病等。

【用法用量】■蒙药：呼木勒鲜食，15~60g；外用适量，煎汤洗，或鲜品捣烂敷患处。

砂 韭

双齿葱、阿古拉音－塔干那
Allium bidentatum Fisch. ex Prokh.

【标本采集号】150222180609029LY

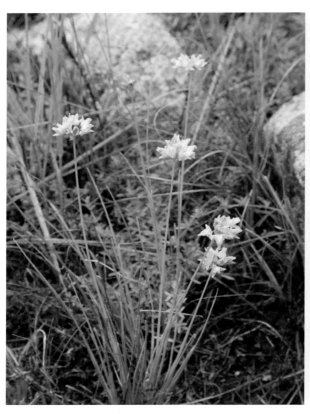
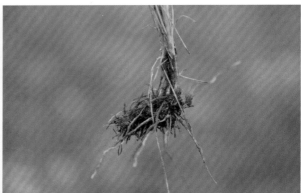
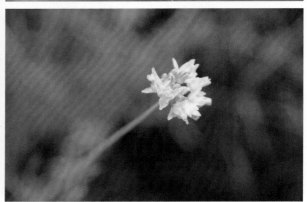

【形态特征】多年生草本。鳞茎常紧密地聚生在一起，圆柱状，外皮褐色至灰褐色，薄革质，条状破裂。叶半圆柱状，比花葶短。花葶圆柱状，下部被叶鞘；总苞 2 裂，宿存；伞形花序半球状，花较多，密集；小花梗近等长；花红色至淡紫红色；花丝略短于花被片，等长，基部合生并与花被片贴生，内轮的 4/5 扩大成卵状矩圆形，扩大部分每侧各具 1 钝齿，极稀无齿，外轮的锥形；子房卵球状，外壁具细的疣疱状突起或突起不明显，基部无凹陷的蜜穴；花柱略比子房长。花、果期 7~9 月。

【适宜生境】旱生植物。生于草原地带和山地向阳坡上，为典型草原的伴生种。

【资源状况】分布于乌兰察布市（兴和县）、包头市（固阳县）、巴彦淖尔市（乌拉特中旗）。常见。

【入药部位】■中药：种子（韭子）。

【采收加工】秋季果实成熟时采收果序，搓出种子，除去杂质，晒干。

【功能主治】■中药：韭子补肝肾，暖腰膝，助阳固精；用于阳痿，遗精，遗尿，尿频，腰膝酸软冷痛，泻痢，白带过多，淋浊。

【用法用量】■中药：韭子 3~10g，或入丸、散服。

雾灵韭

雾灵葱、呼和 – 当给日

Allium plurifoliatum Rendle var. *stenodon* (Nakai et Kitag.) J. M. Xu

【标本采集号】150222180830032LY

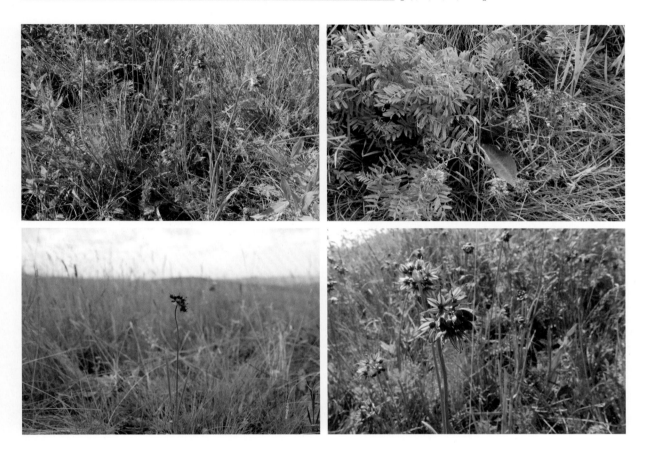

【形态特征】多年生草本。鳞茎常数个簇生，为基部增粗的圆柱状，外皮黑褐色至黄褐色，破裂。叶条形，扁平，近与花葶等长，先端长渐尖，边缘向下反卷，下面的颜色比上面的淡。花葶圆柱状，中部以下被叶鞘；总苞单侧开裂，具短喙；伞形花序稍松散；小花梗近等长，果期更长；花淡红色、淡紫色至紫色；花被片内轮的卵状矩圆形，外轮卵形，舟状；花丝等长，仅基部合生并与花被片贴生；子房倒卵状，腹缝线基部具有帘的凹陷蜜穴；花柱伸出花被外。花、果期 7~9 月。

【适宜生境】中生植物。生于山地林缘和草甸。

【资源状况】分布于乌兰察布市（察哈尔右翼中旗、凉城县）、包头市（固阳县）、阿拉善盟（阿拉善左旗行政区）。少见。

【入药部位】■中药：全草（雾灵韭）。

【采收加工】夏季采挖，除去茎叶及泥土，阴干。

【功能主治】■中药：雾灵韭益肾补虚；用于阴虚内热。

【用法用量】■中药：雾灵韭 10~15g，或煮作羹。

细叶韭 细丝韭、细叶葱、札麻、扎芒
Allium tenuissimum L.

【标本采集号】150125150803002LY

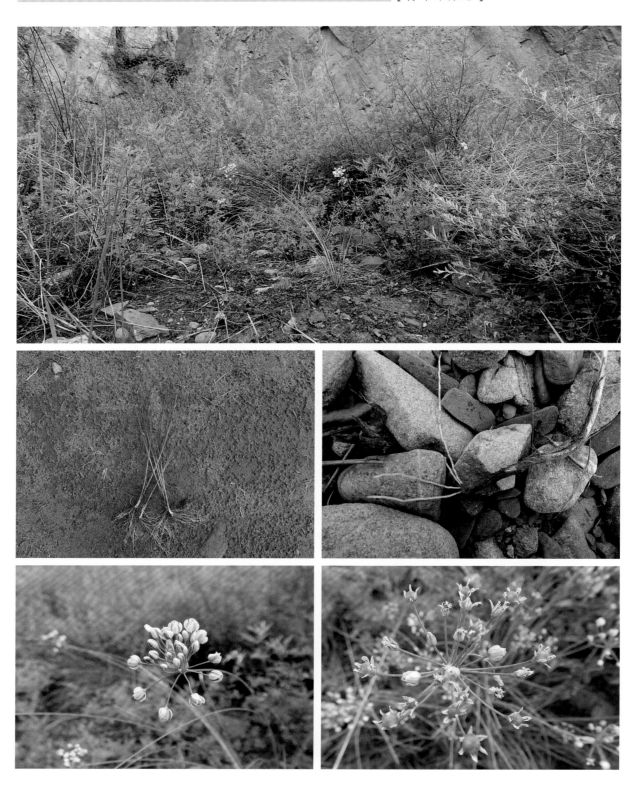

【形态特征】多年生草本。鳞茎数个聚生，近圆柱状，外皮紫褐色、黑褐色或灰褐色，膜质，顶端不规则开裂。叶半圆柱状或近圆柱状，与花葶近等长。花葶圆柱状，具细纵棱，下部被叶鞘；总苞单侧开裂，宿存；伞形花序半球状或近球状，疏散；小花梗具纵棱，光滑；花白色或淡红色，稀紫红色；花丝基部合生并与花被片贴生；子房卵圆形，基部无凹陷的蜜穴，花柱不伸出花被外。花、果期5~8月。

【适宜生境】旱生植物。生于草原、山地草原的山坡、沙地上，为草原及荒漠草原的伴生种。

【资源状况】分布于乌兰察布市（察哈尔右翼后旗、察哈尔右翼前旗、凉城县、四子王旗、卓资县）、呼和浩特市（土默特左旗、武川县）、包头市（固阳县、土默特右旗）、巴彦淖尔市（乌拉特后旗、乌拉特前旗、乌拉特中旗）。常见。

【入药部位】■中药：全草（细叶韭）。

【采收加工】夏季采挖，除去茎叶及泥土，阴干。

【功能主治】■中药：细叶韭益肾补虚；用于阴虚内热。

【用法用量】■中药：细叶韭10~15g，或煮作羹。

矮　韭
矮葱、那林－冒盖音－好日
Allium anisopodium Ledeb.

【标本采集号】150825140726260LY

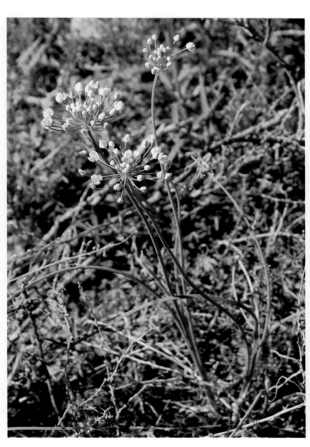
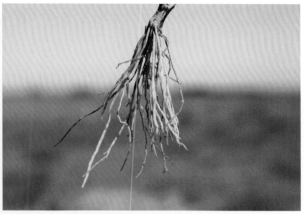
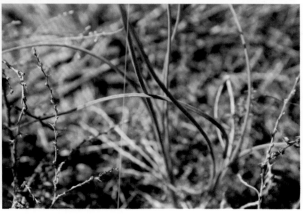

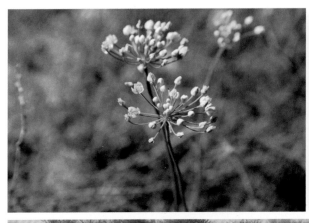
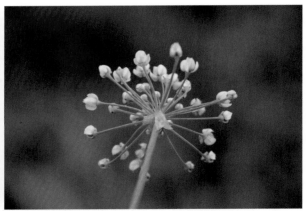
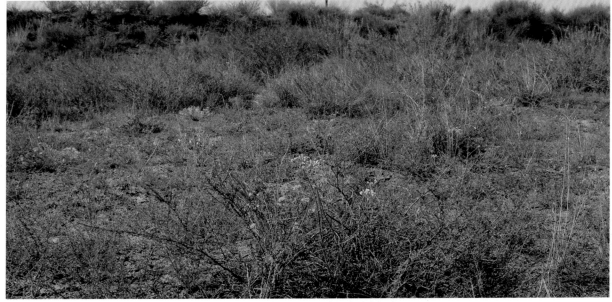

【形态特征】多年生草本。鳞茎数个聚生,近圆柱状,外皮紫褐色、黑褐色或灰褐色,膜质,不规则开裂,有时顶端几呈纤维状。叶半圆柱状,有时为三棱状窄条形,稀线形,近与花葶等长,光滑,稀沿纵棱具细糙齿。花葶圆柱状,具细纵棱,光滑,下部被叶鞘;伞形花序近帚状,疏散;小花梗不等长,果期更明显,具纵棱,光滑;花淡紫色或紫红色;内轮花被片倒卵状长圆形;子房卵球状,基部无凹陷的蜜穴,花柱不伸出花被外。花、果期6~8月。

【适宜生境】中生植物。生于森林草原和草原地带的山坡、草地和固定沙地上,为草原伴生种。

【资源状况】分布于乌兰察布市(化德县、商都县、卓资县)、包头市(白云鄂博矿区、达尔罕茂明安联合旗、石拐区)、巴彦淖尔市(乌拉特后旗、乌拉特前旗)。常见。

【入药部位】■中药:全草(矮韭)。

【采收加工】夏季采挖,除去茎叶及泥土,阴干。

【功能主治】■中药:矮韭健胃,止泻痢。

【用法用量】■中药:矮韭3~9g。

山 韭
山葱、岩葱、昂给日
Allium senescens L.

【标本采集号】150125150810023LY

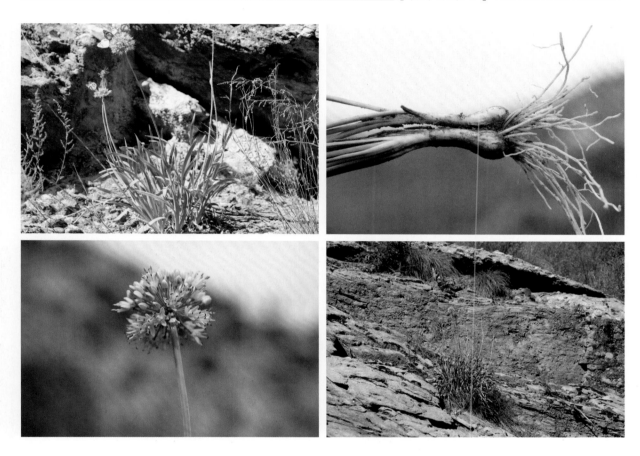

【形态特征】多年生草本。具粗壮的横生根状茎；鳞茎单生或数个聚生，近狭卵状圆柱形或近圆锥状，外皮灰黑色至黑色，膜质，不破裂，内皮白色，有时带红色。叶狭条形至宽条形，肥厚，基部近半圆柱状，上部扁平，叶缘和纵脉有时具极细的糙齿。花葶圆柱状，常具2纵棱，下部被叶鞘；总苞2裂，宿存；伞形花序半球状至近球状，具多而稍密集的花；子房倒卵状球形至近球状，基部无凹陷的蜜穴，花柱伸出花被外。花、果期8~10月。

【适宜生境】中旱生植物。生于草原、草甸草原或砾石质山坡上，为草甸草原及草原伴生种。

【资源状况】分布于乌兰察布市（丰镇市、四子王旗、兴和县）、呼和浩特市（和林格尔县、武川县）、包头市（固阳县、土默特右旗）、巴彦淖尔市（乌拉特前旗）。常见。

【入药部位】■中药：全草（山韭）。

【采收加工】夏、秋间采收，洗净，鲜用。

【功能主治】■中药：山韭散瘀消肿；用于跌打损伤，劳伤。

【用法用量】■中药：山韭 6~15g，或煮作羹。

黄花葱 西日－松根
Allium condensatum Turcz.

【标本采集号】150823150905111LY

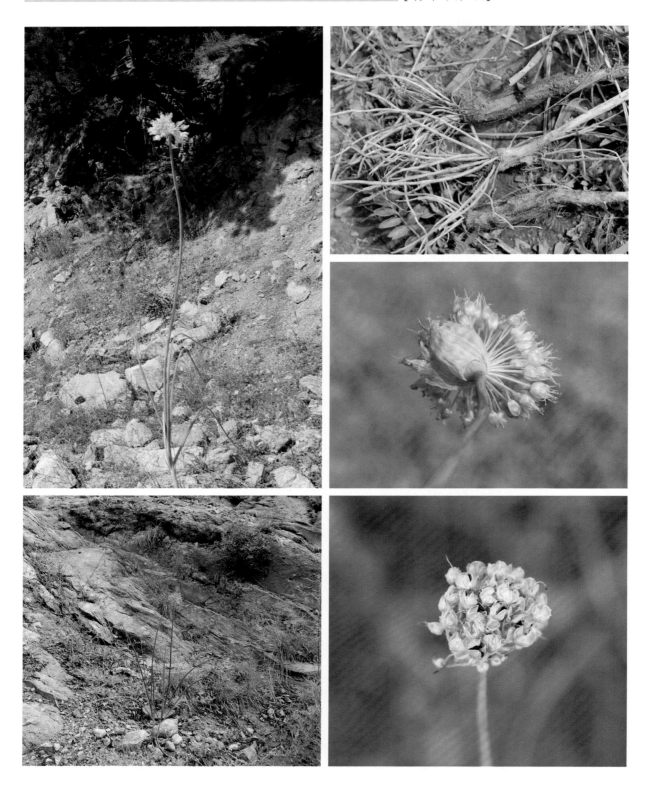

【形态特征】多年生草本。鳞茎常单生，稀2个聚生，窄卵状圆柱形或近圆柱状，外皮红褐色，薄革质，有光泽，条裂。叶圆柱状或半圆柱状，中空，短于花葶，上面具槽。花葶圆柱状，实心，下部被叶鞘；总苞2裂，宿存；伞形花序球状，花多而密集；花梗近等长，长为花被片的2~4倍，具小苞片；花淡黄色或白色；花被片卵状长圆形，外轮略短；花丝锥状，等长，比花被片长1/4~1/2，基部合生并与花被片贴生；子房倒卵圆形，腹缝线基部具有短帘的凹陷蜜穴，花柱伸出花被。花、果期7~8月。

【适宜生境】中旱生植物。生于山地草原、草原、草甸化草原及草甸中。

【资源状况】分布于乌兰察布市（察哈尔右翼后旗、凉城县）、呼和浩特市（土默特左旗）、包头市（白云鄂博矿区、固阳县、土默特右旗）、巴彦淖尔市（乌拉特前旗、乌拉特中旗）。常见。

【入药部位】■中药：鳞茎或全草（黄花葱）。

【采收加工】夏、秋二季采挖，除去杂质，洗净泥土，阴干。

【功能主治】■中药：黄花葱养精血，散瘀，止血，止痛，化痰。

【用法用量】■中药：黄花葱15~30g；外用适量，捣敷患处。

葱 大葱、松根
Allium fistulosum L.

【标本采集号】150221151005474LY

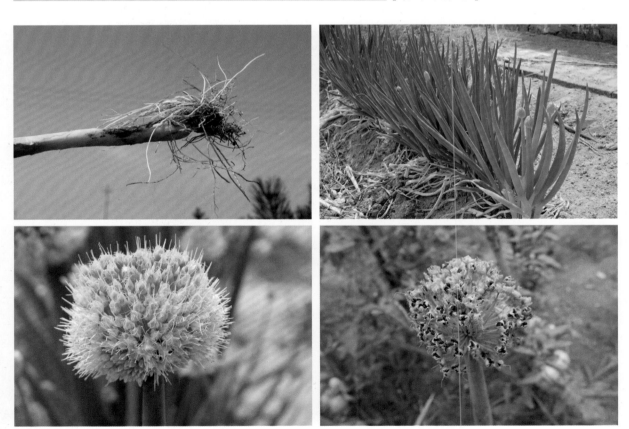

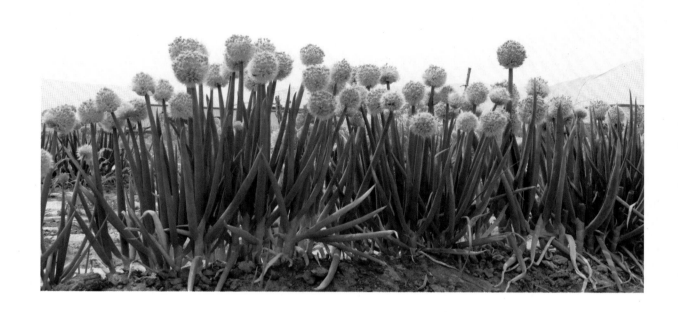

【形态特征】多年生草本。鳞茎单生或聚生，圆柱状，稀窄卵状圆柱形，外皮白色，稀淡红褐色，膜质或薄革质，不裂。叶圆柱状，中空，与花葶近等长。花葶圆柱状，中空，高 0.3~0.5（1）m，1/3 以下被叶鞘；总苞 2 裂，宿存；伞形花序球状，花多而较疏；花梗近等长，纤细，等长或长为花被片的 2~3 倍，无小苞片；花白色；花被片卵形，先端渐尖，具反折小尖头，内轮稍长；花丝等长，锥形；子房倒卵圆形，腹缝线基部具不明显蜜穴，花柱伸出花被外。花、果期 6~8 月。

【适宜生境】中生植物。全国各地广泛栽培，适生于土质肥沃、土层深厚、光照适宜、排灌良好的地块。

【资源状况】作为蔬菜，阴山地区广泛栽培。

【入药部位】■中药：鳞茎（葱白）。
　　　　　　■蒙药：鳞茎（松根）。

【采收加工】秋季采挖，除去须根及叶，晒干。

【功能主治】■中药：葱白发汗解表，通阳散寒，利尿，解毒；用于感冒，鼻塞头痛，痢疾，阴寒腹痛，小便不利，疮痈肿毒，蛇虫咬伤。
　　　　　　■蒙药：松根祛巴达干赫依，温胃，消食，平喘，祛痰，发汗，祛协日乌素，杀虫；用于不思饮食，感冒，气短，失眠，协日乌素病，赫依盛症，巴木病，麻风病。

【用法用量】■中药：葱白 10~30g；外用适量，炒熨，或捣烂敷脐部及患处。
　　　　　　■蒙药：松根多入丸、散服。

洋 葱

玉葱、葱头、博荣黑－松根

Allium cepa L.

【标本采集号】150822190614002LY

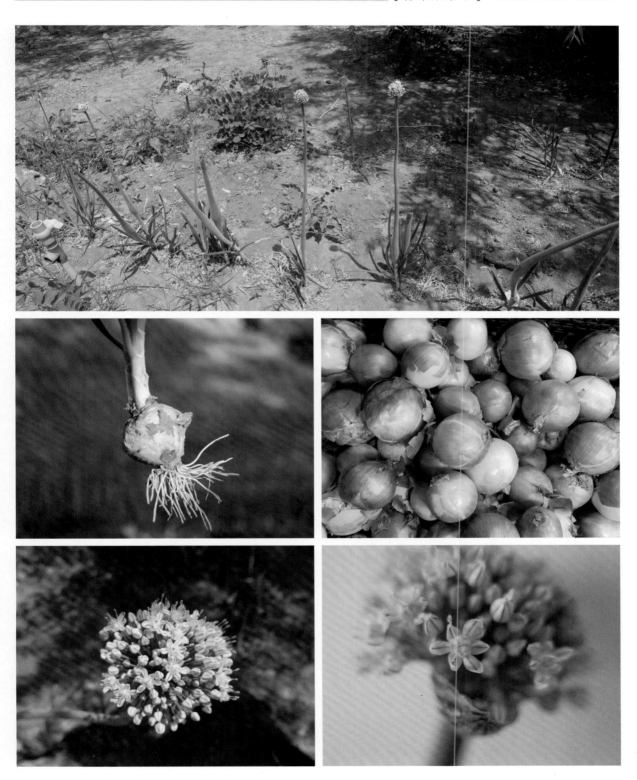

【形态特征】多年生草本。鳞茎单生，近球状或扁球状，外皮紫红色、红褐色、淡红褐色、黄色或淡黄色，纸质或薄革质，不裂。叶圆柱状，中空，短于花葶。花葶圆柱状，中空，中下部膨大，高达 1m，下部被叶鞘；总苞 2~3 裂，宿存；伞形花序球状，花多而密集；花梗等长，稍长于花被片，下部约 1/5 合生，合生部分 1/2 与花被片贴生，内轮基部扩大，扩大部分两侧具齿，外轮锥形；子房近球形，腹缝线基部具有帘的凹陷蜜穴，花柱稍伸出花被。花、果期 6~8 月。

【适宜生境】中生植物。对温度适应性强，但要求肥沃、疏松、保水力强的土壤。

【资源状况】作为蔬菜，阴山地区有少量栽培。

【入药部位】■中药：鳞茎（洋葱）。

【采收加工】当下部第 1~2 片叶枯黄，鳞茎停止膨大进入休眠阶段，鳞茎外层鳞片变干时便可采收，葱头挖出后，在田间晾晒 3~4 天，当叶片晒至 7~8 成干时，编成辫子贮藏。

【功能主治】■中药：洋葱健胃理气，解毒杀虫，降血脂；用于食少腹胀，创伤，溃疡，滴虫阴道炎，高脂血症。

【用法用量】■中药：洋葱做菜生食或熟食，30~120g；外用适量，捣敷，或捣汁涂。

红　葱　楼子葱
Allium cepa L. var. *proliferum* Regel

【标本采集号】150822190612019LY

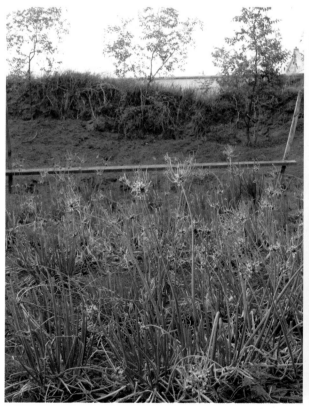
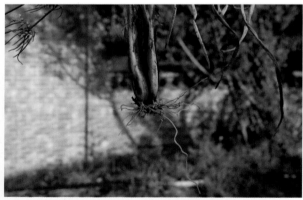
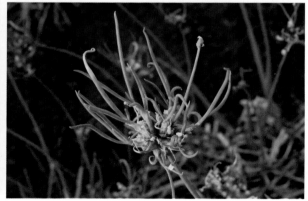

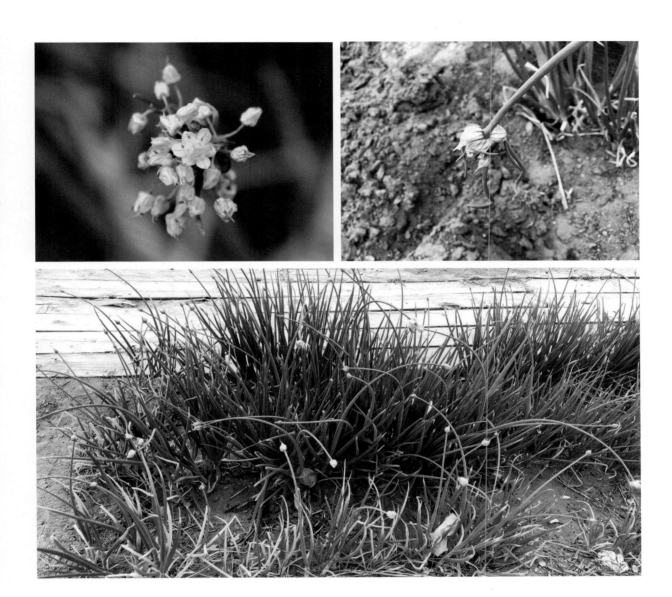

【形态特征】多年生草本。鳞茎卵状至卵状矩圆形，鳞茎外皮紫红色、褐红色、淡褐红色、黄色至
　　　　　淡黄色，纸质至薄革质，内皮肥厚，肉质，均不破裂。叶圆筒状，中空，中部以下最
　　　　　粗，向上渐狭，比花葶短。花葶粗壮，中空的圆筒状，在中部以下膨大，向上渐狭，
　　　　　下部被叶鞘；总苞 2~3 裂；伞形花序具大量珠芽，间有数花，珠芽常在花序上就发出
　　　　　幼叶，花被片白色，具淡红色中脉。花、果期 5~7 月。

【适宜生境】中生植物。栽培，并常逸为半野生。

【资源状况】作为蔬菜，阴山地区有少量栽培。

【入药部位】■中药：鳞茎（洋葱）。

【采收加工】秋季采挖，除去须根及叶，晒干。

【功能主治】■中药：洋葱健胃理气，解毒杀虫，降血脂；用于食少腹胀，创伤溃疡，滴虫阴道炎，
　　　　　高脂血症。

【用法用量】■中药：洋葱做菜生食或熟食，30~120g；外用适量，捣敷，或捣汁涂。

蒜 大蒜、高格、赛日木萨嘎

Allium sativum L.

【标本采集号】150221140715456LY

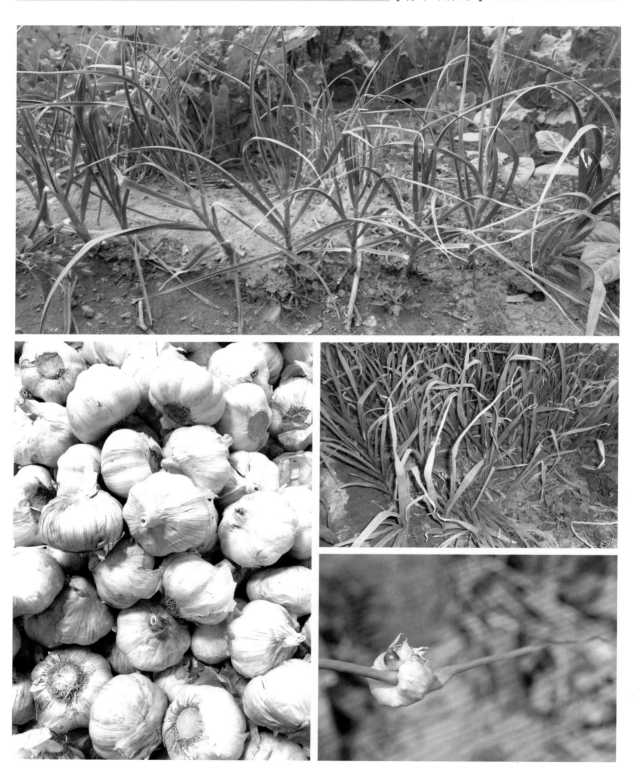

【形态特征】多年生草本。鳞茎单生，球状或扁球状，常由多数小鳞茎组成，外为数层鳞茎外皮包被，外皮白色或紫色，膜质，不裂。叶宽线形或线状披针形，短于花葶。花葶圆柱状，中部以下被叶鞘；总苞具喙，早落；伞形花序具珠芽，间有数花；花梗纤细，长于花被片；小苞片膜质，卵形，具短尖；花常淡红色；内轮花被片卵形，外轮卵状披针形，长于内轮；花丝短于花被片，基部合生并与花被片贴生，内轮基部扩大，其扩大部分两侧具齿，齿端长丝状，比花被片长，外轮锥形；子房球形；花柱不伸出花被外。花期 7~8 月。

【适宜生境】中生植物。喜好冷凉，较耐低温，不耐旱。适宜生于沙质壤土。

【资源状况】作为蔬菜，阴山地区有较广泛栽培。

【入药部位】■中药：鳞茎（蒜）。

　　　　　　■蒙药：鳞茎（赛日木萨嘎）。

【采收加工】夏季采挖，除去茎叶及泥土，阴干。

【功能主治】■中药：蒜解毒，杀菌，健脾，止痢，止咳，驱虫；用于流行性感冒，流行性脑脊髓膜炎，肺结核，百日咳，痢疾，泄泻，食欲不振，疮痈肿毒，蛲虫病，钩虫病。

　　　　　　■蒙药：赛日木萨嘎祛赫依，平喘，祛痰，杀虫，解毒，清协日乌素，温中，开胃，除痞；用于赫依热，心、主脉赫依病，支气管炎，百日咳，喘症，蛲虫病，滴虫阴道炎，赫依痞，蛇咬伤，狂犬病等。

【用法用量】■中药：蒜 9~15g，或生食，或煨食；外用适量，捣敷，或捣汁涂搽患处，或切片灸。

　　　　　　■蒙药：赛日木萨嘎多入丸、散服。

长梗韭　花美韭、陶格套来
Allium neriniflorum (Herb.) Baker

【标本采集号】150221130531239LY

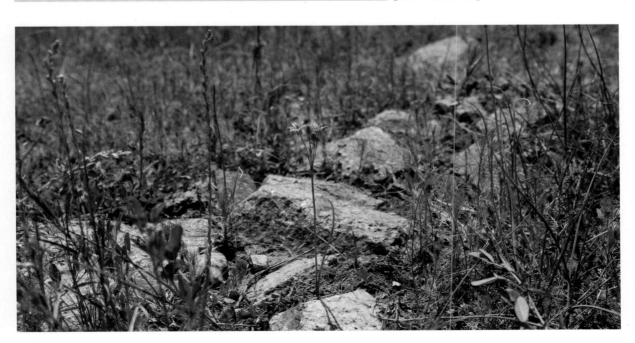

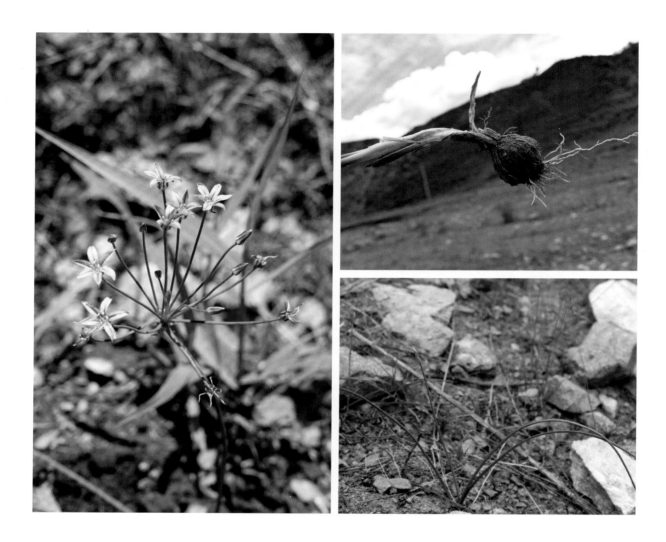

【形态特征】多年生草本。鳞茎单生，卵球状或近球状，外皮灰黑色，膜质，不裂。叶圆柱状或近半圆柱状，中空，沿脉具细糙齿。花葶圆柱状，高达52cm，下部被叶鞘；总苞单侧开裂，宿存；伞形花序疏散，少花；花梗不等长，具小苞片；花红色或紫红色，稀白色；花被片基部靠合成管状，分离部分星芒状开展，卵状长圆形，先端钝或具短尖头，内轮常较长而宽；花丝基部合生并与花被片贴生；子房圆锥状球形，每室6~8枚胚珠，稀5枚胚珠，基部无凹陷蜜穴，柱头3裂。花、果期7~8月。

【适宜生境】旱中生植物。生于丘陵山地的砾石坡地、沙质地。

【资源状况】分布于乌兰察布市（四子王旗）、呼和浩特市（土默特左旗）、包头市（固阳县、石拐区、土默特右旗）。少见。

【入药部位】■中药：鳞茎（长梗韭）。

【采收加工】5~6月采挖鳞茎，去净茎叶及须根，洗净，用开水稍煮至内部无生心时取出，晒干。

【功能主治】■中药：长梗韭温中通阳，理气宽胸；用于胸胁刺痛，心绞痛，咳喘痰多，痢疾，解河豚中毒。

【用法用量】■中药：长梗韭3~10g。

铃 兰
草玉玲、君影草、烘好来 – 其其格
Convallaria majalis L.

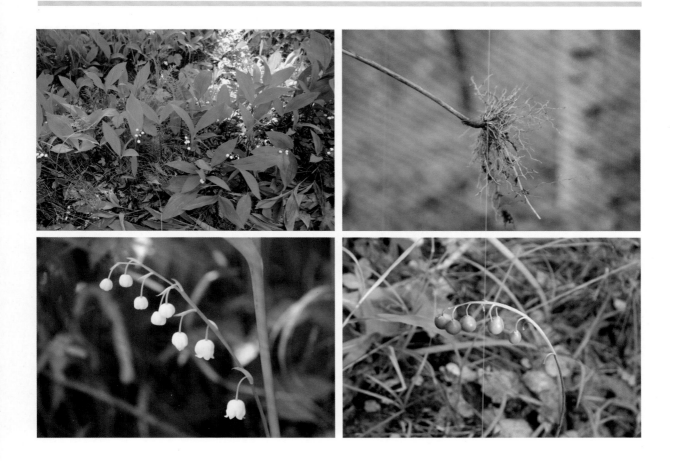

【形态特征】多年生草本，高 18~30cm，无毛。根状茎粗短，具 1~2 条细长的匍匐茎。叶常 2 枚，椭圆形或卵状披针形。花葶生于叶丛中，侧生于鞘状腋内；顶生总状花序；具 6~9 枚花苞片，披针形，短于花梗，膜质；花梗近顶端有关节，果熟时从关节处脱落；花白色，钟状，俯垂，偏向一侧；花被顶端 6 浅裂，具 1 脉；花丝基部宽，花药近长圆形，基着，内向纵裂；子房卵状球形，3 室，每室数枚胚珠。浆果球形，熟时红色，下垂。种子扁圆形或双凸状，有网纹。花期 6~7 月，果期 7~9 月。

【适宜生境】中生植物。生于林下、林间草甸及灌丛中。

【资源状况】分布于巴彦淖尔市（乌拉特前旗）。常见。

【入药部位】■中药：全草（铃兰）。

【采收加工】夏季果熟后采收全草，除去杂质，洗净泥土，晒干。

【功能主治】■中药：铃兰强心利尿，温阳活血；用于充血性心力衰竭，心房颤动，浮肿，劳伤，崩漏，白带异常，跌打损伤。

【用法用量】■中药：铃兰 1~3g，或研末冲服；外用适量，煎汤洗，或烧灰研末调敷患处。

舞鹤草

二叶舞鹤草、转西乐 – 其其格

Maianthemum bifolium (L.) F. W. Schmidt

【标本采集号】150921150825026LY

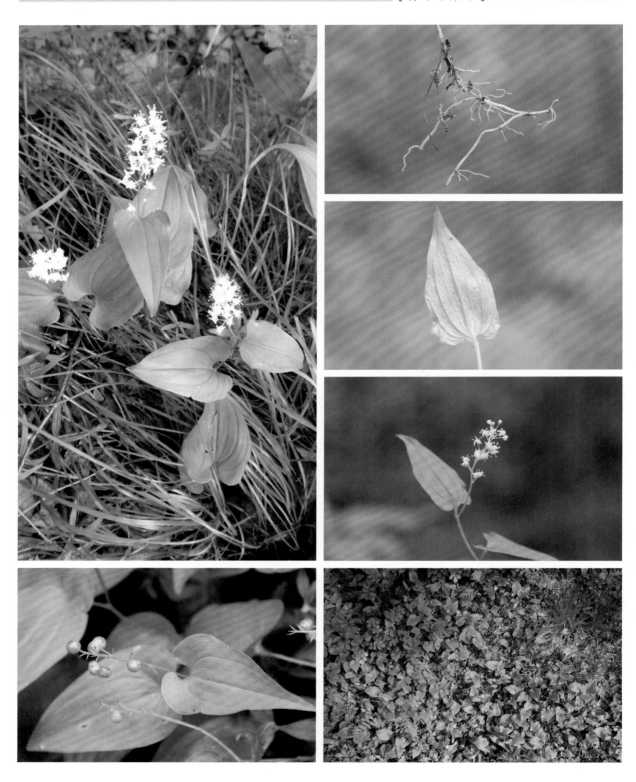

【形态特征】多年生草本。根状茎细长，有时分叉，节上有少数根；茎直立，高 8~20（~25）cm，无毛或散生柔毛。基生叶有叶柄，花期凋萎；茎生叶通常 2 枚，稀 3 枚，互生于茎的上部，三角状卵形，基部心形，弯缺张开，下面脉上被柔毛或散生微柔毛，边缘有细小锯齿状乳突或具柔毛；叶柄常被柔毛。总状花序直立，具花 10~25 朵；花白色，单生或成对；花梗顶端有关节；花被片长圆形，具 1 脉；花丝短于花被片，花药卵圆形，黄白色；子房球形。浆果。种子卵圆形，种皮黄色，有颗粒状皱纹。花期 6 月，果期 7~8 月。

【适宜生境】中生植物。生于落叶松林和白桦林下。

【资源状况】分布于乌兰察布市（凉城县、卓资县）、呼和浩特市（武川县）、包头市（土默特右旗）、巴彦淖尔市（乌拉特后旗、乌拉特前旗）。常见。

【入药部位】■中药：全草（舞鹤草）。

【采收加工】夏、秋二季采收，除去杂质，洗净泥土，鲜用或晒干。

【功能主治】■中药：舞鹤草清热解毒，凉血止血；用于吐血，尿血，月经过多，外伤出血，疮痈肿痛，疥癣。

【用法用量】■中药：舞鹤草 15~30g；外用适量，研末敷患处。

小玉竹
那大汉 – 冒呼日 – 查干
Polygonatum humile Fisch. ex Maxim.

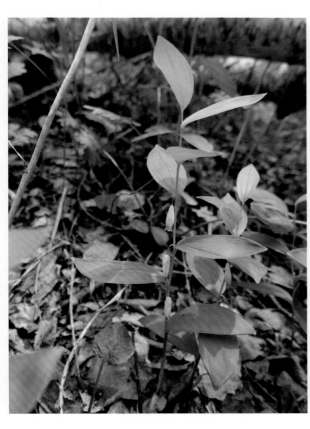
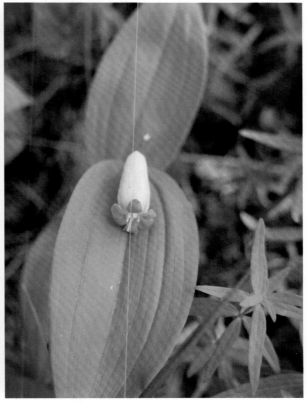

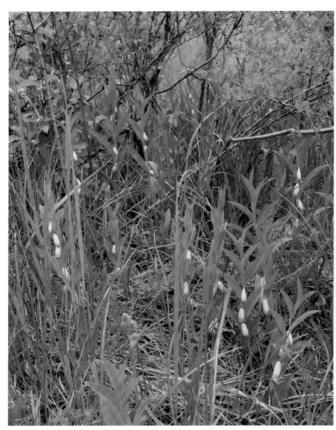
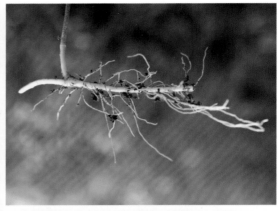
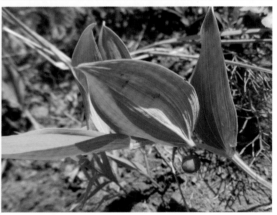

【形态特征】多年生草本。根状茎细圆柱形；茎高达 50cm，具叶 7~9（~11）枚。叶互生，椭圆形、长椭圆形或卵状椭圆形，先端尖或微钝，下面被短糙毛。花序具花 1 朵；花梗向下弯曲；花被白色，顶端带绿色，稍两侧扁，粗糙。浆果成熟时蓝黑色。种子 5~6 枚。花期 6 月，果期 7~8 月。

【适宜生境】中生植物。生于林下、林缘、灌丛、山地草甸及草甸化草原。

【资源状况】分布于乌兰察布市（兴和县）。少见。

【入药部位】■中药：根茎（二苞黄精）。

　　　　　　■蒙药：根茎（巴嘎拉 – 其图 – 查干胡日）。

【采收加工】夏、秋二季采挖，除去茎叶及须根，洗净泥土，置沸水中略烫后，晒干；蒙药采挖后，晾晒至柔软，轻揉 1 次，再晒，再揉搓，反复数次，直至绵软无硬心，晒干。

【功能主治】■中药：二苞黄精养阴润燥，生津止渴；用于热病伤津，心烦口渴，肺燥咳嗽，消渴，心脏病。

　　　　　　■蒙药：巴嘎拉 – 其图 – 查干胡日温中开胃，排脓，清协日乌素，强壮，生津，祛巴达干；用于身体虚弱，胃寒，消化不良，食积，食泻，肾寒，滑精，阳痿，头晕目眩，腰腿痛，巴达干病，寒性协日乌素病。

【用法用量】■中药：二苞黄精 9~15g。

　　　　　　■蒙药：巴嘎拉 – 其图 – 查干胡日入丸、散服。

玉 竹

萎蕤、铃铛菜、毛胡日 – 查干

Polygonatum odoratum (Mill.) Druce

【标本采集号】150921150827041LY

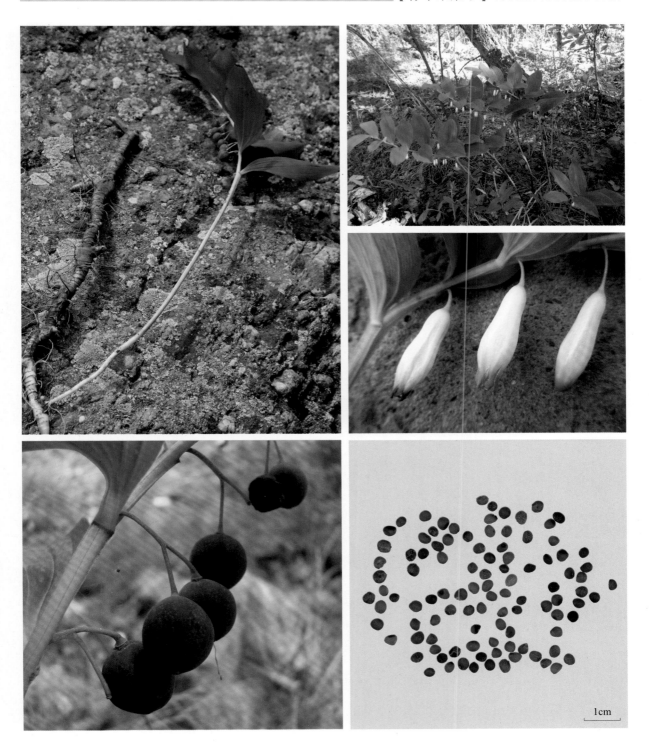

【形态特征】多年生草本。根状茎圆柱形；茎高达 50cm，具叶 7~12 枚。叶互生，椭圆形或卵状长圆形，先端尖，下面带灰白色，下面脉上平滑或乳头状粗糙。花序具花 1~4 朵（栽培植株可多至 8 朵），无苞片或有线状披针形苞片。花被黄绿色或白色；花丝丝状，近平滑或具乳头状突起。浆果成熟时蓝黑色。种子 7~9 枚。花期 6 月，果期 7~8 月。

【适宜生境】中生植物。生于林下、灌丛、山地草甸。

【资源状况】分布于乌兰察布市（凉城县、兴和县、卓资县）、呼和浩特市（土默特左旗、武川县）、包头市（固阳县、土默特右旗）、巴彦淖尔市（乌拉特前旗）。常见。

【入药部位】■中药：根茎（玉竹）。

　　　　　　■蒙药：根茎（毛查日 - 查干）。

【采收加工】秋季采挖，除去须根，洗净，晒至柔软后，反复揉搓，晾晒至无硬心，晒干，或蒸透后，揉至半透明，晒干。

【功能主治】■中药：玉竹养阴润燥，生津止渴；用于肺胃阴伤，燥热咳嗽，咽干口渴，内热消渴。

　　　　　　■蒙药：毛查日 - 查干生津，强壮，补肾，祛协日乌素，温中；用于久病体弱，肾寒，阳痿，遗精，腰腿痛，浮肿，赫依病，寒性协日乌素病，胃巴达干病，胃寒，食积，食泻。

【用法用量】■中药：玉竹 6~12g。

　　　　　　■蒙药：毛查日 - 查干多入丸、散服。

轮叶黄精
红果黄精、布力乌日 - 冒呼日 - 查干
Polygonatum verticillatum (L.) All.

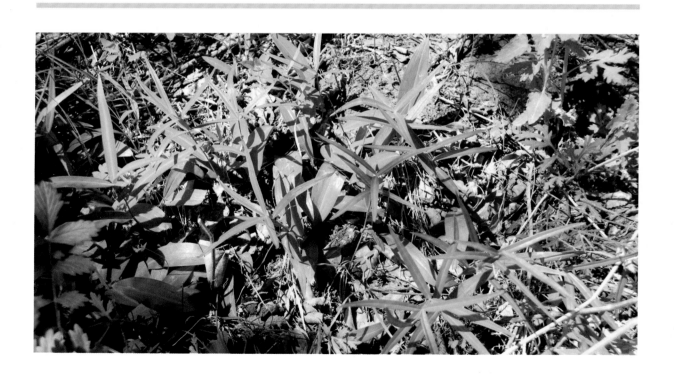

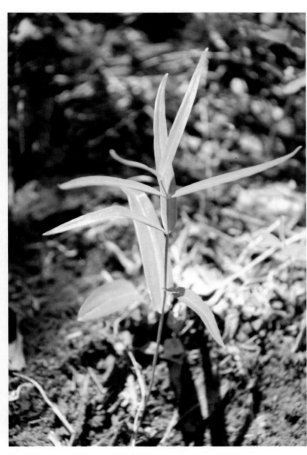
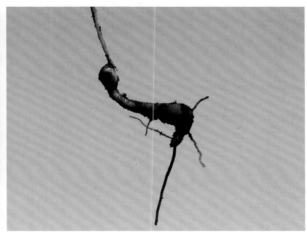
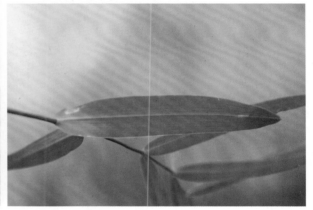

【形态特征】多年生草本。根状茎节间长 2~3cm，一头粗，一头较细，粗头有短分枝，稀根状茎连
　　　　　珠状。叶常为 3 叶轮生，少数对生或互生，稀全为对生，长圆状披针形、线状披针形
　　　　　或线形。花单朵或 2（3~4）朵组成花序，花序梗长 1~2cm；花梗俯垂；无苞片，或
　　　　　微小而生于花梗上；花被淡黄色或淡紫色。浆果成熟时红色。种子 6~12 枚。花期 7 月。

【适宜生境】中生植物。生于林缘草甸。

【资源状况】分布于乌兰察布市（卓资县）。少见。

【入药部位】■中药：根茎（黄精）。

　　　　　　■蒙药：根茎（查干 – 浩日）。

【采收加工】春、秋二季采挖，除去须根，洗净，置沸水中略烫或蒸至透心，干燥。

【功能主治】■中药：黄精益气养阴，健脾，润肺，益肾；用于脾胃气虚，体倦乏力，胃阴不足，
　　　　　　口干食少，肺虚燥咳，劳嗽咳血，精血不足，腰膝酸软，须发早白，内热消渴。

　　　　　　■蒙药：查干 – 浩日温中开胃，排脓，清协日乌素，强壮，生津，祛巴达干；用于身
　　　　　　体虚弱，胃寒，消化不良，食积，食泻，肾寒，滑精，阳痿，头晕目眩，寒性协日乌
　　　　　　素病，腰腿痛，巴达干病。

【用法用量】■中药：黄精 9~15g。

　　　　　　■蒙药：查干 – 浩日多入丸、散服。

黄 精

黄鸡菜、鸡头黄精、查干－浩日

Polygonatum sibiricum Delar. ex Redouté

【标本采集号】150921150829002LY

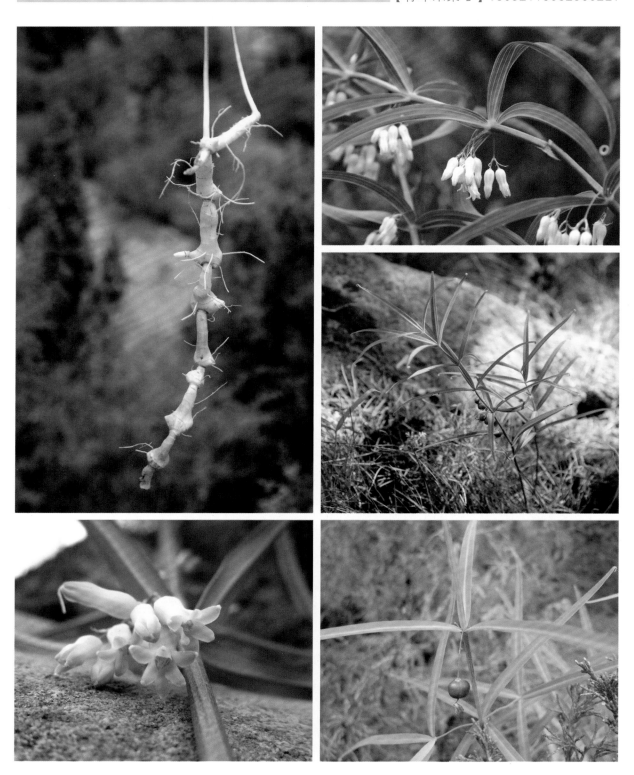

【形态特征】多年生草本。根状茎圆柱状，节膨大，节间一头粗、一头细，粗头有短分枝；茎高50~90cm，有时攀缘状。叶4~6枚轮生，线状披针形，先端拳卷或弯曲。花序常具花2~4朵，呈伞状；花梗长0.4~1cm，俯垂；苞片生于花梗基部，膜质，钻形或线状披针形，具1脉；花被乳白色或淡黄色，花被筒中部稍缢缩。浆果成熟时黑色。种子4~7枚。花期5~6月，果期7~8月。

【适宜生境】中生植物。生于林下、灌丛或山地草甸。

【资源状况】分布于乌兰察布市（兴和县、卓资县）、包头市（达尔罕茂明安联合旗、固阳县、石拐区、土默特右旗）、巴彦淖尔市（乌拉特前旗）。常见。

【入药部位】■中药：根茎（黄精）。
　　　　　　■蒙药：根茎（查干-浩日）。

【采收加工】春、秋二季采挖，除去须根，洗净，置沸水中略烫或蒸至透心，干燥。

【功能主治】■中药：黄精益气养阴，健脾，润肺，益肾；用于脾胃气虚，体倦乏力，胃阴不足，口干食少，肺虚燥咳，劳嗽咳血，精血不足，腰膝酸软，须发早白，内热消渴。
　　　　　　■蒙药：查干-浩日温中开胃，排脓，清协日乌素，强壮，生津，祛巴达干；用于身体虚弱，胃寒，消化不良，食积，食泻，肾寒，滑精，阳痿，头晕目眩，寒性协日乌素病，腰腿痛，巴达干病。

【用法用量】■中药：黄精9~15g。
　　　　　　■蒙药：查干-浩日多入丸、散服。

北重楼　钦达干-其黑
Paris verticillata M.-Bieb.

【标本采集号】150921150825036LY

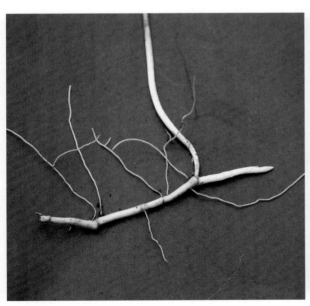
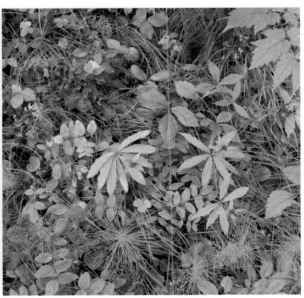

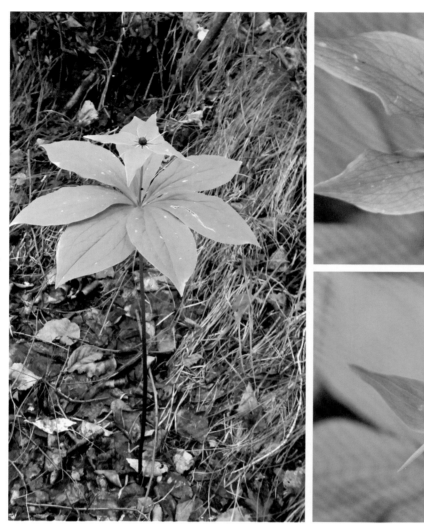
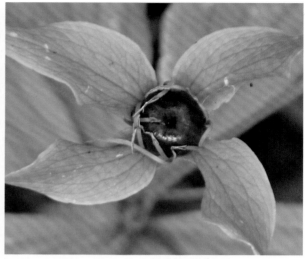
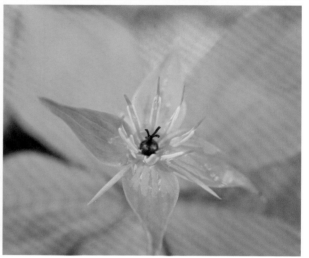

【形态特征】多年生草本，植株高 25~60cm。根状茎细长；茎绿白色，有时带紫色。叶 6~8 枚轮生，
披针形，具短柄或近无柄。外轮花被片绿色，极少带紫色，叶状，通常 4（~5）枚，纸质，
平展，倒卵状披针形，内轮花被片黄绿色，条形；子房近球形，紫褐色，顶端无盘状
花柱基，花柱具 4~5 个分枝，向外反卷，比不分枝部分长 2~3 倍。蒴果浆果状，不开
裂，具几枚种子。花期 6 月，果期 7~9 月。

【适宜生境】中生植物。生于山地阴坡。

【资源状况】分布于乌兰察布市（卓资县）。少见。

【入药部位】■中药：根茎（北重楼）。

【采收加工】夏末秋初采挖，除去茎叶及须根，洗净，鲜用或晒干。

【功能主治】■中药：北重楼清热解毒，散瘀消肿；用于高热抽搐，咽喉肿痛，痈疖肿毒，毒
蛇咬伤。

【用法用量】■中药：北重楼 3~6g，或入丸、散服；外用适量，捣敷，或以醋磨汁涂。

龙须菜

雉隐天冬、伊德喜音－和日言－努都

Asparagus schoberioides Kunth

【标本采集号】150921150827020LY

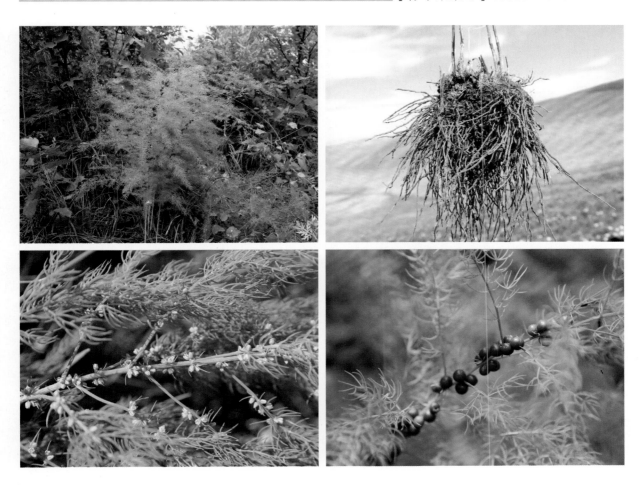

【形态特征】多年生草本，高达 1m。根细长。茎上部和分枝具纵棱，分枝有时有极窄的翅。叶状枝常 3~4 枚成簇，窄线形，镰状，基部近锐三棱形，上部扁平；鳞叶近披针形，基部无刺。花 2~4 朵腋生，黄绿色；雄蕊花丝不贴生于花被片上；雌花和雄花近等大。浆果，成熟时红色。种子 1~2 枚。花期 6~7 月，果期 7~8 月。

【适宜生境】中生植物。生于阴坡林下、林缘、灌丛、草甸和山地草原。

【资源状况】分布于乌兰察布市（卓资县）。少见。

【入药部位】■中药：根（龙须菜）。

【采收加工】秋季采挖，除去杂质，洗净泥土，晒干。

【功能主治】■中药：龙须菜清热利尿，止血，止咳；用于小便不利，淋沥涩痛，尿血，支气管炎，咳血。

【用法用量】■中药：龙须菜 6~9g。

兴安天门冬

山天冬、兴安乃－和日音－努都

Asparagus dauricus Fisch. ex Link

【标本采集号】150823140509026LY

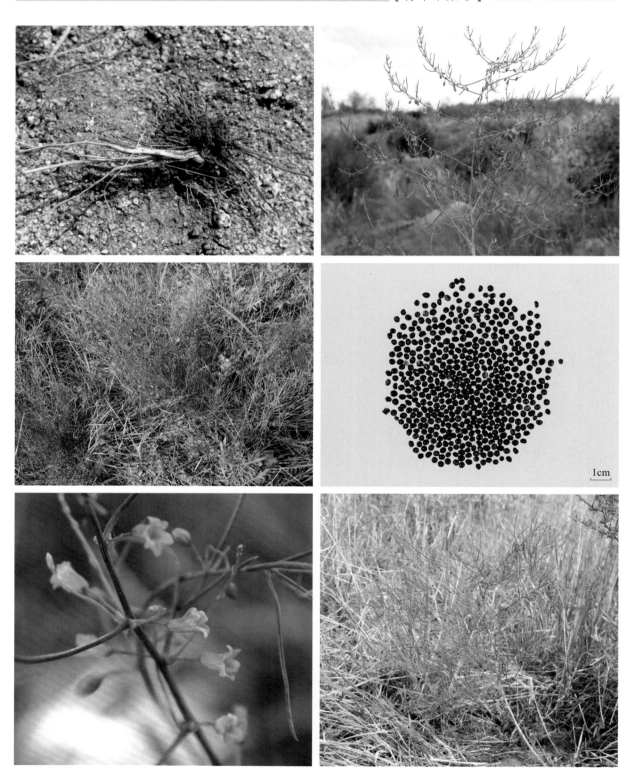

【形态特征】多年生直立草本，高达 70cm。根细长。茎和分枝有条纹，有时幼枝具软骨质齿。叶状枝 1~6 枚成簇，常斜立，与分枝交成锐角，稀兼有平展和下倾的，稍扁圆柱形，微有几条不明显钝棱，伸直或稍弧曲，有时有软骨质齿；鳞叶基部无刺。花 2 朵腋生，黄绿色；雄花花梗和花被近等长，关节生于近中部；花丝大部贴生花被片；雌花花梗关节生于上部。浆果。种子 2~4（~6）枚。花期 6~7 月，果期 7~8 月。

【适宜生境】中旱生植物。生于林缘、草甸化草原、草原及干燥的石质山坡等生境。

【资源状况】分布于乌兰察布市（察哈尔右翼后旗、察哈尔右翼中旗、四子王旗）、呼和浩特市（土默特左旗）、巴彦淖尔市（乌拉特前旗、乌拉特中旗）。少见。

【入药部位】■中药：全草（龙须菜）。

【采收加工】秋季采挖，除去杂质，洗净泥土，晒干。

【功能主治】■中药：龙须菜清热利尿，止血，止咳；用于小便不利，淋沥涩痛，尿血，支气管炎，咳血。

【用法用量】■中药：龙须菜 6~9g。

戈壁天门冬

寄马桩、鸡麻抓、高比音－和日音－努都

Asparagus gobicus Ivan. ex Grub.

【标本采集号】152921130913008LY

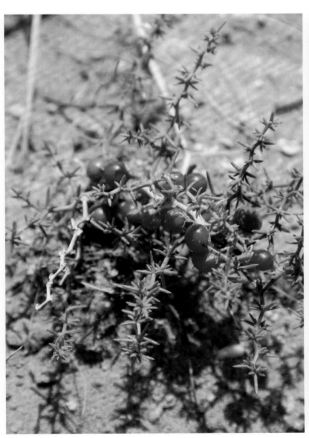
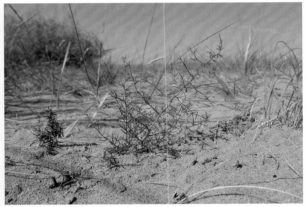
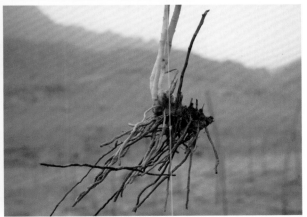

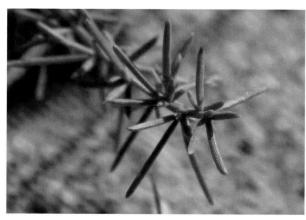
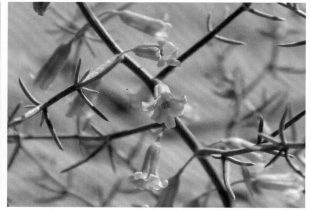

【形态特征】半灌木，坚挺，近直立，高达45cm。根细长。茎上部常回折状，中部具纵裂白色薄膜，分枝常回折状，略具纵凸纹，疏生软骨质齿。叶状枝3~8枚成簇，常下倾或平展，与分枝交成钝角，近圆柱形，微有几条不明显钝棱，较刚硬；鳞叶基部具短距，无硬刺。花1~2朵腋生；花梗关节生于近中部或上部；雄花花丝中部以下贴生花被片；雌花稍小于雄花。浆果，成熟时红色。种子3~5枚。花期5~6月，果期6~8月。

【适宜生境】旱生植物。生于荒漠和荒漠化草原地带的沙地及砂砾质干河床。

【资源状况】分布于巴彦淖尔市（磴口县、乌拉特中旗）、阿拉善盟（阿拉善左旗行政区）。少见。

【入药部位】■中药：全草（戈壁天门冬）。

【采收加工】秋季采挖带根的全株，洗净，鲜用或晒干。

【功能主治】■中药：戈壁天门冬祛风除湿，杀虫，止痒；用于风湿痹痛，关节肿胀；外用于神经性皮炎，牛皮癣，湿疹，皮肤瘙痒，疮疖痈肿。

【用法用量】■中药：戈壁天门冬6~9g；外用适量，煎汤洗，或捣敷。

攀援天门冬
短叶天门冬、宝古尼－和日言－努都
Asparagus brachyphyllus Turcz.

【标本采集号】150205190724064LY

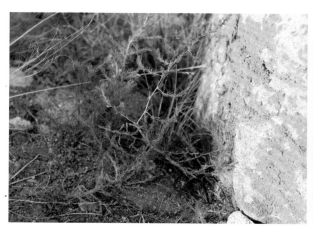
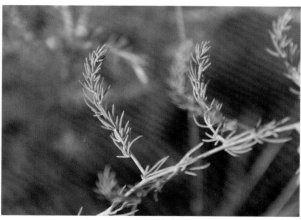

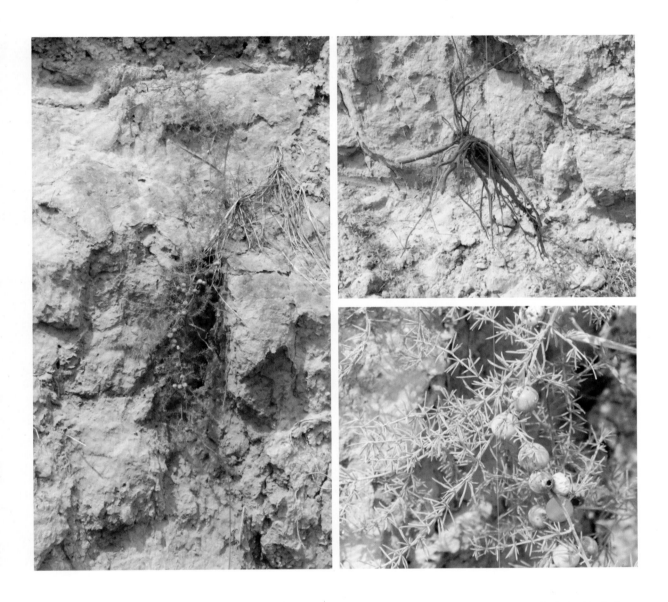

【形态特征】攀缘草本。块根近圆柱状。茎近平滑，长达1m，分枝具纵凸纹，常有软骨质齿。叶状枝4~10枚成簇，稍扁圆柱形，微有几条棱，有软骨质齿，稀齿不明显；鳞叶基部有刺状短距，有时距不明显。花通常2~4朵腋生，淡紫褐色；花梗关节生于近中部；花丝中部以下贴生花被片。浆果，成熟时红色。种子4~5枚。花期6~8月，果期7~9月。

【适宜生境】中旱生植物。生于山地草原和灌丛中。

【资源状况】分布于包头市（石拐区）。少见。

【入药部位】■中药：块根（抓地龙）。

【采收加工】夏、秋二季采挖，洗净，煮沸约30分钟，捞出，剥去外皮，晒干或鲜用。

【功能主治】■中药：抓地龙祛风湿，止痒；用于风湿痹痛，湿疹，皮肤瘙痒，毒肿疮疡。

【用法用量】■中药：抓地龙6~9g；外用适量，捣敷。

曲枝天门冬

乌苏力格 – 和日音 – 努都
Asparagus trichophyllus Bunge

【标本采集号】150921150829001LY

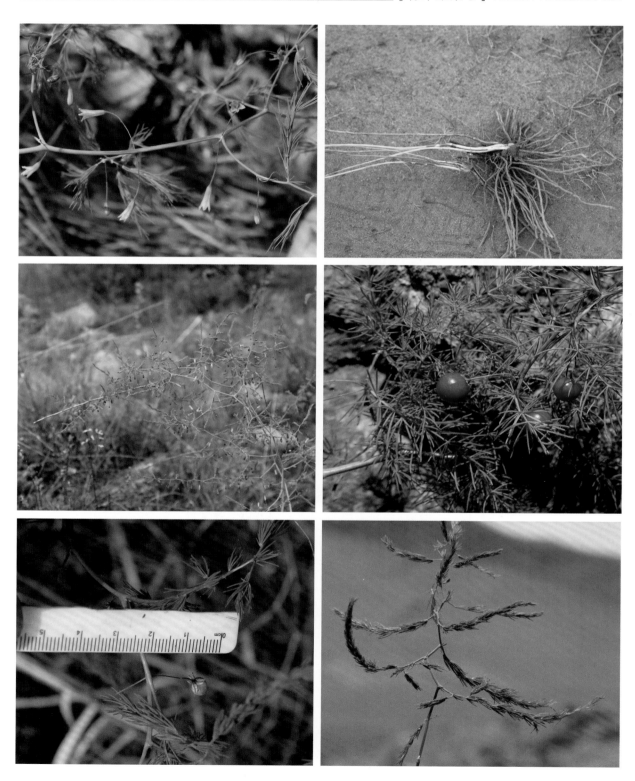

【形态特征】多年生草本，近直立，高达 1m。茎平滑，中部至上部回折状，有时上部疏生软骨质齿；分枝先下弯后上升，近基部弧曲，有时近半圆形，上部回折状，小枝多少具软骨质齿。叶状枝常 5~8 枚成簇，刚毛状，略具 4~5 棱，稍弧曲，常稍伏贴小枝，有时稍具软骨质齿；茎鳞叶基部有刺状距，稀为硬刺，分枝距不明显。花 2 朵腋生，绿黄色稍带紫色；花梗关节生于近中部；花丝中部以下贴生花被片。浆果，成熟时红色。种子 3~5 枚。花期 6~7 月，果期 7~8 月。

【适宜生境】旱中生植物。生于山坡草地、荒地及灌丛中。

【资源状况】分布于乌兰察布市（察哈尔右翼后旗、四子王旗、卓资县）、包头市（达尔罕茂明安联合旗、土默特右旗）。少见。

【入药部位】■中药：全草（曲枝天门冬）。

【采收加工】秋季采挖带根的全株，洗净，鲜用或晒干。

【功能主治】■中药：曲枝天门冬祛风除湿，杀虫，止痒；用于风湿痹痛，关节肿胀；外用于神经性皮炎，牛皮癣，湿疹，皮肤瘙痒，疮疖痈肿。

【用法用量】■中药：曲枝天门冬 6~9g；外用适量，煎汤洗，或捣敷。

薯蓣科

穿龙薯蓣 穿山龙、穿地龙、金刚骨、乌和日－敖日洋古
Dioscorea nipponica Makino

【标本采集号】150921140808002LY

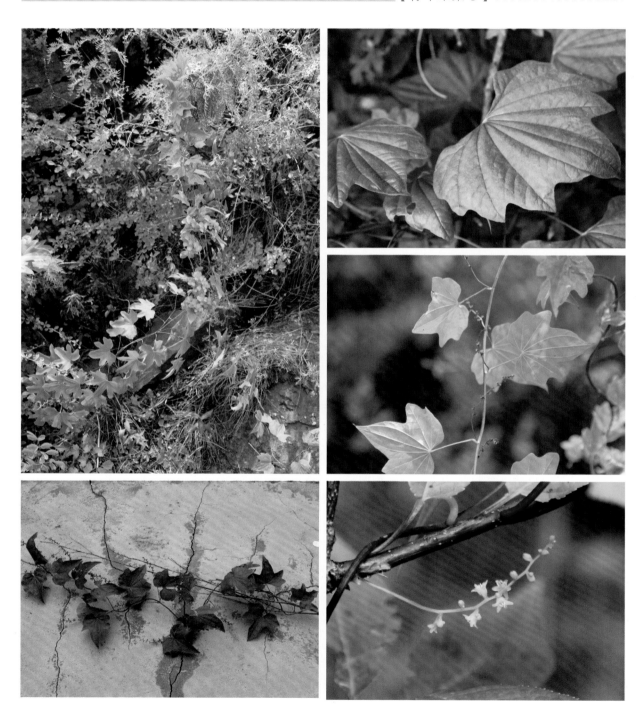

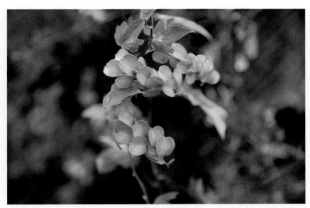
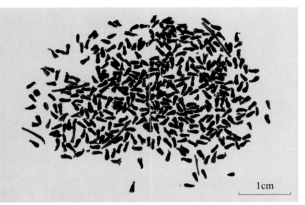
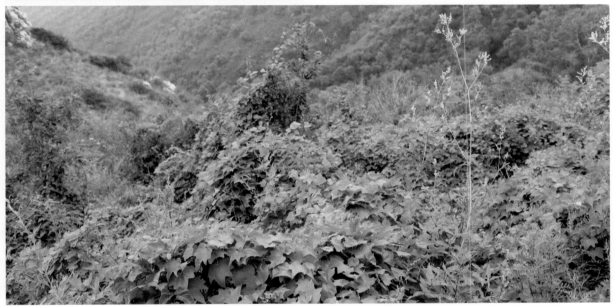

【形态特征】缠绕草质藤本。根状茎横生，栓皮片状剥离；茎左旋，近无毛。叶掌状心形，不等大三角状浅裂、中裂或深裂，顶端叶片近全缘，下面无毛或被疏毛。雄花无梗，常 2~4 朵花簇生，集成小聚伞花序再组成穗状花序，花序顶端常为单花，花被碟形，顶端 6 裂，雄蕊 6 枚；雌花序穗状，常单生。蒴果；每室 2 枚种子，生于果轴基部。种子四周有不等宽的薄膜状翅，上方呈正方形，长约为宽的 2 倍。花期 6~7 月，果期 7~8 月。

【适宜生境】中生植物。生于山地林下及灌丛。

【资源状况】分布于乌兰察布市（凉城县、卓资县）、呼和浩特市（武川县）、包头市（土默特右旗）。少见。

【入药部位】■中药：根茎（穿山龙）。

【采收加工】春、秋二季采挖，洗净，除去须根和外皮，晒干。

【功能主治】■中药：穿山龙祛风除湿，舒筋通络，活血止痛，止咳平喘；用于风寒痹病，关节肿胀，疼痛麻木，跌扑损伤，闪腰岔气，咳嗽气喘。

【用法用量】■中药：穿山龙 9~15g，或浸酒服；外用适量，鲜品捣敷患处。

鸢尾科

唐菖蒲 八百锤、千锤打
Gladiolus gandavensis Van Houtte

【标本采集号】150823150813002LY

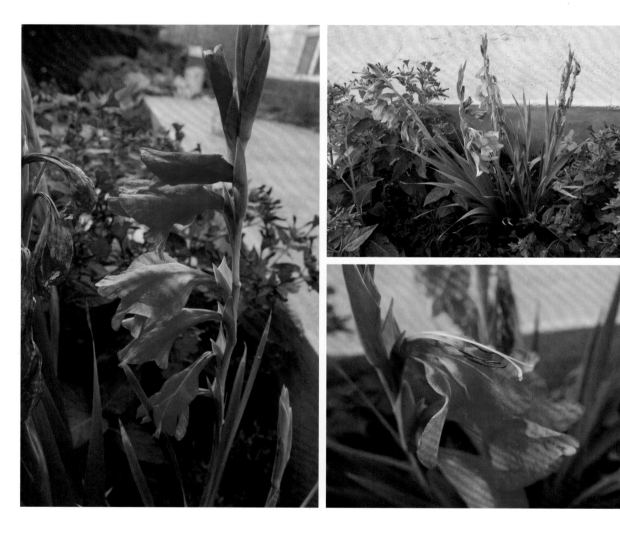

【形态特征】多年生草本。球茎外包有棕色或黄棕色的膜质包被。叶基生或在花茎基部互生，剑形，基部鞘状，嵌迭状排成 2 列，有数条纵脉及 1 条明显而突出的中脉。花茎直立，不分枝，花茎下部生有数枚互生的叶；顶生穗状花序，每朵花下有苞片 2 枚，膜质，黄绿色，中脉明显；无花梗；花在苞内单生，两侧对称，有红色、黄色、白色或粉红色；花被管基部弯曲，花被裂片 6 枚，2 轮排列；雄蕊 3 枚，花药红紫色，花丝白色；花柱顶端 3 裂，具短绒毛，子房绿色，3 室。蒴果成熟时室背开裂。种子扁而有翅。花期 7~9 月，果期 8~10 月。

【适宜生境】中生植物。喜温暖的植物，但气温过高对生长不利，不耐寒，生长适温为 20~25℃，
　　　　　　适生于肥沃的沙壤土。

【资源状况】作为庭院绿化植物，阴山地区有少量栽培。

【入药部位】■中药：球茎（标杆花）。

【采收加工】秋季采集，洗净，晒干或鲜用。

【功能主治】■中药：标杆花清热解毒；用于腮腺炎，淋巴结炎，跌打损伤等。

【用法用量】■中药：标杆花 5~10g，或浸酒服，或研末吹喉；外用适量，捣烂敷，或磨汁搽患处。

射　干 野萱花、交剪草

Belamcanda chinensis (L.) Redouté

【标本采集号】150207190813007LY

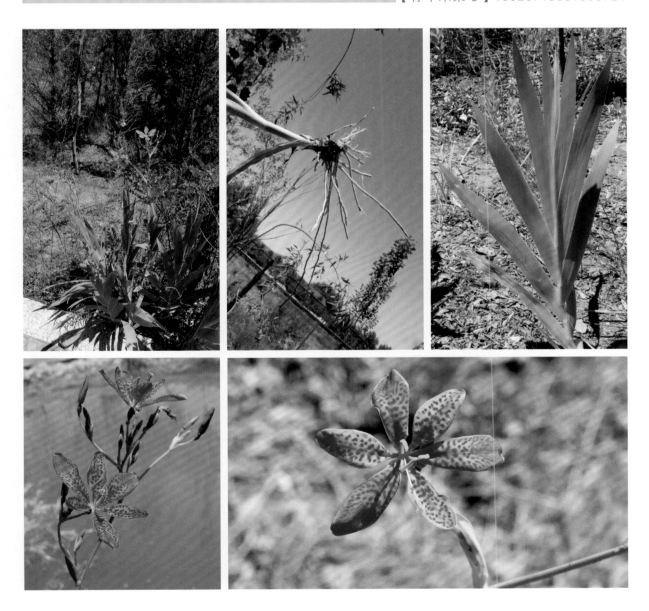

【形态特征】多年生草本。须根多数，带黄色。根状茎为不规则的块状，斜伸，黄色或黄褐色；茎实心。叶互生，嵌迭状排列，剑形，基部鞘状抱茎，顶端渐尖，无中脉。花序顶生，叉状分枝，每分枝的顶端聚生有数朵花；花橙红色，散生紫褐色的斑点；花被裂片6枚，2轮排列。蒴果倒卵形或长椭圆形，顶端无喙，常残存有凋萎的花被。种子圆球形，黑紫色，有光泽，着生于果轴上。花期6~8月，果期7~9月。

【适宜生境】中旱生草本。生于林缘或山坡草地。

【资源状况】作为园林绿化植物，阴山地区有少量栽培。

【入药部位】■中药：根茎（射干）。

【采收加工】春初刚发芽或秋末茎叶枯萎时采挖，除去须根和泥土，干燥。

【功能主治】■中药：射干清热解毒，消痰，利咽；用于热毒痰火郁结，咽喉肿痛，痰湿壅盛，咳嗽气喘。

【用法用量】■中药：射干3~10g。

黄菖蒲 黄花鸢尾、水生鸢尾、西日－查黑乐得格

Iris pseudacorus L.

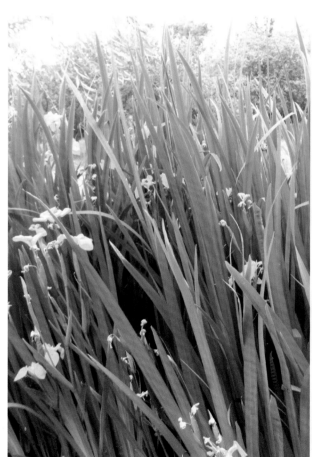
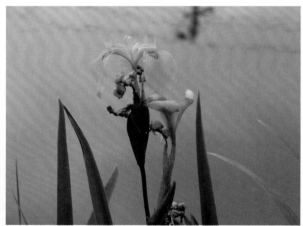
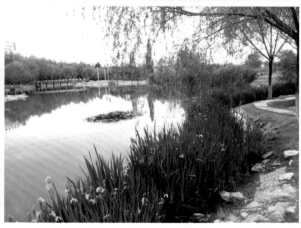

【形态特征】多年生草本，植株基部围有少量老叶残留的纤维。根状茎粗壮，节明显，黄褐色。基生叶灰绿色，宽剑形，中脉较明显。花茎粗壮，有明显的纵棱，上部分枝；花黄色；外花被裂片卵圆形或倒卵形，有黑褐色的条纹；内花被裂片较小，倒披针形；花丝黄白色，花药黑紫色；花柱分枝淡黄色；子房绿色，三棱状柱形。花期5~6月，果期7月。

【适宜生境】生于河湖沿岸的湿地或沼泽地上。

【资源状况】作为园林绿化植物，阴山地区有少量栽培。

【入药部位】■中药：根茎（黄菖蒲）。

【采收加工】夏、秋二季采收，除去茎叶及须根，洗净，切段，晒干。

【功能主治】■中药：黄菖蒲止痛消炎调经；用于牙痛，腹泻。

马 蔺 马莲、查黑乐得格

Iris lactea Pall. var. *chinensis* (Fisch.) Koidz.

【标本采集号】150921150826032LY

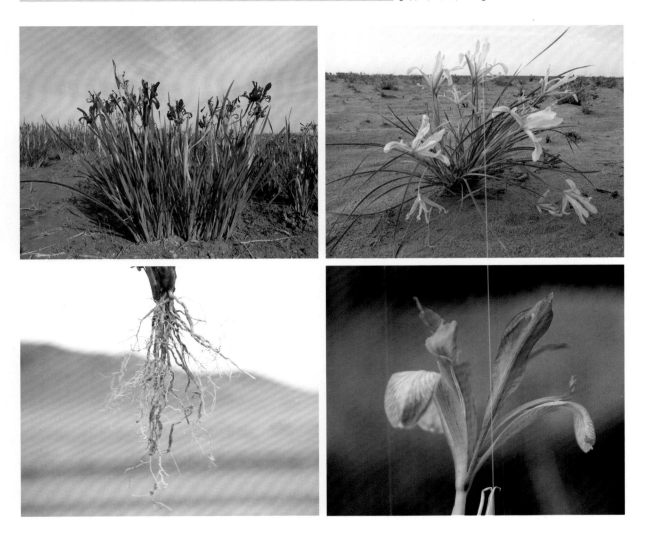

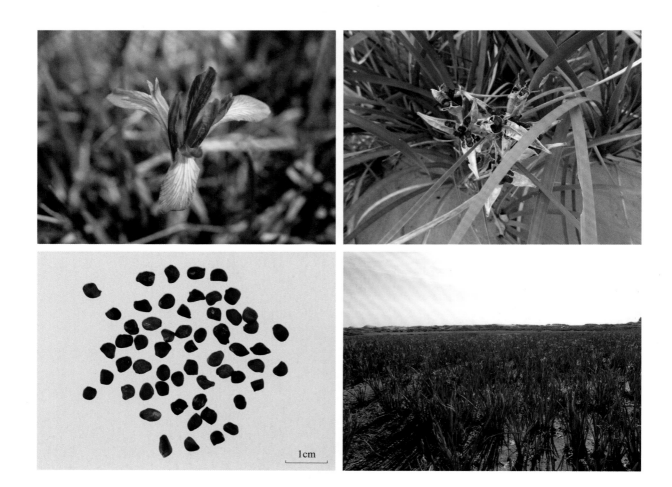

【形态特征】多年生密丛草本。须根粗而长，黄白色，少分枝。根状茎粗壮，木质，斜伸，外包有大量致密的红紫色折断的老叶残留叶鞘及毛发状的纤维。叶基生，坚韧，灰绿色，带红紫色，无明显的中脉。花茎光滑；苞片 3~5 枚，草质，绿色，边缘白色，内包含有花 2~4 朵；花浅蓝色、蓝色或蓝紫色；花被管甚短，花被裂片爪部楔形，花被上有较深色的条纹；花药黄色，花丝白色；子房纺锤形。蒴果长椭圆状柱形，有 6 条明显的肋，顶端有短喙。种子为不规则的多面体，棕褐色，略有光泽。花期 5 月，果期 6~7 月。

【适宜生境】中生植物。生于河滩、盐碱滩地，为盐化草甸建群种。

【资源状况】分布于阴山地区各地。十分常见。作为园林绿化植物，阴山地区亦广泛栽培。

【入药部位】■中药：种子（马蔺子）、花（马蔺花）、根（马蔺根）。
　　　　　　■蒙药：花及种子（查黑勒得格音 – 乌热）。

【采收加工】8~9 月果熟时采收，将果实割下，晒干，打下种子，除去杂质，再晒干；5~7 月花盛开时采收，晒干；夏、秋二季采挖根，除去根茎，洗净，晒干或鲜用。

【功能主治】■中药：马蔺子凉血止血，清热利湿；用于急性黄疸性肝炎，吐血，衄血，崩漏，白带异常，小便不利，泻痢，疝痛，疮痈肿毒，外伤出血。马蔺花清热解毒，止血，利尿；用于咽喉肿痛，吐血，咯血，小便不利，淋病，痈疮疔肿。马蔺根清热解毒；用于咽喉肿痛，病毒性肝炎，痔疮，牙痛。

■蒙药：查黑勒得格音 – 乌热杀虫，止痛，解毒，消食，解痉，退黄，治伤，生肌，排脓，燥协日乌素；用于霍乱，蛲虫病，虫牙，皮肤瘙痒，虫积腹痛，毒热，疮疡，烫伤，脓疮，黄疸，胁痛，口苦等。

【用法用量】■中药：马蔺子 3~10g，或入丸、散服；外用适量，鲜品捣敷，或研末调敷患处。马蔺花 3~6g，或入丸、散服，或绞汁服。马蔺根常配方使用。

■蒙药：查黑勒得格音 – 乌热多入丸、散服。

细叶鸢尾
老牛揣、细叶马蔺、敖汗 – 萨哈拉
Iris tenuifolia Pall.

【标本采集号】150221130719278LY

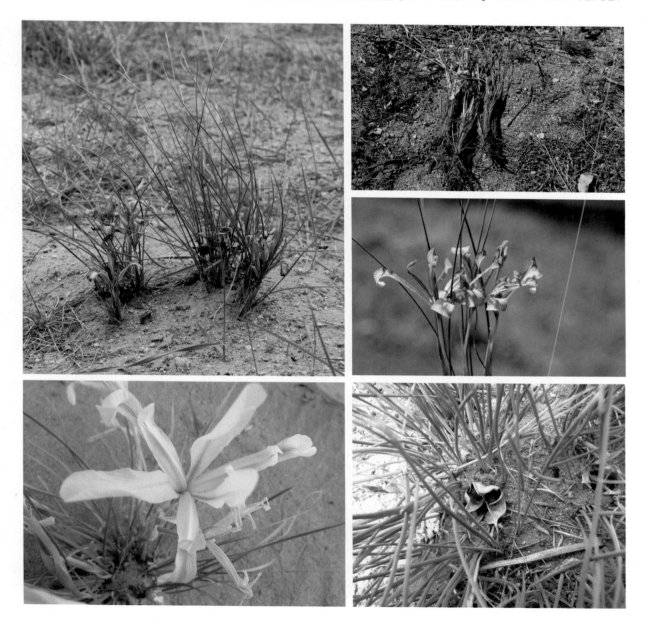

【形态特征】多年生密丛草本，植株基部宿存老叶叶鞘。根状茎块状，木质。叶质坚韧，丝状或线形，无中脉。花茎短，不伸出地面；苞片 4 枚，披针形，边缘膜质，内包含有花 2~3 朵；花蓝紫色；外花被裂片匙形，无附属物，常有纤毛，内花被裂片倒披针形；花丝丝状；花柱分枝扁平，顶端裂片窄三角形，子房细圆柱形。蒴果倒卵圆形，有短喙。花期 5 月，果期 6~7 月。

【适宜生境】中生植物。生于草原、沙地及石质坡地。

【资源状况】分布于乌兰察布市（察哈尔右翼后旗、四子王旗、卓资县）、呼和浩特市（土默特左旗、武川县）、包头市（达尔罕茂明安联合旗、东河区、固阳县、九原区、昆都仑区、青山区、土默特右旗）、巴彦淖尔市（乌拉特后旗、乌拉特前旗、乌拉特中旗）。常见。

【入药部位】■中药：根及根茎（细叶鸢尾）。

【采收加工】春、秋二季采挖，除去茎叶及杂质，洗净泥土，晒干。

【功能主治】■中药：细叶鸢尾安胎养血；用于妊娠出血，胎动不安，崩漏。

【用法用量】■中药：细叶鸢尾 10~30g。

野鸢尾 射干鸢尾、歧花鸢尾、白射干
Iris dichotoma Pall.

【标本采集号】150206190918046LY

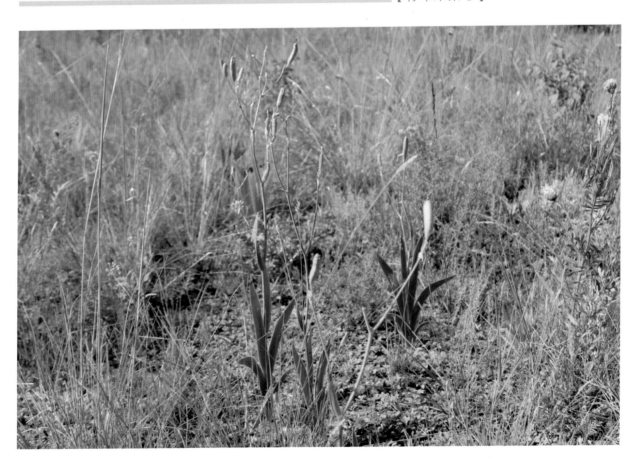

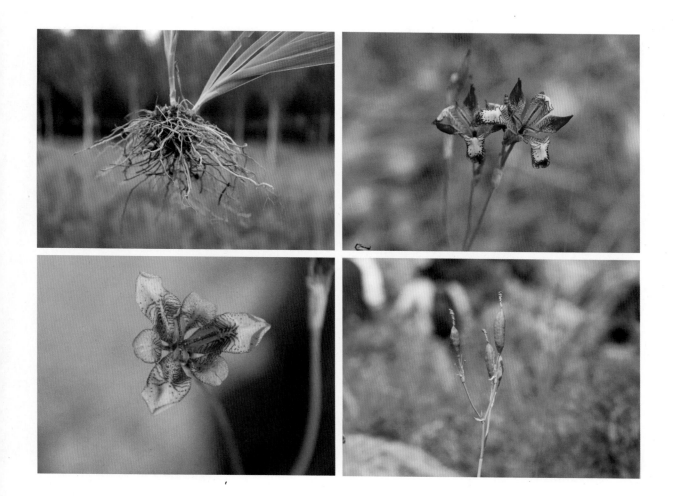

【形态特征】多年生草本。须根发达，粗而长，黄白色，分枝少。根状茎为不规则的块状，棕褐色
　　　　　　或黑褐色。叶基生或在花茎基部互生，两面灰绿色，剑形。花序生于分枝顶端；花蓝
　　　　　　紫色或浅蓝色，有棕褐色的斑纹；花梗细，常超出苞片；花药与花丝等长；花柱分枝
　　　　　　扁平，花瓣状。蒴果圆柱形或略弯曲，果皮黄绿色，革质，成熟时自顶端向下开裂至
　　　　　　1/3 处。种子暗褐色，椭圆形，有小翅。花期 7~8 月，果期 8~9 月。

【适宜生境】中旱生草本。生于草原及山地林缘或灌丛。

【资源状况】分布于乌兰察布市（察哈尔右翼后旗、察哈尔右翼前旗、察哈尔右翼中旗、丰镇市、
　　　　　　商都县、兴和县）、呼和浩特市（和林格尔县）、包头市（白云鄂博矿区、达尔罕茂
　　　　　　明安联合旗、青山区）。常见。作为园林绿化植物，阴山地区亦有较广泛栽培。

【入药部位】■中药：根茎或全草（射干鸢尾）。

【采收加工】春、秋二季采挖根茎，除去茎叶及杂质，洗净泥土，晒干；夏季采收全草，除去杂质，
　　　　　　洗净泥土，晒干。

【功能主治】■中药：射干鸢尾清热解毒，活血止痛，止咳；用于咽喉肿痛，痄腮，牙龈肿痛，肝炎，
　　　　　　肝脾肿大，胃痛，支气管炎，跌打损伤，乳痈；外用于稻田性皮炎。

【用法用量】■中药：射干鸢尾 3~6g，或入丸、散服；外用适量，煎汤洗，或捣敷患处。

黄金鸢尾 黄鸢尾、黄花鸢尾
Iris flavissima Pall.

【标本采集号】150223140902064LY

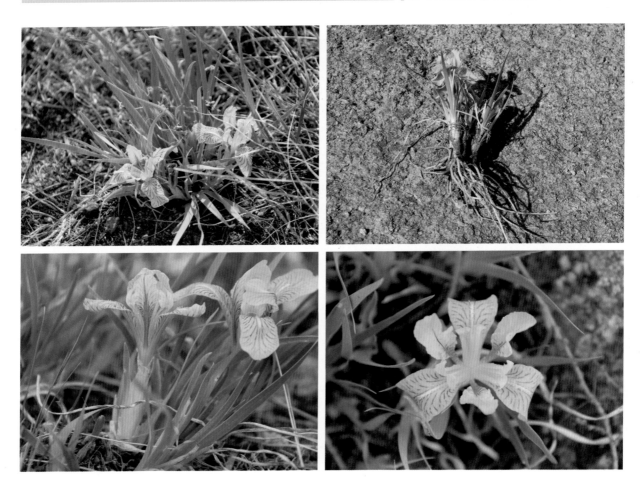

【形态特征】多年生草本，植株基部生有浅棕色的老叶残留纤维。根状茎很短，木质，褐色；须根粗而长，少分枝，黄白色。叶条形，无明显的中脉。花茎甚短，不伸出或略伸出地面，基部包有膜质、黄白色的鞘状叶；苞片膜质，2~3枚，狭披针形，其中包含有花1~2朵；花黄色；花被管喇叭形，外花被有棕褐色的条纹，内花被裂片倒披针形。蒴果纺锤形，顶端无喙。花期4~5月，果期6~8月。

【适宜生境】旱生草本。生于草原带和荒漠草原带的砾石质丘陵坡地。

【资源状况】分布于包头市（达尔罕茂明安联合旗）。少见。

【入药部位】■中药：根茎（黄花鸢尾）。

【采收加工】夏、秋二季采收，除去茎叶及须根，洗净，切段，晒干。

【功能主治】■中药：黄花鸢尾清热利咽；用于咽喉肿痛。

【用法用量】■中药：黄花鸢尾3~9g。

粗根鸢尾

拟虎鸢尾、粗根马莲、巴嘎－查黑乐得格

Iris tigridia Bunge

【标本采集号】150222180509013LY

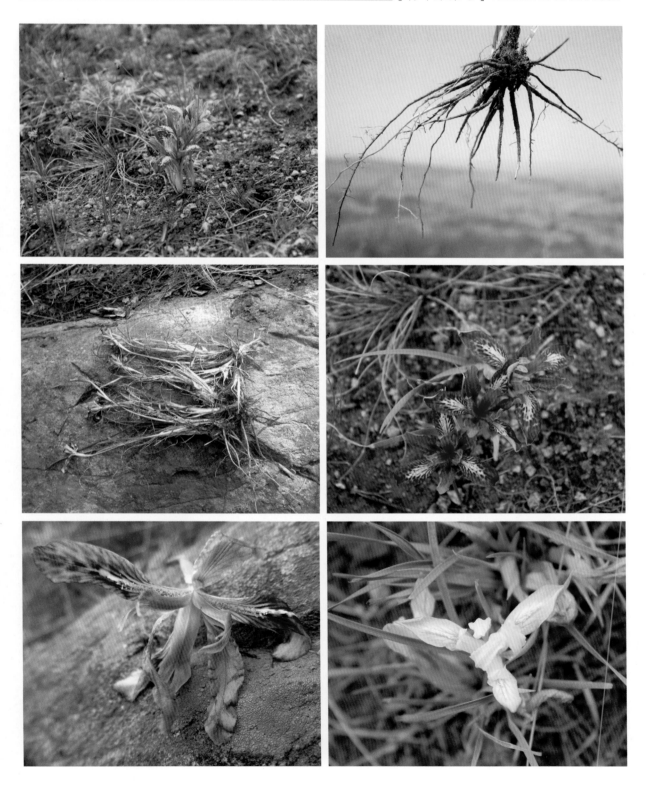

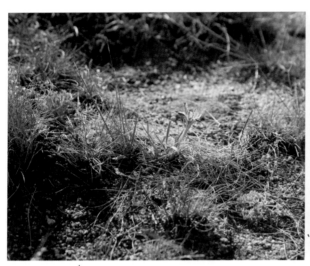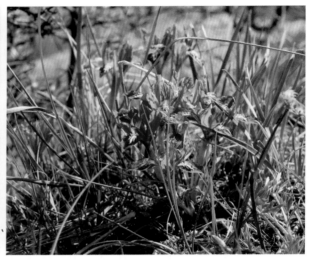

【形态特征】多年生草本，植株基部有大量老叶残留纤维，棕褐色，不反卷。根肉质，尖端渐细，有皱缩横纹。叶深绿色，有光泽，狭条形，无明显中脉。花茎不伸出地面；苞片2枚，膜质，内包含有花1朵；花蓝紫色或红紫色；外花被裂片窄倒卵形，有紫褐色及白色斑纹，中脉有黄色须毛状附属物，内花被裂片倒披针形；花柱分枝扁平，顶端裂片窄三角形，子房纺锤形。蒴果卵圆形或椭圆形。种子棕褐色，有黄白色附属物。花期5月，果期6~7月。

【适宜生境】旱生植物。生于丘陵坡地、山地草原。

【资源状况】分布于乌兰察布市（察哈尔右翼后旗、丰镇市、兴和县、卓资县）、包头市（达尔罕茂明安联合旗、固阳县）、巴彦淖尔市（乌拉特前旗）。常见。

【入药部位】■中药：根（粗根鸢尾）。

【采收加工】春、秋二季采挖，除去茎叶及杂质，洗净泥土，晒干。

【功能主治】■中药：粗根鸢尾养血安胎；用于胎动血崩。

【用法用量】■中药：粗根鸢尾10~30g。

美人蕉科

美人蕉 凤尾花、小芭蕉、五筋草、破血红

Canna indica L.

【标本采集号】150207190930001LY

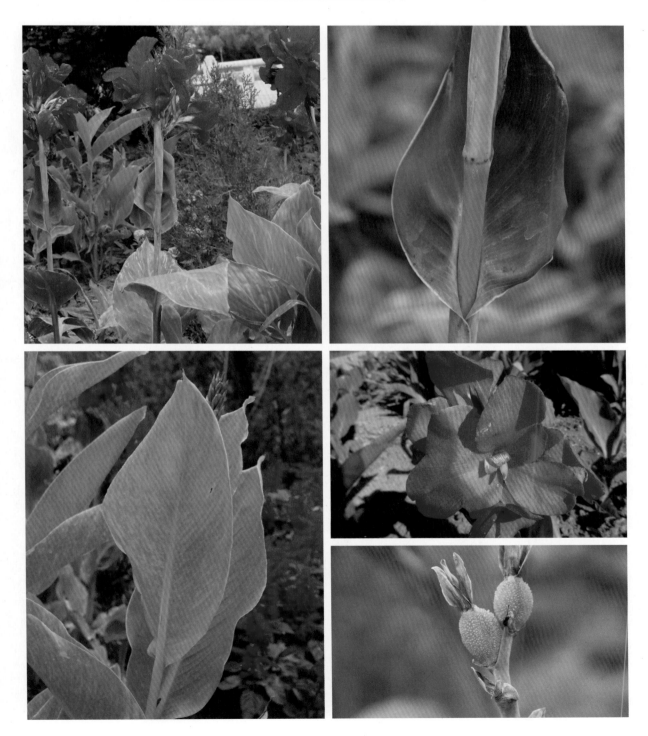

【形态特征】多年生草本，植株全部绿色，高可达 1.5m。叶片卵状长圆形。总状花序，疏花，略超出于叶片之上；花红色，单生；苞片卵形，绿色；萼片 3 枚，披针形，长约 1cm，绿色而有时染红；花冠裂片披针形，绿色或红色；外轮退化雄蕊 3~2 枚，鲜红色，其中 2 枚倒披针形，另 1 枚如存在则特别小；唇瓣披针形，弯曲；花柱扁平，一半和发育雄蕊的花丝联合。蒴果绿色，长卵形，有软刺。花、果期 3~12 月。

【适宜生境】中生植物。喜温暖和充足的阳光，不耐寒。对土壤要求不严，在疏松肥沃、排水良好的沙壤土中生长最佳，也适应于肥沃黏质土壤生长。

【资源状况】作为园林绿化植物，阴山地区有少量栽培。

【入药部位】■中药：根茎（美人蕉）。

【采收加工】全年可采挖，除去茎叶，洗净，鲜用或切片晒干。

【功能主治】■中药：美人蕉清热利湿，舒筋活络；用于黄疸性肝炎，风湿麻木，外伤出血，跌打损伤，子宫脱垂，心气痛。

【用法用量】■中药：美人蕉 6~15g，鲜品 30~120g；外用适量，捣敷。

黄花美人蕉 美人蕉
Canna indica L. var. *flava* Roxb.

【标本采集号】150207190930005LY

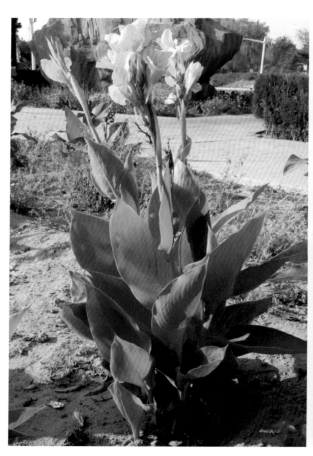
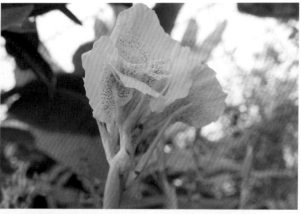
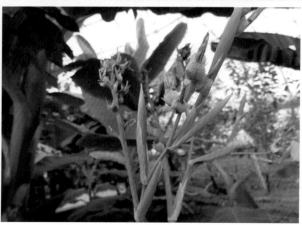

【形态特征】多年生草本，植株全部绿色，高可达 1.5m。叶片卵状长圆形。总状花序疏花；略超出于叶片之上；花杏黄色，单生；苞片卵形，绿色；萼片 3 枚，披针形，绿色而有时染红；花冠裂片披针形，杏黄色；外轮退化雄蕊 3~2 枚，杏黄色，其中 2 枚倒披针形，另 1 枚如存在则特别小；唇瓣披针形，弯曲；花柱扁平，一半和发育雄蕊的花丝联合。蒴果绿色，长卵形，有软刺。花、果期 3~12 月。

【适宜生境】中生植物。喜温暖和充足的阳光，不耐寒。对土壤要求不严，在疏松肥沃，排水良好的沙壤土中生长最佳，也适宜在肥沃黏质土壤中生长。

【资源状况】作为园林绿化植物，阴山地区有少量栽培。

【入药部位】■中药：根茎（美人蕉）。

【采收加工】全年可采挖，除去茎叶，洗净，鲜用或切片晒干。

【功能主治】■中药：美人蕉清热利湿，舒筋活络；用于黄疸性肝炎，风湿麻木，外伤出血，跌打损伤，子宫脱垂，心气痛等。

【用法用量】■中药：美人蕉 6~15g，鲜品 30~120g；外用适量，捣敷。

蕉 芋 蕉藕、姜芋、巴蕉芋
Canna edulis Ker

【标本采集号】150207190930004LY

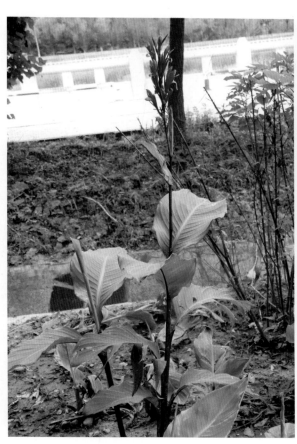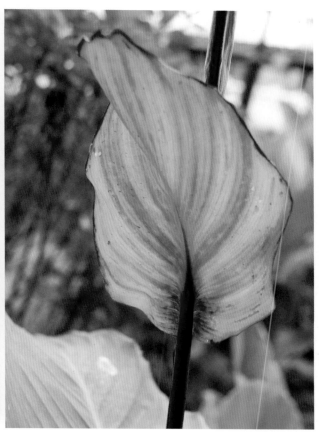

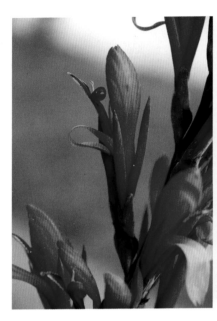
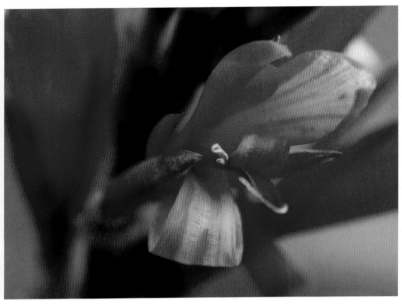

【形态特征】多年生草本，高达 3m。具块状根状茎；茎紫色，直立，粗壮。叶互生；叶柄短；叶鞘边缘紫色；叶片长圆形，表面绿色，边缘或背面紫色；有羽状的平行脉，中脉明显。总状花序疏散，单一或分叉；花单生或 2 朵簇生；小苞片卵形，淡紫色；萼片淡绿色，披针形；花冠管杏黄色，长约 1.5cm，花冠裂片杏黄色而先端染紫色；外轮退化雄蕊 2 (~3) 枚，花瓣状，倒披针形，红色，基部杏黄色，直立，其中 1 枚微凹；唇瓣披针形，卷曲，先端 2 裂，上部红色，基部杏黄色；发育雄蕊被针形，杏黄色而染红色，花药室长 9mm；子房圆球形，绿色，密被小疣状突起。蒴果，3 瓣开裂，瘤状。花期 9~10 月。

【适宜生境】中生植物。生于海拔 140~2000m 的地区，常生于林缘。

【资源状况】作为园林绿化植物，阴山地区有少量栽培。

【入药部位】■中药：根茎（蕉芋）。

【采收加工】全年均可采挖，去净茎叶，晒干或鲜用。

【功能主治】■中药：蕉芋清热利湿，解毒；用于痢疾，泄泻，黄疸，疮痈肿毒。

【用法用量】■中药：蕉芋 10~15g；外用适量，捣敷。

兰 科

大花杓兰
大花囊兰、大口袋花、陶木－萨嘎塔干－查合日麻
Cypripedium macranthum Sw.

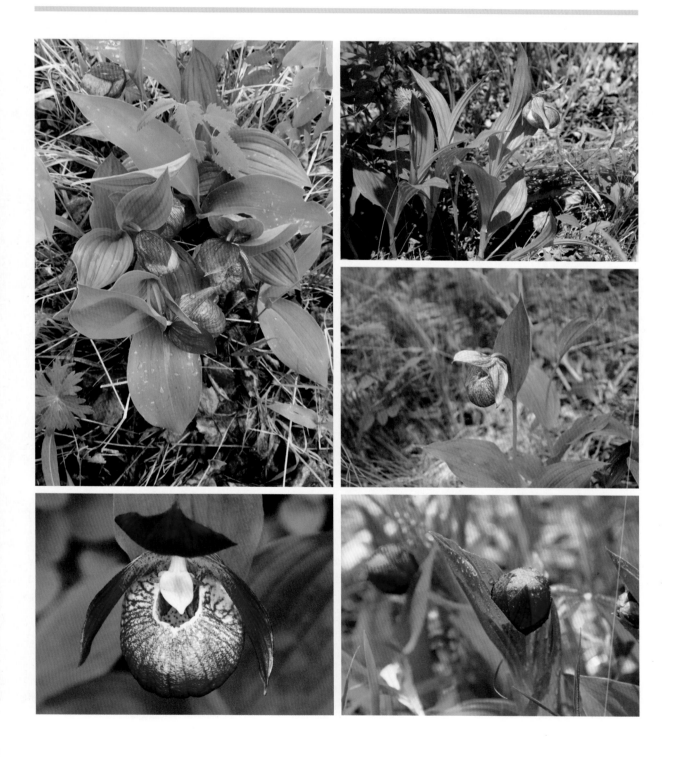

【形态特征】多年生草本，植株高 25~50cm。具粗短的根状茎；茎直立；稍被短柔毛或变无毛，基部具数枚鞘，鞘上方具 3~4 枚叶。叶片椭圆形或椭圆状卵形，两面脉上略被短柔毛或变无毛，边缘有细缘毛。花序顶生，具花 1 朵，极罕 2 朵；花序柄被短柔毛或变无毛；花苞片叶状，两面脉上通常被微柔毛；花梗和子房无毛；花大，紫色、红色或粉红色；唇瓣深囊状，近球形或椭圆形；囊口较小，囊底有毛；退化雄蕊卵状长圆形，基部无柄，背面无龙骨状突起。蒴果狭椭圆形，无毛。花期 6~7 月，果期 8~9 月。

【适宜生境】中生植物。生于海拔 450~850m 的林间草甸、林缘草甸或林下。

【资源状况】分布于乌兰察布市（卓资县）。少见。

【入药部位】■中药：全草（大花杓兰）。

【采收加工】夏、秋二季采挖全草，除去杂质，洗净泥土，晒干。

【功能主治】■中药：大花杓兰利尿消肿，活血祛瘀，祛风除湿，止痛；用于全身浮肿，小便不利，白带异常，淋病，风湿腰腿痛，跌打损伤。

【用法用量】■中药：大花杓兰 6~9g，或浸酒服。

紫点杓兰 紫斑杓兰、斑花杓兰、萨嘎塔干－查合日麻
Cypripedium guttatum Sw.

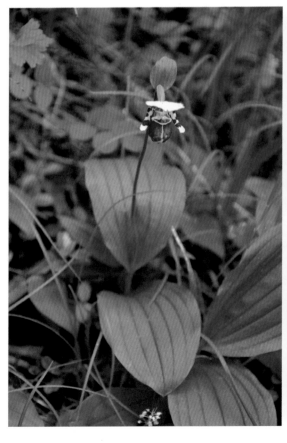
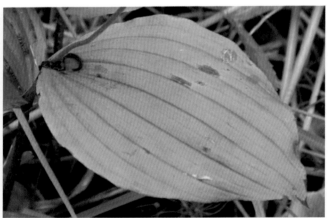
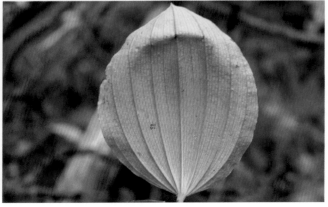

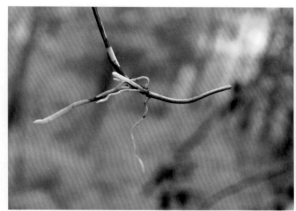
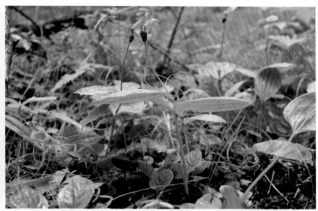
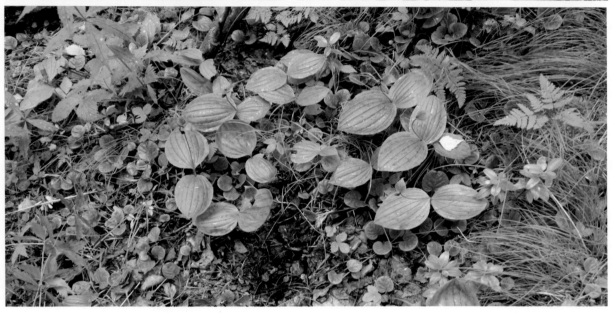

【形态特征】多年生草本，植株高达25cm。根状茎细长，横走；茎直立，被短柔毛和腺毛，顶端具叶。叶2枚，极稀3枚，常对生或近对生，椭圆形或卵状披针形，干后常黑色或淡黑色。花序顶生，具花1朵；花序梗密被短柔毛和腺毛；花梗和子房被腺毛；花白色，具淡紫红色或淡褐红色斑；中萼片卵状椭圆形，合萼片窄椭圆形，先端2浅裂；花瓣常近匙形或提琴形，先端近圆；唇瓣深囊状；退化雄蕊卵状椭圆形，背面龙骨状突起。蒴果近窄椭圆形，下垂，被微柔毛。花期5~7月，果期8~9月。

【适宜生境】中生植物。生于林下、灌丛中或草地上。

【资源状况】分布于呼和浩特市（武川县）。少见。

【入药部位】■中药：全草（斑花杓兰）。

【采收加工】夏、秋二季采挖全草，除去杂质，洗净泥土，晒干。

【功能主治】■中药：斑花杓兰清热解表，镇惊安神，消食，止痛；用于感冒头痛，高热惊厥，癫痫，神经衰弱，烦躁不眠，食欲不振，胃脘痛。

【用法用量】■中药：斑花杓兰3~9g，或研末冲服。

绶　草

盘龙参、扭扭兰、敖朗黑伯
Spiranthes sinensis (Pers.) Ames

【标本采集号】150925150817069LY

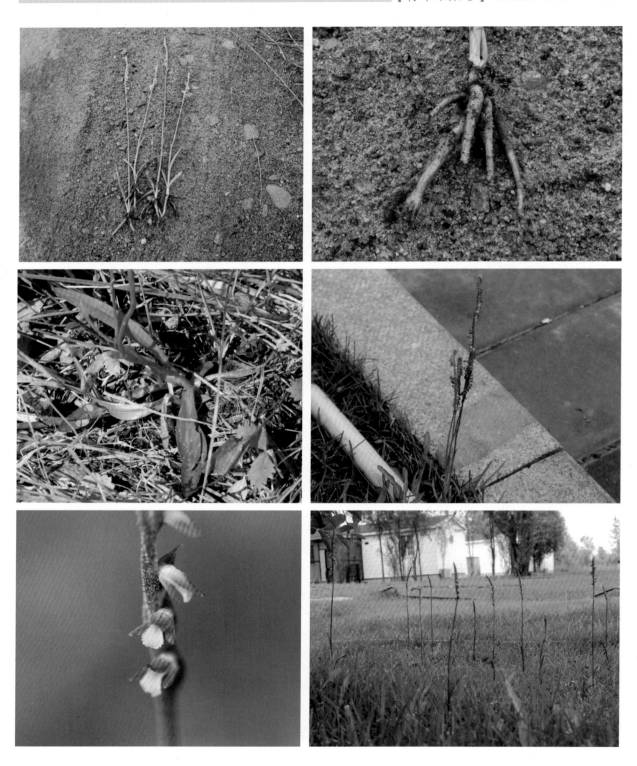

【形态特征】多年生草本，植株高 15~40cm。根数条簇生，指状，肉质。茎直立，纤细，上部具苞片状小叶，近基部生叶 3~5 枚。叶条状披针形或条形。总状花序具多数密生的花，似穗状，螺旋状扭曲，花序轴被腺毛；花苞片卵形；花小，淡红色、紫红色或粉色；花瓣狭矩圆形，与中萼片近等长但较薄且窄，先端钝；唇瓣矩圆状卵形，略内卷而呈舟状；花粉块较大；蕊喙裂片狭长；黏盘长纺锤形；柱头较大，呈马蹄形，子房卵形，具腺毛。蒴果具 3 棱。花期 7~8 月。

【适宜生境】湿中生植物。生于沼泽化草甸或林缘草甸。

【资源状况】分布于乌兰察布市（凉城县）。少见。

【入药部位】■中药：根或全草（盘龙参）。

【采收加工】秋季挖根，除去茎叶，洗净，晒干；春、夏二季采收全草，洗净，晒干。

【功能主治】■中药：盘龙参益气养阴，润肺止咳，凉血解毒；用于病后体虚，神经衰弱，头晕，腰酸，遗精，肺痨咳血，喉咙肿痛，消渴，淋浊，带下病，疮痈肿毒。

【用法用量】■中药：盘龙参 10~30g；外用适量，鲜品捣烂敷患处。

宽叶红门兰

掌裂兰、蒙古红门兰

Orchis latifolia L.

【标本采集号】150125150811028LY

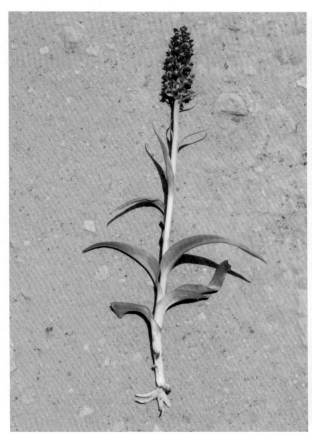

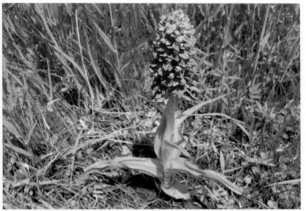

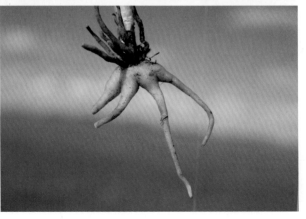

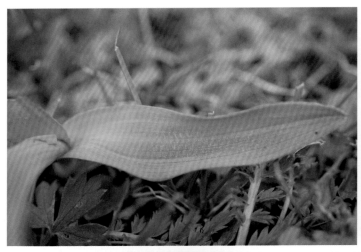
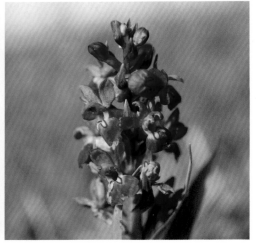
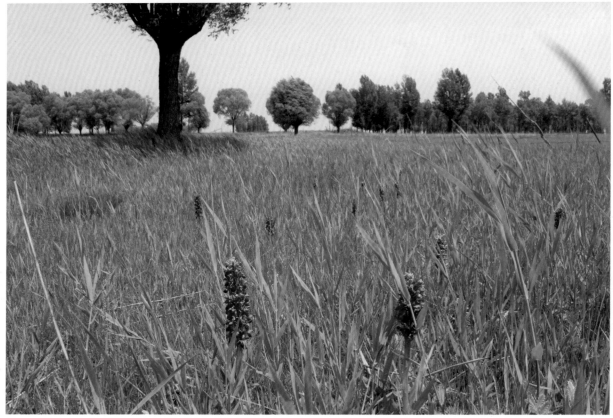

【形态特征】多年生草本，植株高 12~40cm。块茎下部 3~5 裂呈掌状，肉质；茎直立，粗壮，中空，
基部具 2~3 枚筒状鞘，鞘之上具叶。叶（3~）4~6 枚，互生，叶片长圆形、长圆状椭
圆形、披针形至线状披针形，上面无紫色斑点，稍微开展，先端钝、渐尖或长渐尖，
基部收狭成抱茎的鞘，向上逐渐变小，最上部的叶变小呈苞片状。花期 6~8 月。

【适宜生境】中生植物。生于海拔 600~4100m 的山坡、沟边灌丛下或草地中。

【资源状况】分布于呼和浩特市（武川县）。少见。

【入药部位】■中药：块茎（红门兰）。

　　　　　　■蒙药：块茎（好格－查合日麻）。

【采收加工】夏季采收块茎，晒干。

【功能主治】■中药：红门兰补血益气，生津，止血；用于久病体虚，虚劳消瘦，乳少，慢性肝炎，肺虚咳嗽，失血，久泻，阳痿。

　　　　　　■蒙药：好格－查合日麻生精，壮阳；用于遗精，精亏，阳痿，肾寒，腰腿痛，巴木病，痛风，游痛症，久病体弱。

【用法用量】■中药：红门兰 15~20g。

　　　　　　■蒙药：好格－查合日麻多入丸、散服。

二叶舌唇兰

大叶长距兰、土白芨、苏尼音－查合日麻

Platanthera chlorantha Cust. ex Rchb.

【标本采集号】150221150727056LY

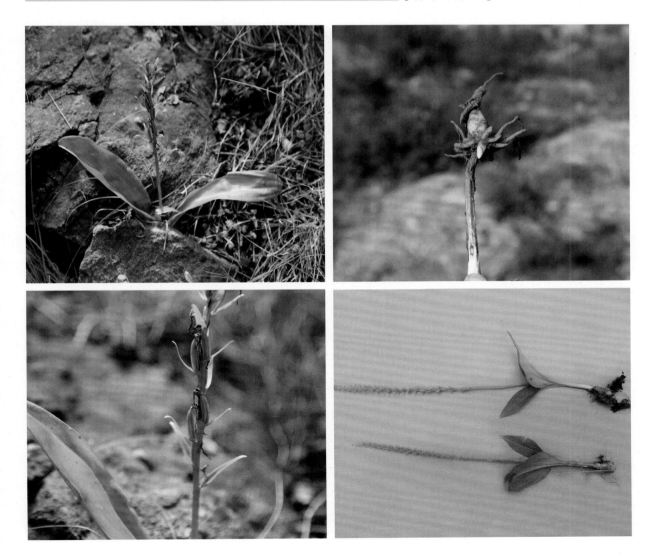

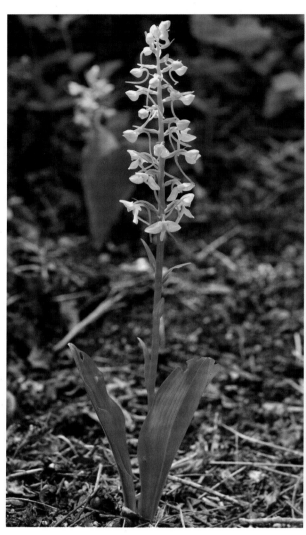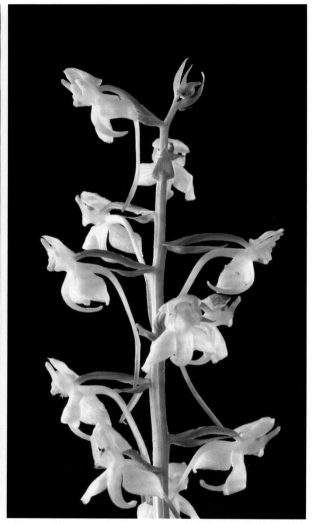

【形态特征】多年生草本，植株高达 50cm。块茎卵状纺锤形，上部收窄细圆柱形；茎较粗壮，近
　　　　　　基部具 2 枚近对生的大叶，其上具 2~4 枚披针形小叶。大叶椭圆形或倒披针状椭圆形，
　　　　　　基部鞘状抱茎。苞片披针形，最下部的长于子房；子房上部钩曲；花绿白色或白色；
　　　　　　侧萼片张开，斜卵形；花瓣直立，斜窄披针形，不等侧，渐收窄成线形，与中萼片靠
　　　　　　合成兜状；唇瓣前伸，舌状，肉质；距棒状圆筒形，水平或斜下伸，微钩曲或弯曲；
　　　　　　药室叉形；柱头 1 个，凹入，位于蕊喙以下穴内。花期 6~7 月。

【适宜生境】中生植物。生于海拔 1200~1800m 的山坡林下或林缘草甸。

【资源状况】分布于乌兰察布市（凉城县、卓资县）、包头市（土默特右旗）。少见。

【入药部位】■中药：块茎（二叶舌唇兰）。

【采收加工】夏、秋二季采挖，除去茎叶及须根，洗净泥土，晒干。

【功能主治】■中药：二叶舌唇兰补肺生肌，化瘀止血；用于肺痨咯血，吐血，衄血；外用于创伤，
　　　　　　痈肿，烫火伤。

【用法用量】■中药：二叶舌唇兰 3~10g；外用适量，捣敷，或研末敷患处。

蜻蜓兰

蜻蜓舌唇兰、竹叶兰、宝乐楚 – 查合日麻

Tulotis asiatica Hara

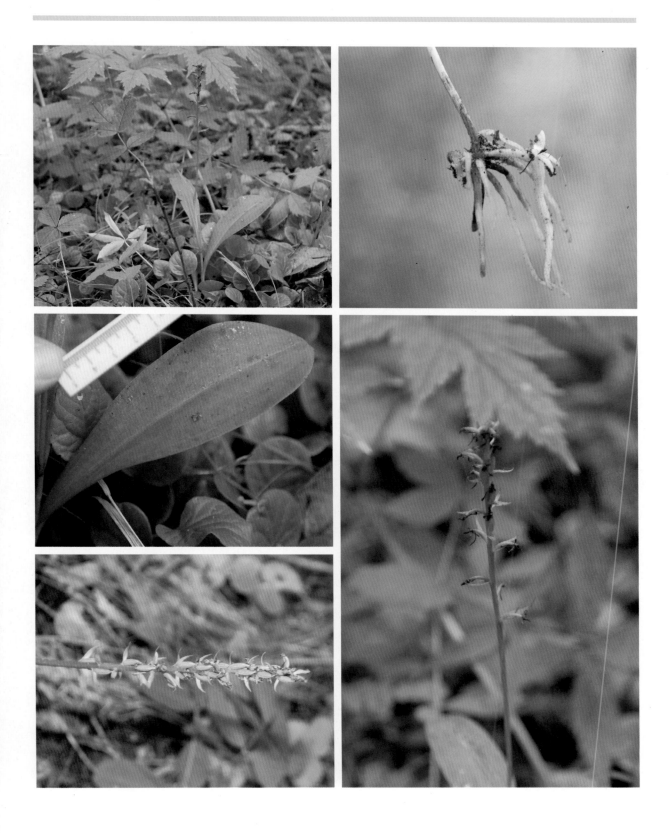

【形态特征】多年生草本。根状茎细长，指状，肉质。茎直立，基部具2枚叶鞘。叶倒卵形或宽椭圆形，具网状弧曲脉序。总状花序圆柱状，花多而密；花小，淡绿色；花瓣直立，狭椭圆形或矩圆形，肉质；唇瓣舌状披针形，肉质，基部3裂，侧裂片小，三角状，中裂片舌状；距细长，圆角状；子房扭转，无毛。花期6月下旬至8月，果期9~10月。

【适宜生境】中生植物。生于海拔500~2800m的山地林下及林缘。

【资源状况】分布于乌兰察布市（凉城县、卓资县）、呼和浩特市（回民区、土默特左旗、武川县、新城区）、包头市（固阳县、九原区、石拐区、土默特右旗）。少见。

【入药部位】■中药：全草（蜻蜓兰）。

【采收加工】夏、秋二季采收，除去杂质，洗净泥土，鲜用或晒干。

【功能主治】■中药：蜻蜓兰清热解毒；用于烫火伤。

【用法用量】■中药：蜻蜓兰外用适量，鲜品捣汁涂，或研末撒患处。

角盘兰　人头七、人参果、扎嘎日图 – 查合日麻
Herminium monorchis (L.) R. Br.

【标本采集号】150925150817019LY

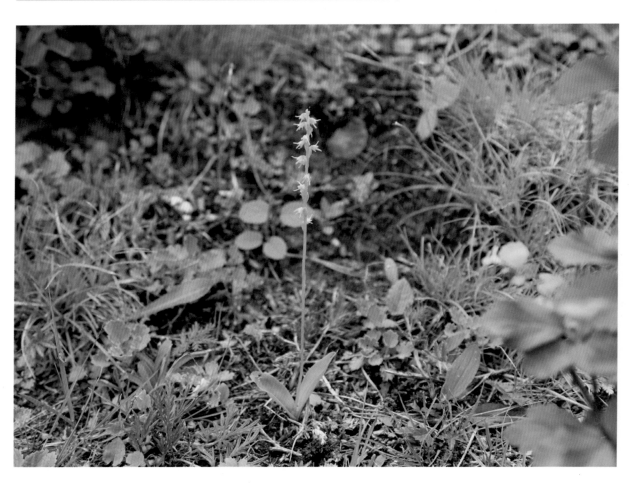

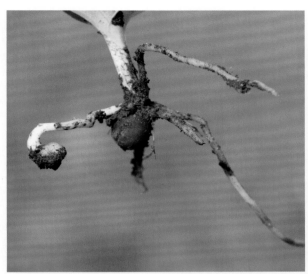
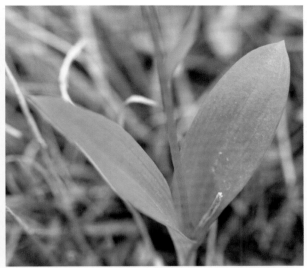
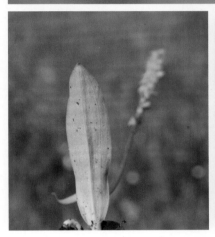
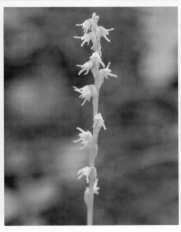
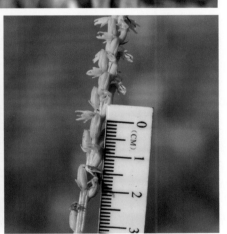

【形态特征】多年生草本，植株高达35cm。块茎球形；茎下部具叶2~3枚，其上具小叶1~2枚。叶窄椭圆状披针形或窄椭圆形，先端尖。总状花序具多花；苞片线状披针形，先端长渐尖，尾状；子房圆柱状纺锤形，扭转；花黄绿色，垂头，钩手状；萼片近等长，中萼片椭圆形或长圆状披针形，侧萼片长状披针形；花瓣近菱形，上部肉质，较萼片稍长，向先端渐窄，或在中部多少3裂，中裂片线形；唇瓣与花瓣等长，肉质，基部浅囊状，近中部3裂，中裂片线形，侧裂片三角形。花期6~7月。

【适宜生境】中生植物。生于阴山山地，海拔500~2500m的林缘草甸和林下。

【资源状况】分布于乌兰察布市（凉城县、兴和县、卓资县）、呼和浩特市（武川县）、巴彦淖尔市（乌拉特前旗）。少见。

【入药部位】■中药：全草（角盘兰）。

【采收加工】夏、秋二季采挖，除去杂质，洗净泥土，晒干。

【功能主治】■中药：角盘兰补肾，养胃，调经；用于神经衰弱，头晕失眠，须发早白，烦躁口渴，不思饮食，月经不调。

【用法用量】■中药：角盘兰9~12g，或浸酒服。

裂瓣角盘兰

裂唇角盘兰、阿拉善乃 - 扎嘎日图 - 查合日麻
Herminium alaschanicum Maxim.

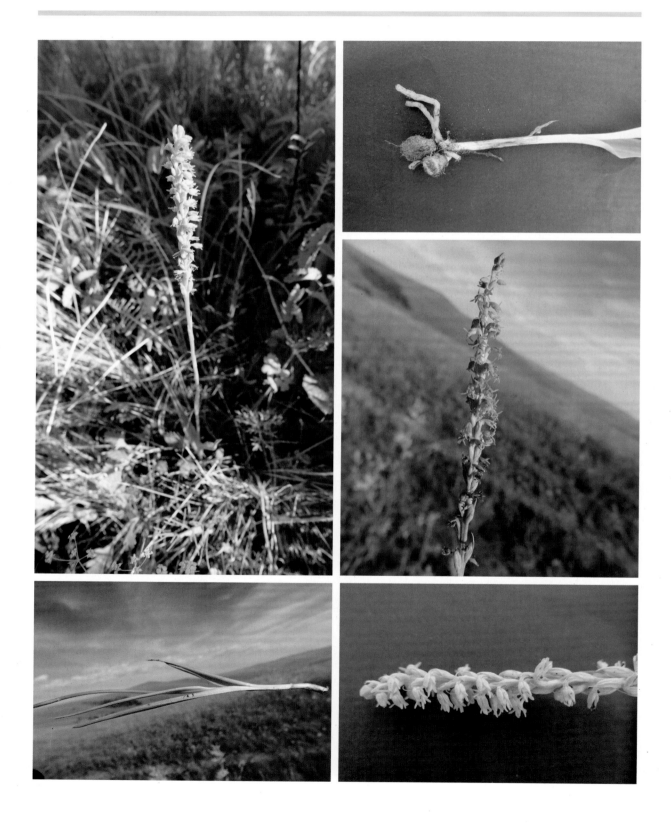

【形态特征】多年生草本，植株高 15~60cm。块茎圆球形，肉质；茎直立，无毛，基部具 2~3 枚筒状鞘，其上具 2~4 枚较密生的叶，在叶之上有 3~5 枚苞片状小叶。叶片基部渐狭并抱茎。总状花序具多数花；花苞片直立伸展，先端尾状，下部的长于子房；花小，绿色，垂头钩曲，中萼片先端钝，具 3 脉，侧萼片先端近急尖，具 1 脉；花瓣直立，中部骤狭呈尾状且肉质增厚，3 裂，中裂片具 3 脉；唇瓣基部凹陷具距，前部 3 裂至近中部。蒴果矩圆形。花期 6~7 月。

【适宜生境】中生植物。生于森林草原带和草原带的山地林缘草甸。

【资源状况】分布于乌兰察布市（凉城县、卓资县）、呼和浩特市（回民区、土默特左旗、武川县、新城区）、包头市（固阳县、九原区、石拐区、土默特右旗）、巴彦淖尔市（乌拉特前旗）。少见。

【入药部位】■中药：块茎（裂唇角盘兰）。

【采收加工】秋季采收，洗净，晒干。

【功能主治】■中药：裂唇角盘兰补肾壮阳；用于肾虚，遗尿。

【用法用量】■中药：裂唇角盘兰 9~12g。

二叶兜被兰　乌巢兰、冲古日格 – 查合日麻
Neottianthe cucullata (L.) Schltr.

【标本采集号】150125150811030LY

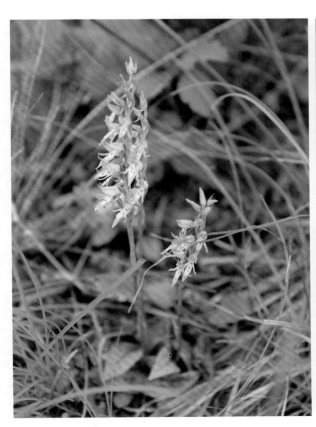
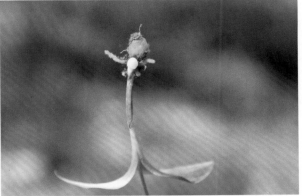
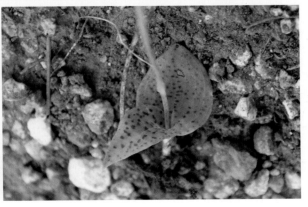

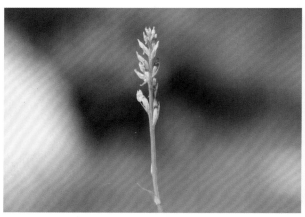 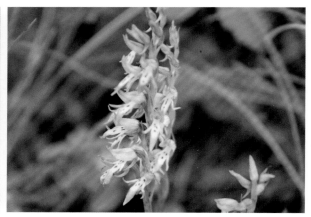

【形态特征】多年生草本，植株高达 24cm。块茎球形或卵形；茎基部具 2 枚近对生的叶，其上具 1~4 枚小叶。叶卵形、卵状披针形或椭圆形，先端尖或渐尖，基部短鞘状抱茎，上面有时具紫红色斑点。花序具几朵至 10 余朵花，常偏向一侧；苞片披针形；花紫红色或粉红色；侧萼片斜镰状披针形；花瓣披针状线形，与中萼片贴生；唇瓣前伸，上面和边缘具乳突，基部楔形，3 裂，侧裂片线形，中裂片较长；距细圆筒状锥形，中部前弯，近"U"字形。花期 8 月，果期 9 月。

【适宜生境】中生植物。生于海拔 450~1100m 的林下、林缘或灌丛中。

【资源状况】分布于呼和浩特市（武川县）。少见。

【入药部位】■中药：全草（二叶兜被兰）。

【采收加工】夏、秋二季采挖，除去杂质，洗净泥土，鲜用或晒干。

【功能主治】■中药：二叶兜被兰活血散瘀，接骨；用于外伤性昏迷，跌打损伤，骨折。

【用法用量】■中药：二叶兜被兰 1.5~3g，或研末冲服；外用适量，鲜品捣敷，或研末调敷患处。

手 参 手掌参、王拉嘎、阿拉干－查合日麻
Gymnadenia conopsea (L.) R. Br.

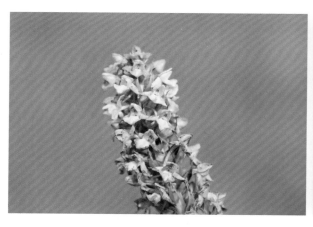 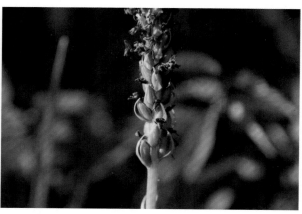

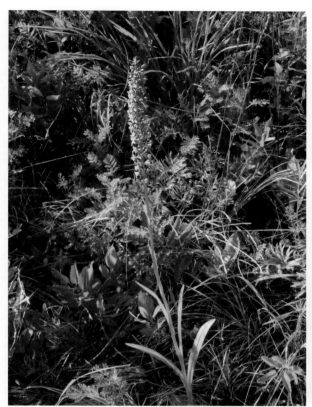
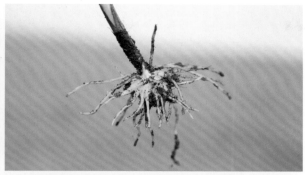
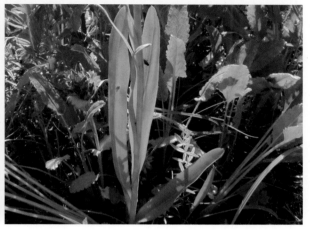

【**形态特征**】多年生草本，植株高 20~75cm。块茎 1~2 个，肉质肥厚，两侧压扁，掌状分裂，裂片细长，颈部生几条细长根；茎直立，基部具 2~3 枚叶鞘。茎中部以下叶互生，舌状披针形或狭椭圆形。总状花序密集，具多数花，圆柱状；花苞片披针形；花多为紫色或粉红色，少为白色；花瓣较萼片宽，斜卵状三角形，与中萼片近等长，先端钝，边缘具细锯齿萼片；唇瓣倒宽卵形或菱形，前部 3 裂；距细而长，圆筒状，下垂；花药椭圆形，先端微凹；退化雄蕊矩圆形；蕊喙小；柱头 2 个，隆起，近棒形，从蕊柱凹穴伸出；子房纺锤形。花期 7~8 月。

【**适宜生境**】中生植物。生于沼泽化灌丛草甸、湿草甸、林缘草甸及海拔 1300m 的山坡灌丛中和林下。

【**资源状况**】分布于乌兰察布市（卓资县）。少见。

【**入药部位**】■中药：块茎（手掌参）。

　　　　　　　■蒙药：块茎（额日和藤乃 – 嘎日）。

【**采收加工**】春、秋二季采挖，洗净，用沸水烫后，晒干。

【**功能主治**】■中药：手掌参益气养血，补肾，生津；用于久病体虚，神经衰弱，阳痿，肺虚咳嗽，慢性肝炎，失血，带下病，乳少。

　　　　　　　■蒙药：额日和藤乃 – 嘎日生精，壮阳，固精益气；用于遗精，精亏，阳痿，肾寒，腰腿痛，巴木病，痛风，游痛症，久病体弱。

【**用法用量**】■中药：手掌参 9~15g，或研末服，或浸酒服。

　　　　　　　■蒙药：额日和藤乃 – 嘎日多入丸、散服。

沼 兰

小柱兰、一叶兰、原沼兰、那木格音 – 查合日麻

Malaxis monophyllos (L.) Sw.

【标本采集号】150121180929025LY

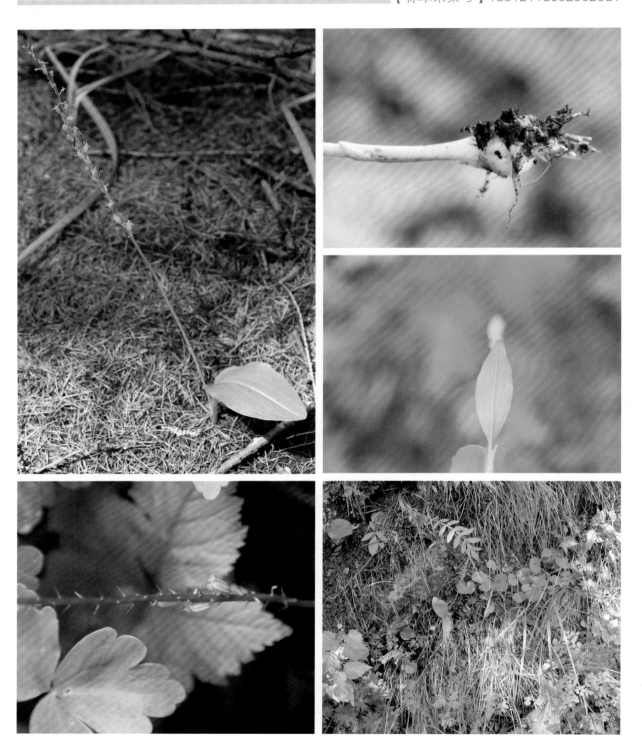

【**形态特征**】多年生草本。假鳞茎卵形。叶常 1~2 枚，卵形、长卵形或近椭圆形；叶柄多少鞘状，抱茎或上部离生。总状花序具花数十朵；花淡黄绿色或淡绿色；中萼片披针形或窄卵状披针形，侧萼片线状披针形；花瓣近丝状或极窄披针形，先端骤窄成窄披针状长尾（中裂片）；唇盘近圆形或扁圆形，中央略凹下，两侧边缘肥厚，具疣状突起，基部两侧有短耳；蕊柱粗。蒴果倒卵形或倒卵状椭圆形。花期 7 月，果期 8 月。

【**适宜生境**】中生植物。生于海拔 400~2500m 的山坡林下或阴坡草甸。

【**资源状况**】分布于乌兰察布市（兴和县）、呼和浩特市（土默特左旗、武川县）、包头市（土默特右旗）。少见。

【**入药部位**】■中药：全草（沼兰）。

【**采收加工**】春、秋二季采挖，洗净，用沸水烫后，晒干。

【**功能主治**】■中药：沼兰清热解毒，调经活血，利尿，消肿；用于肾虚，虚痨咳嗽，崩漏，带下病，产后腹痛。

【**用法用量**】■中药：沼兰 9~15g，或研末服，或浸酒服。

SECOND CHAPTER

第二章

阴山地区药用动物资源

钳蝎科

东亚钳蝎　全虫、蝎子、赫林奇图－浩如海
Buthus martensii Karsch

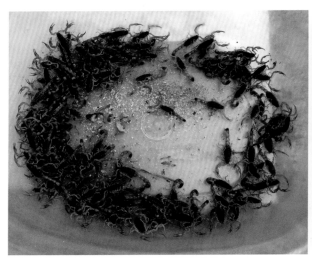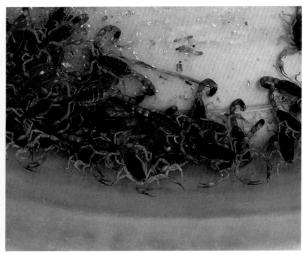

【形态特征】成体长约6cm。躯干（头胸部和前腹部）为绿褐色，尾（后腹部）为土黄色。头胸部7节，前面有钳肢和螯肢各1对，背面覆以头胸甲。前端两侧各有1个单眼，中央有1对似复眼，胸部有足4对，均为7节，末端具2枝钩爪。腹部分前腹部及后腹部，前腹部7节，较宽阔，第一节腹面有生殖厣。第二节有1对栉状器，具16~25枚齿，第三至六节各具气孔1对，后腹部6节，狭长，末端具钩状毒刺，毒刺下方无距。

【适宜生境】栖息于石底及石缝的潮湿阴暗处。

【资源状况】分布于阴山地区各地。常见。

【入药部位】■中药：全体（全蝎）。

　　　　　　■蒙药：全体（黑林齐图－好日海）。

【采收加工】春末至秋初捕捉，除去泥沙，置沸水或沸盐水中，煮至全身僵硬，捞出，置通风处，阴干。

【功能主治】■中药：全蝎息风镇痉，通络止痛，攻毒散结；用于肝风内动，痉挛抽搐，小儿惊风，中风口㖞，半身不遂，破伤风，风湿顽痹，偏正头痛，疮疡，瘰疬。

　　　　　　■蒙药：黑林齐图－好日海明目，镇赫依，愈白脉，清脑；用于视力减退，癫痫。

【用法用量】■中药：全蝎 3~6g。

　　　　　　■蒙药：黑林齐图－好日海 3~6g，煎服；外用适量。

蜈蚣科

少棘巨蜈蚣

天龙、百足虫、其楚日－浩如海
Scolopendra subspinipes mutilans L. Koch

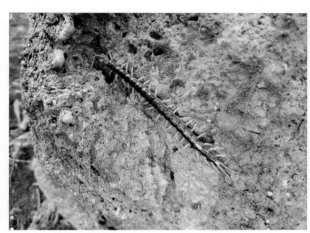
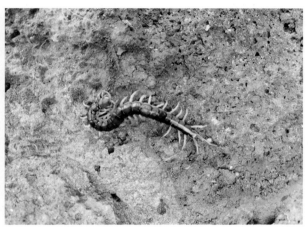

【形态特征】体长 9~17cm，宽 0.5~1.1cm，背腹略扁。头板杏仁形，生有 1 对细长多节的触角，单眼丛集似复眼，头部腹面有口器，有颚肢 1 对。躯干第一背板与头板同色，体节 22 节，第一、二节常愈合，其余体节大小相间。第一节附肢 2 对，其余各节附肢 1 对。第一对附肢，基部愈合，末节为毒爪。自第二节起背板为墨绿色，各有 2 条不显著的纵沟。步足 21 对，腹板及步足均为淡黄色。附肢内部有毒腺。躯干两侧具气门 9 对。生殖孔 1 个，位于末端第二节的腹面。

【适宜生境】栖息于潮湿阴暗处，夜行性肉食动物，以食昆虫为主。

【资源状况】分布于阴山部分地区。少见。

【入药部位】■中药：全体（蜈蚣）。

【采收加工】春、夏二季捕捉，用竹片插入头尾，绷直，干燥。

【功能主治】■中药：蜈蚣息风镇痉，攻毒散结，通络止痛；用于肝风内动，痉挛抽搐，小儿惊风，中风口㖞，半身不遂，破伤风，风湿顽痹，偏正头痛，疮疡，瘰疬，蛇虫咬伤。

【用法用量】■中药：蜈蚣 3~5g，或研末冲服，每次 0.6~1g；外用适量。

龟 科

巴西红耳龟

红耳龟、秀丽锦龟、翠龟
Trachemys scripta elegans Wied-Neuwied

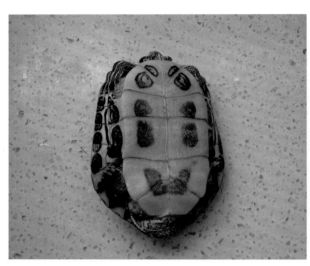
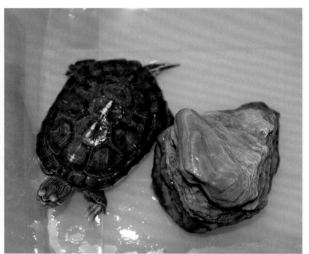

【形态特征】成体长椭圆形，背甲平缓隆起，脊棱明显，后缘呈锯齿状；背甲翠绿色，每块盾片上具有黄绿色镶嵌的圆环状斑纹；腹甲平坦，淡黄色，具有规则排列、似铜钱图案的黑色圆环纹。头宽大，吻钝，头颈部有黄绿相间的纵纹，眼后两侧各有 1 长条形红色斑块。头和颈侧面、腹面夹有黄绿线状条。眼中等大，颈短而粗。四肢粗短，趾间具发达的蹼。前肢 5 爪，后肢 4 爪。

【适宜生境】多为水栖或半水栖，自然水体中可以发现。

【资源状况】作为观赏动物，阴山地区有少量养殖。

【入药部位】■中药：背甲及腹甲（龟甲）、龟甲熬煮浓缩加工的固体胶（龟甲胶）。

【采收加工】全年均可捕捉，以秋、冬二季为多，捕捉后实施安死术后，取背甲和腹甲并除去其残肉或筋膜，晒干；取干燥龟甲，按照国家有关标准，经一定工艺熬煮浓缩加工而成龟甲胶。

【功能主治】■中药：龟甲滋阴潜阳，益肾强骨，养血补心，固经止崩；用于骨蒸盗汗，阴虚潮热，头晕目眩，虚风内动，筋骨痿软，心虚健忘，崩漏经多等。龟甲胶滋阴，养血，止血；用于骨蒸盗汗，阴虚潮热，腰膝酸软，血虚萎黄，崩漏带下等。

【用法用量】■中药：龟甲 24g，先煎。龟甲胶 9g，烊化内服。

游蛇科

虎斑颈槽蛇
虎斑游蛇、竹竿青、野鸡脖子
Rhabdophis tigrinus (Bore)

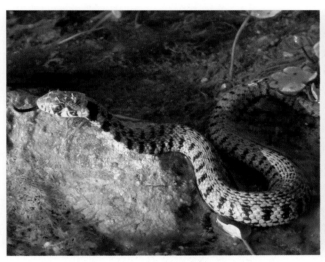
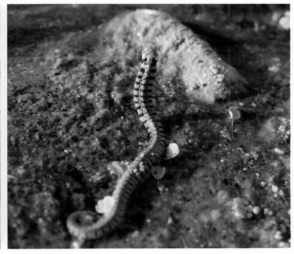

【形态特征】中型蛇类，全长 48~124cm。头较长，略扁，与颈部区别明显；眼睛较大，瞳孔圆形，颈槽明显；最后 2 个上颌齿大面弯曲。上唇鳞 7 枚，2-2-3 式，少数为 8 枚，2（3）-3（2）-3 式；颊鳞 1 枚；眼前鳞 2 枚，眼后鳞 3（4）枚；颞鳞 1+2 枚，少数 2+2 或 1+1 枚；背鳞全部起棱或仅最外行平滑，19-19-17（15）行；腹鳞 146~172 枚；尾下鳞 42~75 对；肛鳞 2 枚。背面绿色、翠绿色或草绿色；枕颈部有明显的 "八" 字形大黑斑；体前段有黑红相间的大斑块，体后段红斑不明显，只有黑斑；腹面黄绿色或淡黄绿色，喉部绿白色，腹鳞闪光。

【适宜生境】栖息于山区、丘陵、平原近水域地带，海拔高度可达 1800m。

【资源状况】分布于阴山地区各地。常见。

【入药部位】■中药：全体（虎斑颈槽蛇）、蜕下的皮膜（蛇蜕）。

【采收加工】四季均可捕捉，获得后，实施安死术后，去除内脏，晾干或烘干；蛇蜕四季皆可拾取，拾得后抖净泥沙，晾干。

【功能主治】■中药：虎斑颈槽蛇祛风止痛，解毒散结；用于风湿痹痛，骨质增生，骨结核。蛇蜕祛风，定惊，退翳，解毒；用于小儿惊风，抽搐痉挛，翳障，喉痹，疔肿，皮肤瘙痒。

【用法用量】■中药：虎斑颈槽蛇 9~15g，或研末冲服。蛇蜕 2~3g，研末吞服 0.3~0.6g。

鸭 科

鸿 雁 原鹅、大雁、冠雁

Anser cygnoides (Linnaeus)

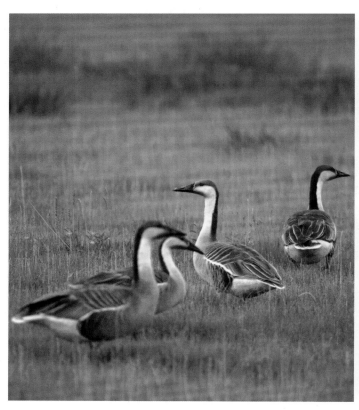
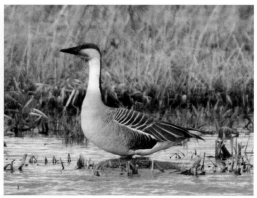
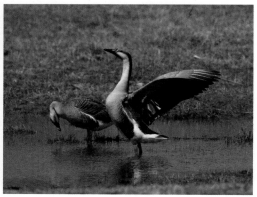

【形态特征】体型较大，全长约90cm。嘴黑色，虹膜赤褐色或褐色，脚橙黄色，爪黑色；雄鸟上嘴基部有1个疣状突，雌雄鸟体色相似，但雌鸟略小，两翅较短，嘴基疣状突不显著；头顶至后颈棕褐色，且向后渐深，额部靠近嘴基处有1条白色狭纹，头侧、颏及喉淡棕褐色，前颈及下腹至尾下覆羽白色，两肋有褐色横斑；上体大都暗灰褐色，羽缘白色。

【适宜生境】栖息于湖泊、水塘、沼泽等湿地中，也见于湿地边缘的沼泽浅滩、农田，特别是水生植物丛生地带。

【资源状况】分布于呼和浩特市、包头市、巴彦淖尔市。常见。

【入药部位】■中药：肉（鸿雁肉）、油（鸿雁油）、羽毛（鸿雁羽）。

【采收加工】以冬季捕捉为好，捕捉后，实施安死术，去羽毛及内脏，取肉鲜用；取脂肪鲜用或炼油；羽毛晒干。

【功能主治】■ 中药：鸿雁肉壮筋壮骨；用于诸风麻木不仁，筋脉拘挛，半身不遂等。鸿雁油益气补虚，活血舒筋；用于气血不足，中风，手足拘挛，腰脚痿弱，耳聋，脱发，结热胸痞，疮痈肿毒。鸿雁羽镇静祛风；用于小儿惊痫。

【用法用量】■ 中药：鸿雁肉适量，煮食。鸿雁油1匙；外用适量，涂敷。鸿雁羽毛适量，烧存性，研末。

家 鹅 鹅、舒雁、家雁
Anser cygnoides domestica (Brisson)

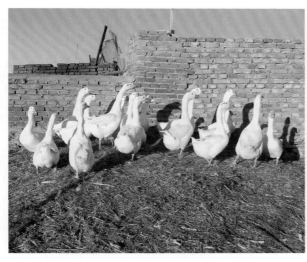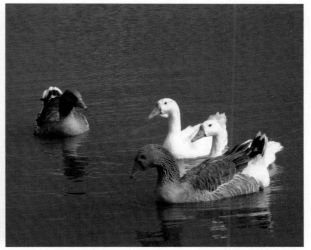

【形态特征】鹅体躯长大而宽，体长80~100cm，体重公鹅可达5kg左右，母鹅4kg左右。头大，嘴扁阔，额骨凸，山嘴基部有1块大而硬的黄色或黑褐色肉质瘤，嘴下皮肤皱褶形成1个袋状结构。躯体站立时昂然挺立。

【适宜生境】栖息于各种环境良好、宽阔的淡水水域。

【资源状况】阴山地区有较大规模养殖。

【入药部位】■ 中药：肉（鹅肉），羽毛（鹅毛），血（鹅血），脂肪（白鹅膏），口涎（鹅涎），咽喉、气管及食管（鹅喉管），沙囊内壁（鹅内金），胆囊（鹅胆），含尾脂腺的尾肉（鹅臎），卵（鹅卵），卵壳（鹅蛋壳），后肢骨（鹅腿骨），脚掌及足蹼（鹅掌），脚掌及足蹼上的黄色表皮（鹅掌上黄皮）。

【采收加工】实施安死术后拔去羽毛后，取肉、血、胆囊，鲜用；羽毛晒干；取脂肪熬油；塞少许生姜入鹅口中，将其倒提，头向下使口涎流出，收集鲜用；取喉咙及气管、食管，烘干；剖开肫后剥下内壁，洗净后，晒干或烘干；取含尾脂腺的尾肉，鲜用；收集鹅卵，鲜用；收集蛋壳，洗净后，晒干或者烘干；取后肢骨烘干；取下掌及足蹼，褪去表层黄皮，鲜用；褪下黄色表皮，晒干或烘干。

【功能主治】■中药：鹅肉益气补虚，和胃止渴；用于虚羸，消渴。鹅毛解毒消肿，收湿敛疮；用于疮痈肿毒，瘰疬，风癣疥癞，湿疹湿疮，噎膈，惊痫等。鹅血解毒，散血，消坚；用于噎膈反胃，药物中毒。白鹅膏润皮肤，解毒肿；用于皮肤皲裂，耳聋耳聍，疮疡肿毒，药物中毒，痈肿，疥癣等。鹅涎软坚散结；用于稻麦或鱼刺鲠喉，鹅口疮。鹅喉管清肺热；用于喉痹，哮喘，赤白带下。鹅内金健脾消食，涩精止遗，消癥化石；用于消化不良，泻痢，疳积，遗精遗尿，泌尿系统结石，胆结石，癥瘕经闭等。鹅胆清热解毒，杀虫；用于痔疮，杨梅疮，疥癞。鹅膆用于聤耳，耳聋，手足皲裂。鹅卵补五脏，补中气；用于素体虚弱，气血不足等。鹅蛋壳拔毒排脓，理气止痛；用于痈疽脓成难溃，疝气，难产。鹅腿骨用于狂犬咬伤。鹅掌补气益血；用于年老体弱，病后体虚，不任峻补等。鹅掌上黄皮收湿敛疮；用于湿疮，冻疮。

【用法用量】■中药：鹅肉适量，煮熟，食肉或汤汁。鹅毛煅烧后研末，3~6g，或入丸、散服；外用适量，研末撒，或调敷。鹅血趁热生饮，100~200ml，或制成糖、片剂服。白鹅膏煮食，适量；外用适量，涂敷。鹅涎外用适量，含漱，或涂敷。鹅喉管研末，1个。鹅内金5~10g，或研末，1.5~3g。鹅胆取汁服；外用适量，涂敷。鹅膆外用适量，涂搽患处。鹅卵适量，宜盐腌煮熟作食品。鹅蛋壳研末，1~3g，开水或酒送服；外用适量，研末调敷。鹅腿骨外用适量，研末撒。鹅掌煨熟，酌量服食。鹅皮外用适量，焙干，研末撒，或调敷。

家 鸭 鹜、舒凫、家凫
Anas platyrhynchos domestica (Linnaeus)

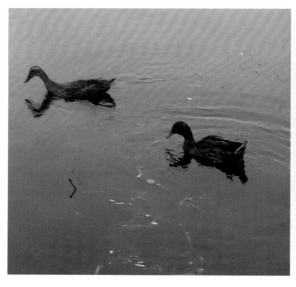
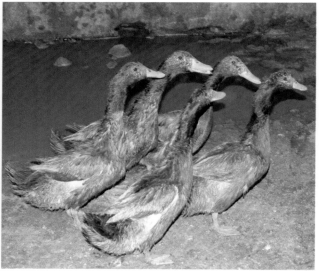

【形态特征】嘴长而扁平，颈长，腹面如舟底，翼小，基本无飞翔能力，翼上覆羽大，尾短，公鸭尾有卷羽4枚；羽毛甚密，羽色较多，有全白、栗壳色、黑褐色等，公鸭颈部多黑色而有金属绿色光泽，叫声嘶哑。

【适宜生境】喜生活于田间、村落及附近的靠水的草丛中。

【资源状况】阴山地区有较大规模养殖。

【入药部位】■中药：肉（白鸭肉）、毛（鸭毛）、血（鸭血）、脂肪（鸭肪）、头（鸭头）、口涎（鸭涎）、沙囊角质内壁（鸭肫衣）、胆囊（鸭胆）、卵（鸭卵）。

【采收加工】四季均可捕捉，秋、冬二季更适宜，实施安死术后，除去羽毛及内脏，取肉、血、头部、胆囊，鲜用；取羽毛，晒干；脂肪熬油后放凉用；以生姜少许，塞入鸭口中，将其倒悬，即可收集流出的口涎，鲜用；剥取沙囊内壁，晒干或烘干；鸭卵鲜用或加工成咸蛋、皮蛋。

【功能主治】■中药：白鸭肉补益气阴，利水消肿；用于虚劳骨蒸，咳嗽，水肿。鸭毛清热解毒；用于粪窠毒，水火烫伤。鸭血补血，解毒；用于劳伤吐血，贫血虚弱，药物中毒。鸭肪软坚散结，利水消肿；用于瘰疬，水肿。鸭头利水消肿；用于水肿尿涩，咽喉肿痛。鸭涎用于异物哽喉，小儿阴囊被蚯蚓咬伤肿亮。鸭肫衣消食，化积；用于食积胀满，嗳腐吞酸，噎膈反胃，诸骨鲠喉。鸭胆清热解毒；用于目赤肿痛，痔疮。鸭卵滋阴，清肺，平肝，止泻；用于胸膈结热，肝火头痛眩晕，喉痛，齿痛，咳嗽，泻痢。

【用法用量】■中药：白鸭肉适量，煨烂熟，吃肉喝汤。鸭毛外用适量，煎汤洗，或研末调涂。鸭血趁热生饮，或隔水蒸熟，100~200ml；外用适量，涂敷。鸭肪外用适量，涂敷。鸭头入丸、散服；外用适量，涂敷。鸭涎外用适量，含漱，或涂敷。鸭肫衣3~6g，或研末服，1.5~3g。鸭囊外用适量，涂敷。鸭卵煮食，或开水冲服，1~2个，宜盐腌煮食。

雉 科

鹌鹑

赤喉鹑、红面鹌鹑、罗群

Coturnix coturnix (Linnaeus)

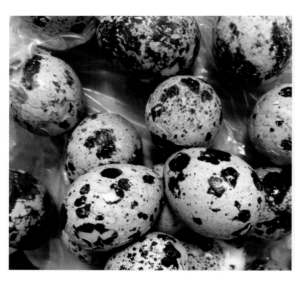 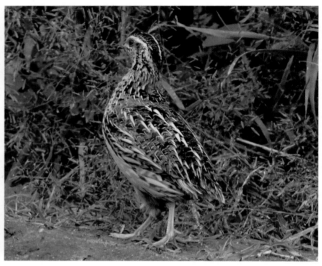

【形态特征】体型小，如雏鸡，翅长而尖，尾短，虹膜红褐色，嘴角蓝色，脚淡黄色；雄鸟头顶栗黄色，枕部和后颈黑褐色，眉纹白色，上背浅黄栗色，有黄白色羽干纹，下背黑褐色，杂以浅黄色羽干纹；颏、喉、颈前部、颊及眼先赤褐色，上胸灰白色沾栗色，羽干白色；下胸、腹部灰白色。雌鸟前背部浅黄褐色，向后黑褐色，颈侧浅灰黄色，羽端黑色，上胸黄褐色，有左右并排的黑斑。

【适宜生境】生活于干燥而近水的地方，常在高地或小山脚下，亦在杂草丛生的水边、沼泽地边缘的草地、农田等，繁殖季节多成对栖息于山区。

【资源状况】分布于阴山地区各地。常见。阴山地区亦有少量养殖。

【入药部位】■中药：肉（鹌鹑肉）、蛋（鹌鹑蛋）。

【采收加工】实施安死术后，除去羽毛及内脏，取肉鲜用；取鹌鹑下的蛋，备用。

【功能主治】■中药：鹌鹑肉益中气，止泻痢，止咳嗽；用于脾虚泻痢，小儿疳积，风湿痹证，咳嗽。鹌鹑蛋补虚，健胃；用于胃脘胀痛，咳嗽，失眠健忘，胸胁胀痛等。

【用法用量】■中药：鹌鹑肉煮食，50~100g，或烧存性，研末服。鹌鹑蛋煮食，适量。

家 鸡 烛夜
Gallus gallus domesticus (Brisson)

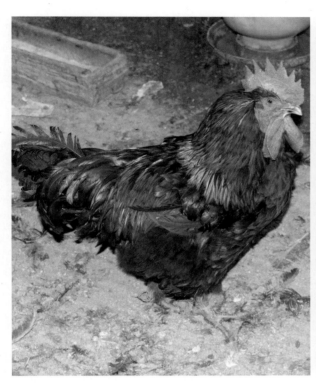
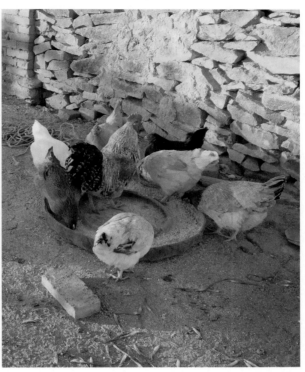

【形态特征】家禽，为原鸡驯化而来。嘴短而尖，略呈圆锥状，上嘴略弯曲，鼻孔裂状，被鳞状瓣；头上有肉冠，喉部两侧有肉垂，皆以公鸡为大；雌、雄羽色不同，以雄者为美，有长而鲜丽的尾羽，跗跖部后方有距。经过长期驯养后，逐渐形成了目前存在的许多家鸡品种，比较著名的有九斤黄鸡、狼山鸡、寿光鸡、萧山鸡、浦东鸡、桃源鸡和北京油鸡等。

【适宜生境】喜生活于田间、村落及附近的小树林中。

【资源状况】阴山地区有较大规模养殖。

【入药部位】■中药：沙囊内壁（鸡内金）。

【采收加工】实施安死术后，取出鸡肫，立即剥下内壁，洗净，干燥。

【功能主治】■中药：鸡内金健胃消食，涩精止遗，通淋化石；用于食积不消，呕吐泻痢，小儿疳积，遗精，遗尿，石淋涩痛，胆胀胁痛。

【用法用量】■中药：鸡内金 3~10g。

乌骨鸡
乌鸡、药鸡、丛冠鸡
Gallus gallus domesticus (Brisson)

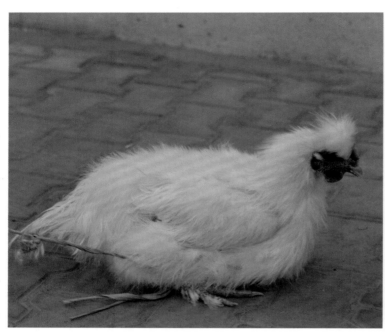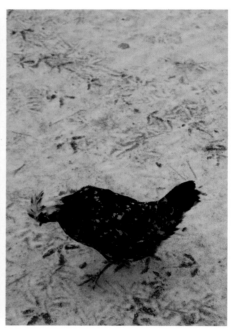

【形态特征】家鸡的一种，体短矮而小，头小颈短。典型的乌骨鸡桑椹冠、缨头、绿耳、胡须、丝毛、五爪、毛脚、乌皮、乌肉、乌骨十大特征，有"十全"之誉。通体白色，除两翅外，羽毛皆呈绒丝状，头顶有 1 撮白绒毛，素有"乌鸡白凤"之称；翅较短，翅羽分裂状；皮肤、肉、骨乌黑，眼黑色，肉冠耳叶绿色而偏紫蓝色。

【适宜生境】喜生活于田间、村落及附近的小树林中。

【资源状况】阴山地区有少量养殖。

【入药部位】■ 中药：肉及除去内脏的全体（乌骨鸡）。

【采收加工】实施安死术后，除去羽毛及内脏，取肉及骨骼，鲜用，亦可冻存、浸酒贮存或烘干磨粉。

【功能主治】■ 中药：乌骨鸡补肝肾，益气血，退虚热；用于虚劳羸瘦，骨蒸劳热，消渴，遗精，滑精，久泻，久痢，崩中，带下病。

【用法用量】■ 中药：乌骨鸡适量，煮食，或入丸、散服。

雉 鸡 环颈雉、野鸡、山鸡
Phasianus colchicus (Linnaeus)

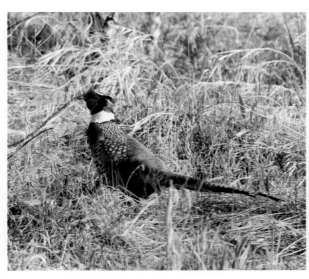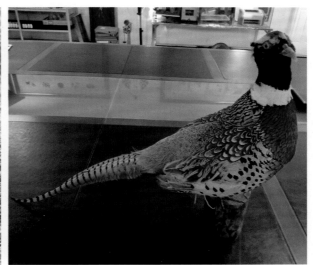

【形态特征】全长85cm左右。虹膜红栗色，雄鸟头和后颈大多黑绿色，眼周和颊部裸皮绯红色，其间眼下有1小块蓝黑色短羽，头顶两侧有耳羽簇，颈侧和下颈深紫色，颈下有白色颈环，上背及肋金黄色杂黑锚状斑，下背及腰淡绿灰色，向后转为栗色，靠近中央部分杂黄色、黑色及深蓝色相间的横斑，尾长，中央橄榄黄色，上有黑色横斑，边缘紫红色，胸暗绿色或杂铜红色；雌鸟羽色暗淡，多为褐色和棕黄色杂黑斑，尾羽较短，虹膜淡红褐色。

【适宜生境】栖息于山坡灌木丛、草丛、小竹丛和耕地边缘。

【资源状况】分布于阴山地区各地。常见。

【入药部位】■中药：肉（雉鸡肉）、脑（雉鸡脑）、肝（雉鸡肝）、尾羽（雉鸡尾羽）、鸡头（雉鸡头）。

【采收加工】四季均可捕捉，冬季为最佳。实施安死术后，除去羽毛及内脏，取肉、脑鲜用；肝鲜用或烘干；鸡头、羽烘干。

【功能主治】■中药：雉鸡肉补中益气，生津止泻；用于脾虚泻痢，胸腹胀满，消渴，小便频数，痰喘，疮瘘。雉鸡脑化瘀敛疮；用于冻疮。雉鸡肝健脾胃；用于小儿疳积。雉鸡尾羽、雉鸡头清热解毒；用于丹毒，耳胀，耳闭。

【用法用量】■中药：雉鸡肉适量，煮食，或烧存性，研末服，每次5~10g。雉鸡脑外用适量，熬膏涂。雉鸡肝研末，每次0.7~1.5 g。雉鸡尾羽、雉鸡头外用适量，烧灰研末，涂敷。

绿孔雀 越鸟、南客、孔雀
Pavo muticus (Linnaeus)

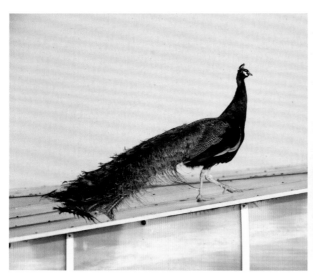 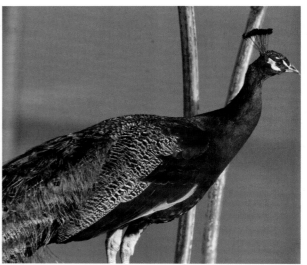

【形态特征】野生雉类中体型最大的种类，全长约140cm。虹膜红褐色，嘴峰黑褐色，下嘴较淡，跗跖角褐色，眼周裸出部浅蓝色，颊上鲜黄色。雄鸟头顶1簇中央蓝色而边缘翠绿色的冠羽，颈、上背及胸暗紫蓝色，下背、腰具紫铜色光泽的铜钱状花斑；尾上覆羽发达，100~150枚，长可达1m，羽端有1个闪耀蓝紫色、金黄色及翠绿色相嵌的眼状斑，形成华丽的尾屏；初级飞羽和其上的覆羽棕黄色。雌鸟体羽与雄鸟相似，但无尾屏，背羽多呈黑绿色而密布棕褐色纵纹。

【适宜生境】栖息于海拔2000m以下的热带和亚热带河谷地带，以及疏林、竹林、灌丛附近的开阔地，尤喜在靠近溪河沿岸和林中空旷地带活动，一般附近还有耕地。

【资源状况】作为观赏动物，阴山地区有少量养殖。

【入药部位】■中药：肉（绿孔雀肉）、胆（绿孔雀胆）、心脏（绿孔雀心脏）、尾羽（绿孔雀尾羽）、尾上覆羽（孔雀翎）。

　　　　　　■蒙药：尾上覆羽（陶古斯音－乌德）。

【采收加工】禁止捕捉野生物种，药用人工养殖品种。实施安死术后，分别取其肉、胆、心脏，鲜用或干用；收集脱落的尾羽和尾上覆羽，洗净，烘干。

【功能主治】■中药：绿孔雀肉清热解毒；用于痈肿疮疡，食物中毒，药物中毒。绿孔雀胆清热解毒；用于中毒，胆囊热证，音哑。绿孔雀心脏镇静安神；用于神昏，乱语等。绿孔雀尾羽清热解毒，消肿排脓；用于肺痈，咳嗽胸痛，咽喉肿痛，疮疖痈肿。孔雀翎解毒收敛；用于肺脓肿，耳脓，狂犬病。

　　　　　　■蒙药：陶古斯音－乌德解毒，干脓；用于肺脓肿，耳脓，毒热，狂犬病。

【用法用量】■中药：绿孔雀肉研末，50~100g。绿孔雀尾羽烤焦，研末，5~10g。孔雀翎烤焦研细，
2~3g，或入丸、散服；外用适量，用黄油煎，滴耳。

■蒙药：陶古斯音－乌德 2~3g，或入丸、散服；外用适量，烤焦，研细末，用黄油煎，
滴耳。

评　述

资源保护：绿孔雀列入《国家重点保护野生动物名录》，为国家一级重点保护野生动物；列入《世
界自然保护联盟濒危物种红色名录》（The IUCN Red List），为濒危物种（EN）。

鹤 科

丹顶鹤
仙鹤、白鹤、红顶子
Grus japonensis (P. L. S. Müller)

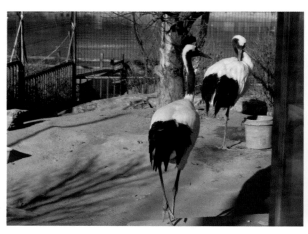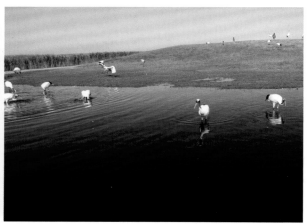

【形态特征】 体形较大的鹤，全长 140cm。嘴灰绿色，脚灰黑色；头顶裸露，皮肤鲜红色，因此而得名，额、眼先、两颊、颏、喉及颈黑色，体羽几乎纯白色，次级飞羽和三级飞羽黑色，且延长而弯曲成弓状，覆盖于整个白色尾羽上。

【适宜生境】 栖息于湖泊、沼泽、草甸、农田或沿海浅滩等，白天常结成小群或家族群活动于水边、农田中，晚上则多静栖在四周环水的浅滩上。

【资源状况】 作为观赏动物，阴山地区有少量养殖。

【入药部位】 ■中药：肉（丹顶鹤肉）、骨（丹顶鹤骨）、脑（丹顶鹤脑）、卵（丹顶鹤卵）。

【采收加工】 禁止捕捉野生物种，药用为人工养殖品种。实施安死术后，去净羽毛和内脏，肉、脑鲜用；骨酥炙，研末；取丹顶鹤的卵，鲜用或煮食。

【功能主治】 ■中药：丹顶鹤肉益气；用于肺气虚弱，消渴。丹顶鹤骨壮骨，解毒，补益，除痹；用于久病体虚，筋骨痿弱，风湿痹痛，痔疮。丹顶鹤脑补肝明目；用于视物不清，眼涩眼痛。丹顶鹤卵解痘毒；用于小儿水痘。

【用法用量】 ■中药：丹顶鹤肉煮食，50~100g。丹顶鹤骨研末冲服，3~5g，或入丸、散服，或煎汤。丹顶鹤脑 3~9g。丹顶鹤卵煮食，1 枚。

评 述

资源保护：丹顶鹤列入《国家重点保护野生动物名录》，为国家一级重点保护野生动物；列入《世界自然保护联盟濒危物种红色名录》（The IUCN Red List），为濒危物种（EN）。

鸠鸽科

家 鸽 鸽子、鹁鸽
Columba livia domestica (Linnaeus)

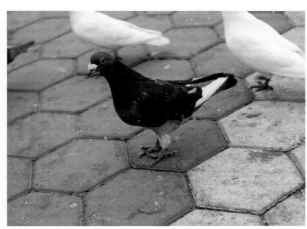
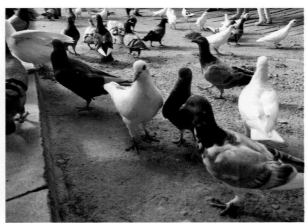

【形态特征】由原鸽驯养而来，同时又有家鸽野生化。但在人工饲养过程中其形态的变化较大，家鸽的身体呈流线型，体表覆盖着羽毛，前肢变成翼，生有几排大型的正羽。骨有的很薄，有的愈合在一起，比较长的骨内部大都中空。以青灰色较普遍，有纯白色、茶褐色、黑白混杂等。

【适宜生境】栖息在高大建筑物上或山岩峭壁上，适应性广泛，喜安静温暖的地方。

【资源状况】作为观赏动物，阴山地区有一定量养殖。

【入药部位】■中药：粪（家鸽粪）、肉（家鸽肉）、蛋（鸽蛋）。

【采收加工】全年可采收，从鸽笼中收集鸽粪，洗净，晒干；实施安死术后，除去羽毛和内脏，取肉鲜用或焙干研末；春、夏间取鸽卵鲜用。

【功能主治】■中药：家鸽粪消肿杀虫；用于瘰疬疮毒，腹中包块。家鸽肉祛风活血，益气解毒，调经止痛；用于妇女干血痨，经闭，截疟，肠风下血，虚羸，消渴，恶疮疥癣。鸽蛋补肾益气，解毒疗疮；用于脾胃虚弱，纳差，肾虚，腰痛，倦怠无力，恶疮疥癣，痘疹难出。

【用法用量】■中药：家鸽粪外用适量，涂搽。家鸽肉、鸽蛋内服，煮食。

燕 科

家 燕 拙燕
Hirundo rustica Linnaeus

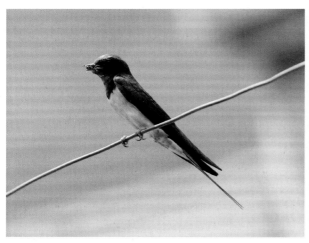 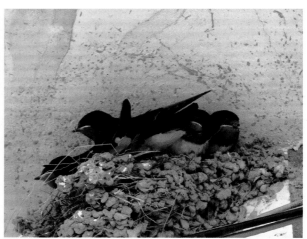

【形态特征】大小似金腰燕，体长 165mm 左右，体重 14g 左右，上体呈金属反光的蓝黑色，额、颏、喉和前胸均为栗红色，后胸有不整齐的黑色横带，腹部乳白色无斑。

【适宜生境】巢以泥土混着稻草、根须等构成半碗状，营置于屋梁上或廊檐下。

【资源状况】分布于乌兰察布市（察哈尔右翼后旗、察哈尔右翼前旗、察哈尔右翼中旗、化德县、凉城县、商都县、四子王旗、兴和县、卓资县）、呼和浩特市（和林格尔县、清水河县、托克托县）、包头市（达尔罕茂明安联合旗、土默特右旗）、巴彦淖尔市（乌拉特前旗）。少见。

【入药部位】■中药：巢泥（燕窝泥）。

【采收加工】随用随取。

【功能主治】■中药：燕窝泥清热解毒；用于湿疹，恶疮，丹毒等。

【用法用量】■中药：燕窝泥外用适量，油调外敷。

鸦 科

喜 鹊
鹊、客鹊
Pica pica (Linnaeus)

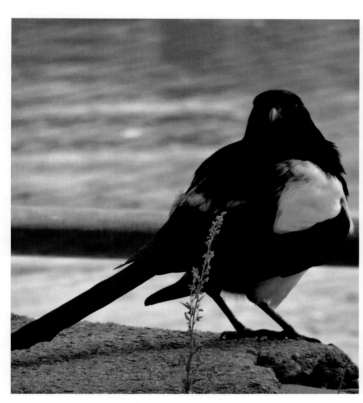
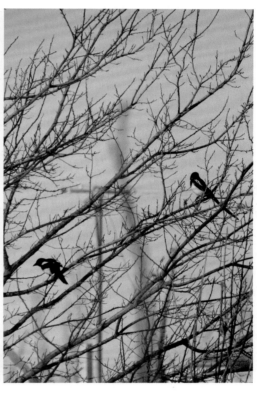

【形态特征】雄鸟体长约460mm，体重约250g；雌鸟体长约435mm，体重约219g。头、颈、背部中央均黑色，背部稍沾蓝绿色，腰部有1块灰白色斑。肩羽、两胁及腹部均白色。额、喉、胸、下腹中央、肛周、覆腿羽等均黑色。尾羽较长，亦为黑色，而带金属绿色光泽。

【适宜生境】一种比较常见的鸟类，从人口致密的城镇到空旷的山野均有。

【资源状况】分布于阴山地区各地。常见。

【入药部位】■中药：肉（喜鹊肉）。

【采收加工】四季捕捉，实施安死术后，除去毛及内脏，鲜用或焙干研末。

【功能主治】■中药：喜鹊肉滋补，清热；用于虚劳发热，烦躁不安等。

【用法用量】■中药：喜鹊肉煮食，1只。

秃鼻乌鸦
老鸹、山乌、山老公
Corvus frugilegus Linnaeus

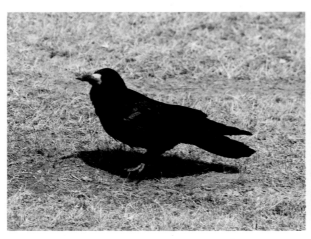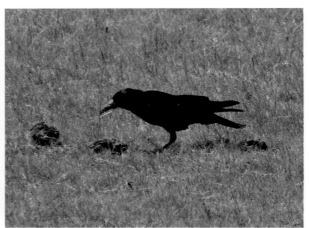

【形态特征】体长约 400mm，体重约 400g。成体嘴基裸露皮肤为灰白色，通体黑亮，富有紫色金属反光，与一般乌鸦同，嘴、脚、爪黑色。

【适宜生境】为常见种类，数量多，分布广。多栖于平原的耕作地、草滩、粪场、路旁等地，并在上述地区觅食。食后到水边饮水或到树上休息。晚间在村庄、城镇及近山的树林中过夜。冬季往往与寒鸦结成数百至数千只的混合群。食物多以昆虫为主。

【资源状况】阴山地区各地。少见。

【入药部位】■ 中药：肉（秃鼻乌鸦）。

【采收加工】随用随捕，实施安死术后，除去毛及内脏，取肉，鲜用或焙干研末。

【功能主治】■ 中药：秃鼻乌鸦滋养补虚；用于虚劳发热，咳嗽。

【用法用量】■ 中药：秃鼻乌鸦煮食，1 只。

文鸟科

麻 雀 家雀、老家贼
Passer montanus Linnaeus

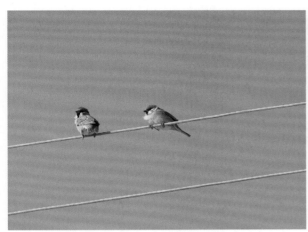
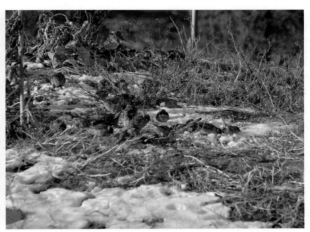

【形态特征】体长约12cm，嘴粗短，黑色。虹膜暗红褐色。额、后颈纯栗褐色。眼下缘、眼先、颏和喉的中部均为黑色；颊、耳羽和颈侧白色，耳羽后部具有黑色斑块。上体砂褐色，翕和两肩密布黑色粗纹，并缀以棕褐色。胸和腹淡灰近白色，沾有褐彩，两胁转为淡黄色，尾下覆羽较胁羽更淡。脚和趾均为黄褐色。

【适宜生境】活动范围很广泛，但一般多在村镇和农田附近。

【资源状况】分布于阴山地区各地。常见。

【入药部位】■中药：粪便（白丁香）。

　　　　　　■蒙药：肉（毕勒珠海音－玛哈）。

【采收加工】四季采收粪便，去净泥土及杂质，晒干；四季均可捕捉，实施安死术后，除去羽毛及内脏，取肉鲜用或焙干。

【功能主治】■中药：白丁香消积，明目，解毒；用于癥瘕，目翳，胬肉，龋齿，疝气等；外用于目翳，痈疽，冻疮等。

　　　　　　■蒙药：毕勒珠海音－玛哈补精壮阳，驱寒，愈伤；用于肾衰弱，精液耗损，阳痿，身体虚弱。

【用法用量】■中药：白丁香5~10g；外用适量。

　　　　　　■蒙药：毕勒珠海音－玛哈内服，煮散剂，3~5g，或入丸、散服。

猬 科

达乌尔猬 短棘猬、蒙古刺猬、猬鼠
Hemiechinus dauuricus Sundevall

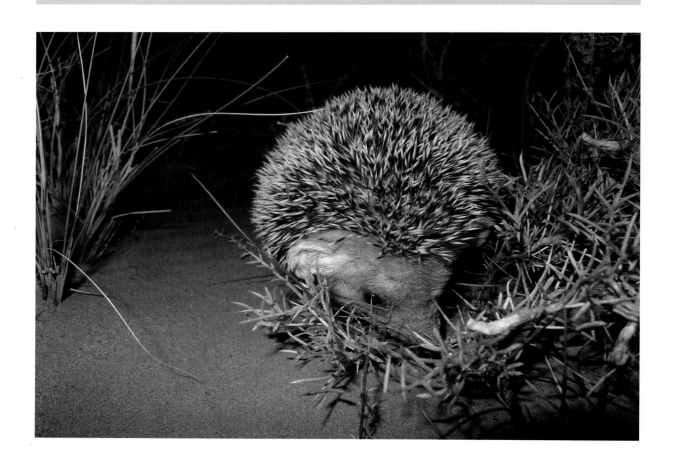

【形态特征】体长 175~250mm，体重达 500g。耳较长，其长超过周围尖刺之长。尾长 25mm 左右。四肢粗短而强壮。额骨上无"V"字形峤状隆起，基枕骨呈梯形。背部棘刺黑褐色。头顶棘刺不向左右分披，与普通刺猬不同。喉部、胸部、腹部毛色为橘黄色或灰白色，体长 175~250mm。耳较长，其长超过周围尖刺之长。刺短而细，棕褐色与白色相间，无纯白色尖刺。体背为浅棕褐色，体侧及腹面长有粗硬的污白色毛。

【适宜生境】栖息于干旱地区草原地带的低洼地及半荒漠地区的灌丛中。

【资源状况】分布于阴山地区各地。少见。

【入药部位】■中药：皮（刺猬皮）、肉（猬肉）、脂肪（猬脂）、心（猬心）、肝（猬肝）、胆（猬胆）。

　　　　　　■蒙药：皮刺（札拉音－乌苏）。

【采收加工】四季均可捕捉，实施安死术后，取皮，阴干；取肉、脂肪、心脏和肝脏，鲜用或晒干；取胆囊，以线将口部扎住，挂通风处阴干或鲜用；取皮刺，于通风处阴干。

【功能主治】■中药：刺猬皮收敛，止血，解毒，镇痛；用于胃脘疼痛，子宫出血，便血，痔疮，遗精，遗尿等。猬肉降逆和胃，生肌敛疮；用于反胃，胃脘痛，食少痔瘘。猬脂止血，杀虫；用于肠风便血，秃疮，疥癣，耳聋。猬心、猬肝解毒疗疮；用于蚁瘘，蜂瘘，瘰疬，恶疮。猬胆清热，明目，解毒；用于眼睑赤烂，迎风流泪，痔疮。

■蒙药：札拉音 – 乌苏化瘀止痛，止血，涩精，缩尿；用于遗精，便血，催乳，胃脘疼痛。

【用法用量】■中药：刺猬皮 3~10g，或研末服，1.5~3g，或入丸剂服；外用适量，研末调敷。猬肉炙食或煮食，0.5~1 只。猬脂外用适量，滴耳中，或涂敷。猬心、猬肝内服，烧灰酒送下，3g。猬胆内服，熔烧，兑酒，1~2 个；外用适量，点眼，或化水涂敷。

■蒙药：札拉音 – 乌苏内服，煮散剂，3~5g，或入丸、散服。

猫 科

家猫 <small>猫、猫狸、家狸</small>
Felis silvestris domestica Brisson

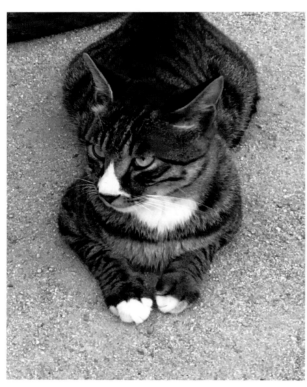
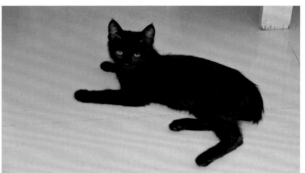
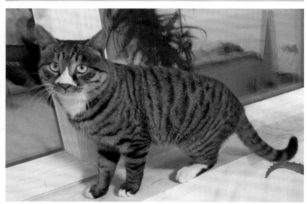

【形态特征】全身披毛。猫的趾底有脂肪质肉垫，因而行走无声。捕鼠时不会惊跑鼠，趾端生有锐利的爪。爪能够缩进和伸出。猫在休息和行走时爪缩进去，捕鼠时伸出来，以免在行走时发出声响，防止爪被磨钝。猫的前肢有5指，后肢有4指。猫的牙齿分为门齿、犬齿和臼齿。犬齿特别发达，尖锐如锥，适于咬死捕到的鼠类，臼齿的咀嚼面有尖锐的突起，适于把肉嚼碎；门齿不发达。猫行动敏捷，善跳跃。

【适宜生境】主要生活在人类居住的地区。

【资源状况】广泛分布于阴山地区各地。常见。

【入药部位】■中药：肉（家猫肉）、骨（家猫骨）。

【采收加工】实施安死术后，取肉，鲜用；取骨，阴干。

【功能主治】■中药：家猫肉滋补，祛风，解毒；用于虚劳体瘦，风湿痹痛，瘰疬等。家猫骨解毒，消肿，杀虫；用于瘰疬，水肿，虫积等。

【用法用量】■中药：家猫肉、家猫骨煮汤，125~250g，或浸酒服；外用适量，烧灰研末敷。

犬 科

狗
家犬
Canis familiaris Linnaeus

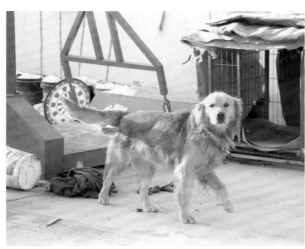
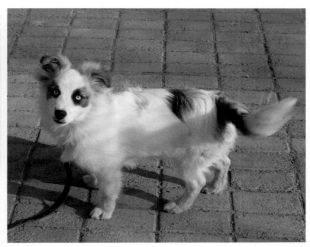

【形态特征】狗是家畜之一。体型、大小、毛色因品种不同而异。一般的狗体格匀称。鼻吻部较长，眼呈卵圆形，两耳或坚或垂。四肢矫健，前肢 5 趾，后肢 4 趾。具爪，但爪不能伸缩。尾呈环形或镰刀形。

【适宜生境】主要生活在人类居住的地区。

【资源状况】广泛分布于阴山地区各地。常见。

【入药部位】■中药：胃结石（狗宝）、毛（狗毛）、心（狗心）、爪（狗蹄）、脑（狗脑）、胆（狗胆）、骨（狗骨）、阴茎及睾丸（狗鞭）、牙（狗齿）、肝（狗肝）、血（狗血）、肉（狗肉）、乳汁（狗乳汁）。

【采收加工】实施安死术后，取胃结石、毛、骨骼、阴茎及睾丸、牙齿，晾干或阴干；取心、爪、脑、胆、肝、血、肉、乳汁，鲜用。

【功能主治】■中药：狗宝降气，开郁，消积，解毒；用于胸胁胀满，噎膈反胃，痈疽疮疡等。狗毛截疟，敛疮；用于疟疾，烧烫伤，疮疡久不收敛。狗心安神，祛风，止血，解毒；用于气郁不舒，风痹等。狗蹄补虚通乳；用于妇女产后乳少。狗脑祛风止痛，解毒敛疮；用于风湿痹痛，鼻中息肉，狂犬咬伤。狗胆清肝明目，止血活血；用于风热眼痛，目赤涩痒，吐血，崩漏，跌打损伤，疮疡疥癣等。狗骨补肾壮骨，祛风止痛，止血止痢，敛疮生肌；用于风湿痹痛，腰腿无力，四肢麻木，崩漏带下，久痢不止，外伤出血，痈肿疮疡，冻疮等。狗鞭补肾，壮阳，益精；用于肾虚阳痿，遗精，四肢寒冷，腰膝酸软等。狗齿镇痉，祛风，解毒；用于癫痫，发背，痘疹。狗肝降逆气，止泻痢，祛风止痉；用于脚气攻心，下痢腹痛，心风发狂，狂犬咬伤。狗血补虚劳，散瘀血，定惊痫，解百毒；用于虚痨吐血，惊风癫痫，下痢腹痛，疔疮等。狗肉健脾暖胃，温肾壮阳，填精补髓；用于胃脘胀痛，浮肿，阳痿，腰膝酸软，寒疟，久败疮。狗乳汁明目补血；用于青盲，目赤肿痛，脱发等。

【用法用量】■中药：狗宝研末，0.9~1.5g，或入丸、散服；外用适量，研末撒。狗毛烧存性，研末，3g；外用适量，烧存性，研末调敷。狗心煮食，适量；外用适量，捣敷。狗蹄煮食，适量。狗脑 0.5~1 具；外用适量，捣敷。狗胆入丸剂服，适量；外用适量，涂敷，或点眼。狗骨浸酒服，或烧存性，研末服，每次 1.5~3g；外用适量，煅黄，研末调敷。狗鞭煮食，1~2 枚。狗齿磨汁，或烧存性，研末服；外用适量，烧存性，研末调敷。狗肝煮食，适量；外用适量，捣涂。狗血适量，热饮，或酒冲；外用适量，涂敷。狗肉煮食，适量。狗乳汁酒冲，适量；外用适量，涂敷。

狼　张三、灰狼、豺狼、姑斯开、兰达
Canis lupus Linnaeus

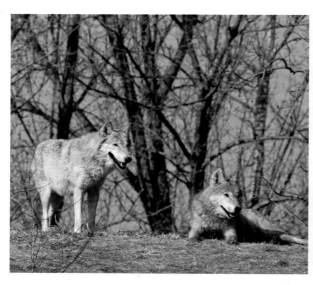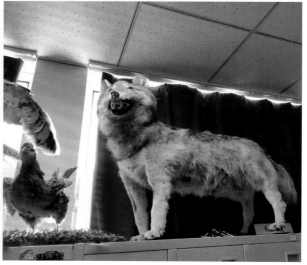

【形态特征】犬科中体型最大者，外形似狗，但吻尖口宽。普通狗是由狼驯化而来，与狼为同一物种。狼体长 1~1.6m，体重 30~40kg。通常两耳直立，尾不上卷，尾毛蓬松，尖毛头黑色显著。整个头部、背部以及四肢外侧毛色黄褐色、棕灰色，杂有灰黑色毛，但四肢内面以及腹部毛色较淡，毛色常因栖息环境不同和季节变化而有差异。前足 5 趾，后足 4 趾。

【适宜生境】栖息范围包括苔原、草原、森林、荒漠、农田等多种生境。

【资源状况】分布于阴山地区各地。少见。

【入药部位】■中药：脂肪（狼膏）、骨（狼骨）、肉（狼肉）、甲状腺（喉靥）。

　　　　　　■蒙药：狼舌（奇奴瓦音－赫勒）、狼胃（奇奴瓦音－浩道杜）。

【采收加工】经批准捕获的狼，实施安死术后，分别取脂肪炼油即狼膏，取骨、肉、甲状腺等，鲜用或晾干；取舌，晒干或烘干；取胃，洗净胃内容物，晒干或烘干。

【功能主治】■中药：狼膏祛风补虚，润肤泽皱；用于风痹疼痛，肺痨咳嗽，老年慢性支气管炎，皮肤皲裂，秃疮。狼骨益脑安神；用于眩晕，神经痛等。狼肉补虚益气；用于虚劳，久痢，脱肛等。喉靥降气止吐；用于恶心呕吐，噎膈。

　　　　　　■蒙药：奇奴瓦音－赫勒杀黏，消肿；用于舌肿，化脓性扁桃体炎，结喉，龈肿。奇奴瓦音－浩道杜温中，消食；用于消化不良，胃巴达干病，胃痛，肋痞。

【用法用量】■中药：狼膏 5~10g；外用适量，涂擦患处。狼骨 3~5g，烧存性，研末服。狼肉煮食，150~200g，食肉饮汁。喉靥研末，3~5g，温水冲服。

　　　　　　■蒙药：奇奴瓦音－赫勒内服，煮散剂，3~5g，或入丸、散服。奇奴瓦音－浩道杜内服，煮散剂，1.5~3g，或入丸、散服。

评　述

资源保护：狼列入《国家重点保护野生动物名录》，为国家二级重点保护野生动物；列入《世界自然保护联盟濒危物种红色名录》（The IUCN Red List），为低危物种（LC）。

赤　狐　狐狸、草狐
Vulpes vulpes (Linnaeus)

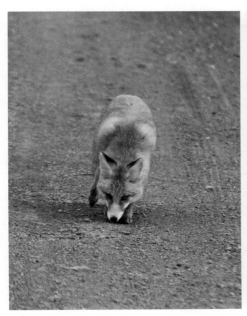
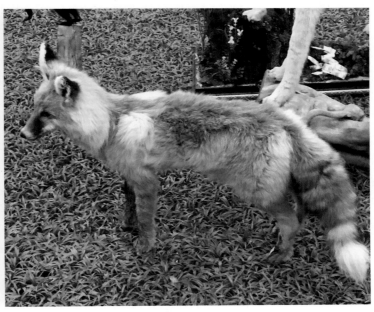

【形态特征】体型纤长，肢短；体长为 85~130cm，体重 10~20kg。吻尖而长，耳高而尖，直立，尾较长，略超过体长的 1/2。尾形粗大，覆毛长而蓬松，躯体覆有长的针毛。足掌长有浓密短毛。毛被地理变异很大，南方地区所产毛被薄而短，北方所产毛长而丰密。北方干旱地区所产富白色毛尖，故色调浅淡。吻部两侧具黑褐色毛区。喉及前胸以及腹部毛色浅淡。自头顶至背中央一带栗褐色明显，背中央且渗有白色毛尖。后肢呈暗红色。尾上部有 1 个 20mm 长的尾下腺，散发出狐臭味。尾部上面红褐色而带黑色、黄色或灰色细斑，尾稍白色，尾下面亦呈棕白色。

【适宜生境】栖息于各种栖息地，从荒漠到森林到大都市城区。喜欢开阔地和植被交错的灌木生境。可见于半荒漠、高山苔原、森林边缘、丘陵农田等。

【资源状况】分布于阴山地区各地。少见。

【入药部位】■中药：心（狐心）、肺（狐肺）、头（狐头）、肉（狐肉）、肝（狐肝）、胆（狐胆）、肠（狐肠）。

■蒙药：肺（乌讷根 – 奥西格）。

【采收加工】实施安死术后，取心、肺、头、肉、肝、胆、肠，鲜用，或阴干，或晾干。

【功能主治】■中药：狐心镇静安神，利尿消肿；用于癫狂，心悸，失眠，水肿等。狐肺补肺益气，化痰定喘；用于咳嗽，咽喉痛，肺气肿等。狐头补虚祛风，散结解毒；用于头晕，瘰疬，疮疡肿毒等。狐肉补虚温中，镇静安神，祛风解毒；用于虚劳羸瘦，寒积腹痛，癫病，惊痫，痛风，水肿，疥疮，小儿卵肿等。狐肝清热解毒；用于破伤风，中风瘫痪，癫痫，心气痛等。狐胆清热健胃，镇惊安神；用于昏厥，癫痫，心痛，疟疾，纳呆等。狐肠镇痉，止痛，解毒；用于惊风，心胃气痛，疥疮等。

■蒙药：乌讷根 – 奥西格滋肺，定喘；用于肺脓肿，干咳，肺陈热。

【用法用量】■中药：狐心 1 个，煮食或煨食。狐肺 100g，煮食。狐头研末，3~5g；外用适量，烧存性，调服。狐肉内服，煮食或煎汤，120~240g。狐肝煮食，阴干，或烧灰，研末服，3~6g，或入丸剂服。狐胆干燥研末，1.5~3g，或入丸剂服。狐肠煅存性，研末服，3~9g。

■蒙药：乌讷根 – 奥西格多配方用。

评 述

资源保护：赤狐列入《国家重点保护野生动物名录》，为国家二级重点保护野生动物。

马 科

马 家马

Equus caballus orientalis Noack

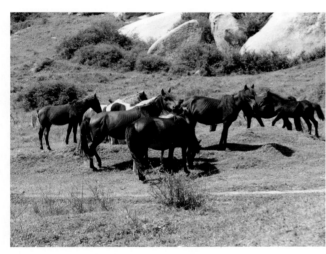
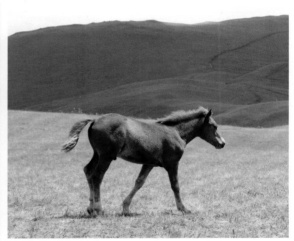

【形态特征】大型家畜之一。高大，骨骼肌发达，四肢强劲有力。体高 1.27~1.60m，体重 225~773kg。雌雄差异很大。马头面部狭长，耳小而尖，直立。鼻宽，眼大。从头顶起沿颈背至肩胛，具有长毛即鬃毛。两耳间垂向额部的长毛称门鬃。身体余部皆被短而均匀的毛，尾部也有长的鬃毛。

【适宜生境】栖息于山地草原、村落等地。

【资源状况】阴山地区有一定养殖的规模。

【入药部位】■中药：胃结石（马宝）、肉（马肉）、肝（马肝）、骨（马骨）、皮（马皮）、齿（马齿）、乳（马乳）、胎盘（驹胞衣）。

■蒙药：酸马奶（策革）。

【采收加工】实施安死术后，取胃结石、骨骼、皮、牙齿，晾干或晒干；取肉、肝、乳汁，鲜用或冷藏；取胎盘，鲜用或烘干；6~9 月，用新鲜马奶经过发酵制成酸马奶。

【功能主治】■中药：马宝镇惊化痰，清热解毒；用于惊痫癫狂，痰热内盛，神志昏迷，吐血衄血，恶疮肿毒等。马肉除热下气，强筋壮骨；用于肠中热，寒热痿痹。马肝通经下血，行气止痛；用于月经不通，心腹滞闷，四肢疼痛。马骨清热解毒；用于头疮，耳疮，阴疮，胆热多寐。马皮祛风止痒；用于小儿赤秃，牛皮癣。马齿镇惊，消肿止痛；用于牙痛等。马乳补血润燥，清热止咳；用于血虚烦热，虚劳骨蒸，消渴，牙痛。驹胞衣补益精血；用于月经不调，闭经。

■蒙药：策革温胃，镇赫依，消肿，补肺；用于肺结核，心刺痛，动脉硬化，高血压，失眠，闭经，消化不良，恶心，痔疮，淋病，水肿，浮肿，巴木病。

【用法用量】■中药：马宝研末，0.5~1.5g。马肉适量，煮食；外用适量，煮汁洗，或研末调敷。马肝研末冲服，3~9g。马骨适量，烧灰，入丸、散服；外用适量，烧灰，研末调敷。马皮外用适量，烧灰调油搽患处。马齿煅存性，研末，1.5~3g，或与水磨汁；外用适量，烧灰研末，调敷。马乳煮沸，50ml。驹胞衣煅存性，研末，15g。

■蒙药：策革口服，一次 500~1000ml，一日 3~4 次。

驴 毛驴
Equidae asinus Linnaeus

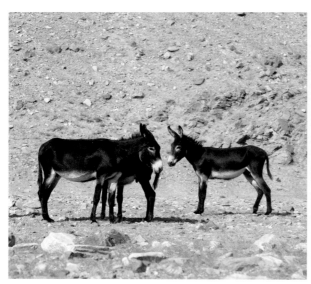
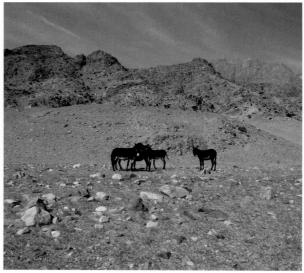
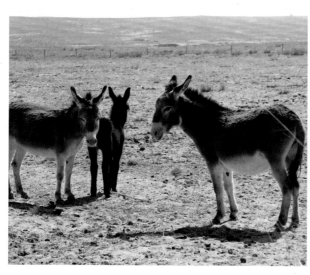
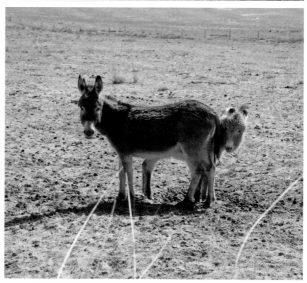

【形态特征】 驴为我国北方地区主要役用家畜之一。体型比马小，体重一般约200kg，多为灰褐色。头大，眼圆，有1对显眼的长耳，颈部长而宽厚。面部平直，肌肉结实，鬃毛稀少，四肢粗短，蹄质坚硬，胸部稍窄，尾基部粗而末梢细。体高和身长大体相等，呈正方形。毛色有黑色、栗色、灰色3种，背部及四肢外侧、面颊部如同身色，唯颈背部有1条深色横纹，有明显的白色嘴圈，耳廓背面如同身色，内面色较浅，尖端色较深，几乎呈黑褐色，腹部以及四肢内侧均为白色。我国著名的品种关中驴体型高大，繁殖力强。

【适宜生境】 栖息于海拔800~3500m的高原地区和丘陵地区，适应温差很大、潮湿、土壤贫瘠、植被稀疏的高原环境。

【资源状况】 阴山地区有一定规模的养殖。

【入药部位】 ■中药：干燥皮或鲜皮经煎煮、浓缩制成的固体胶（阿胶）。

■蒙药：驴血（额勒吉根－赤素）。

【采收加工】 实施安死术后，将驴皮浸泡去毛，切块洗净，分次水煎，滤过，合并滤过，浓缩（可分别加入适量的黄酒、冰糖及豆油）至稠膏状，冷凝，切块，晾干，即得；秋季或冬季实施安死术后，取血，鲜用或晾干。

【功能主治】 ■中药：阿胶补血滋阴，润燥，止血；用于血虚萎黄，眩晕心悸，肌痿无力，心烦不眠，虚风内动，肺燥咳嗽，劳嗽咯血，吐血尿血，便血崩漏，妊娠胎漏。

■蒙药：额勒吉根－赤素燥协日乌素；用于关节协日乌素病，痛风，游痛症，巴木病。

【用法用量】 ■中药：阿胶3~9g，烊化兑服。

■蒙药：额勒吉根－赤素煮散剂，3~5g，或入丸、散服。

猪 科

猪 _{家猪}
Sus scrofa domestica Brisson

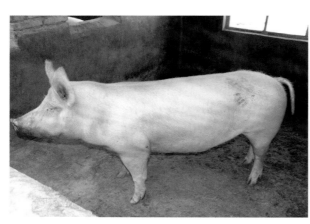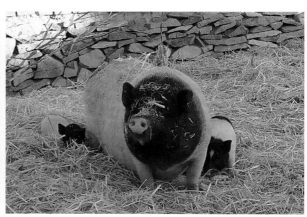

【形态特征】中型家畜。头大颈粗，吻部向前突出，眼小。躯体肥胖，肋骨拱圆，腹部膨大。耳形状变异大，有的小而直立，有的大而下垂，有的甚至遮盖整个脸面。后躯发达，背腰长而宽平，背线平直，有的凹背。四肢较短，生有 4 趾，位于中央的 2 趾大，侧趾小。尾短小，末端有毛丛。体有稀疏的硬粗毛，项背疏生鬃毛，毛色为纯黑色、纯白色或黑白混杂。

【适宜生境】生活在光线较暗、湿度较大的地方。

【资源状况】阴山地区有较大规模的养殖。

【入药部位】■中药：胆汁的干燥品（猪胆粉）。

　　　　　　■蒙药：猪血（嘎海音 – 赤素）。

【采收加工】实施安死术后，取猪胆汁，滤过，干燥，粉碎，即得；取血，阴干。

　　　　　　■中药：猪胆粉清热润燥，止咳平喘，解毒；用于顿咳，哮喘，热病燥渴，目赤，喉痹，

【功能主治】黄疸，泄泻，痢疾，便秘，疮痈肿毒。

　　　　　　■蒙药：嘎海音 – 赤素燥协日乌素，解毒，收敛宝日扩散；用于协日乌素病，毒症，宝日病。

【用法用量】■中药：猪胆粉 0.3~0.6g，冲服，或入丸、散服；外用适量，研末或水调涂敷患处。

　　　　　　■蒙药：嘎海音 – 赤素煮散剂，35g，或入丸、散服。

骆驼科

双峰驼 野驼、野生双峰驼、骆驼
Camelus bactrianus Linnaeus

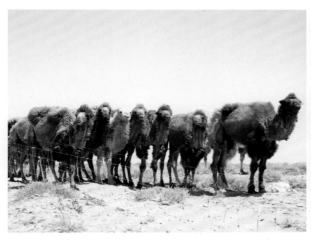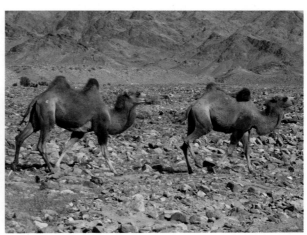

【形态特征】野骆驼与家骆驼相似，但体型较小，为大型的偶蹄类之一。体长 3.2~3.5m，肩高 1.6~1.8m，体重 450~680kg。体比马高大，颈长，弯曲似鹅颈，项有鬃毛，背具双峰，上唇中裂，尾短。驼峰短小常侧倒，四肢细长。足有盘而硕大，足底有厚皮质胼胝体。

【适宜生境】栖息于海拔 2000~4000m 的干草原、山地荒漠半荒漠和干旱灌丛地带。

【资源状况】作为经济动物，阴山地区有少量养殖。

【入药部位】■中药：脂肪（驼脂）、肉（驼肉）、毛（驼毛）、乳汁（驼乳）。

【采收加工】禁止捕猎野生骆驼，药用人工养殖家骆驼。实施安死术后，取脂肪炼出油，收集，避光保存；肉鲜食；毛洗净后，晾干；取母驼新鲜乳汁，鲜食。

【功能主治】■中药：驼脂祛风解毒；用于顽癣风瘙，恶疮肿毒等。驼肉壮筋骨；用于久病虚损。驼毛解毒；用于痔疮，疮疡肿毒，鼻血。驼乳补中益气，强壮筋骨；用于腹胀，虫病，水肿，脱肛等。

【用法用量】■中药：驼脂外用适量。驼肉煮食，100~200g。驼毛外用适量，烧烟熏鼻，或烧灰入鼻。驼乳 50~100ml。

鹿 科

西伯利亚狍 狍子、狍鹿、矮狍、野狍
Capreolus pygargus (Pallas)

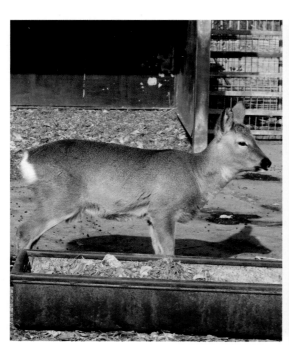
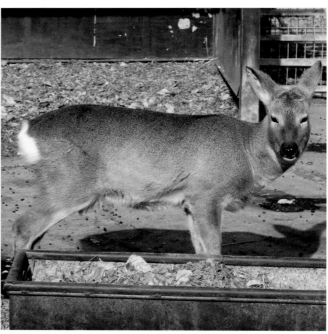

【形态特征】体型中等大小。头部侧观似三角形。额较高，吻鼻端裸出。眼大。耳大，直立，内外均被毛。仅雄性具角，角较细短，分3叉，无眉叉，角干上及角基有节突。颈长。四肢细长。蹄窄狭，悬蹄小。无上犬齿。尾短。身体被毛，棕黄色，无明显斑点。臀具白色臀斑。

【适宜生境】栖息于较稀疏的混交林、灌丛草地稀树草原河谷及沼泽草丛，也见于村庄附近和放牧地点。

【资源状况】分布于阴山地区各地。少见。

【入药部位】■中药：茸（狍茸）、角（干角）、肺（狍肺）、血（狍血）。

【采收加工】实施安死术后，取茸、角、肺、血，晾干或晒干。

【功能主治】■中药：狍茸壮肾阳，益精血，强筋骨，调冲任，托疮毒；用于肾阳不足，精血亏虚，阳痿滑精，宫冷不孕，羸瘦，神疲，畏寒，眩晕，耳鸣，耳聋，腰脊冷痛，筋骨痿软，崩漏带下，阴疽不敛。干角温肾阳，强筋骨，行血消肿；用于肾阳不足，阳痿遗精，

腰脊冷痛，阴疽疮疡，乳痈初起，瘀血肿痛。狍肺解毒；用于肺痈。狍血调经通脉；用于月经不调，月经过多。

【用法用量】 ■中药：狍茸 6~15g，先煎。干角 9~15g，先煎。狍肺温水冲服，20~50g。狍血冲服，5~15g。

驯 鹿 <small>角鹿、四不像</small>
Rangifer tarandus (Linnaeus)

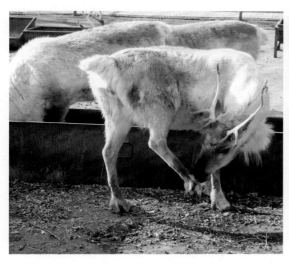 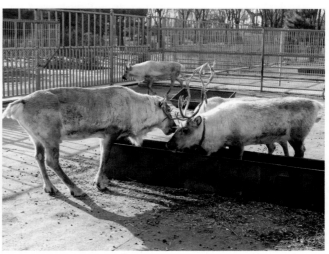

【形态特征】 体型中等，体长 110~220cm，肩高 94~127cm，体重 91~272kg。雌雄均具角，角形变化大，很少对称。眉叉呈掌状向前伸出，各支有分叉。头长而直，耳较短似马耳，额凹；尾短；主蹄大而阔，中央裂线很深，悬蹄大，行走时能触及地面，因此适于在雪地和崎岖不平的道路上行走；体背毛色夏季为灰棕色、栗棕色，腹面和尾下部、四肢内侧白色，冬毛稍淡，灰褐色或灰棕色。5 月开始脱毛，9 月长冬毛。

【适宜生境】 栖息于寒温带针叶林中，处于半野生状态。

【资源状况】 作为观赏动物，阴山地区有少量饲养。

【入药部位】 ■中药：角（驯鹿角）。

【采收加工】 冬季或春季收集，实施安死术后，取角，风干。

【功能主治】 ■中药：驯鹿角温肾助阳，收敛止血；用于脾肾阳虚，白带过多，遗尿尿频，崩漏下血，疮疡不敛等。

【用法用量】 ■中药：驯鹿角内服，煎汤或研末服，5~10g；外用适量，磨汁涂或研末敷。

马 鹿 _{赤鹿、八角鹿、黄臀赤鹿、红鹿}
Cervus elaphus Linnaeus

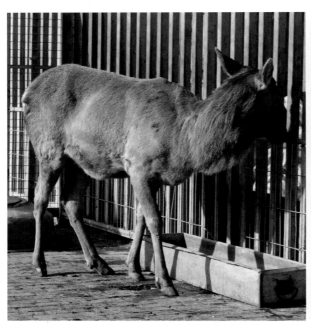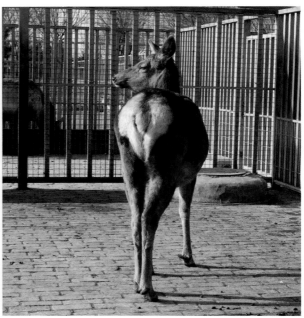

【形态特征】体型较大。体长可达 2m。雄性有角，眉叉斜向前伸，与主干几成直角。鼻端裸露，有眶下腺。耳大而直立。颈下被毛较长，尾短，有软的尾毛。嘴和下颌毛棕黑色，两颊较浅，额上棕色，耳郭背黄褐色。颈上有棕黑色鬃毛，脊背平直，上有 1 条棕黑色背纹，体侧黄棕色，臀部有黄白色斑。夏毛较短，赤褐色，睑、嘴及四肢内侧苍灰色。

【适宜生境】生活于高山森林或草原地区。

【资源状况】分布于呼和浩特市、巴彦淖尔市（乌拉特后旗）。少见。阴山地区亦有少量养殖。

【入药部位】■ 中药：已骨化的角或锯茸后翌年春季脱落的角基（鹿角），鹿角经水煎熬、浓缩制成的固体胶（鹿角胶），鹿角去胶质的角块（鹿角霜），雄鹿未骨化密生茸毛的幼角（鹿茸）。

■ 蒙药：雄鹿未骨化密生茸毛的幼角（楚松－额布日）、已骨化的角（宝格音－额布日）。

【采收加工】多于春季拾取鹿角，除去泥沙，风干；将鹿角锯段，漂泡洗净，分次水煎，滤过，合并滤液（或加入白矾细粉少量），静置，滤取胶液，浓缩（可加适量黄酒、冰糖和豆油）至稠膏状，冷凝，切块，晾干；春、秋二季生产，将骨化角熬去胶质，取出角块，干燥；夏、秋二季锯取鹿茸，经加工后，阴干或烘干。

【功能主治】■ 中药：鹿角温肾阳，强筋骨，行血消肿；用于肾阳不足，阳痿遗精，腰脊冷痛，阴疽疮疡，乳痈初起，瘀血肿痛。鹿角胶温补肝肾，益精养血；用于肝肾不足所致的腰膝酸冷，阳痿遗精，虚劳羸瘦，崩漏下血，便血尿血，阴疽肿痛。鹿角霜温肾助阳，收敛止血；用于脾肾阳虚，白带过多，遗尿尿频，崩漏下血，疮疡不敛。鹿茸壮肾阳，益精血，强筋骨，调冲任，托疮毒；用于肾阳不足，精血亏虚，阳痿滑精，宫冷不孕，羸瘦，神疲，畏寒，眩晕，耳鸣，耳聋，腰脊冷痛，筋骨痿软，崩漏带下，阴疽不敛。

■蒙药：楚松－额布日燥脓，燥协日乌素，益精补血，强筋骨，壮身；用于肺脓肿，瘀血，遗精，滑精，阳痿，月经不调，创伤，伤筋折骨，体虚精衰。宝格音－额布日燥脓，燥恶血，干协日乌素，消肿，止刺痛，解毒；用于肺脓肿，咯血痰，胸伤水肿，胸胁刺痛症，乳肿，疮疡。

【用法用量】■中药：鹿角 6~15g。鹿角胶 3~6g，烊化兑服。鹿角霜 9~15g，先煎。鹿茸 1~2g，研末冲服。

■蒙药：楚松－额布日 1.5~3g，研末冲服。宝格音－额布日内服，3~5g，或入丸、散服。

评　述

资源保护：马鹿列入《国家重点保护野生动物名录》，为国家二级重点保护野生动物（仅限野外种群）；列入《世界自然保护联盟濒危物种红色名录》（The IUCN Red List），为低危物种（LC）。

梅花鹿
花鹿、鹿
Cervus nippon Temminck

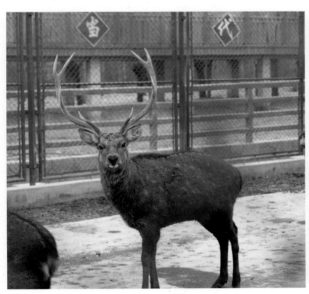
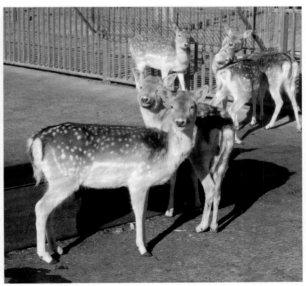

【形态特征】中型兽，长约 1.5m。耳大直立。颈及四肢细长，尾短。雄鹿第二年开始生角，不分叉，以后每年早春脱换新角，增生 1 叉，至生 4 叉。雌鹿无角。冬毛厚密，呈棕灰色或棕黄色，四季均有白色斑点。夏毛薄，全身红棕色。耳内及腹面毛白色。

【适宜生境】生活于针阔混交林的山地、森林边缘和山地草原地区。

【资源状况】阴山地区有少量养殖。

【入药部位】■中药：已骨化的角或锯茸后翌年春季脱落的角基（鹿角），鹿角经水煎熬、浓缩制成的固体胶（鹿角胶），鹿角去胶质的角块（鹿角霜），雄鹿未骨化密生茸毛的幼角（鹿茸）。

■蒙药：雄鹿未骨化密生茸毛的幼角（楚松－额布日）、已骨化的角（宝格音－额布日）。

【采收加工】多于春季拾取鹿角，除去泥沙，风干；将鹿角锯段，漂泡洗净，分次水煎，滤过，合并滤液（或加入白矾细粉少量），静置，滤取胶液，浓缩（可加适量黄酒、冰糖和豆油）至稠膏状，冷凝，切块，晾干；春、秋二季生产，将骨化角熬去胶质，取出角块，干燥；夏、秋二季锯取鹿茸，经加工后，阴干或烘干。

【功能主治】■中药：鹿角温肾阳，强筋骨，行血消肿；用于肾阳不足，阳痿遗精，腰脊冷痛，阴疽疮疡，乳痈初起，瘀血肿痛。鹿角胶温补肝肾，益精养血；用于肝肾不足所致的腰膝酸冷，阳痿遗精，虚劳羸瘦，崩漏下血，便血尿血，阴疽肿痛。鹿角霜温肾助阳，收敛止血；用于脾肾阳虚，白带过多，遗尿尿频，崩漏下血，疮疡不敛。鹿茸壮肾阳，益精血，强筋骨，调冲任，托疮毒；用于肾阳不足，精血亏虚，阳痿滑精，宫冷不孕，羸瘦，神疲，畏寒，眩晕，耳鸣，耳聋，腰脊冷痛，筋骨痿软，崩漏带下，阴疽不敛。

■蒙药：楚松－额布日燥脓，燥协日乌素，益精补血，强筋骨，壮身；用于肺脓肿，瘀血，遗精，滑精，阳痿，月经不调，创伤，伤筋折骨，体虚精衰。宝格音－额布日燥脓，燥恶血，干协日乌素，消肿，止刺痛，解毒；用于肺脓肿，咯血痰，胸伤水肿，胸胁刺痛症，乳肿，疮疡。

【用法用量】■中药：鹿角 6~15g。鹿角胶 3~6g，烊化兑服。鹿角霜 9~15g，先煎。鹿茸 1~2g，研末冲服。

■蒙药：楚松－额布日 1.5~3g，研末冲服。宝格音－额布日内服，3~5g，或入丸、散服。

评 述

资源保护：梅花鹿列入《国家重点保护野生动物名录》，为国家一级重点保护野生动物（仅限野外种群）；列入《中国濒危动物红皮书》；列入中国《人工繁育国家重点保护陆生野生动物名录（第一批）》；列入《世界自然保护联盟濒危物种红色名录》（The IUCN Red List），为低危物种（LC）。

麋 鹿
四不像、大卫神父鹿
Elaphurus davidianus Milne-Edwards

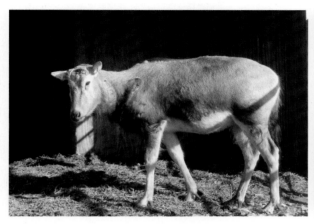 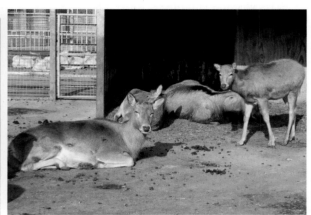

【形态特征】体长约 2m，雄性肩高 0.8~0.85m，雌性 0.7~0.75m；幼体体重雄性 35~40kg、雌性 24~28kg，成年体重 150~200kg。雄麋鹿具有长而呈波状的针毛和独特的角形，角无眉叉，但有 1 根长的后枝，所有分叉都向后伸展。雌麋鹿没有角，体型也较小。因头似马、角似鹿、尾似驴、蹄似牛而俗称"四不像"。

【适宜生境】生活于地势低洼的草地和季节性泛滥的芦苇湿地。

【资源状况】作为观赏动物，阴山地区有少量养殖。

【入药部位】■中药：茸（麋鹿茸）、角（麋鹿角）。

【采收加工】实施安死术后，取茸、角，风干。

【功能主治】■中药：麋鹿茸滋阴补肾，软坚散结；用于骨蒸痨热，头发枯黄，稀疏脱落，腰膝酸软，眩晕，耳鸣，失眠多梦，咽干舌燥，形体消瘦，五心烦热，盗汗，午后潮热，大便干结，遗精早泄，月经不调，经少经闭，久不孕育。麋鹿角壮阳补精，强筋益血；用于五痿，皮缓毛瘁，血脉枯槁，肌肉薄着，筋骨羸弱，饮食无味，四肢无力，爪枯发落，眼昏唇燥。

【用法用量】■中药：麋鹿茸 1~2g，研末冲服。麋鹿角 5~10g，或研末服，每次 1~3g，或入丸、散服；外用适量，磨汁涂，或研末撒，或调敷。

评 述

资源保护：麋鹿列入《国家重点保护野生动物名录》，为国家一级重点保护野生动物。

牛 科

牛 家牛、黄牛
Bos taurus domesticus Gmelin

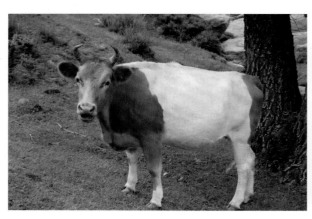 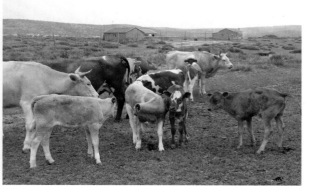

【形态特征】大型家畜，体格高大壮实。头部宽阔，眼大，鼻孔粗大，嘴亦大。头顶部有角1对，左右分开。角的长短、大小随品种而异。四肢健壮，蹄趾坚硬，尾较长。牛的毛色，一般多为黄色，但由于品种不同，毛色也有很大的变异。体型轮廓很像乳用牛。个体较小，骨骼细，但肌肉丰厚。角细长而尖锐，角形稍斜向前侧生长。毛色很不一致，有黄色、黑色、棕褐色、红褐色以及花斑等。我国北方地区多饲养蒙古黄牛，优良品种秦川牛，体格高大，四肢匀称。角短，向外方略弯。全身赤褐色，光泽细致。

【适宜生境】生活于干燥而近水的地方，亦生活于田园、农田等。

【资源状况】作为经济动物，阴山地区有大规模养殖。

【入药部位】■中药：胆结石（牛黄）。

■蒙药：牛角（乌赫仁 – 额布日）、胆结石（给旺）。

【采收加工】实施安死术后，取胆结石，阴干；取牛角，晒干或烘干。

【功能主治】■中药：牛黄清心，豁痰，开窍，凉肝，息风，解毒；用于热病神昏，中风痰迷，惊痫抽搐，癫痫发狂，咽喉肿痛，口舌生疮，痈肿疔疮。

■蒙药：乌赫仁 – 额布日燥脓恶血，燥协日乌素，利水；用于肺脓肿，水肿，肝热。给旺清热解毒，镇静；用于瘟疫毒热，肝热，胆热，高烧抽搐昏迷，神志不清，狂犬病，癫狂病。

【用法用量】■中药：牛黄 0.15~0.35g，多入丸、散服；外用适量，研末敷患处。

■蒙药：乌赫仁 – 额布日内服，煮散剂，3~5g，或入丸、散服。给旺内服，研末，1.5~3g，或入丸、散服。

山 羊 夏羊、黑羊、羖羊
Capra hircus Linnaeus

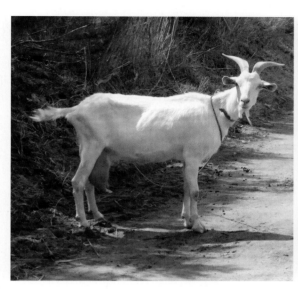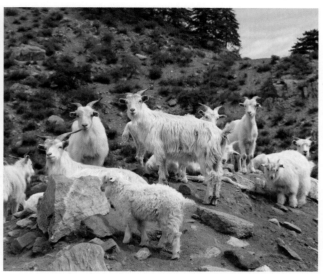

【形态特征】体长 1~1.2m，体重 10~35kg。头长，颈短，耳大，吻狭长。雌雄额部均有角 1 对，雄性者角大；角基部略呈三角形，尖端略向后弯，角质中空，表面有环纹或前面呈瘤状。雄者颌下有总状长须。四肢细，尾短，不甚下垂。全体被粗直短毛，毛色有白色、黑色、灰色和黑白相杂等多种。

【适宜生境】适宜生活于干燥凉爽的田间、山地间。

【资源状况】作为经济动物，阴山地区有大规模养殖。

【入药部位】■中药：血（羊血）、胃结石（羊哀）、胆（羊胆）。
　　　　　　■蒙药：血（伊麻音 – 赤素）。

【采收加工】实施安死术后，取血、胃结石、胆，阴干或晒干。

【功能主治】■中药：羊血止血化瘀；用于跌打损伤，月经不调等。羊哀降胃气，解诸毒；用于反胃呕吐，噎膈，嗳气等。羊胆清热解毒，明目退翳；用于青盲，夜盲，咽喉肿痛等。
　　　　　　■蒙药：伊麻音 – 赤素解毒，愈伤，接骨，止血，燥协日乌素；用于杨梅疮，肌肉损伤，骨伤，外伤肿痛，各种癣。

【用法用量】■中药：羊血鲜品酒调，30~50ml，或干品研末酒调，每次 1~2g，每天 3~6g，或入丸剂服。羊哀 3~5g，研磨冲服。羊胆 3~5g，研磨冲服；外用适量，调敷。
　　　　　　■蒙药：伊麻音 – 赤素内服，研末，3~5g，或入丸、散服。

绵 羊
膻根
Ovis aries Linnaeus

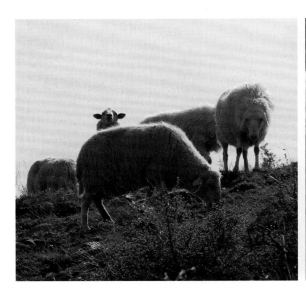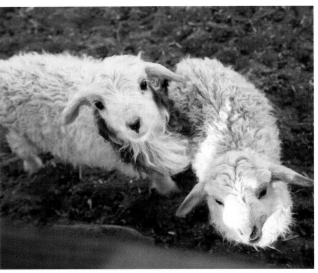

【形态特征】绵羊为人们较早驯育的家畜，至今品种有 300 多种。其体重随品种而不同，最小不超过 20kg，最大可达 150~200kg。外表特征亦各异多样，有的公、母羊都无角，有的仅公羊有角，而母羊缺，有的公、母羊均具角。角的形状也多样，羊尾亦随品种而改变。另外绵羊的被毛也有不同，接近原始品种者，其被毛有 2 层，外层为粗毛，可蔽雨水，内层为纤细的绒毛，借以保温。但经过改良的品种，则仅存内层的绒毛。绵羊两趾之间具 1 个腺体，开口于前部，前后肢均具。大部绵羊泪腺，其分泌物为一种黏液。

【适宜生境】适宜生活于干燥凉爽的田间、山地间。

【资源状况】作为经济动物，阴山地区有大规模的养殖。

【入药部位】■中药：肉（羊肉）、骨骼（羊骨）、肝（羊肝）。

【采收加工】实施安死术后，取肉，鲜用或晾干；取骨，剔净肉与筋膜，晒干；取肝，洗净，鲜用或晾干。

【功能主治】■中药：羊肉温中健脾，补肾壮阳，益气养血；用于脾胃虚寒，食少反胃，泻痢，肾阳不足，气血亏虚，虚劳羸瘦，腰膝酸软，阳痿，寒疝，产后虚羸少气，缺乳。羊骨补肾，强筋骨，止血；用于虚劳羸瘦，腰膝无力，筋骨挛痛，耳聋，牙齿动摇，膏淋，白浊，久泻，久痢，月经过多，鼻衄，便血。羊肝养血，补肝，明目；用于血虚萎黄，羸瘦乏力，肝虚目暗，雀目，青盲，障翳。

【用法用量】■中药：羊肉煮食或煎汤，125~250g，或入丸剂服。羊骨 3~5g，或煅存性，入丸、散服；外用适量，煅存性，研末撒。羊肝煮食，30~60g，或入丸、散服。

松鼠科

达乌尔黄鼠
翢鼠、地松鼠、大眼贼、蒙古黄鼠
Spermophilus dauricus (Brandt)

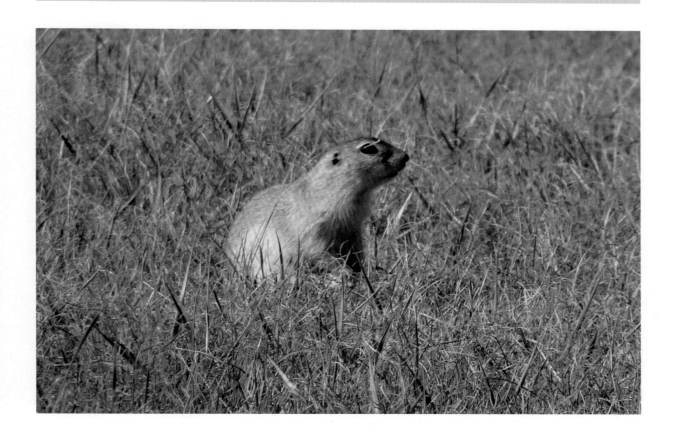

【形态特征】头体长 16~27cm，尾短，长度为 4~8cm，体重 150~270 g。身体细长，头大，耳壳短小，眼甚大。前肢趾爪发达，大而直，前足掌裸，后足趾被毛。有颊囊。雌者有乳头 5 对。全身毛呈草黄色，并杂有褐黑色。额、头部较深，呈黄褐色。上下唇及眼圈均呈白色。尾毛呈草黄色。夏毛较冬毛短而色深。

【适宜生境】栖息于草原或沙地，穴居，喜独居。

【资源状况】分布于阴山地区各地。少见。

【入药部位】■中药：肉（达乌尔黄鼠肉）。

【采收加工】春、夏二季捕捉，实施安死术后，剥皮，除去内脏，取肉，鲜用。

【功能主治】■中药：达乌尔黄鼠肉补肾壮阳，润肺生津，解毒止痛；用于肾虚滑精，遗尿，腰膝酸软，疮痈肿毒。

【用法用量】■中药：达乌尔黄鼠肉焙干，研末，冲服，5~10g；外用适量，调敷。

花 鼠 五道眉、金花鼠、豹鼠、串树林、滑俐棒、花梨棒

Tamias sibiricus (Laxmann)

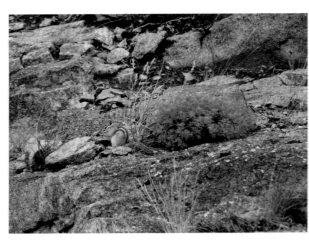 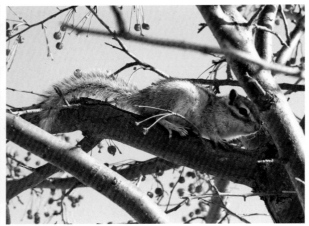

【形态特征】体型较小，头体长 12~17cm，尾长 9~13cm，体重 78~102g。耳壳显著，耳端无簇毛。前足掌部裸出，后足跖部被毛。尾略短于体长。颊部有颊囊。头顶呈黑棕色。眼耳间和吻侧到耳基下侧都有棕黑色短纹。眼上和眼下以及耳缘均为白色。体背有黑棕色背纹，间夹 4 条棕色或棕黑色纵纹。脊中央的黑背纹最长，从枕直达尾基，其余 4 条较短，从肩达及臀部。颊下侧、四肢和足背淡黄色。下体从下颌至胸白色，腹部和鼠鼷部浅黄色或灰白色。尾毛长而蓬松。尾上近基部与背同色，其余大部橙黄色，尾下中央区橙黄色，边缘黑色。夏毛比冬毛深，多呈橙红色。

【适宜生境】主要栖息于山区的针叶林、针阔混交林、落叶阔叶林和稀树灌木丛林中，在林缘地带较常见。

【资源状况】分布于阴山地区各地。少见。

【入药部位】■中药：全体（花鼠）、脑（花鼠脑）。

【采收加工】全年均可捕捉，实施安死术后，去除内脏、毛皮，焙干；多于春至秋季捕捉，实施安死术后，取脑髓，鲜用。

【功能主治】■中药：花鼠理气，调经；用于肺痨，胁痛，月经不调，痔疮等。花鼠脑降压；用于高血压。

【用法用量】■中药：花鼠 3~6g。花鼠脑 1~2 个，煮食。

兔　科

蒙古兔　山兔、野兔、山跳
Lepus tolai Pallas

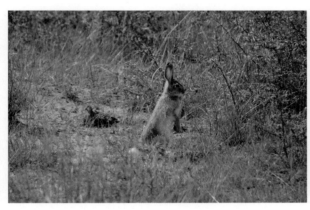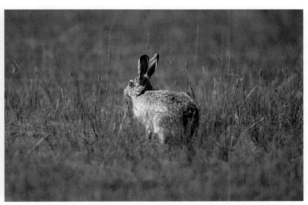

【形态特征】体型中等，长约 45cm，尾长约 9cm，体重一般在 2kg 以上。耳甚长，有窄的黑尖，向前折超过鼻端。尾连端毛略等于后足长。全身背部为沙黄色，杂有黑色。头部颜色较深，在鼻部两侧面颊部，各有 1 个圆形浅色圈，眼周围有白色窄环。耳内侧有稀疏的白毛。腹毛纯白色。臀部为沙灰色。颈下及四肢外侧均为浅棕黄色。尾背面中间为黑褐色，两边白色，尾腹面为纯白色。冬毛长而蓬松，有细长的白色针毛，伸出毛被外面。夏毛色略深，为淡棕色。

【适宜生境】栖息于平原、荒草地、山坡灌木丛、丘陵平原农田和苗圃等处。

【资源状况】分布于乌兰察布市（察哈尔右翼前旗）、呼和浩特市（和林格尔县、清水河县、托克托县）、包头市（达尔罕茂明安联合旗）、巴彦淖尔市（乌拉特前旗）。常见。

【入药部位】■中药：肉（兔肉）、粪便（望月砂）。
　　　　　　■蒙药：兔心（陶来音 – 吉如和）。

【采收加工】捕获后，实施安死术后，取肉洗净，鲜用；四季均可采集粪便，以秋季较多，一般在野草中易于寻找，收集，拣净杂草、泥沙，晒干；实施安死术后，取心脏，晒干或烘干。

【功能主治】■中药：兔肉补中益气，凉血解毒；用于胃热消渴，反胃吐食，肠热便秘，肠风便血，湿热痹，丹毒等。望月砂去翳明目，解毒杀虫；用于目暗生翳，疳积，痔瘘。
　　　　　　■蒙药：陶来音 – 吉如和镇赫依，镇静，镇刺痛；用于气喘，心刺痛，失眠，心神不安，胸闷，心赫依引起的昏迷，命脉赫依病。

【用法用量】■中药：兔肉煮汤或煮食，50~100g。望月砂 5~10g，或入丸、散服；外用适量，烧灰调敷。
　　　　　　■蒙药：陶来音 – 吉如和内服，煮散剂，3~5g，或入丸、散服。

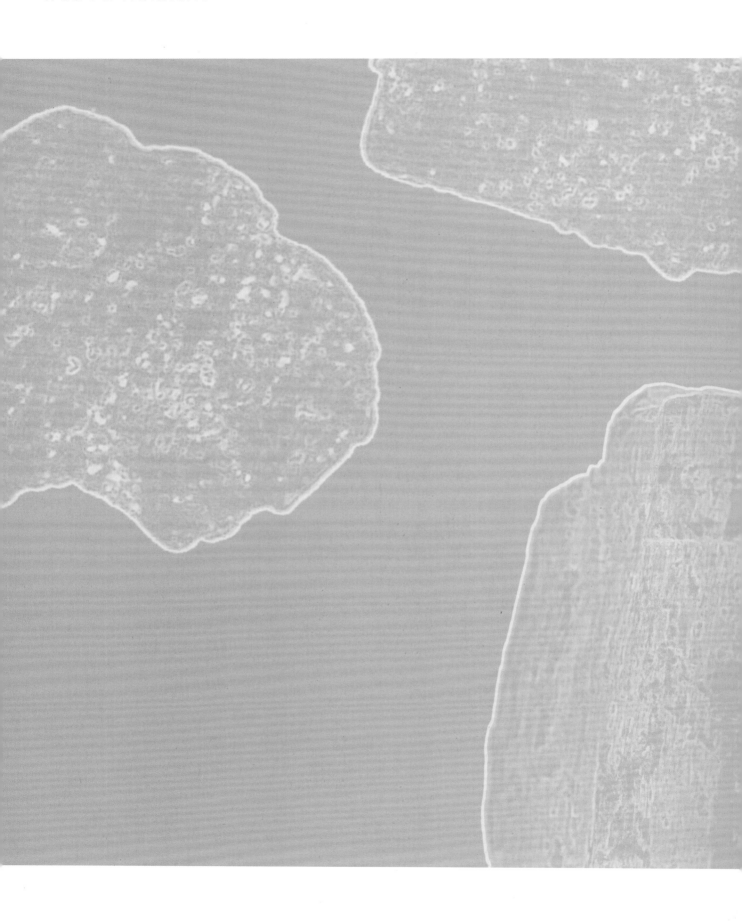

THIRD CHAPTER

第三章

阴山地区药用矿物资源

大青盐 石盐、岩盐、光明盐、红盐、呼和－达布斯
Halitum

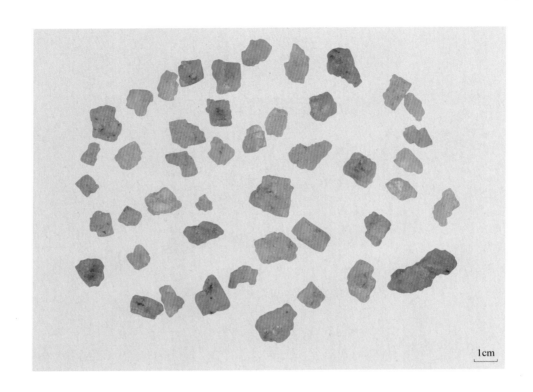

【形态特征】本品为立方体、八面体或菱形的结晶，有的为歪晶，直径 0.5~1.5cm。白色或灰白色，半透明，具玻璃样光泽。质硬，易砸碎，断面光亮。气微，味咸、微涩苦。

【适宜生境】卤化物类石盐族矿物石盐包括湖盐及岩盐，而湖盐和岩盐均包括大青盐和光明盐。大青盐多形成于干涸含盐盆地和现代盐湖中，为盐湖中化学沉积而成，还包括不同地质时代沉积层中的岩盐。

【资源状况】分布于阿拉善盟（阿拉善左旗行政区）。少见。

【入药部位】■中药：本品为卤化物类石盐族湖盐结晶体，主含氯化钠（NaCl）（大青盐）。

【采收加工】全年均可采挖，自盐湖中采挖后，除去杂质，干燥。

【功能主治】■中药：大青盐清热，凉血，明目；用于吐血，尿血，牙龈肿痛出血，目赤肿痛，风眼烂弦。

【用法用量】■中药：大青盐 1.2~2.5g，或入丸、散服；外用适量，研末擦牙，或水化漱口、洗目。

石 膏 细理石、细石、软石膏、朝伦－朱岗
Gypsum fibrosum

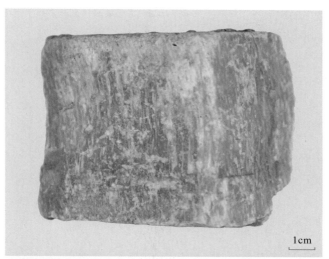

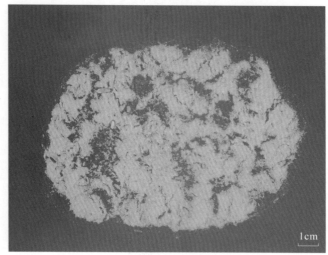

【**形态特征**】本品为纤维状的集合体，呈长块状、板块状或不规则块状。白色、灰白色或淡黄色，有的半透明。体重，质软，纵断面具绢丝样光泽。气微，味淡。

【**适宜生境**】常存在于海湾盐湖和内陆湖泊形成的沉积盐中。

【**资源状况**】分布于阴山地区各地。常见。

【**入药部位**】■中药：本品为硫酸盐类矿物石膏族石膏，主含含水硫酸钙（$CaSO_4 \cdot 2H_2O$）（石膏）。

【**采收加工**】全年均可采挖，采挖后，除去杂石及泥沙。

【**功能主治**】■中药：石膏清热泻火，除烦止渴；用于外感热病，高热烦渴，肺热喘咳，胃火亢盛，头痛，牙痛。

【**用法用量**】■中药：石膏 15~60g，先煎。

芒　硝
朴硝、皮硝、英硝、毛硝、雅巴格查拉、查森－疏
Natrii sulfas

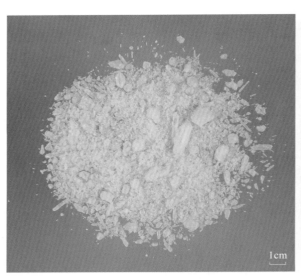
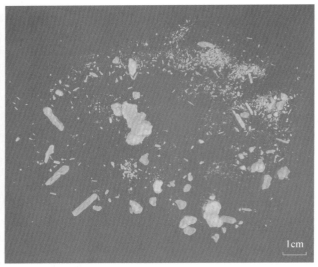

【形态特征】本品为棱柱状、长方形或不规则块状及粒状，无色透明或类白色半透明。质脆，易碎，断面呈玻璃样光泽。气微，味咸。

【适宜生境】存在于钠离子和硫酸根离子饱和溶液的内陆盐湖中。

【资源状况】分布于乌兰察布市（四子王旗）、阿拉善盟（阿拉善左旗行政区）。少见。

【入药部位】■ 中药：本品为硫酸盐类矿物芒硝族芒硝，经加工精制而成的结晶体（芒硝）；经风化干燥制得（玄明粉）。

【采收加工】全年均可采挖，自盐湖中采挖后，除去杂质，干燥。

【功能主治】■ 中药：芒硝泻下通便，润燥软坚，清火消肿；用于实热积滞，腹满胀痛，大便燥结，肠痈肿痛；外用于乳痈，痔疮肿痛。玄明粉泻下通便，润燥软坚，清火消肿；用于实热积滞，大便燥结，腹满胀痛；外用于咽喉肿痛，口舌生疮，牙龈肿痛，目赤，痈肿，丹毒。

【用法用量】■ 中药：芒硝6~12g，一般不入煎剂，待汤剂煎得后，溶入汤液中服用；外用适量。玄明粉3~9g，溶入煎好的汤液中服用；外用适量。

硫 黄

石流黄、黄牙、黄英、古呼日、木色衣

Sulfur

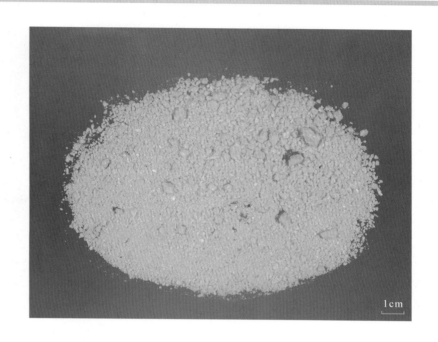

【形态特征】本品呈不规则块状。黄色或略呈绿黄色。表面不平坦，呈脂肪光泽，常有多数小孔。用手握紧置于耳旁，可闻轻微的爆裂声。体轻，质松，易碎，断面常呈针状结晶形。有特异的臭气，味淡。

【适宜生境】常见于温泉口壁、喷泉及火山口域，有时在沉积岩中。

【资源状况】分布于巴彦淖尔市（乌拉特后旗、乌拉特中旗）。少见。

【入药部位】■中药：本品为自然元素类矿物硫族自然硫采挖后，加热熔化，除去杂质；或用含硫矿物经加工制得（硫黄）。

【采收加工】将泥块状的硫黄及矿石，在坑内用素烧罐加热熔化，取其上层之硫黄溶液，倒入模型内，冷却后取出。

【功能主治】■中药：硫黄外用解毒杀虫疗疮；内服补火助阳通便。外治用于疥癣，秃疮，阴疽恶疮；内服用于阳痿足冷，虚喘冷哮，虚寒便秘。

【用法用量】■中药：硫黄1.5~3g，炮制后入丸、散服；外用适量，研末油调涂敷患处。

主要参考文献

［1］阿古拉.蒙医药学［M］.呼和浩特：内蒙古教育出版社，2010.

［2］布和巴特尔.传统蒙药与方剂［M］.呼和浩特：内蒙古科学技术出版社，2013.

［3］曾浩，申俊.省域 FDI 与雾霾污染的空间相关性分析［J］.江西社会科学，2019，39（10）：50-60.

［4］陈家良，夏建国，雷苑.基于 DEM 的甘孜县土地利用格局空间自相关分析［J］.安徽农业科学，2020，48（6）：59-63.

［5］陈彦光.基于 Moran 统计量的空间自相关理论发展和方法改进［J］.地理研究，2009，28（6）：1449-1463.

［6］国家环境保护局，中国科学院植物研究所.中国珍稀濒危保护植物名录［M］.北京：科学出版社，1987.

［7］国家林业局野生动植物保护和自然保护区管理司，中国科学院植物研究所.中国珍稀濒危植物图鉴［M］.北京：中国林业出版社，2013.

［8］国家药典委员会.中华人民共和国药典［M］.北京：中国医药科技出版社，2015.

［9］国家中医药管理局《中华本草》编委会.中华本草［M］.上海：上海科学技术出版社，1999.

［10］国家中医药管理局《中华本草》编委会.中华本草：蒙药卷［M］.上海：上海科学技术出版社，2004.

［11］贾敏如，李昱炜.中国民族药志要［M］.北京：中国医药科技出版社，2005.

［12］贾敏茹，张艺.中国民族药辞典［M］.北京：中国医药科技出版社，2016.

［13］南京中医药大学.中药大辞典［M］.2 版.上海：上海科学技术出版社，2006.

［14］内蒙古植物志编辑委员会.内蒙古植物志［M］.3 版.呼和浩特：内蒙古人民出版社，2020.

［15］内蒙古自治区革命委员会卫生局.内蒙古中草药［M］.呼和浩特：内蒙古人民出版社，1972.

［16］全国中草药汇编编写组.全国中草药汇编［M］.北京：人民卫生出版社，1975.

［17］王文乐，徐建平，那木汗，等.内蒙古药用植物种质资源调查及保护思路探讨［J］.中国现代中药，2019，21（10）：1305-1313.

［18］旭日.阴山山脉维管植物区系研究［D］.呼和浩特：内蒙古大学，2015.

［19］旭日干.内蒙古动物志［M］.呼和浩特：内蒙古大学出版社，2011.

［20］阴山学刊编辑部.阴山文化研究［M］.呼和浩特：远方出版社，2015.

［21］张春红，徐建平，邬国栋，等.阴山山脉植物资源调查及所取得成果概述［J］.中国现代中药，2018，20（3）：253-261.

［22］张红军，赵伟峰，郑谦．基于 GeoDa 的安徽省区域经济差异时空演变分析［J］.湖南工业大学学报，2019，33（4）：66-72.

［23］张小波，邱智东，王慧，等．吉林省中药资源种类空间分布差异研究［J］.中国中药杂志，2017，42（22）：4336-4340.

［24］赵一之．内蒙古大青山高等植物检索表［M］.内蒙古大学出版社，2005.

［25］中国科学院中国植物志编辑委员会．中国植物志［M］.北京：科学出版社，1993.

［26］中国药材公司．中国中药资源志要［M］.北京：科学出版社，1994.

［27］朱亚民．内蒙古植物药志［M］.呼和浩特：内蒙古人民出版社，2000.

［28］KAN A，YANG X，LI G Q，et al. Predicting Potential Geographic Distribution of Tibetan *Incarvillea younghusbandii* Using the Maxent Model［J］. Journal of Resources and Ecology，2018，9（6）：681-689.

［29］YANG M Q，WANG Y L，BAI X R，et al. *Rehmannia chrysantha* (Rehmanniaceae)，a new species from Inner Mongolia，northern China［J］. Phytotaxa，2016，265（2）：177-181.

附录一　常见蒙医学名词解释

巴达干病：过食苦、辛、甘味，油腻及寒性等不易消化的食物，受凉、长期不活动或居住潮湿环境等均能引起巴达干偏盛性疾病。患者出现体温下降，消化力弱，食欲不振，身心沉重，困倦懈息，关节松弛，唾液过多，多痰，嗜睡，头昏，脉象沉弱，舌柔软，苔灰白，尿色白，气味微小等症状。

巴木病：系以下肢青紫、肿痛为特征的疾病，亦称青腿病。相当于现代医学之坏血病。在农村牧区于冬春两季常见，尤以老年人为多。

白脉病：指出现口眼歪斜、四肢麻木、肌筋萎缩、偏瘫、麻痹、言语不清等症状的病证。白脉包括大脑、小脑、延髓、脊髓以及各种神经。

宝日病：即源自病因特性所形成的聚合病。宝如之称，即此颜色形容构成本病性质所蕴含的特点。又称巴达干宝如、聚合病、聚合宝如病。蒙医药选编云：本病由巴达干、血、希拉、赫依四因及协日乌素等集聚而成，故称聚合病。但非病根聚合病变都将成为宝日病，聚合病变只是宝如发病的前提，而且无一宝如病缺少血的病变而发生，因此它是宝如发病的重要原因。

陈热：指经年累月而长期迁延不愈的热证。

发症：是由于人体赖以健康存在的物质基础，三根七素，因某种原因失去了相互依赖，相互促进，相互影响和相辅相成的平衡关系而导致病变，称为发症。

赫依病：赫依病过食苦味、性轻而粗粝的食物，空腹劳动或长期缺乏营养，房劳过度，睡眠不足，受寒风吹袭絮语叨叨，思虑过度，悲伤抑郁，过分哭泣恐惧，大量失血等均能引起赫依偏盛性疾病。患者出现皮肤失润，变黑如裂状，恶寒战栗，疲乏无力，腹胀肠鸣，大便秘结，多语，头昏目眩，睡眠不安，神志不清，游走性剧痛，脉象空虚，舌干燥而红，小便清澈如水等症状。

脑刺痛：由于黏虫感染降于脑白脉，以脑白脉病变为主的急性传染性疫热症。

黏病：由肉眼看不见的有害微小生物侵入体内所致的疾病。有发病急、发冷发烧、剧烈疼痛等特征。

黏刺痛：由肉眼所看不见的有害微小生物侵入人体引起的一种剧烈疼痛症状。

黏热：主要是肉眼所看不见的有害微小生物，与协日的热性症状。

痞症：胸腹部胀闷不适而外无硬结之形的症状。多因饮食不化、气郁痰凝、脾胃虚弱，导致健运无力、升降失常而成。治疗时宜消补兼施。

奇哈：是由黏传染后在肉、骨、关节或五脏六腑发病的一种慢性传染病。临床上主要有发病缓慢、发热、出冷汗、乏力、消瘦等症状，降黏的肉、骨、关节及脏腑出现肿胀、破溃、流脓、腐烂。

肉类中毒证：即因食用污染变质肉类引起，并以窒息、发音和吞咽困难为症状的中毒，又名不适应性毒类肉毒。本病属食物中毒中一种危重类型，并多见于夏秋季。主因食用半生不熟的湿毒肉、非宰杀动物肉，久放变质肉、腐烂变质肉、受污染的肉制品等，或食用未消毒的不洁肉类、变质的肉类罐头等，使肉毒入胃和肝，乘精微和血液扩散全身，致使三根紊乱，损伤大脑、脊髓和白脉而引起中毒。

未成熟热：指温病初期，尚未发展成单一性热病。临床特点表现为畏寒、发热无规律、打喷嚏、流鼻涕、全身肌肉骨骼关节酸痛等。

协日病：协日病过食热性、酸味、咸味及油腻等不易消化之食物，强力负重，长时间在强烈日光下和高温环境中劳动，情志不舒、暴怒、过分使用热性药物等均能引起协日偏盛性疾病。患者出现全身皮肤和巩膜、颜面及小便发黄，痰色黄红带有咸味，体温增高，头痛，多汗，睡眠不安，饥渴，腹泻，脉象数洪而紧，舌苔黄厚，二便气味浓臭等症状。

协日乌素病：协日乌素是机体的组成物质之一，其形成的过程是饮食入胃，经过消化与吸收，其精华化生为血，血之糟粕归于胆腑，成为胆汁，胆汁之精华则又化为协日乌素。协日乌素存在于全身各处，尤其在肌肤及关节较多。协日乌素出现偏盛偏衰和功能紊乱所导致的病变谓协日乌素病。协日乌素之本性既不属热也不属寒，与血、协日合并则成为热性协日乌素病，与赫依巴达干合并则成为寒性协日乌素病。

血脉病：是由于血脉闭塞、功能紊乱、赫依、血流通受阻引起的血管疾病。

游痛症：是由黏虫感染降于协日乌素引起的一种人畜共患性传染病。其临床特征为长期发热、多汗、关节痛、乏力及反复发作等。

浊热：指对热病之凉性疗法施之过早、过分，致使赫依、赤素、协日乌素与正精混杂、浑浊所致的热证。

附录二　第四次全国中药资源普查阴山地区蒙药资源名录

序号	中文名	拉丁学名	入药部位	蒙药材名	资源状况
1	大秃马勃	*Calvatia gigantea* (Batsch ex Pers.) Lloyd	子实体	陶茹格－杜丽－蘑菇	少见
2	中国石黄衣	*Xanthoria mandschuric* Asahina	地衣体	石化	常见
3	银粉背蕨	*Aleuritopteris argentea* (Gmel.) Fée	全草	吉斯－额布斯	常见
4	无粉银粉背蕨	*Aleuritopteris argentea* (Gmel.) Fée var. *obscura* (Christ) Ching	全草	吉斯－额布斯	少见
5	荚果蕨	*Matteuccia struthiopteris* (L.) Todaro	根茎及叶柄残基	宝日查格图－奥衣麻	少见
6	华北石韦	*Pyrrosia davidii* (Baker) Ching	叶	哈丹－呼吉	少见
7	犬问荆	*Equisetum palustre* L.	全草	呼呼格－额布苏	少见
8	草问荆	*Equisetum pratense* Ehrhart	全草	呼呼格－额布苏	常见
9	问荆	*Equisetum arvense* L.	全草	呼呼格－额布苏	常见
10	节节草	*Equisetum ramosissimum* Desf.	全草	萨格拉嘎日－西伯里	常见
11	木贼	*Equisetum hyemale* L.	全草	珠鲁古日－额布苏	少见
12	樟子松	*Pinus sylvestris* L. var. *mongolica* Litv.	结节	那日苏	栽培
13	油松	*Pinus tabuliformis* Carr.	结节	那日苏	常见、栽培
14	侧柏	*Platycladus orientalis* (L.) Franco	枝梢和叶	哈布他盖－阿日查	常见、栽培
15	叉子圆柏	*Sabina vulgaris* Ant.	枝、叶	好宁－阿日查	常见、栽培
16	圆柏	*Sabina chinensis* (L.) Ant.	枝、叶	乌和日－阿日查	常见、栽培
17	杜松	*Juniperus rigida* Sieb. et Zucc.	叶	乌日格苏图－阿日查	常见、栽培
18	中麻黄	*Ephedra intermedia* Schrenk ex Mey.	草质茎	哲日根	少见
19	草麻黄	*Ephedra sinica* Stapf	草质茎	哲日根	常见
20	木贼麻黄	*Ephedra equisetina* Bunge	草质茎	哲日根	少见
21	斑子麻黄	*Ephedra lepidosperma* C. Y. Cheng	草质茎	哲日根	少见
22	单子麻黄	*Ephedra monosperma* Gmel. ex Mey.	草质茎	哲日根	少见
23	山杨	*Populus davidiana* Dode	树皮	阿吉拉音－奥力牙苏	常见

续表

序号	中文名	拉丁学名	入药部位	蒙药材名	资源状况
24	小叶杨	*Populus simonii* Carr.	树皮	宝日－奥力牙苏	栽培
25	旱柳	*Salix matsudana* Koidz.	树皮	乌达音－哈力苏	常见、栽培
26	乌柳	*Salix cheilophila* Schneid.	树皮	宝日－保日嘎苏	常见
27	胡桃	*Juglans regia* L.	种仁	胡西格	栽培
28	榛	*Corylus heterophylla* Fisch. ex Trautv.	种仁	西得	少见、栽培
29	白桦	*Betula platyphylla* Suk.	树皮	达格玛	常见、栽培
30	蒙古栎	*Quercus mongolica* Fisch. ex Ledeb.	果实	查日苏	少见、栽培
31	榆树	*Ulmus pumila* L.	树皮	海拉森－道日苏	常见、栽培
32	旱榆	*Ulmus glaucescens* Franch.	树皮	摇布合	常见
			茎枝皮	唷保	常见
33	桑	*Morus alba* L.	果实	衣拉马	栽培
34	蒙桑	*Morus mongolica* (Bur.) Schneid.	根皮、果实	衣拉马	常见
35	大麻	*Cannabis sativa* L.	种仁	敖老森－乌日	常见、栽培
36	野大麻	*Cannabis sativa* L. f. *ruderalis* (Janisch.) Chu	种仁	敖老森－乌日	少见
37	麻叶荨麻	*Urtica cannabina* L.	全草	道格辛－哈拉盖	常见
38	狭叶荨麻	*Urtica angustifolia* Fisch. ex Hornem.	全草	道格辛－哈拉盖	常见
39	酸模叶蓼	*Polygonum lapathifolium* L.	全草	哈日－初麻孜	常见
40	珠芽蓼	*Polygonum viviparum* L.	根茎	胡日干－莫和日	常见
41	狐尾蓼	*Polygonum alopecuroides* Turcz. ex Besser	根茎	哈日－莫和日	少见
42	拳参	*Polygonum bistorta* L.	根茎	莫和日	常见
43	高山蓼	*Polygonum alpinum* All.	全草	阿古兰－希没乐得格	少见
44	叉分蓼	*Fallopia convolvulus* (L.) A. Löve	全草或根	西莫勒德格	常见
45	荞麦	*Fagopyrum esculentum* Moench	种子	哲日里格－萨嘎	栽培
46	酸模	*Rumex acetosa* L.	根	胡日干－其赫	少见
47	毛脉酸模	*Rumex gmelinii* Turcz. ex Ledeb.	根	胡日干－其赫	少见
48	巴天酸模	*Rumex patientia* L.	根	胡日干－其赫	常见
49	皱叶酸模	*Rumex crispus* L.	根	胡日干－其赫	常见

序号	中文名	拉丁学名	入药部位	蒙药材名	资源状况
50	羊蹄	*Rumex japonicus* Houtt.	根	胡日干－其赫	少见
51	齿果酸模	*Rumex dentatus* L.	根	胡日干－其赫	少见
52	刺酸模	*Rumex maritimus* L.	根	胡日干－其赫	少见
53	华北大黄	*Rheum franzenbachii* Munt.	根	奥木日特音－西古纳	常见
54	掌叶大黄	*Rheum palmatum* L.	根及根茎	阿拉根－给希古纳	栽培
55	驼绒藜	*Ceratoides latens* (J. F. Gmel.) Reveal et Holmgren	花	特斯格	常见
56	华北驼绒藜	*Ceratoides arborescens* (Losinsk.) Tsien et C. G. Ma	花	特斯格	常见
57	沙蓬	*Agriophyllum squarrosum* (L.) Moq.	全草	楚力格日	常见
58	灰绿藜	*Chenopodium glaucum* L.	全草	诺衣乐	常见
59	藜	*Chenopodium album* L.	全草	诺衣乐	常见
60	鸡冠花	*Celosia cristata* L.	花序	塔黑彦－色其格－其其格	栽培
61	反枝苋	*Amaranthus retroflexus* L.	全草	阿日白－诺高	十分常见
62	商陆	*Phytolacca acinosa* Roxb.	根	霞日－额莫	栽培
63	叉歧繁缕	*Stellaria dichotoma* L.	根	特门－章给拉嘎	常见
64	银柴胡	*Stellaria dichotoma* L. var. *lanceolata* Bge.	根	特门－章给拉嘎	常见
65	沙地繁缕	*Stellaria gypsophiloides* Fenzl	根	台日力格－阿吉干纳	少见
66	老牛筋	*Arenaria juncea* M. Bieb.	根	查干－得伯和日格纳	常见
67	毛叶老牛筋	*Arenaria capillaris* Poir.	根	得伯和日格纳	少见
68	蔓茎蝇子草	*Silene repens* Patr.	根	希日－苏古恩乃－其其格	常见
69	山蚂蚱草	*Silene jenisseensis* Willd.	根	希日－苏古恩乃－其其格	常见
70	女娄菜	*Silene aprica* Turcz. ex Fisch. et Mey.	地上部分	哈日－陶黑古日	常见
71	石竹	*Dianthus chinensis* L.	地上部分	高要－巴沙嘎	常见、栽培
72	兴安石竹	*Dianthus chinensis* L. var. *versicolor* (Fisch. ex Link) Y. C. Ma	地上部分	高要－巴沙嘎	少见
73	瞿麦	*Dianthus superbus* L.	地上部分	高要－巴沙嘎	常见

续表

序号	中文名	拉丁学名	入药部位	蒙药材名	资源状况
74	草芍药	*Paeonia obovata* Maxim.	根	乌兰 – 察那	少见
75	芍药	*Paeonia lactiflora* Pall.	根	乌兰 – 察那	常见、栽培
76	金莲花	*Trollius chinensis* Bunge	花	阿拉坦花 – 其其格	十分常见
77	单穗升麻	*Cimicifuga simplex* Wormsk.	根茎	扎伯 – 额布斯	罕见
78	兴安升麻	*Cimicifuga dahurica* (Turcz.) Maxim.	根茎	扎伯 – 额布斯	常见
79	西伯利亚乌头	*Aconitum barbatum* Pers. var. *hispidum* DC.	根	西伯日 – 泵阿	少见
80	北乌头	*Aconitum kusnezoffii* Reichb.	叶	泵阿音 – 那布齐	常见、栽培
			幼苗	泵阿音 – 苏叶	常见、栽培
			块根	泵噶	常见、栽培
81	阴山乌头	*Aconitum flavum* Hand.-Mazz. var. *galeatum* W. T. Wang	叶	泵阿音 – 那布齐	少见
			幼苗	泵阿音 – 苏叶	少见
			块根	泵噶	少见
82	翠雀	*Delphinium grandiflorum* L.	全草	伯日 – 其其格	常见
83	耧斗菜	*Aquilegia viridiflora* Pall.	全草	乌日乐其 – 额布斯	常见
84	瓣蕊唐松草	*Thalictrum petaloideum* L.	种子	查存 – 其其格	常见
85	狭裂瓣蕊唐松草	*Thalictrum petaloideum* L. var. *supradecompositum* (Nakai) Kitag.	种子	查存 – 其其格	常见
86	腺毛唐松草	*Thalictrum foetidum* L.	种子	查存 – 其其格	常见
87	大花银莲花	*Anemone silvestris* L.	全草	宝根 – 查干 – 其其格	常见
88	白头翁	*Pulsatilla chinensis* (Bunge) Regel	全草	额格乐 – 伊日贵	少见
89	细叶白头翁	*Pulsatilla turczaninovii* Kryl. et Serg.	全草	那林 – 伊日贵	常见
90	白花细叶白头翁	*Pulsatilla turczaninovii* Kryl. et Serg. f. *albiflora* Y. Z. Zhao	全草	那林 – 高乐贵	少见
91	黄花白头翁	*Pulsatilla sukaczevii* Juz.	全草	希日 – 高乐贵	少见
92	芹叶铁线莲	*Clematis aethusifolia* Turcz.	全草	查干牙芒	常见
93	宽芹叶铁线莲	*Clematis aethusifolia* Turcz. var. *latisecta* Maxim.	全草	查干牙芒	常见
94	长瓣铁线莲	*Clematis macropetala* Ledeb.	全草	哈日牙芒	常见

序号	中文名	拉丁学名	入药部位	蒙药材名	资源状况
95	白花长瓣铁线莲	*Clematis macropetala* Ledeb. var. *albiflora* (Maxim.) Hand.-Mazz.	全草	查干-奥日牙木格	少见
96	黄花铁线莲	*Clematis intricata* Bunge	全草	希日-奥日牙木格	常见
97	棉团铁线莲	*Clematis hexapetala* Pall.	全草	伊日给	常见
98	短尾铁线莲	*Clematis brevicaudata* DC.	藤茎	绍得给日-奥日牙木格	常见
99	毛茛	*Ranunculus japonicus* Thunb.	全草	哲萨	常见
100	水葫芦苗	*Halerpestes cymbalaria* (Pursh) Green	全草	那木格音-格乐-其其格	常见
101	长叶碱毛茛	*Halerpestes ruthenica* (Jacq.) Ovcz.	全草	楚茹格	常见
102	西伯利亚小檗	*Berberis sibirica* Pall.	根及茎枝	陶木-希日-毛都	少见
103	鄂尔多斯小檗	*Berberis caroli* C. K. Schneid.	根及茎枝	陶木-希日-毛都	常见
104	置疑小檗	*Berberis dubia* Schneid.	根及茎枝	陶木-希日-毛都	常见
105	细叶小檗	*Berberis poiretii* Schneid.	根及茎枝	陶木-希日-毛都	少见、栽培
106	黄芦木	*erberis amurensis* Rupr.	根和茎枝	陶木-希日-毛都	常见
107	野罂粟	*Papaver nudicaule* L.	花	哲日利格-阿木-其其格	常见
108	白屈菜	*Chelidonium majus* L.	全草	希古得日-格纳	少见
109	角茴香	*Hypecoum erectum* L.	全草	嘎伦-塔巴格	十分常见
110	细果角茴香	*Hypecoum leptocarpum* Hook. f. et Thoms.	全草	塔苏日海-嘎伦-塔巴格	常见
111	小黄紫堇	*Corydalis raddeana* Regel	茎、叶	希日-萨巴乐干纳	少见
112	北紫堇	*Corydalis sibirica* (L. f.) Pers.	全草	西伯日-好如海-其其格	少见
113	地丁草	*Corydalis bungeana* Turcz.	全草	萨巴乐-干纳	常见
114	芜青	*Brassica rapa* L.	根	蔓-金	栽培
115	油芥菜	*Brassica juncea* (L.) Czern. et Coss. var. *gracilis* Tsen et Lée	种子	哲日力格-钙母	栽培
116	萝卜	*Raphanus sativus* L.	种子	萝帮	栽培
			根	老泵	栽培
117	独行菜	*Lepidium apetalum* Willd.	种子	章古	十分常见
118	菘蓝	*Isatis indigotica* Fort.	叶	呼呼日-根纳	栽培
119	沙芥	*Pugionium cornutum* (L.) Gaertn.	根	额勒森-捞泵	常见、栽培

续表

序号	中文名	拉丁学名	入药部位	蒙药材名	资源状况
120	宽翅沙芥	*Pugionium dolabratum* Maxim. var. *latipterum* S. L. Yang	全草	额勒森 – 老邦	常见
121	菥蓂	*Thlaspi arvense* L.	种子	恒格日格 – 额布苏	常见
122	山菥蓂	*Thlaspi thlaspidioides* (Pall.) Kitag.	种子	乌拉音 – 恒日格 – 乌布斯	少见
123	荠	*Capsella bursa-pastoris* (L.) Medic.	果实	阿布嘎 – 闹高	常见
124	垂果南芥	*Arabis pendula* L.	种子	文吉格日 – 少布都海	常见
125	糖芥	*Erysimum bungei* (Kitag.) Kitag.	全草或种子	贡图格	常见
126	小花糖芥	*Erysimum cheiranthoides* L.	种子	乌兰 – 高恩淘格	少见
127	播娘蒿	*Descurainia sophia* (L.) Webb. ex Prantl	种子	希热乐金 – 哈木白	常见
128	钝叶瓦松	*Orostachys malacophylla* (Pall.) Fisch.	全草	斯琴 – 额布斯	常见
129	瓦松	*Orostachys fimbriatus* (Turcz.) Berger	全草	斯琴 – 额布斯	常见
130	小丛红景天	*Rhodiola dumulosa* (Franch.) S. H. Fu	根	乌兰 – 苏日劳	少见
131	细叉梅花草	*Parnassia oreophila* Hance	全草	那林 – 孟根 – 地格达	少见
132	梅花草	*Parnassia palustris* L.	全草	孟根 – 地格达	少见
133	三裂绣线菊	*Spiraea trilobata* L.	叶	塔比勒干纳	少见
134	蒙古绣线菊	*Spiraea mongolica* Maxim.	花	蒙古勒 – 塔比勒干纳	常见
135	珍珠梅	*Sorbaria sorbifolia* (L.) A. Br.	茎	苏布得力格 – 其其格	栽培
136	华北珍珠梅	*Sorbaria kirilowii* (Regel) Maxim.	茎	苏布得力格 – 其其格	栽培
137	灰栒子	*Cotoneaster acutifolius* Turcz.	果实	牙日钙	常见
138	全缘栒子	*Cotoneaster integerrimus* Medic.	果实	奥衣音 – 牙日钙	常见
139	山楂	*Crataegus pinnatifida* Bge.	果实	道老纳	栽培
140	山里红	*Crataegus pinnatifida* Bge. var. *major* N. H. Br.	果实	道老纳	常见、栽培
141	辽宁山楂	*Crataegus sanguinea* Pall.	果实	花 – 道老纳	常见、栽培
142	秋子梨	*Pyrus ussuriensis* Maxim.	果实	阿格力格 – 阿力玛	栽培
143	杜梨	*Pyrus betulaefolia* Bge.	果实	哲日里格 – 阿丽玛	栽培
144	华北覆盆子	*Rubus idaeus* L. var. *borealisinensis* Yu et Lu	全草	古力格日 – 布格日勒哲根	少见

序号	中文名	拉丁学名	入药部位	蒙药材名	资源状况
145	库页悬钩子	*Rubus sachalinensis* Lévl.	茎	博日乐吉根	常见、栽培
146	石生悬钩子	*Rubus saxatilis* L.	茎	哈达音－布格日勒哲根	常见
147	金露梅	*Potentilla fruticosa* L.	茎枝	阿拉坦－乌日利格	常见
148	银露梅	*Potentilla glabra* Lodd.	茎枝	孟根－乌日利格	常见
149	白毛银露梅	*Potentilla glabra* Lodd. var. *mandshurica* (Maxim.) Hand. -Mazz.	茎枝	孟根－乌日利格	少见
150	小叶金露梅	*Potentilla parvifolia* Fisch.	茎枝	吉吉格－乌日阿拉格	常见
151	蕨麻	*Potentilla anserina* L.	块根	陶赖音－汤乃	常见
152	委陵菜	*Potentilla chinensis* Ser.	全草	希林－陶来音－汤乃	常见
153	大萼委陵菜	*Potentilla conferta* Bge.	全草	都如特－陶来音－汤乃	常见
154	白萼委陵菜	*Potentilla betonicifolia* Poir.	地上部分	塔古音－胡勒	少见
155	菊叶委陵菜	*Potentilla tanacetifolia* Willd. ex Schlecht.	全草	希日勒金－陶来音－汤乃	常见
156	腺毛委陵菜	*Potentilla longifolia* Willd. ex Schlecht.	全草	昂给鲁玛－博日殃古	常见
157	黄刺玫	*Rosa xanthina* Lindl.	果实	夏日－扎木日－其其格	栽培
158	单瓣黄刺玫	*Rosa xanthina* Lindl. f. *normalis* Rehd. et Wils.	果实	夏日－扎木日－其其格	常见、栽培
159	玫瑰	*Rosa rugosa* Thunb.	花	扎木日－其其格	栽培
160	山刺玫	*Rosa davurica* Pall.	果实	哲日力格－扎木日	常见
161	美蔷薇	*Rosa bella* Rehd. et Wils.	花、果实	高要－蔷会	常见
162	大叶蔷薇	*Rosa macrophylla* Lindl.	果实	陶日格－扎木日－吉木斯	常见
163	桃	*Amygdalus persica* L.	种仁	桃高日	栽培
164	山桃	*Amygdalus davidiana* (Carri.) C. de Vos	种仁	哲日勒格－陶古日	栽培
165	杏	*Armeniaca vulgaris* Lam.	种子	归勒斯	栽培
166	苦豆子	*Sophora alopecuroides* L.	根及根茎	胡兰－布亚	十分常见
167	苦参	*Sophora flavescens* Alt.	根	道古勒－额布斯	少见
168	野大豆	*Glycine soja* Sieb. et Zucc.	带果全草	哲日勒格－希日－宝日其格	常见
169	扁豆	*Lablab purpureus* (Linn.) Sweet	花	哈布他钙－宝日其格	栽培

序号	中文名	拉丁学名	入药部位	蒙药材名	资源状况
170	绿豆	*Vigna radiata* (Linn.) Wilczek	种子	诺古干 – 宝日其格	栽培
171	毛刺锦鸡儿	*Caragana tibetica* Kom.	木质部分	特布都 – 哈日嘎纳	常见
172	小叶锦鸡儿	*Caragana microphylla* Lam.	根	阿拉塔嘎纳	常见、栽培
173	甘蒙锦鸡儿	*Caragana opulens* Kom.	根	柴布日 – 哈日嘎纳	少见
174	乌拉特黄芪	*Astragalus hoantchy* Franch.	根	阿拉善 – 混其日	常见
175	黄芪	*Astragalus membranaceus* (Fisch.) Bunge	根	好恩其日	少见
176	蒙古黄芪	*Astragalus membranaceus* (Fisch.) Bunge var. *mongholicus* (Bunge) P. K. Hsiao	根	蒙古勒 – 好恩其日	少见、栽培
177	硬毛棘豆	*Oxytropis hirta* Bunge	地上部分	淑润 – 奥日道扎	少见
178	蓝花棘豆	*Oxytropis caerulea* (Pall.) DC.	全草	宝日 – 萨日达马	少见
179	缘毛棘豆	*Oxytropis ciliata* Turcz.	地上部分	扫日矛扫图 – 奥日图哲	常见
180	海拉尔棘豆	*Oxytropis hailarensis* Kitag.	全草	纳布其日哈嘎 – 奥日图哲	少见
181	地角儿苗	*Oxytropis bicolor* Bunge	全草	纳布其日哈嘎 – 奥日图哲	少见
182	多叶棘豆	*Oxytropis myriophylla* (Pall.) DC.	全草	纳布其日哈嘎 – 奥日图哲	常见
183	砂珍棘豆	*Oxytropis racemosa* Turcz.	地上部分	纳布其日哈嘎 – 奥日图哲	常见
184	米口袋	*Gueldenstaedtia verna* (Georgi) Boriss. subsp. *multiflora* (Bunge) Tsui	全草	肖布音 – 塔巴格	少见
185	狭叶米口袋	*Gueldenstaedtia stenophylla* Bunge	全草	那林 – 萨勒吉日	常见
186	甘草	*Glycyrrhiza uralensis* Fisch.	根及根茎	希和日 – 额布斯	常见、栽培
187	广布野豌豆	*Vicia cracca* Linn.	地上部分	其都尔 – 额布斯	少见
188	大叶野豌豆	*Vicia pseudo-robus* Fisch. ex C. A. Mey.	地上部分	其都尔 – 额布斯	常见
189	山野豌豆	*Vicia amoena* Fisch. ex DC.	地上部分	其都尔 – 额布斯	常见
190	多茎野豌豆	*Vicia multicaulis* Ledeb.	地上部分	其都尔 – 额布斯	常见
191	豌豆	*Pisum sativum* L.	花	宝日其格音 – 其其格	栽培
192	白花草木犀	*Melilotus albus* Medic. ex Desr.	全草	吉嘎日图 – 呼吉	常见、栽培
193	草木犀	*Melilotus officinalis* (L.) Pall.	全草	吉嘎日图 – 呼吉	常见、栽培

序号	中文名	拉丁学名	入药部位	蒙药材名	资源状况
194	芹叶牻牛儿苗	*Erodium cicutarium* (L.) L'Herit. ex Ait.	全草	宝哈 – 额布斯	常见
195	牻牛儿苗	*Erodium stephanianum* Willd.	全草	宝哈 – 额布斯	常见
196	鼠掌老鹳草	*Geranium sibiricum* L.	全草	西比日 – 西木德格来	常见
197	毛蕊老鹳草	*Geranium platyanthum* Duthie	全草	西比日 – 西木德格来	常见
198	草地老鹳草	*Geranium pratense* L.	全草	西比日 – 西木德格来	常见
199	粗根老鹳草	*Geranium dahuricum* DC.	全草	西比日 – 西木德格来	少见
200	灰背老鹳草	*Geranium wlassowianum* Fisch. ex Link.	全草	西比日 – 西木德格来	常见
201	野亚麻	*Linum stelleroides* Planch.	种子	麻嘎领古	少见
202	亚麻	*Linum usitatissimum* L.	种子	麻嘎领古	栽培
203	宿根亚麻	*Linum perenne* L.	种子	麻嘎领古	常见
204	小果白刺	*Nitraria sibirica* Pall.	果实	哈日莫格	常见
205	白刺	*Nitraria tangutorum* Bobr.	果实	哈尔玛格	常见
206	骆驼蓬	*Peganum harmala* L.	全草	乌没黑 – 超布苏	少见
207	蒺藜	*Tribulus terrester* L.	果实	伊曼 – 章古	常见
208	臭椿	*Ailanthus altissima* (Mill.) Swingle	木材	乌没黑 – 尼楚根 – 好布鲁	栽培
209	西伯利亚远志	*Polygala sibirica* L.	根皮	吉茹 – 其其格	常见
210	远志	*Polygala tenuifolia* Willd.	根皮	吉茹 – 其其格	常见
211	蓖麻	*Ricinus communis* L.	种子	阿拉嘎 – 马吉	栽培
212	地锦	*Euphorbia humifusa* Willd. ex Schlecht.	全草	乌兰 – 乌塔斯 – 额布斯	常见
213	甘肃大戟	*Euphorbia kansuensis* Prokh.	根	冒尼音 – 塔日努	常见
214	狼毒	*Euphorbia fischeriana* Steud.	根	塔日努	少见
215	大戟	*Euphorbia pekinensis* Rupr.	根	巴嘎 – 塔日奴	少见
216	乳浆大戟	*Euphorbia esula* Linn.	全草	查干 – 塔日努	常见
217	文冠果	*Xanthoceras sorbifolium* Bunge	茎干或枝条的木质部	甚拗 – 毛都	栽培
218	凤仙花	*Impatiens balsamina* L.	花	好木存 – 宝都格	栽培
219	水金凤	*Impatiens noli-tangere* L.	全草	禾格仁 – 好木存 – 宝都格	常见

续表

序号	中文名	拉丁学名	入药部位	蒙药材名	资源状况
220	枣	*Ziziphus jujuba* Mill.	果实	查巴嘎	栽培
221	酸枣	*Ziziphus jujuba* Mill. var. *spinosa* (Bunge) Hu ex H. F. Chow	种子	哲日力格 - 查巴嘎	常见、栽培
222	欧洲葡萄	*Vitis vinifera* L.	果实	乌吉母	栽培
223	美洲葡萄	*Vitis labrusca* L.	果实	乌斯 - 乌吉母	栽培
224	锦葵	*Malva sinensis* Cavan.	花	额布乐吉乌日 - 其其格	栽培
225	野葵	*Malva verticillata* Linn.	果实	萨嘎日木格 - 占巴	常见
226	蜀葵	*Alcea rosea* (Linn.) Cavan.	花	额日 - 占巴	栽培
227	苘麻	*Abutilon theophrasti* Medicus	种子	黑衣麻 - 敖拉苏	常见
228	短穗柽柳	*Tamarix laxa* Willd.	嫩枝	那林 - 苏海	常见、栽培
229	柽柳	*Tamarix chinensis* Lour.	嫩枝	苏海	栽培
230	甘蒙柽柳	*Tamarix austromongolica* Nakai	枝	柴布日 - 苏海	常见
231	多枝柽柳	*Tamarix ramosissima* Ledeb.	嫩枝	苏海	栽培
232	宽叶水柏枝	*Myricaria platyphylla* Maxim.	嫩枝	哈日 - 巴拉古纳	少见
233	宽苞水柏枝	*Myricaria bracteata* Royle	嫩枝	哈日 - 巴拉古纳	常见
234	早开堇菜	*Viola prionantha* Bunge	全草	合日其也斯图 - 尼勒 - 其其格	常见
235	紫花地丁	*Viola philippica* Cav.	全草	尼勒 - 其其格	常见
236	狼毒	*Stellera chamaejasme* Linn.	根	达兰 - 图茹	十分常见
237	中国沙棘	*Hippophae rhamnoides* Linn. subsp. *sinensis* Rousi	果实	其查日嘎纳	十分常见、栽培
238	杉叶藻	*Hippuris vulgaris* L.	全草	阿木塔图 - 哲格苏	少见
239	锁阳	*Cynomorium songaricum* Rupr.	全草	乌兰高腰	十分常见、栽培
240	迷果芹	*Sphallerocarpus gracilis* (Bess.) K. -Pol.	根或根茎	朝高日乐吉	常见
241	峨参	*Anthriscus sylvestris* (L.) Hoffm. Gen.	根	哈希勒吉	少见
242	芫荽	*Coriandrum sativum* L.	果实	乌努日图 - 诺高	栽培
243	兴安柴胡	*Bupleurum sibiricum* Vest	根	必安乃 - 宝日车 - 额布苏	少见
244	锥叶柴胡	*Bupleurum bicaule* Helm	根	宝日查 - 额布斯	少见

序号	中文名	拉丁学名	入药部位	蒙药材名	资源状况
245	北柴胡	*Bupleurum chinense* DC.	根	希拉子拉	少见
246	内蒙西风芹	*Seseli intramongolicum* Y. C. Ma	根	旭日和纳	常见
247	茴香	*Foeniculum vulgare* Mill.	果实	昭日高达苏	栽培
248	硬阿魏	*Ferula bungeana* Kitagawa	根	汗 - 特木尔	常见
249	胀果芹	*Phlojodicarpus sibiricus* (Steph. ex Spreng.) K.-Pol.	全草	图日根 - 查干	少见
250	短毛独活	*Heracleum moellendorffii* Hance	根	巴勒其日嘎那	常见
251	红瑞木	*Swida alba* Opiz	茎干	乌兰 - 塔日尼	栽培
252	红花鹿蹄草	*Pyrola incarnata* Fisch. ex DC.	全草	乌兰 - 宝根图来	少见
253	北点地梅	*Androsace septentrionalis* L.	全草	达兰 - 陶布齐	常见
254	西藏点地梅	*Androsace mariae* Kanitz	全草	唐古特 - 达邻 - 套布其	少见
255	胭脂花	*Primula maximowiczii* Regel	全草	套日格 - 哈布日希乐 - 其其格	偶见
256	二色补血草	*Limonium bicolor* (Bunge) Kuntze	全草	伊拉干 - 花日	常见
257	细枝补血草	*Limonium tenellum* (Turcz.) Kuntze	全草	那林 - 义拉干 - 其其格	少见
258	黄花补血草	*Limonium aureum* (Linn.) Hill	花	希日 - 依兰 - 其其格	常见
259	紫丁香	*Syringa oblata* Lindl.	根	高勒图 - 宝日	栽培
260	白丁香	*Syringa oblata* Lindl. var. *alba* Hort. ex Rehd.	根及心材	阿拉善 - 查干 - 阿嘎如	栽培
261	羽叶丁香	*Syringa pinnatifolia* Hemsl.	根	山沉香	栽培
262	连翘	*Forsythia suspensa* (Thunb.) Vahl	果实	扫龙 - 吉木斯	栽培
263	百金花	*Centaurium pulchellum* (Swartz) Druce var. *altaicum* (Griseb.) Kitag. et Hara	带花全草	地格达	常见
264	达乌里秦艽	*Gentiana dahurica* Fisch.	花	胡和 - 朱利根 - 其木格	常见、栽培
265	秦艽	*Gentiana macrophylla* Pall.	花	呼和基力吉	常见
266	假水生龙胆	*Gentiana pseudo-aquatica* Kusnez.	全草	希日棍 - 主力根 - 其木格	少见
267	扁蕾	*Gentianopsis barbata* (Fröel.) Ma	全草	哈日 - 特木日 - 地格达	少见
268	宽叶扁蕾	*Gentianopsis barbata* (Fröel.) Ma var. *oatodeltoidea* (Burk.) Y. Z. Zhao	全草	乌日根 - 特木日 - 地格达	少见
269	尖叶假龙胆	*Gentianella acuta* (Michx.) Hulten	全草	阿古特 - 其其格	少见

续表

序号	中文名	拉丁学名	入药部位	蒙药材名	资源状况
270	肋柱花	*Lomatogonium carinthiacum* (Wulf.) Reichb.	全草	哈比日干 - 地格达	少见
271	辐状肋柱花	*Lomatogonium rotatum* (L.) Fries ex Nym.	全草	哈比日干 - 地格达	少见
272	北方獐牙菜	*Swertia diluta* (Turcz.) Benth. et Hook. f.	全草	塔拉音 - 地格达	少见、栽培
273	鹅绒藤	*Cynanchum chinense* R. Br.	全草	哲乐特 - 特木根 - 呼和	常见
274	地梢瓜	*Cynanchum thesioides* (Freyn) K. Schum.	种子	脱莫根 - 呼呼 - 都格木宁	常见
275	疏花软紫草	*Arnebia szechenyi* Kanitz	根	希日 - 毕日漠格	常见
276	黄花软紫草	*Arnebia guttata* Bge.	根	巴力木格	常见
277	紫筒草	*Stenosolenium saxatile* (Pall.) Turcz.	根	敏吉尔 - 草日	常见
278	石生齿缘草	*Eritrichium rupestre* (Pall.) Bge.	全草	额布森 - 得瓦	常见
279	鹤虱	*Lappula myosotis* V. Wolt	果实	囊给 - 章古	常见
280	蒙古莸	*Caryopteris mongholica* Bunge	枝	依曼额布热	常见、栽培
281	黄芩	*Scutellaria baicalensis* Georgi	根	混芩	常见、栽培
282	粘毛黄芩	*Scutellaria viscidula* Bge.	根	混芩	常见
283	狭叶黄芩	*Scutellaria regeliana* Nakai	根	混芩	常见
284	并头黄芩	*Scutellaria scordifolia* Fisch. ex Schrank	全草	奥古陶那 - 其其格	常见
285	夏至草	*Lagopsis supina* (Steph.) Ik.-Gal. ex Knorr.	全草	宝日 - 吉如格	常见
286	藿香	*Agastache rugosa* (Fisch. et Mey.) O. Ktze.	地上部分	阿斯图 - 其其格	少见、栽培
287	多裂叶荆芥	*Schizonepeta multifida* (L.) Briq.	地上部分	哈嘎日海 - 吉如格巴	常见
288	裂叶荆芥	*Nepeta tenuifolia* (Benth.) Briq.	全草	吉如格巴	栽培
289	白花枝子花	*Dracocephalum heterophyllum* Benth.	全草	查干 - 毕日阳古	常见
290	香青兰	*Dracocephalum moldavica* L.	地上部分	乌努日图 - 毕日阳古	十分常见
291	毛建草	*Dracocephalum rupestre* Hance	全草	哈丹 - 比日羊古	常见
292	块根糙苏	*Phlomis tuberosa* Linn.	块根	奥古乐今 - 土古日爱	常见
293	串铃草	*Phlomis mongolica* Turcz.	块根	乌嘎拉占 - 图古来	常见

序号	中文名	拉丁学名	入药部位	蒙药材名	资源状况
294	益母草	*Leonurus artemisia* (Lour.) S. Y. Hu	地上部分	都尔布勒吉 - 乌布斯	常见
295	细叶益母草	*Leonurus sibiricus* L.	地上部分	都尔布勒吉 - 乌布斯	常见
296	脓疮草	*Panzeria alaschanica* Kupr.	全草	特木根 - 昂嘎拉扎古日	少见
297	薄荷	*Mentha haplocalyx* Briq.	地上部分	巴达拉希	常见、栽培
298	紫苏	*Perilla frutescens* (L.) Britt.	地上部分	哈日 - 玛吉	栽培
299	宁夏枸杞	*Lycium barbarum* L.	果实	旁米巴勒	十分常见、栽培
300	天仙子	*Hyoscyamus niger* L.	种子	特纳格 - 额布斯	常见
301	泡囊草	*Physochlaina physaloides* (L.) G. Don	根	查干 - 唐普日木	少见、栽培
302	辣椒	*Capsicum annuum* L.	果实	哈伦 - 淖高	栽培
303	曼陀罗	*Datura stramonium* L.	种子	达都日 - 阿	常见
304	柳穿鱼	*Linaria vulgaris* Mill. subsp. *sinensis* (Bebeaux) Hong	全草	浩尼 - 扎吉鲁西	常见
305	光果婆婆纳	*Veronica rockii* Li	全草	给鲁给日 - 侵达干	少见
306	北水苦荬	*Veronica anagallis-aquatica* L.	全草	查干 - 楚玛孜	常见
307	疗齿草	*Odontites serotina* (Lam.) Dum.	全草	宝日 - 巴沙嘎	常见
308	红纹马先蒿	*Pedicularis striata* Pall.	全草	鲁格茹 - 木赫布	常见
309	返顾马先蒿	*Pedicularis resupinata* Linn.	全草	好宁 - 额布日 - 其其格	少见
310	穗花马先蒿	*Pedicularis spicata* Pall.	全草	好宁 - 额布日 - 其其格	少见
311	达乌里芯芭	*Cymbaria dahurica* Linn.	全草	韩琴色日高	常见
312	角蒿	*Incarvillea sinensis* Lam.	全草	乌兰 - 陶拉麻	常见
313	沙苁蓉	*Cistanche sinensis* G. Beck	肉质茎	呼吉日色格 - 查干高要	少见
314	肉苁蓉	*Cistanche deserticola* Ma	肉质茎	查干 - 高要	十分常见、栽培
315	盐生肉苁蓉	*Cistanche salsa* (C. A. Mey.) G. Beck	肉质茎	呼吉日色格 - 查干高要	少见
316	列当	*Orobanche coerulescens* Steph.	全草	特莫音 - 苏勒	常见
317	车前	*Plantago asiatica* L.	种子	乌和日 - 乌日根纳	十分常见
318	平车前	*Plantago depressa* Willd.	种子	乌和日 - 乌日根纳	十分常见
319	小车前	*Plantago minuta* Pall.	种子	乌和日 - 乌日根纳	常见
320	猪殃殃	*Galium aparine* Linn. var. *tenerum* (Gren. et Godr.) Rchb.	全草	闹朝干 - 乌如木杜乐	常见

续表

序号	中文名	拉丁学名	入药部位	蒙药材名	资源状况
321	北方拉拉藤	*Galium boreale* Linn.	全草	查干 - 乌如木杜乐	常见
322	茜草	*Rubia cordifolia* L.	根及根茎	麻日纳	常见
323	接骨木	*Sambucus williamsii* Hance	茎枝	宝棍 - 宝拉代	栽培
324	毛接骨木	*Sambucus williamsii* Hance var. *miquelii* (Nakai) Y. C. Tang	茎干	乌斯图 - 宝棍 - 宝拉代	少见
325	忍冬	*Lonicera japonica* Thunb.	花	达邻 - 哈日苏	栽培
326	缬草	*Valeriana officinalis* Linn.	根及根茎	珠勒根 - 呼吉	少见
327	窄叶蓝盆花	*Scabiosa comosa* Fisch. ex Roem. et Schult.	花序	乌和日 - 西鲁苏	少见
328	华北蓝盆花	*Scabiosa tschiliensis* Grün.	花序	陶森 - 陶日木	常见
329	赤瓟	*Thladiantha dubia* Bunge	果实	奥勒木瑟	栽培
330	丝瓜	*Luffa cylindrica* (Linn.) Roem.	种子	阿拉坦 - 曼吉拉干努 - 乌日	栽培
331	葫芦	*Lagenaria siceraria* (Molina) Standl.	种子	胡鲁	栽培
332	瓠瓜	*Lagenaria siceraria* (Molina) Standl. var. *depresses* (Ser.) Hara	果皮及种子	胡鲁	栽培
333	南瓜	*Cucurbita moschata* (Duch. ex Lam.) Duch. ex Poiret	种子	囊瓜	栽培
334	党参	*Codonopsis pilosula* (Franch.) Nannf.	根	存 - 奥日呼代	常见、栽培
335	狭叶沙参	*Adenophora gmelinii* (Spreng.) Fisch.	根	哄呼 - 其其格	少见
336	厚叶沙参	*Adenophora gmelinii* (Spreng.) Fisch. var. *pachyphylla* (Kitag.) Y. Z. Zhao	根	哄呼 - 其其格	少见
337	石沙参	*Adenophora polyantha* Nakai	根	哄呼 - 其其格	少见
338	长白沙参	*Adenophora pereskiifolia* (Fisch. ex Roem. et Schult.) G. Don	根	哄呼 - 其其格	少见
339	二型叶沙参	*Adenophora biformifolia* Y. Z. Zhao	根	哄呼 - 其其格	少见
340	长柱沙参	*Adenophora stenanthina* (Ledeb.) Kitagawa	根	哄呼 - 其其格	少见
341	丘沙参	*Adenophora stenanthina* (Ledeb.) Kitag. var. *collina* (Kitag.) Y. Z. Zhao	根	哄呼 - 其其格	少见

序号	中文名	拉丁学名	入药部位	蒙药材名	资源状况
342	齿叶紫沙参	*Adenophora paniculata* Nannf. var. *dentata* Y. Z. Zhao	根	哄呼 - 其其格	少见
343	皱叶沙参	*Adenophora stenanthina* (Ledeb.) Kitag. var. *crispata* (Korsh.) Y. Z. Zhao	根	乌日其格日 - 哄呼 - 其其格	常见
344	翠菊	*Callistephus chinensis* (L.) Nees	花序	米日严 - 乌达巴拉	少见、栽培
345	阿尔泰狗娃花	*Heteropappus altaicus* (Willd.) Novopokr.	花序	宝日 - 拉伯	非常常见
346	砂狗娃花	*Heteropappus meyendorffii* (Regel et Maack) Komar. et Klob. -Alis.	头状花序	乌苏图 - 布荣黑	常见
347	紫菀	*Aster tataricus* L.	花序	敖纯 - 其其格	常见
348	高山紫菀	*Aster alpinus* L.	全草	塔格音 - 奥敦 - 其其格	常见
349	长叶火绒草	*Leontopodium longifolium* Ling	地上部分	查干 - 阿荣	常见
350	团球火绒草	*Leontopodium conglobatum* (Turcz.) Hand.-Mazz.	地上部分	查干 - 阿荣	少见
351	绢茸火绒草	*Leontopodium smithianum* Hand. -Mazz.	地上部分	查干 - 阿荣	少见
352	火绒草	*Leontopodium leontopodioides* (Willd.) Beauv.	地上部分	查干 - 阿荣	常见
353	土木香	*Inula helenium* L.	根	玛奴	栽培
354	欧亚旋覆花	*Inula britanica* L.	头状花序	阿拉坦 - 导苏乐 - 其其格	常见
355	少花旋覆花	*Inula britanica* L. var. *chinensis* (Rupr.) Regel	头状花序	阿拉坦 - 导苏乐 - 其其格	少见
356	旋覆花	*Inula japonica* Thunb.	头状花序	阿拉坦 - 导苏乐 - 其其格	常见
357	苍耳	*Xanthium sibiricum* Patrin ex Widder	全草	好您 - 章古	十分常见
358	蒙古苍耳	*Xanthium mongolicum* Kitag.	全草	好您 - 章古	少见
359	意大利苍耳	*Xanthium italicum* Moretti	全草	好您 - 章古	少见
360	亚洲蓍	*Achillea asiatica* Serg.	全草	阿资亚 - 图勒格其 - 额布苏	常见、栽培
361	高山蓍	*Achillea alpina* L.	全草	图勒格其 - 额布苏	少见
362	短瓣蓍	*Achillea ptarmicoides* Maxim.	全草	图勒格其 - 额布苏	常见
363	小红菊	*Dendranthema chanetii* (Lévl.) Shih	头状花序	宝日 - 乌达巴拉	少见

续表

序号	中文名	拉丁学名	入药部位	蒙药材名	资源状况
364	楔叶菊	*Dendranthema naktongense* (Nakai) Tzvel.	头状花序	哲日力格 - 乌达巴拉	常见
365	蒙菊	*Dendranthema mongolicum* (Ling) Tzvel.	头状花序	蒙古乐 - 乌达巴拉	少见
366	线叶菊	*Filifolium sibiricum* (L.) Kitam.	地上部分	朱日 - 额布斯	常见
367	栉叶蒿	*Neopallasia pectinata* (Pall.) Poljak.	地上部分	乌和日 - 希鲁黑	十分常见
368	大籽蒿	*Artemisia sieversiana* Ehrhart ex Willd.	全草	额日木	常见
369	冷蒿	*Artemisia frigida* Willd.	地上部分	阿给	十分常见
370	紫花冷蒿	*Artemisia frigida* Willd. var. *atro-purpurea* Pamp.	地上部分	阿给	少见
371	白莲蒿	*Artemisia sacrorum* Ledeb.	全草	珸仁 - 沙巴嘎	常见
372	细裂叶莲蒿	*Artemisia gmelinii* Web. ex Stechm.	地上部分	哈日 - 沙布嘎	常见
373	黄花蒿	*Artemisia annua* Linn.	地上部分	毛仁 - 希日勒吉	常见
374	山蒿	*Artemisia brachyloba* Franch.	地上部分	哈丹 - 西巴嘎	常见
375	艾	*Artemisia argyi* Lévl. et Van.	叶	荽哈	常见
376	野艾蒿	*Artemisia lavandulaefolia* DC.	叶	哲日力格 - 荽哈	常见
377	辽东蒿	*Artemisia verbenacea* (Komar.) Kitag.	全草	闹格音 - 协日乐吉	常见
378	猪毛蒿	*Artemisia scoparia* Waldst. et Kit.	地上部分或嫩茎叶	阿荣	常见
379	款冬	*Tussilago farfara* L.	花蕾	温都森 - 朝莫日勒格	少见
380	额河千里光	*Senecio argunensis* Turcz.	地上部分	乌都力格 - 给其根那	常见
381	掌叶橐吾	*Ligularia przewalskii* (Maxim.) Diels	全草	阿拉嘎力格 - 汗达盖 - 赫勒	少见
382	火烙草	*Echinops przewalskii* Iljin	根	斯尔日图 - 扎日阿 - 敖拉	常见
383	驴欺口	*Echinops latifolius* Tausch.	头状花序	扎日 - 乌拉	常见
384	砂蓝刺头	*Echinops gmelini* Turcz.	根	乌日格苏图 - 胡和	常见
385	牛蒡	*Arctium lappa* L.	果实	西博 - 额布斯	常见
386	莲座蓟	*Cirsium esculentum* (Sievers) C. A. Mey.	根	塔布庆图 - 阿吉日干	少见
387	节毛飞廉	*Carduus acanthoides* L.	地上部分	侵瓦音 - 乌日格苏	常见

序号	中文名	拉丁学名	入药部位	蒙药材名	资源状况
388	漏芦	*Stemmacantha uniflora* (L.) Dittrich	花序	洪格勒朱日	十分常见
389	红花	*Carthamus tinctorius* L.	花	古日古木	栽培
390	草地风毛菊	*Saussurea amara* (L.) DC.	全草	哈拉塔日嘎那	十分常见
391	日本毛连菜	*Picris japonica* Thunb.	全草	希拉 - 明站	常见
392	苦苣菜	*Sonchus oleraceus* L.	全草	嘎芎 - 淖高	常见
393	莴苣	*Lactuca sativa* L.	种子	西路黑 - 诺高	栽培
394	丝叶苦荬菜	*Ixeris chinensis* (Thunb.) Nakai subsp. *graminifolia* (Ledeb.) Kitam.	全草	苏斯 - 额布斯	少见
395	中华小苦荬	*Ixeridium chinense* (Thunb.) Tzvel.	全草	苏斯 - 额布斯	常见
396	抱茎小苦荬	*Ixeridium sonchifolium* (Maxim.) Shih	全草	巴杜拉	少见
397	晚抱茎苦荬菜	*Ixeris sonchifolia* (Bunge.) Hance var. *serotina* (Maxim.) Kitag.	全草	巴道拉	少见
398	华蒲公英	*Taraxacum borealisinense* Kitam.	全草	巴格巴盖 - 其其格	少见
399	亚洲蒲公英	*Taraxacum asiaticum* Dahlst.	全草	巴格巴盖 - 其其格	十分常见
400	蒲公英	*Taraxacum mongolicum* Hand.-Mazz.	全草	巴格巴盖 - 其其格	十分常见
401	东北蒲公英	*Taraxacum ohwianum* Kitam.	全草	巴格巴盖 - 其其格	少见
402	黑三棱	*Sparganium stoloniferum* (Graebn.) Buch.-Ham. ex Juz.	块茎	哈日 - 古日巴拉吉 - 额布斯	少见
403	水麦冬	*Triglochin palustre* Linn.	果实	希勒 - 额布斯	常见
404	海韭菜	*Triglochin maritimum* Linn.	果实	马日查 - 西乐 - 额布苏	少见
405	篦齿眼子菜	*Potamogeton pectinatus* Linn.	全草	奥孙 - 胡日西	常见
406	芦苇	*Phragmites australis* (Cav.) Trin. ex Steud.	根茎	胡芦森 - 温都苏	十分常见
407	大麦	*Hordeum vulgare* Linn.	果实	阿日伯	栽培
408	普通小麦	*Triticum aestivum* Linn.	果实	宝代	栽培
409	冰草	*Agropyron cristatum* (Linn.) Gaertn.	根	优日胡格	常见
410	沙生冰草	*Agropyron desertorum* (Fisch.) Schult.	根	额乐森 - 油日呼格	常见
411	沙芦草	*Agropyron mongolicum* Keng	根	蒙高勒 - 油日呼格	常见
412	狗尾草	*Setaria viridis* (L.) Beauv.	果实	乌仁素勒	常见

续表

序号	中文名	拉丁学名	入药部位	蒙药材名	资源状况
413	厚穗狗尾草	*Setaria viridis* (L.) P. Beauv. subsp. *pachystachys* (Franch. et Sav.) Masam. et Yanag	果实	乌仁素勒	少见
414	粟	*Setaria italica* (L.) Beauv. var. *germanica* (Mill.) Schred.	果实	那日衣木	常见
415	金色狗尾草	*Setaria glauca* (L.) Beauv.	果实	乌仁素勒	常见
416	白草	*Pennisetum centrasiaticum* Tzvel.	根茎	照巴拉嘎	常见
417	白茅	*Imperata cylindrica* (Linn.) Beauv.	根茎	乌拉拉吉	少见
418	菖蒲	*Acorus calamus* L.	根茎	乌莫黑 - 吉格苏	少见
419	玉簪	*Hosta plantaginea* (Lam.) Aschers.	根	哈斯 - 哈特呼日 - 其其格	栽培
420	紫萼	*Hosta ventricosa* (Salisb.) Stearn	根	哈斯 - 哈特呼日 - 其其格	栽培
421	有斑百合	*Lilium concolor* Salisb. var. *pulchellum* (Fisch.) Regel	鳞茎	萨日娜	少见
422	山丹	*Lilium pumilum* DC.	鳞茎	萨日娜	少见
423	卷丹	*Lilium lancifolium* Thunb.	鳞茎	萨日娜	栽培
424	韭	*Allium tuberosum* Rottl. ex Spreng.	种子	高嘎得	栽培
425	蒙古韭	*Allium mongolicum* Regel	地上部分	呼木勒	常见、栽培
426	葱	*Allium fistulosum* L.	鳞茎	松根	栽培
427	蒜	*Allium sativum* L.	鳞茎	赛日木萨嘎	栽培
428	小玉竹	*Polygonatum humile* Fisch. ex Maxim.	根茎	巴嘎拉 - 其图 - 查干胡日	少见
429	玉竹	*Polygonatum odoratum* (Mill.) Druce	根茎	毛查日 - 查干	常见
430	轮叶黄精	*Polygonatum verticillatum* (L.) All.	根茎	查干 - 浩日	少见
431	黄精	*Polygonatum sibiricum* Delar. ex Redouté	根茎	查干 - 浩日	常见
432	马蔺	*Iris lactea* Pall. var. *chinensis* (Fisch.) Koidz.	花及种子	查黑勒得格音 - 乌热	十分常见、栽培
433	宽叶红门兰	*Orchis latifolia* L.	块茎	好格 - 查合日麻	少见
434	手参	*Gymnadenia conopsea* (L.) R. Br.	块茎	额日和藤乃 - 嘎日	少见
435	东亚钳蝎	*Buthus martensii* Karsch	全体	黑林齐图 - 好日海	常见
436	绿孔雀	*Pavo muticus* (Linnaeus)	尾上覆羽	陶古斯音 - 乌德	养殖

续表

序号	中文名	拉丁学名	入药部位	蒙药材名	资源状况
437	麻雀	*Passer montanus* Linnaeus	肉	毕勒珠海音 - 玛哈	常见
438	达乌尔猬	*Hemiechinus dauuricus* Sundevall	皮刺	札拉音 - 乌苏	少见
439	狼	*Canis lupus* Linnaeus	狼舌	奇奴瓦音 - 赫勒	少见
			狼胃	奇奴瓦音 - 浩道杜	少见
440	赤狐	*Vulpes vulpes* (Linnaeus)	肺	乌讷根 - 奥西格	少见
441	马	*Equus caballus orientalis* Noack	酸马奶	策革	养殖
442	驴	*Equidae asinus* Linnaeus	驴血	额勒吉根 - 赤素	养殖
443	猪	*Sus scrofa domestica* Brisson	猪血	嘎海音 - 赤素	养殖
444	马鹿	*Cervus elaphus* Linnaeus	雄鹿未骨化密生茸毛的幼角	楚松 - 额布日	少见、养殖
			已骨化的角	宝格音 - 额布日	少见、养殖
445	梅花鹿	*Cervus nippon* Temminck	雄鹿未骨化密生茸毛的幼角	楚松 - 额布日	养殖
			已骨化的角	宝格音 - 额布日	养殖
446	牛	*Bos taurus domesticus* Gmelin	牛角	乌赫仁 - 额布日	养殖
			胆结石	给旺	养殖
447	山羊	*Capra hircus* Linnaeus	山羊血	伊麻音 - 赤素	养殖
448	蒙古兔	*Lepus tolai* Pallas	兔心	陶来音 - 吉如和	常见

中文名（正名、别名）笔画索引

拉丁学名索引

C

Calamagrostis epigeios (Linn.) Roth / 1561

Calendula officinalis L. / 1427

Calligonum alaschanicum A. Los. / 255

Calligonum mongolicum Turcz. / 254

Callistephus chinensis (L.) Nees / 1303

Caltha palustris L. / 367

Caltha palustris L. var. *sibirica* Regel / 368

Calvatia caelata (Bull. et DC.) Morgan / 93

Calvatia craniiformis (Schw.) Fries / 94

Calvatia gigantea (Batsch ex Pers.) Lloyd / 95

Calystegia hederacea Wall. ex Roxb. / 1031

Calystegia sepium (Linn.) R. Br. / 1032

Camelus bactrianus Linnaeus / 1745

Campanula glomerata L. / 1277

Camptosorus sibiricus Rupr. / 120

Cancrinia discoidea (Ledeb.) Poljak. / 1373

Canis familiaris Linnaeus / 1737

Canis lupus Linnaeus / 1738

Canna edulis Ker / 1693

Canna indica L. / 1691

Canna indica L. var. *flava* Roxb. / 1692

Cannabis sativa L. / 213

Cannabis sativa L. f. *ruderalis* (Janisch.) Chu / 215

Capra hircus Linnaeus / 1753

Capreolus pygargus (Pallas) / 1746

Capsella bursa-pastoris (L.) Medic. / 487

Capsicum annuum L. / 1144

Caragana arborescens Lam. / 664

Caragana korshinskii Kom. / 667

Caragana microphylla Lam. / 666

Caragana opulens Kom. / 670

Caragana roborovskyi Kom. / 663

Caragana rosea Turcz. ex Maxim. / 672

Caragana stenophylla Pojark. / 669

Caragana tibetica Kom. / 662

Carduus acanthoides L. / 1454

Carthamus tinctorius L. / 1461

Carum buriaticum Turcz. / 928

Carum carvi L. / 927

Caryopteris mongholica Bunge / 1074

Cassia occidentalis Linn. / 628

Catalpa ovata G. Don / 1201

Catharanthus roseus (L.) G. Don / 1016

Celosia cristata L. / 314

Celtis bungeana Bl. / 207

Centaurea cyanus L. / 1462

Centaurium pulchellum (Swartz) Druce var. *altaicum* (Griseb.) Kitag. et Hara / 992

Cerastium arvense L. / 336

Cerastium fontanum Baumg. subsp. *triviale* (Link) Jalas / 335

Cerasus humilis (Bge.) Sok. / 621

Cerasus tomentosa (Thunb.) Wall. / 622

Ceratoides arborescens (Losinsk.) Tsien et C. G. Ma / 279

Ceratoides latens (J. F. Gmel.) Reveal et Holmgren / 278

Cervus elaphus Linnaeus / 1748

Cervus nippon Temminck / 1749

Chamaerhodos altaica (Laxm.) Bge. / 591

Chamaerhodos erecta (L.) Bge. / 590

Chelidonium majus L. / 445

Chenopodium acuminatum Willd. / 295

Chenopodium album L. / 299

Chenopodium aristatum L. / 290